U0316321

# 世界上市新药动态与分析

主　编　邹　栩　陈　玲
副主编　顾　凯　王　卉　郝静梅

中国医药科技出版社

# 内 容 提 要

药物的研发是人类进步的一个重要的标志。随着国民经济的快速发展,新药的研究对于人们生活水平的提高显得越来越重要。近年来,新药研究与开发得到了国家与地方政府的高度重视,为满足我国重大疾病防治和医药产业发展的需要,2009 年国家公布了"重大新药创制"科技重大专项和"十二五"实施计划,加大新药研制的步伐,为了配合我国新药研发及自主创制新药决策参考,追踪世界新药研究的前沿动态,分析全球上市的新药信息,本课题组出版了《世界上市新药动态与分析》一书,全面反映国际制药界新药研究的方向,期望能为我国医药行业在新品开发及产品的技术创新与结构调整方面提供重要的参考资料。

本书不仅为新药研究与开发的科技工作者提供信息,同时对广大医院的医务工作者也有很好的帮助。

**图书在版编目(CIP)数据**

世界上市新药动态与分析 / 邹栩,陈玲主编. —北京:中国医药科技出版社,2016.6

ISBN 978 - 7 - 5067 - 8091 - 9

Ⅰ. ①世… Ⅱ. ①邹… ②陈… Ⅲ. ①药品—介绍—世界 Ⅳ. ①R97

中国版本图书馆 CIP 数据核字(2016)第 005351 号

美术编辑 陈君杞

版式设计 郭小平

出版 中国医药科技出版社

地址 北京市海淀区文慧园北路甲 22 号

邮编 100082

电话 发行:010 - 62227427 邮购:010 - 62236938

网址 www. cmstp. com

规格 787 × 1092mm ¹⁄₁₆

印张 18¾

字数 386 千字

版次 2016 年 6 月第 1 版

印次 2016 年 6 月第 1 次印刷

印刷 三河市万龙印装有限公司

经销 全国各地新华书店

书号 ISBN 978 - 7 - 5067 - 8091 - 9

定价 **150.00 元**

# 前　言

　　新药研发是人类进步的一个重要的标志，也是制药行业永恒的主题。随着科学技术的发展，人们生活水平的提高，对于药物的要求也越来越高。而作为一个发展中的大国，药物的开发与研究同样成为中国跻身世界发达国家行列的重要环节。

　　近年来，在新药研究与开发方面，得到了国家与地方政府的高度重视，为满足我国重大疾病防治和医药产业发展的需要，近年来，国家资助了"重大新药创制"科技重大专项和实施"十二五"计划，加大新药研制的步伐，根据科技部重大专项办的部署和要求，新药专项已启动了"十三五"发展战略研究及实施计划编制工作；将重点针对10类疾病，强化源头创新和转化研究。其中，在生物药领域，重点开展新型抗体、ADC、新型疫苗、免疫治疗、基因治疗等研发开发。

　　为了配合我国新药研发及自主创制新药决策参考，追踪世界新药研究的前沿动态，分析全球上市的新药信息，本课题组出版了这本《世界上市新药动态与分析》一书，全面反映国际制药界新药研究的方向，期望能为我国医药行业在新品开发及产品的技术创新与结构调整方面提供重要的参考。

　　本书收集了 2009～2013 年世界首次上市的新化学实体（NCEs）89 个。详细介绍了每种药物的药名（中英文名）、结构式、分子式、相对分子质量、商品名、别名、类别、化学名、CAS 号、研制公司、上市国家、药品性状、药理作用、临床研究、给药方法、不良反应、适应症、制剂规格、生产厂家、新药的专利号以及出口到中国的情况等，是目前国内介绍世界新药方面较为全面的工具检索书。

　　本书不仅为新药研究与开发的科技工作者提供信息，同时对广大医院的医务工作者也有很好的帮助。

　　由于我们的水平有限，部分新药的资料收集不全，书中一定存在不妥之处，敬请读者给予批评指正。

编　者

2016 年 1 月

# 编写说明

1. 本书中上市新药是指 2009～2013 年世界上市的新化学实体 NCEs（Scrip 和 Drugs of Today），全书新药以药物英文通用名的字母顺序为序进行编排。

2. 结构式的右下角为该药物的分子式和相对分子质量。

3. 【CAS】指该药的 CAS 号，如为该药物的盐或其他结合方式，则有相应的 CAS 号给予说明。

4. 部分药品的商品名是指该药物的成盐形式，大部分在相应的结构式中已经标出。

5. 【用法与用量】是根据文献报道内容编写，仅供读者参考。医务人员及患者用药时，请按药品说明书中的剂量使用，本项内容不作为临床用药的依据。

6. 为便于读者检索，本书目录有药品英文通用名索引、药品中文通用名索引和药品商品名索引以及药品按药效分类索引。

7. 2012 和 2013 年上市的新药因上市时间短，收集的内容可能不全，留待再版时增补。

8. 本书主要参考文献引自：①Merck Index；②Scrip；③Drugs of Future；④Drug Information Journal；⑤Drugs of Today；⑥国外各大制药公司研发机构网站；⑦国内药学信息杂志。

编 者
2016 年 1 月

# 目　录

# 2009～2013年世界上市新药

## Abiraterone Acetate
## 醋酸阿比特龙

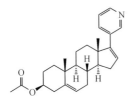

$C_{26}H_{33}NO_2$    391.55

【商品名】 Zytiga

【化学名】 17-(3-Pyridyl) androsta-5,16-dien-3beta-ol acetate

【CAS】 154229-18-2

【类别】 抗肿瘤药物,CYP17 抑制剂

【研制单位】 Centocor Ortho Biotech 公司

【上市时间】 2011 年 4 月 20 日

【作用机制】 本品在体内转变成阿比特龙(一种雄激素生物合成抑制剂),抑制 17α-羟化酶/C17,20-裂解酶(CYP17)。该酶在睾丸、肾上腺和前列腺肿瘤组织中表达,是雄激素生物合成所必需的。CYP17 催化两种顺序反应:① 孕烯醇酮和黄体酮在 17α-羟化酶活性下转变成 17α-羟基衍生物;② 在 C17,20-裂解酶作用下分别形成脱氢表雄酮(DHEA)和雄甾烯二酮。DHEA 和雄甾烯二酮属于雄激素类,并且是睾酮的前体。阿比特龙对 CYP17 的抑制也可能导致肾上腺增加盐皮质激素的生成。

雄激素敏感的前列腺癌对治疗的应答是减少雄激素的水平。雄激素丧失了治疗作用,包括用促性腺激素释放激素(GnRH)激动剂或睾丸切除术进行治疗,减少睾丸中雄激素的生成,但是这不影响肾上腺或在肿瘤中雄激素的生成。在Ⅲ期临床试验的安慰剂对照组中,本品减少了患者血清中睾酮和其他雄激素的含量。对于监测本品对血清中睾酮水平的影响是不必需的。可以观察血清中前列腺特异性抗原(PSA)水平的变化,但是在个体患者中没有证实与临床效果相关。

【药代动力学】 在健康受试者和转移去势难治性前列腺癌(CRPC)患者中曾研究本品给药后阿比特龙和醋酸阿比特龙的药代动力学。在体内,醋酸阿比特龙被转化为阿比特龙。在临床研究中,超过 99% 被分析样品中醋酸阿比特龙血浆浓度是低于可检测水平($<0.2ng/ml$)。

**吸收** 本品口服给予转移 CRPC 患者后,达到最高血浆浓度中位时间是 2h。在稳态时观察到阿比特龙积蓄与单次给予 1000mg 剂量醋酸阿比特龙相比暴露量(稳态 AUC)增加 2 倍。

**动态与分析** 在转移 CRPC 患者中,每天 1000mg,$c_{max}$ 稳态值为($226 \pm 178$) ng/ml,AUC 为($1173 \pm 690$) ng·h/ml。

当醋酸阿比特龙与食物同服时,阿比特龙的全身暴露量增加。当醋酸阿比特龙与低脂肪餐同服时(7% 脂肪,300 卡路里),$c_{max}$ 和 $AUC_{0-\infty}$ 分别增加约 7 倍和 5 倍,当醋酸阿比特龙与高脂肪(57% 脂肪,825 卡路里)餐同服时分别增加约 17 倍和 10 倍。在进餐正常情况下,本品与餐同服可能导致暴露量增加。所以,本品在给药前至少 2h 以及给药后至少 1h 内不应摄入食物。

**分布和蛋白结合** 阿比特龙可与人血浆蛋白、白蛋白和 α-1 酸性糖蛋白高度结合(>99%)。表观稳态分布容积是(19669 ±

13358）L。体外研究显示,在临床相关浓度,醋酸阿比特龙和阿比特龙不是 P-糖蛋白（P-gp）的底物而醋酸阿比特龙是 P-gp 的抑制剂。未开展其他载运蛋白进行研究。

**代谢**　口服给予 $^{14}$C-醋酸阿比特龙胶囊后,醋酸阿比特龙被水解为（活性代谢物）阿比特龙。转换可能是通过酯酶活性（尚未鉴定酯酶）而不是 CYP 介导的。阿比特龙在人血浆中两个主要代谢物是硫酸阿比特龙（无活性）和 $N$-氧化硫酸阿比特龙（无活性）,各占暴露量的约 43%。CYP3A4 和 SULT2A1 是形成 $N$-氧化硫酸阿比特龙的酶,而 SULT2A1 是形成硫酸阿比特龙的相关酶。

**排泄**　在转移的 CRPC 患者中,阿比特龙在血浆中的平均末端半衰期是（12±5）h。$^{14}$C-醋酸阿比特龙口服给药后,接近 88% 放射剂量在粪便中回收,尿中约 5%。粪便中存在的主要化合物是未代谢的醋酸阿比特龙和阿比特龙（分别接近给药剂量的 55% 和 22%）。

**肝损伤患者**　在轻度（$n=8$）或中度（$n=8$）肝受损（分别为 Child-Pugh 类别 A 和 B）受试者和 8 例健康对照受试者中检查阿比特龙的药代动力学。轻度和中度肝受损受试空腹单次口服 1000mg 剂量后,阿比特龙全身暴露量分别增加接近 1.1 倍和 3.6 倍。在轻度肝受损受试者中阿比特龙的平均半衰期延长约 18h,中度肝受损受试者延长约 19h。尚未在严重肝损伤（Child-Pugh 类别 C）患者中研究本品。

**肾损伤患者**　在终末肾病（ESRD）患者（具备稳定血液透析方案,$n=8$）和正常肾功能对照受试者（$n=8$）中检查阿比特龙的药代动力学。在透析后 1h 空腹情况下单次给予本品 1000mg,给药后采集样品进行药代动力学分析直至 96h。在终末肾病透析受试者与正常肾功能受试者进行比较,单次口服 1000mg 本品,对阿比特龙全身暴露量没有变化。

【毒性】　曾发生明显肝酶改变导致药物终止使用或调整剂量的情况。开始用本品治疗前、治疗前 3 个月每 2 周和其后每个月测定血清氨基转移酶（ALT 和 AST）和胆红素水平。在严重肝损伤患者中接受减低剂量本品 250mg,开始治疗前,第 1 个月每周、治疗后 2 个月每 2 周和其后每个月测定 ALT、AST 和胆红素。如果临床症状和体征提示肝毒性发生,应及时测定血清总胆红素。AST、ALT 或胆红素升高,应及时监测。如果任何时间 AST 或 ALT 上升高于正常值上限 5 倍,或胆红素上升高于正常值上限 3 倍,应中断治疗并密切监测肝功能指标。

只有肝功能恢复至患者的基线或至 AST 和 ALT 低于或等于 2.5 倍正常值上限和总胆红素低于或等于 1.5 倍正常值上限后才可能在减低剂量水平用本品再行治疗。发生 AST 或 ALT 大于或等于 20 倍正常值上限和（或）胆红素大于或等于 10 倍正常值上限患者采用本品再治疗的安全性未见报道。

【临床研究】　用一种促性腺激素释放激素（GnRH）激动剂或既往用睾丸切除术治疗转移去势难治性前列腺癌患者中的一项安慰剂-对照、多中心 3 期临床试验,在阳性治疗组（$n=791$）每天给予本品 1000mg 与泼尼松 5mg 每天 2 次联用。对照患者（$n=394$）给予安慰剂加泼尼松 5mg,每天 2 次,用本品中位治疗时间为 8 个月。

【适应证】　本品与泼尼松联用治疗既往曾接受过含紫杉醇的化疗方案治疗且去势治疗无效的转移性前列腺癌患者。

【不良反应】　最常见的副作用包括关节肿胀或不适、血钾水平低、体液潴留（通常是腿和脚）、肌肉不适、潮热、腹泻、尿路感染、咳嗽、高血压、心跳异常、尿频、夜间排尿增加、肠胃不适或消化不良和上呼吸道感染。

【禁忌证】　妊娠妇女服用本品可能致胎儿危害。如妊娠时使用本品或服药时患者发现妊娠,应告知患者本品对胎儿存在潜在危害。

【药物相互作用】 人肝微粒体体外研究显示本品是 CYP1A2 和 CYP2D6 的强抑制剂以及 CYP2C9、CYP2C19 和 CYP3A4/5 的中度抑制剂。在一项体内药物-药物相互作用试验中,右美沙芬(CYP2D6 底物)的 $c_{max}$ 和 AUC 分别增加 2.8 和 2.9 倍,当每天给予右美沙芬30mg 与本品 1000mg、(加泼尼松 5mg,每天 2 次),右啡烷(Dextrorphan,右美沙芬的活性代谢物)的 AUC 增加接近 1.3 倍。在一项临床研究确定本品每天 1000mg(加泼尼松5mg,每天 2 次)对单次 100mg 剂量 CYP1A2 底物茶碱的影响,未观察到茶碱全身暴露量增加。本品在体外是 CYP3A4 的底物,尚未在体内评价强 CYP3A4 抑制剂或诱导剂对本品药代动力学的影响。应避免或谨慎使用 CYP3A4 的强抑制剂和诱导剂。

【用法与用量】 推荐剂量:每天 1 次,每次 1000mg,与每天 2 次口服 5mg 泼尼松联合使用。空腹时口服。

【生产厂家】 美国 Centocor Ortho Biotech 公司

【性状】 醋酸盐,白色至淡白色,不吸潮,结晶粉。

【制剂规格】 片剂:250mg

【储存条件】 贮存在 20～25℃(68～77℉);外出允许 15～30℃(59～86℉)。

## 参 考 文 献

[1] 王晓琳. 晚期前列腺癌治疗药——Zytiga[J]. 齐鲁药事,2011,30(7):432.

# Aclidinium Bromide
# 阿地溴铵

$C_{26}H_{30}NO_4S_2Br$　564.56

【商品名】 Tudorza Pressair

【别名】 LAS34273;LAS-3330

【化学名】 (3R)-(2-Hydroxy-2,2-dithien-2-yla-cetoxy)-1-(3-phenoxypropyl)-1-azoniabicyclo[2.2.2]octanebromide

【CAS】 320345-99-1

【类别】 支气管扩张药,平喘药

【研制单位】 西班牙 Almirall 制药公司和美国 Forest 实验室共同研发

【上市时间】 2012 年7月,美国

【药理作用】 本品是一种长效吸入型抗胆碱药,该药可长时间作用于 $M_3$ 受体,短时间作用于 $M_2$ 受体。因此它对胆碱 $M_3$ 受体具有高效选择性,为毒蕈碱 $M_3$ 受体拮抗剂。当吸入该药时,本品可通过抑制乙酰胆碱对气管平滑肌毒蕈碱受体的作用,进而抑制气管平滑肌收缩而导致支气管扩张,从而明显改善患者的呼吸状况。

它是继异丙托溴铵与噻托溴铵后,第 3 个上市的抗胆碱能支气管扩张药,其作用机制与目前临床广泛运用的长效吸入性抗胆碱能药物噻托嗅胺相似,是一种高效且长效的选择性 M 受体拮抗剂。噻托嗅胺的起效时间相对较缓慢,在吸入后约 30min 起效,120min 达最大效应,药效持续时间超过 24h,因此极大地提高了患者用药的依从性。而本品的支气管扩张作用的起效时间更快,约为给药后的 15min,达峰时间为 2～3h。

【药代动力学】 每日给药 1 次或 2 次,每次吸入剂量为 200、400 或 800μg,给药 5min 后血药浓度迅速达峰值。6h 后血药浓度迅速下降到 $c_{max}$ 的 10%。在血浆丁酰胆碱酯酶的作用下本品会迅速水解为非活性的乙醇和羧酸代谢物,因此全身不良反应极少,耐受性好。此外,研究发现,肾功能不影响其药代动力学参数,血浆消除半衰期 2.07～4.18h,大部分在 1.5～3.5h 之间。

【临床研究】 在 Ⅰ 期临床随机双盲对照试验中,12 例受试者分别单剂吸入本品 50、300、

600μg 或安慰剂,结果发现与安慰剂组相比,本品组能连续 24h 明显增加气道传导率,显著减小气道阻力,改善气道反应性。在 Ⅱ 期多中心双盲交叉性研究的临床试验中,115 例患者纳入研究,结果发现与安慰剂组相比,吸入本品 200μg 和噻托溴铵 18μg 的患者给药 30min 后其一秒用力呼气容积(FEV1)均显著升高,≥10% 的基线水平,因此提示本品与噻托溴铵类似,能显著改善患者 FEV1 和呼吸困难的耐受性。与之类似的另一组 Ⅱb 期研究,464 例患者被随机双盲分组,分别吸入本品 25、50、100、200、400μg 或安慰剂、噻托溴铵 18μg,连续吸 4 周。其中 12 例中重度 COPD 患者被纳入研究,其 FEV1 为预测值的 30%~65%,FEV1/用力肺活量(FVC)≤70%。第 29 天测定受试者的 FEV1,结果提示与安慰剂组相比,吸入本品 200、400μg 组的 FEV1 显著升高,而 25μg 和 50μg 组无显著差异。同样噻托溴铵组 FEV1 也显著升高。

本品用药时(bid)临床疗效也较显著。在随机对照研究中,30 例吸烟患者被纳入研究,本品 400μg,bid 组与噻托溴铵 18μg,qd 组及安慰剂组相比,15d 后发现本品组 FEV1 显著高于安慰剂组,同时也发现本品显著降低呼吸困难、咳嗽及夜间症状评分;而与噻托溴铵无显著差异。此外 Jones PW 等临床试验研究,将 828 例中重度慢性阻塞性肺病(COPD)患者随机分为本品 200、400μg,bid 组和安慰剂组,用药 24 周后监测结果提示,与安慰剂组相比本品 200、400μg 能显著增加患者 FEV1,增加 FEV1 峰值,SGRQ 得分改善。与上述结果相似,在另一项为期 12 周的试验表明本品 200 和 400μg,bid 用药安全、耐受,能显著扩张支气管,改善患者症状,提高生活质量。

在 Ⅲ 期临床试验中,Maltais F 等将 181 例中重度 COPD 患者随机分成两组,分别吸入本品 200μg,qd 或安慰剂,结果发现本品能显著增强患者运动耐力,改善肺通气,增加 FEV1、IC

及 IC/TLC。Jones PW 等在另 2 项为期 52 周的 Ⅲ 期临床试验中,纳入北美、欧洲共 843 例(COPD Ⅰ组)和 804 例(COPD Ⅱ组)患者参与试验,吸入本品 200μg,qd 或安慰剂,在第 12 和 28 周的测量结果表明,本品明显增加患者 FEV1,分别为 COPD Ⅰ组 61/67ml(P < 0.001);COPD Ⅱ组 63/59ml(P < 0.001)。与安慰剂组相比,SGRQ 得分改善 ≥4 分的百分率分别为:COPD Ⅰ组(48.1%,39.5%;P = 0.025)COPD Ⅱ组(39.0%,32.8%;P = 0.074)。

【适应证】　用于慢性阻塞性肺病引起的支气管痉挛的长期维持治疗,包括慢性支气管炎和肺气肿等。

【不良反应】　最常见的不良反应为头痛、鼻咽炎及咳嗽,与安慰剂组的不良反应发生率相似。另有报告显示,本品可能引起其他一些严重的不良反应,例如:支气管痉挛样发作新发或恶化的眼压升高(急性闭角型青光眼)新发或恶化的尿潴留。

【禁忌证】　建议 18 岁以下具有支气管痉挛患者或急性加重期 COPD 患者不使用本品,只适用于 COPD 患者长期维持治疗以控制支气管痉挛。

【药物相互作用】　经临床试验,阿地溴铵与 β 受体激动剂、甲基黄嘌呤、吸入性类固醇激素联合使用,无药物相互作用。

【用法与用量】　推荐剂量:一次经口吸入 400μg,每天 2 次。

【生产厂家】　西班牙 Almirall 制药公司

【制剂规格】　粉末吸入剂

【储存条件】　-20℃ 低温保存。

## 参 考 文 献

[1] 于洋,孙铁民.阿地溴铵[J].中国药物化学杂志,2013,23(1):75.

[2] 胡秋芳.阿地溴铵对 COPD 患者肺功能及生存质量的相关性研究[J].中国实用医药,2014,9(25):136 - 138.

# Acotiamide Hydrochloride Hydrate
# 阿考替胺盐酸盐水合物

$C_{21}H_{30}N_4O_5S \cdot HCl \cdot 3H_2O$　541.06

【商品名】　Acofide

【别名】　Ym-443

【化学名】　N-( 2-( Diisopyropylamino ) ethyl )-2-( ( 2-hydroxy-4,5-dimethoxy benzoyl ) amino )-1,3-thiazole-4-carboxyamide monohydrochloride

【CAS】　773092-05-0

【类别】　消化系统用药

【研制单位】　Astellas 制药与 Zeria 药业

【上市时间】　2013 年 6 月 6 日,日本

【药理作用】　多项研究显示,本品有促进胃肠道动力的作用,对狗的餐后胃窦部运动有增强作用,对大鼠胃窦部运动同样有促进作用。本品以提高胃动力潜能为基础,尤其以胃幽门部位的收缩活性为基础,本品在对大鼠因可乐定(一种 $\alpha_2$ 受体拮抗剂)引起的胃排出延迟显示有改善作用。在另一项研究口服本品促进胃与十二指肠和结肠的动力的试验中,本品除了显示出具有像依托必利和莫沙必利增强胃动力的作用之外,还改善了狗模型中可乐定引起的胃动力不足,证实了本品经由抑制乙酰胆碱酯酶活性而在消化道发挥促进胃肠动力的作用。但是,近年来的研究表明,仅通过增强胃排空来改善摄食后的早期饱满感和胀满感是不够的,如常用的西沙必利等传统的胃动力促进剂,在改善胃容纳障碍方面的效果均没有被报道。而本品不仅具有很好的胃动力促进作用、增强胃底舒张,还可改善胃容纳障碍,以明显减轻功能性消化不良(FD)早期的饱满感和胀满感。在一项对狗的气压调节器试验中,显示本品盐酸盐对胃底的扩张效果超过西沙必利。在一项对人

的气压调节试验中,FD 患者禁食过夜(不少于 12h),并口服 300mg 的本品盐酸盐或者安慰剂,试验结果显示,与安慰剂相比,本品盐酸盐显著增加了进食后胃的最大舒张体积。

【临床研究】　日本已进行了多项临床研究,如呼气试验、超声波和 TQT 试验等,证明了本品可显著改善 FD 症状,安全性高,停药后依然可维持改善效果,并且多次给药也不易形成耐药性。

在一项主要的 ROME Ⅲ 临床试验中,共纳入了 892 例 FD 患者,其中安慰剂组 442 例,治疗组 450 例(该项研究在治疗期间治疗中止的有 26 例)。研究显示,在主要终点时,受试者的印象改善率方面,安慰剂组为 34.8%,治疗组为 52.2%,治疗组的改善率显著高于安慰剂组。同时研究也观查了 3 种症状(餐后饱胀、上腹胀、早饱)的消失率,安慰剂组为 9.0%、治疗组为 15.3%。在治疗期终点时,3 种症状中餐后饱胀的消失率,安慰剂组为 16.6%、治疗组为 22.7%;上腹胀的消失率,安慰剂组为 28.5%、治疗组为 34.5%;早饱的消失率,安慰剂组为 25.4%、治疗组为 37.8%。此外,研究还显示,治疗组在生活质量(QOL)方面相较于安慰剂组,均获得有意义的改善,并且在服用本品结束后仍可维持 QOL 的改善。在不良反应的发生率方面,研究显示,安慰剂组为 60.4%,治疗组为 56.0%。两组比较,没有显著性差异,证实本品对治疗 FD 安全有效。

另一项关于本品的长期临床试验中,共纳入了餐后饱胀、上腹胀、早饱为主要症状的 FD 患者 412 例,409 例服用本品。其中全分析集(FAS)对象例数为 405 例,安全性分析对象例数为 408 例。研究显示,FAS 受试者的印象改善率在治疗期第 4 周时为 48.9%。治疗期第 5 周以后显示与第 4 周时具有同等的改善率,治疗期第 48 周时改善率为 66.7%,治疗期终点时改善率为 73.2%。3 种症状消失

率在第 4 周时为 7.1%，第 5 周以后至调查期终点第 8 周结束时消失率上升，治疗期第 8 周时消失率为 10.9%。对服药模式的研究结果显示，根据停药标准达到停药的病例占到了 75.1%（304/405），本品对多数患者达到了停药的改善效果。该项研究中，达到初次停药的平均服药天数为 60.4d，初次停药再服药起至达到停药标准的第二次停药的再服药平均天数为 55.7d。根据症状消失判断，停药中止病例为 38.0%（154/405），显示多数患者在停药后仍可维持改善效果。该项研究中服药模式最多的是开始服用治疗药后达到停药标准停药，根据症状消失判断，直至停药中止再服药为止，其次的服药模式是停药和再服药反复直至治疗结束，重复次数不同。研究证实，本品停药后仍可维持改善效果。而且，虽然本品停药后有症状复发的情况，但是不会形成耐药性，再次服药还可再度获得改善。

另一项在日本进行的Ⅲ期试验，研究了 FD 患者服用本品长达 48 周的有效性和安全性。405 位患者持续 48 周服用本品片剂一次 100mg，一日 3 次。在第 1 周时整体疗效改善率达 26.1%，并随时间的增加可获得进一步的提高。在第 8 周时达 60.6%，且一直获得维持。药物的不良反应发生率为 11.5%，大多不良反应轻微，仅 1 例患者丙氨酸氨基转移酶升高。

一项摄食影响的试验共纳入了 30 例健康男性成人，目的在于研究本品一次 100mg 空腹、餐前以及餐后给药时的血液药物变化。结果显示，与空腹或餐后给药相比，餐前给药的 $c_{max}$ 高。与空腹给药相比，餐前给药的 $c_{max}$ 上升了 62.7%。此外，餐后给药的 $c_{max}$ 是餐前给药的 59.6%。另一方面，空腹和餐前给药的 $AUC_{last}$ 比餐后给药高。与空腹和餐前给药相比，餐后给药的 $AUC_{last}$ 分别减少至 76.8% 和 80.0%。不良反应均为非重症，21 例中 19 例轻度，2 例中度。临床检查中未见有生命体征和心电图改变，具有良好的安全性。研究

证实，本品的血液药动学（$c_{max}$ 和 $AUC_{last}$）会受饮食的影响。

【适应证】　本品被批准用于治疗 FD 引起的餐后饱胀、上腹胀、早饱。

【用法与用量】　口服，一天 3 次，每次 100mg，饭前服。

【生产厂家】　Astellas 制药公司

【性状】　浅白色至黄色结晶粉末或晶体。微溶于乙醇（99.5%）、甲醇、水。

【制剂规格】　片剂，100mg

参 考 文 献

[1] 陈琳萍. 首个功能性消化不良治疗药阿考替胺的研究进展[J]. 上海医药,2014,35(3):55－57.

# Afatinib
# 阿法替尼

$$C_{24}H_{25}ClFN_5O_3 \quad 485.938$$

【商品名】　Gilotrif

【别名】　BIBW2992

【化学名】　N-[4-(3-Chloro-4-fluorophenylamino)-7-[tetrahydrofuran-3(S)-yloxy]quinazolin-6-yl]-4-(dimethylamino)-2(E)-butenamide

【CAS】　439081-18-2

【类别】　抗肿瘤药,酪氨酸激酶的不可逆抑制剂

【研制单位】　Boehringer Ingelheim 制药公司

【上市时间】　2013 年 7 月 12 日

【药理作用】　本品是一种不可逆的表皮生长因子受体酪氨酸激酶抑制剂（EGFR TKIs）。EGFR 是酪氨酸激酶家族中的一员，由多种配体激活，包括人表皮生长因子受体（HER）、ErbB2、ErbB3 和 ErbB4。这些受体在许多人类

肿瘤中调节并过度表达。在肺癌中最常见的EGFR突变是19外显子缺失和21外显子突变。突变的EGFR是肿瘤驱动基因，导致了EGFR结构性活化，使酪氨酸激酶无需依赖配体而处在激活状态。既往研究结果显示，阻断EGFR可抑制肿瘤生长，所以，EGFR是肿瘤分子靶向治疗的重要靶点之一。EGFR酪氨酸激酶是最先被应用于临床靶向治疗的抗肿瘤药物之一。本品不可逆地与ErbB1，ErbB2和ErbB4激酶域共价结合，并且不可逆地抑制酪氨酸激酶自身磷酸化，导致表皮生长因子受体(ErbB)信号下调。当本品在患者体内达到(或至少暂时达到)一定浓度时，可抑制自身磷酸化，在体外试验中，本品可抑制野生型EGFR细胞株的增殖或者选择性EGFR外显子19缺失或外显子L858R置换突变(包括部分伴二级T790M突变)的细胞株增殖。此外，本品还能抑制过表达的HER2细胞增殖。目前还在进行治疗乳腺癌的临床研究。

【药代动力学】　口服本品后，血浆峰浓度$t_{max}$为2~5h。在20~50mg范围内，本品$c_{max}$和$AUC_{0-\infty}$随剂量增加而增加，相对生物利用度为92%，血浆蛋白结合率约为95%。相比禁食状态，高脂饮食可使本品$c_{max}$和$AUC_{0-\infty}$分别减少50%和39%。本品主要与蛋白共价结合，酶代谢产物极少。在人体，口服单剂量$^{14}C$标记的本品溶液后，发现本品主要经粪便(85%)排泄，仅有4%从尿液中排出，母体成分占回收量的88%。本品的消除半衰期为37h，连续用药8d可达到稳态血浆浓度，稳态AUC和$c_{ss}$分别为单次给药AUC和$c_{max}$的2.8和2.1倍。

在LUX-Lung 4的Ⅰ期临床研究中，本品在给药后3~5h时达到血浆峰浓度，随后至少以双相方式消除，在一些患者中可观察到双峰所有剂量组(20、40和50mg)AUC和$c_{max}$值在给药d1随剂量的增加而增加，并且20和40mg剂量组达到稳态浓度。d1的表观总清除率为799~1200ml/min，d28为538~827ml/min。本品有较高的表观分布容积，d28可达1880~2710L。d1和d28的终末消除半衰期分别为14.8~37.9h和33.5~40.4h。AUC和$c_{max}$单剂量对稳态的积累率分别为1.96和3.97，1.63和4.41，d8达到稳态。

在另一项Ⅰ期临床研究中，连续给药7d后达到稳态血药浓度在单次口服本品40mg前进行高脂饮食，可显著改变并减少药物处置，进食状态下，$t_{max}$延长(进食状态6.90h，禁食状态3.02h)，$c_{max}$下降(进食状态12.2ng/ml，禁食状态24.9ng/ml)，$AUC_{0-\infty}$减少(进食状态414ng·h/ml，禁食状态676ng·h/ml)。

【临床研究】　LUX-Lung是确证本品临床应用价值的系列临床试验。LUX-Lung 1是在15个国家的86个中心开展的一项随机、双盲、多中心ⅡB/Ⅲ期肺腺癌患者对照试验。入选者为一线或二线化疗(包括辅助化疗)无效、并且之前曾接受厄洛替尼或吉非替尼治疗至少12周后仍有疾病进展的ⅢB期或Ⅳ期腺癌患者。2008年5月26日~2009年9月21日期间，共确定697例患者，其中585例按2:1的比例被随机分配治疗，其中390例接受50mg/d阿法替尼，195例接受安慰剂。所有患者均得到最佳支持治疗。主要终点为总生存期(OS)，本品组和安慰剂组的中位OS分别为10.8和12.0个月($P = 0.74$)。本品组中位无进展生存期(PFS)较安慰剂组稍长，分别为3.3和1.1个月($P < 0.0001$)。两组均无完全缓解(CR)，本品组有27例(7%)得到部分缓解(PR)，安慰剂组仅有1例。

LUX-Lung 2是一项单盲的Ⅱ期临床试验。入选者为来自30个中心(7个在中国台湾，23个在美国)的ⅢB期(伴胸腔积液)或Ⅳ期肺腺癌患者，129例患者接受本品治疗，99例起始剂量为50mg，30例起始剂量为40mg。

主要终点为根据实体瘤疗效评价标准1.0(独立审查)评价患者客观缓解率(ORR)。结果79例(61%)有ORR(2例CR,77例PR),在106例EGFR19位外显子缺失L858R突变患者中70例(66%)有ORR,23例不常见型突变患者中,9例(39%)有ORR。不同起始剂量的ORR相似,40mg剂量组和50mg剂量组分别为18例(62%)和61例(60%)。

LUX-Lung 3是从2009年8月~2011年2月在亚洲、欧洲、北美、南美和澳大利亚的25个国家的133个中心开展的一项全球、随机、开放的Ⅲ期临床研究。在该试验中,从1269例患者中筛选出365例伴有EGFR突变的ⅢB/Ⅳ期肺腺癌患者,突变阳性者按突变型(外显子19缺失、L858R或其他)和种族(亚裔或非亚裔)分组。以2:1的比例随机分配,接受每日本品40mg或多达6个疗程顺铂+培美曲塞的标准化疗。结果,本品组和标准化疗组的中位PFS分别为11.1和6.9个月($P=0.01$)。外显子19缺失和L858R的EGFR突变患者($n=308$)的中位PFS为本品组13.6个月,标准化疗组6.9个月($P=0.01$)。本品组比标准化疗组有明显更高的缓解率,分别为69%和44%。中位缓解期为独立评估,分别为11.1和5.5个月,中位疾病控制期为13.6和8.1个月。两治疗组均有较多患者疾病得到控制,本品组和化疗组分别为90%和81%,数据截止时,只有8例患者死亡。在全部研究人群中,本品组和化疗组的OS分别为16.6和14.8个月($P=0.60$)。

LUX-Lung 4 Ⅱ期临床试验是在日本人群中开展的单盲试验,入选者须符合先前曾接受12周厄洛替尼和(或)吉非替尼,疾病仍有进展的ⅢB/Ⅳ期肺腺癌患者,2009年6月16日~2011年2月14日期间,来自日本20个地区的62例患者入选该试验,45例(72.6%)为EGFR突变阳性原发肿瘤。79%的患者曾接受吉非替尼治疗,11.3%曾接受厄洛替尼治

疗,9.7%的患者曾接受以上两种药物治疗。所有患者以前接受表皮生长因子酪氨酸激酶抑制剂(EGFR TKIs)治疗的中位时间为57.5周,95.2%的患者曾接受EGFR TKIs至少24周。64.5%的患者对之前的EGFR TKIs有缓解。从EGFR TKIs停止到开始本品治疗的中位洗脱期为3周(2~13周)51例(82.3%)为厄洛替尼和(或)吉非替尼获得性耐药。所有患者平均治疗时间为4.59个月,最长时间为16.3个月。患者每日餐前1h单剂量口服本品50mg,直到疾病进展,同意停药,或出现任何≥3级的药物相关的不良事件而退出。如果患者出现3级不良事件或2级腹泻、恶心或尽管接受适当的支持治疗仍连续呕吐7d,本品需停药14d,之后恢复到≤1级不良事件后从10mg剂量重新开始,这种减少剂量的情况可重复2次,出现第3次,需终止治疗。1例患者由于缺乏可评估的肿瘤成像数据而被剔除,61例患者中5例(8.2%)PR,35例得到至少6周的疾病稳定期。独立审查的疾病控制率为65.6%。大多数在用药8周内得到缓解,平均缓解持续时间为24.4周。79%的患者靶向病灶体积减小,9例肿瘤体积至少减小30%,其中4例肿瘤体积减小没有持续超过4周。中位PFS为4.4个月,中位OS为19.0个月。其中2例为T790M突变:L858R+T790M和外显子19缺失+T790M,他们的疾病稳定期分别为9个月和1个月。

LUX-Lung 6是一项在中国、泰国和韩国的36个中心开展的随机、开放的Ⅲ期临床试验。符合条件的患者为手术病理证实并且之前未经治疗的ⅢB期(伴胸腔积液)或Ⅳ期肺腺癌(根据美国癌症联合委员会第6版的标准),根据实体瘤疗效评价标准1.1版可测量的疾病,肿瘤必须是EGFR突变阳性。对910例患者进行筛选,364例根据EGFR突变类型(外显子19缺失,L858R或其他)按2:1的比例进行随机分配,242例每天口服本品40mg,122例接

受 d 1 和 d 8 静脉注射吉西他滨 1000mg/m², 加 d 1 静脉注射顺铂 75mg/m², 为期 3 周的化疗, 直到疾病进展或出现不可耐受的毒性。吉西他滨和顺铂最多给予 6 个疗程。主要终点为由独立审查(意向性治疗人群)评估的 PFS, 本品组中位 PFS 明显长于化疗组, 分别为 11.0 和 5.6 个月(P < 0.0001)。

【适应证】 EGFR Del19 或 L858R 突变型非小细胞肺癌一线治疗。

【不良反应】 最常见不良反应(≥20%)是腹泻、皮疹/痤疮样皮炎、口腔炎、甲沟炎、皮肤干、食欲减低、瘙痒。

【药物相互作用】 本品给药前 1h 口服 P-gp 抑制剂(如利托那韦 200mg, bid), 血药浓度会上升 48%。当利托那韦与本品同时服用或于本品用药 6h 后服用, 本品的血药浓度则不会改变。因此, 本品与 P-gp 抑制剂(利托那韦、环孢素 A、伊曲康唑、酮康唑、红霉素、维拉帕米、奎尼丁、他克莫司、沙奎那韦和胺碘酮)同服可以增加本品的血药浓度。

当与 P-gp 诱导剂(利福平、卡马西平、苯妥英钠、苯巴比妥和圣约翰草)联合用药, 可以减少本品的血药浓度。例如与利福平 600mg, qd 连续 7d 同时服用, 可使本品的血药浓度减少 34%。

【用法与用量】 推荐剂量为每次 40mg, qd, po, 于餐前至少 1h 或餐后 2h 空腹服用, 直至出现疾病进展或不耐受。本品最大耐受剂量为 50mg。

【生产厂家】 勃林格殷格翰制药公司

【制剂规格】 片剂:40mg, 30mg, 20mg

【储存条件】 贮存在 25℃(77°F); 外出允许至 15～30℃(59～86°F)(见 USP 控制室温)。避免暴露至高湿度和光照区域中。

### 参 考 文 献

[1] 李传玲, 郭春. 阿法替尼[J]. 中国药物化学杂志, 2014, 24(1):82.

[2] 霍秀颖, 封宇飞. 抗非小细胞肺癌新药阿法替尼的

药理作用及临床评价[J]. 中国新药杂志, 2014, 23(13):1473 - 1476.

# Agomelatine
## 阿戈美拉汀

$C_{15}H_{17}NO_2$    243.3

【商品名】 Valdoxan; Thymanax

【别名】 S-20098

【化学名】 N-[2-(7-Methoxy-1-naphthalenyl) ethyl] acetamide

【CAS】 138112-76-2

【类别】 抗抑郁药

【研制单位】 法国施维雅制药公司

【上市时间】 2009 年 2 月 24 日

【作用机制】 本品抗抑郁的确切机制目前尚未明确。本品能阻断 5-HT$_{2C}$ 受体, 然而单纯的 5-HT$_{2C}$ 受体阻断剂并无抗抑郁作用。动物试验显示, 褪黑素也有少量的抗抑郁作用, 并有研究发现应激与褪黑素分泌有关, 但人体服用褪黑素并未见明显的抗抑郁作用。

另有研究表明, 本品抗抑郁的机制可能与增加海马部位神经元的可塑性及神经元增生有关。以免疫染色的方法测定成年大鼠脑部神经细胞的增生、再生及死亡, 结果发现, 本品长期(3 周)给药可增加海马腹侧齿状回细胞增生及神经元再生, 而这一部位与情绪反映有关。但在急性或亚急性给药时(4h 或 1 周)未见类似情况。继续延长给药后, 整个齿状回区域均出现细胞增生及神经元再生, 表明本品可不同程度地增加海马的神经再生, 从而产生新的颗粒细胞。

抑郁症患者经常存在入睡困难、早醒现象或睡眠节律的改变, 多导睡眠图常表现为慢波睡眠(SWS)减少、快速眼动睡眠(REM)

密度增加或潜伏期减少、δ 睡眠比例下降等。多数抗抑郁药物如三环类抗抑郁药（TCA）、选择性 5-HT 再摄取抑制剂（SSRI）等对 REM 有调节作用，但对非 REM 睡眠尤其是 SWS 效果较差。具有 5-HT$_2$ 受体阻断作用的某些药物如米安舍林（Mianserine）、米氮平等有促进睡眠与改善睡眠持续性的作用，但其 H$_1$ 阻断作用可造成宿睡、白天困倦等。本品具有独特的药理机制即调节睡眠觉醒周期，因而可在晚间调节患者的睡眠结构增进睡眠。

【药理作用】　下丘脑视交叉上核（SCN）中存在两种不同的褪黑素受体，分别为高亲和性 ML$_1$ 受体和低亲和性 ML$_2$ 受体，ML$_1$ 受体又可进一步分为 MT$_1$ 和 MT$_2$ 亚型，两亚型均属于 G-蛋白偶联受体家族，由其对腺苷酸环化酶的抑制作用所介导，分别发挥褪黑素的昼夜生理节律功效和视黄醛功效。体外试验显示，随着昼夜循环，SCN 神经元在放电活动中自身表现出生理节律。若干体内和体外研究表明，本品能特异性及选择性地与 MT$_1$ 和 MT$_2$ 结合；在 SCN 中，褪黑素选择性地与这些受体结合后可下调 MT$_1$ 受体密度，而本品也有类似作用。这进一步支持其对 MT$_1$ 受体具有完全激动剂作用的判断。

褪黑素还能减少下丘脑 SCN 细胞放电。评价本品对光敏性 SCN 细胞放电频率影响的体内试验显示，给雄性叙利亚仓鼠腹腔注射本品，能剂量依赖性地减少其 SCN 放电，褪黑素也有类似作用，两者的 ED$_{50}$ 分别为 0.91mg/kg 和 1.15mg/kg，且起效时间相当，但本品治疗组仓鼠恢复的时间明显更长，提示本品的作用持续时间更长。体内和体外试验均显示，本品的长期治疗并不会改变 SCN 神经元对其的敏感性。

受体结合试验进一步支持本品还具有第 2 种作用方式的观点，用中国仓鼠卵巢（CHO）细胞进行的体外受体结合试验分析表明，本品对 5-HT$_{2C}$ 受体亚型具有拮抗活性，其 pK$_i$ 和 pK$_b$ 分别为 6.2 和 5.9，且可竞争性取代 5-HT 与 5-HT$_{2C}$ 受体结合，从而发挥拮抗作用；本品也对 5-HT$_{2B}$ 受体具有拮抗活性（pK$_i$ 和 pK$_b$ 分别为 6.5 和 6.6）以及对 5-HT$_{2A}$ 受体表现出低亲和性（pK$_i$ <6）；不过，本品仅在高于激活褪黑素受体所需正常剂量下才具与 5-羟色胺能结合活性。可见，本品是通过与下丘脑 M$_1$ 和 M$_2$ 受体结合以及阻断 5-HT$_{2C}$ 受体而发挥其药理作用，为一种具独特药理学性质的褪黑素激动剂和选择性 5-HT 拮抗剂（MASSA）。

有证据表明，本品不同作用机制的发挥可能取决于其给药时间，即夜晚给药可发挥其对褪黑素受体的作用，而早晨给药则发挥 5-HT 拮抗剂作用；此外，只有本品早晨给药而非夜晚给药所产生的活性能被褪黑素受体拮抗剂 S-22153 阻断。

一项在 Wistar 大鼠和 Swiss 小鼠中进行的强迫游泳试验，考察了本品的抗抑郁疗效，结果发现，本品急性或重复性给药（2、10 和 50mg/kg）可产生抗抑郁效应，即各剂量组动物的游泳时间显著减少；且本品的疗效与丙咪嗪和氟西汀相当，但褪黑素则无此疗效。然而，值得注意的是，另一项独立试验显示，本品在动物强迫性游泳试验中并无抗抑郁作用。

【药代动力学】

**吸收和分布**　本品口服后，吸收快，吸收度大于 78%，1～2h 内达到血药浓度峰值。体外研究中，本品的血浆血液浓度比是 1.5，说明其主要分布于血浆。本品与血浆蛋白结合率大于 95%。在正常血浆中，本品与清蛋白和 α-1 酸性糖蛋白结合率分别为 35% 和 36%，在体内分布适中。

**代谢和排泄**　本品经肝脏代谢，主要经尿液排泄。药物通过脱甲基、羟基化作用，两种代谢产物对 5-HT$_{2C}$ 受体的亲和性与本品母药相当，但对褪黑激素受体的亲和性比母药至少降低 100 倍，两者的解离常数 K$_d$ 分别是 1.14×10$^{-9}$ mol/L 和 6.56×10$^{-8}$ mol/L，最后形成对 5-HT$_{2C}$ 受体无亲和性的 3,4-二氢二醇,对褪黑激素受体有较低的亲和性($K_d = 7.98 \times 10^{-7}$ mol/L)。24h 后本品大约有 61% ~ 81% 经尿液排泄,分解为 3,4-二氢二醇后,有少部分经粪便排泄。$t_{1/2}$ 平均为 2.3h。本品在肝功能不全病人中血药浓度增加。

【毒性】

**遗传毒性**　本品 Ames 试验、小鼠淋巴瘤细胞基因突变试验、人外周血淋巴细胞遗传学试验、程序外 DNA 合成(UDS)试验以及微核试验结果均为阴性。

**生殖毒性**　经口给药剂量低于 240mg/kg 时对雌性和雄性大鼠的生育力未见影响(NO-AEL),在此剂量下动物暴露量比人用剂量 25mg 时暴露量高 300 倍。胚胎胎仔发育毒性试验中,大鼠中本品剂量高至 640mg/kg 时未见胚胎毒性和致畸性;家兔剂量高至 450mg/kg 时未见胚胎毒性和致畸性;上述剂量药物母体暴露量大约分别是人用剂量 25mg 时暴露量的 720 和 300 倍。大鼠围产期毒性试验中,在药物母体暴露量为人用剂量 25mg 时暴露量的 280 倍时,未见明显异常。

**致癌性**　大鼠与小鼠分别经口给予维度新 40、120、360mg/kg 或 125、500、2000mg/kg,连续 104 周,按暴露量计算分别相当于人用剂量 25mg 时暴露量的 7.5、22、110 倍或 5、10、47.5 倍。大鼠中,剂量大于等于 120mg/kg 的雄性动物肝腺瘤发生率增加,360mg/kg 剂量组雄性动物肝癌发生率增加;小鼠中,500、2000mg/kg 剂量组肝腺瘤发生率增加,2000 剂量下雌雄动物的肝癌的发生率增加。

【临床研究】　在重度抑郁症患者中进行了一项小规模的剂量探索性双盲随机临床试验,给 28 名病情相同的住院病人分别服用本品 5 或 100mg/d,持续 28 ~ 56 天。结果,所有剂量组均显现出抗抑郁作用,5mg/d 剂量组患者的疗效与 100mg/d 剂量组相当;各剂量组耐受性相当,但 100mg/d 剂量组的严重不良反应发生率较高。可见,本品是治疗重度抑郁症住院患者的有效抗抑郁药物,其 5mg/d 剂量的耐受性较 100mg/d 剂量更好,故 5mg/d 成为以后本品临床试验的一个更合适的候选剂量。

一个由法国、比利时和英国研究人员组成的跨国研究团队对 711 名以 DSM-Ⅳ 标准诊断为严重抑郁症($n = 698$)和双向情感障碍($n = 13$)的 18 ~ 85 岁患者进行的一项随机、双盲、安慰剂对照临床试验表明,本品用于治疗抑郁症的疗效与传统抗抑郁药帕罗西汀相当。其间,所有受试者先经历 1 周的安慰剂导入期,对安慰剂有疗效反应的受试者则被排除进入下一步试验,其余受试者再于晚间随机服用本品 1、5、25mg/d 或帕罗西汀 20mg/d 或安慰剂,持续 8 周;采用含 17 项指标的 Hamilton 抑郁症量表(HAM-D)、Montgomery-Asberg 抑郁症量表和临床综合印象-疾病严重度量表评价抗抑郁疗效,并依据 Hamilton 焦虑量表考评抗抑郁症的焦虑症状。疗效分析表明,在改善抑郁症评分方面,本品 25mg/d 与帕罗西汀的疗效相当。个体评分分析显示,本品 25mg/d 剂量组受试者的所有抑郁症状均较安慰剂组显著改善($P < 0.105$);本品组起效时间较帕罗西汀组明显缩短(2 $vs$ 4 周,$P < 0.05$);本品组疗效具剂量依赖性,但本品 1 和 5mg/d 剂量组患者的抑郁症评分或疗效率并未较安慰剂组有明显改善;本品的耐受性较帕罗西汀更好,本品所有剂量组的不良反应发生率与安慰剂组相当,而帕罗西汀组的不良反应发生率高于安慰剂组和本品 25mg/d 剂量组(分别为 66%、55% 及 51%),本品组的不良反应大多为轻至中度(85%),最常见的不良反应是胃肠道反应,各组因不良反应而退出治疗的病例相当。评价本品对抑郁症焦虑症状的疗效的二次分析显示,本品同时具有抗焦虑作用,其 25mg/d 剂量组受

试者的 Hamilton 焦虑量表(HARS)评分较安慰剂组明显降低,帕罗西汀也具有相似的作用。另一项评价本品对严重抑郁症患者(HAM-D 评分大于25)的疗效的二次分析表明,与安慰剂比较,本品对该类患者的疗效优于帕罗西汀,提示本品可专用于那些难治或重度抑郁症患者。综合分析显示,本品 25mg/d 剂量组的缓解率(30%)较安慰剂组(15%)明显提高,但与帕罗西汀组相当。此高缓解率表明了本品用于治疗抑郁症患者的长期有效性。

　　另一项涉及192名严重抑郁症患者、旨在考察本品突然停用后症状的多中心、双盲、随机临床试验中,受试者在接受本品(25mg/d)或帕罗西汀(20mg/d)治疗12周后病情得以持续缓解,随后再分别随机改服安慰剂或继续服用抗抑郁药治疗2周。结果,第1周,与继续服用本品的受试者比较,由本品改用安慰剂的受试者其停药后症状发生率并未提高,而与继续服用帕罗西汀的受试者比较,由帕罗西汀改用安慰剂的受试者其停药后症状发生率则明显提高。

　　最近,法国施维雅公司已收到欧盟人用医药产品委员会(CHMP)对本品(25mg/d)用于成人重度抑郁症治疗的肯定性批件。该机构声称,该产品具优于其他抗抑郁药的安全性,它不会导致临床相关性体重增加,具有较低的致性功能障碍和胃肠道反应发生率,且停药后不会出现症状反弹。

【适应证】　用于成人抑郁症患者的治疗。

【不良反应】　Loo 等报道的双盲随机研究中,711 例使用本品(一日 25~50mg)患者在治疗期间至少出现一种不良反应的为 56.5%,如头痛、腹痛、口干、腹泻、困倦和焦虑。但是,本品组至少出现一种不良反应的患者比例和不良反应发生事件数,与安慰剂组相比差均无统计学意义。在 Kennedy 等的安慰剂对照研究中,本品组常见的不良反应是头晕、鼻咽炎和流感样症状。

【禁忌证】　对活性成分或任何赋形剂过敏的患者禁用。乙肝病毒携带者、丙肝病毒携带者、肝功能损害患者(即肝硬化或活动性肝病患者)禁用。禁止与强效 CYP1A2 抑制剂(如氟伏沙明,环丙沙星)合用。

【药物相互作用】　本品主要经细胞色素 P4501A2(CYP1A2)(90%)和 CYP2C9/19(10%)代谢。与这些酶有相互作用的药物可能会降低或提高本品的生物利用度。

　　氟伏沙明是强效 CYP1A2 和中度 CYP2C9 抑制剂,可明显抑制本品的代谢,使本品的暴露量增高 60 倍(范围 12~412)。因此,本品禁止与强效 CYP1A2 抑制剂(如氟伏沙明、环丙沙星)联合使用。

　　本品与雌激素(中度 CYP1A2 抑制剂)合用时,本品的暴露量会增高数倍。尽管 800 名同时使用雌激素的患者均未显示出特异的安全性问题,在获得进一步临床经验前,本品和中度 CYP1A2 抑制剂(如普萘洛尔、格帕沙星、依诺沙星)合用时应谨慎。

【用法与用量】　推荐剂量为 25mg,每日 1 次,睡前口服。如果治疗 2 周后症状没有改善,可增加剂量至 50mg,每日 1 次,即每次 2 片(25mg),睡前服用。

【生产厂家】　法国施维雅制药公司

【性状】　白色固体,熔点:107~109℃。

【制剂规格】　片剂:25mg

【储存条件】　密封,阴凉,干燥保存。

## 参 考 文 献

[1] 王姗,范鸣. 抗抑郁药 Agomelatine[J]. 药学进展,2009.

[2] 戴雯姬,司天梅. 阿戈美拉汀的药理机制及临床疗效[J]. 中国心理卫生杂志,2012,26(3):193-197.

[3] 刘燕,高哲石. 全新作用机制的抗抑郁药 agomelatine[J]. 世界临床药物,2007,28(12):743-745.

[4] 胡茂荣,陈晋东,李乐华,等. 阿戈美拉汀:一种新型抗抑郁药[J]. 中国新药与临床杂志,2009,28(2):81-84.

# Alcaftadine
# 阿卡他定

$C_{19}H_{21}N_3O$　307.39

【商品名】　Lastacaft

【别名】　R89674

【化学名】　11-(1-Methyl-4-piperidinylidene)-6,11-dihydro-5H-imidazo[2,1-b][3]benzazepine-3-carbaldehyde

【CAS】　147084-10-4

【类别】　抗变态反应药,$H_1$组胺受体拮抗剂

【研制单位】　美国 Vistakon 制药公司

【上市时间】　2010 年 07 月 28 日

【作用机制】　过敏性结膜炎是由于接触过敏性抗原引起的结膜过敏反应,它主要是由 IgE 介导的 I 型变态反应。本品作为一种三环组胺 $H_1$ 受体拮抗剂,可抑制组胺从肥大细胞中释放,减缩细胞趋化现象并抑制嗜曙红细胞的活化,从而减轻过敏症状,达到控制眼部发痒的目的。

【药理作用】　本品是 $H_1$ 组胺受体拮抗剂,抑制肥大细胞释放组胺。此外还有降低趋药性、抑制嗜曙红细胞活性作用。

【药代动力学】

吸收　2.5mg/ml 滴眼液双眼局部给药后,血药浓度 $c_{max}$ 为 60 pg/ml,$t_{max}$ 达峰中位值为 15min。给药 3h 后,本品血药浓度低于定量限下限(10 pg/ml)。活性羧酸代谢物平均 $c_{max}$ 约为 3 ng/ml,给药约 1h 后血药浓度达峰值。给药 12h 后羧酸代谢物血药浓度低于定量限下限(100 pg/ml)。每日眼睛局部给药后,血浆暴露量未发现本品或活性代谢物出现蓄积或改变现象。

分布　本品和活性代谢物的蛋白结合率分别是 39.2% 和 62.7% 。

代谢　本品通过非细胞色素 P450 细胞溶质酶代谢为活性羧酸代谢物。

排泄　本品羧酸代谢产物的消除半衰期约为眼睛局部用药后 2h。根据本品 po 给药数据,尿液中羧酸代谢物消除基本没有变化。体外研究表明,本品和羧酸代谢物均不通过 CYP450 酶催化抑制反应。

【毒性】　在 Ames 试验、小鼠淋巴瘤测定或小鼠微核测定中,本品无诱变或遗传毒性。

对雄性和雌性大鼠 ig 本品 20mg/(kg·d)(相当于人推荐滴眼剂量的血浆暴露量的约 200 倍),不影响生育能力。

【临床研究】　通过变应原眼结膜激发(conjunctival allergen challenge,CAC)试验评价了本品的临床有效性。在使用本品 3min 和 16h 时,防止变应原激发导致的过敏性结膜炎患者眼部瘙痒效果均好于其载体。

在对 909 名受试者进行为期 6 周的随机临床研究中,证明了本品的安全性。

【适应证】　治疗过敏性结膜炎相关的瘙痒。

【不良反应】　最常见的眼部不良反应(发生率<4%)包括滴入时眼部刺激、灼烧感和(或)刺痛感,以及红眼和瘙痒。

最常见的非眼部不良反应(发生率<3%)包括鼻咽炎、头痛和流行性感冒。

【用法与用量】　滴眼,一次 1 滴,一日 1 次。

【生产厂家】　美国 Vistakon 制药公司

【性状】　白色至黄色粉末状

【制剂规格】　滴眼液:2.5mg/ml

【储存条件】　室温下密闭储存,避免光、热、潮湿和冷冻。

参 考 文 献

[1] 张加,董江萍. 2010 年美国 FDA 批准过敏性结膜炎治疗药物阿卡他定(Alcaftadine)滴眼液上市[J]. 药物评价研究,2011,34(1):71 -73.

[2] 杨千娇,赵临襄. 阿卡他定(alcaftadine)[J]. 中国药物化学杂志,2011,21(1):77.

# Asenapine Maleate
# 马来酸阿塞那平

$C_{17}H_{16}ClNO \cdot C_4H_4O_4$    401.84

【商品名】 Saphris;Sycrest

【别名】 Org-5222

【化学名】 *trans*-5-Chlo-ro-2,3,3α,12β-tetra-hydro-2-methyl-1*H*-dibenz(2,3:6,7)oxepi-no(4,5-c)pyrrole

【CAS】 85650-56-2

【类别】 抗精神失常药

【研制单位】 Organon(先灵葆雅)公司

【上市时间】 2009 年 7 月 30 日

【作用机制】 本品可与多巴胺 $D_2$ 和血清素 5-$HT_{2A}$ 受体相结合,从而发挥拮抗作用。体外实验表明,本品对毒蕈碱胆碱受体无明显的亲和力,对血清素 5-$HT_{1A}$、5-$HT_{1B}$、5-$HT_{2A}$、5-$HT_{2B}$、5-$HT_{2C}$、5-$HT_5$、5-$HT_6$ 和 5-$HT_7$ 受体,以及多巴胺 $D_2$、$D_3$、$D_4$ 和 $D_1$ 受体,$α_1$ 和 $α_2$ 肾上腺素受体和组胺 $H_1$ 受体具有高度亲和性,对 $H_2$ 受体具有中度亲和力,为上述受体的拮抗剂。

【药理作用】 本品治疗精神分裂症(schizo-phrenia)和双相障碍(bipolar disorder)的确切机制尚不清楚,可能与多巴胺 $D_2$ 和 5-羟色胺 2A(5-$HT_{2A}$)的拮抗作用有关。本品与多种多巴胺、5-羟色胺、去甲肾上腺素(norepineph-rine,NE)受体和组胺受体亚型有高度亲和力,对 *N*-甲基-D-天冬氨酸(NMDA)和 α-氨基-3-羟基-5-甲基-4-异噁唑丙酸(NMPA)受体亦有亲和力。

【药代动力学】 舌下给药后,吸收迅速,平均达峰浓度($c_{max}$)为 4 ng/ml,在 0.5~1.5h 内血药浓度达到峰值。舌下给药剂量为5mg时,其

绝对生物利用度为35%。当剂量从 5mg 增加到 10mg(一日 2 次)时,其对应的吸收程度和最大浓度并没有呈线性增加(1.7 倍)。口服给药时,本品的绝对生物利用度更低。本品分布迅速,分布容积为 20~25L/kg,血浆蛋白结合率为95%。给予一日 2 次的剂量后 3d 内达到稳态浓度。本品经醛糖酸化代谢,并通过细胞色素 P450 酶(主要为CYP1A2)氧化代谢,平均消除半衰期为24h,50%的本品从尿中排泄,40%从粪便中排泄。

【毒性】 本品可能导致抗精神病药的恶性综合征。尚未在动物或人类系统研究本品的诱导耐受能力或身体依赖性。在最高剂量下的不良反应包括躁动和意识混乱,目前暂没有本品特效解毒剂。建议监测心电图并给予支持疗法,保持气道畅通、吸氧和通风及对症处理。

18 岁以下儿童的安全性和有效性尚未确立。对于年龄、性别和种族的差异以及肾功能不全者,无需调整剂量。患有痴呆相关精神病的老年患者服用本品导致死亡率增加。服药期间应密切注意脑血管不良反应事件,包括卒中的风险和发生率升高。

【临床研究】 在 2 项本品治疗成人双相 I 型障碍和急性精神分裂症的随机对照试验中,于第 3 周时本品口含片能显著减少杨氏躁狂量表(Young Mania Rating Scale,YMRS)的总分,第 6 周时能显著减少阳性和阴性症状量表(PANSS)总分,第 26 周时能显著减低阴性症状量表-16(NSA-16)总分。

在 Mclntyre 等进行的为期 3 周的治疗双相 I 型障碍的躁狂发作的随机、双盲、安慰剂对照试验中,入组躁狂患者 488 例,本品组 194 例(在第 1 天,每次 10mg,一日 2 次;以后每次 5 或 10mg,一日 2 次),安慰剂组 104 例,奥氮平(Olanzapine)组191 例(在第 1 天,每次 15mg,一日 2 次;以后每次 5~20mg,一日 1 次)。从基线到第 21 天用 YMRS 量表进行评

价,耐受性和安全性评价包括不良反应、体格检查、锥体外系反应(extrapyramidal symptoms, EPS)评分以及实验室检查。结果,本品和奥氮平的平均日剂量分别为18.2、15.8mg。本品组和奥氮平组的YMRS量表分值与安慰剂组比较有明显改善($P < 0.01$)。本品作用迅速,耐受性较好,对双相I型障碍的躁狂发作患者有效。

在Potkin等进行的为期6周的使用本品和利培酮(Risperidone)治疗精神分裂症的临床试验中,在入组的174例患者里,本品组给予每日2次、一次5mg的本品舌下含片,利培酮组给予一日2次,每次3mg的利培酮,以PANSS量表和临床总体印象疾病严重程度(CGI-S)量表进行评分。结果表明,本品组与利培酮组的PANSS总分与CGI-S相比分别有明显改善($P < 0.005$ 和 $P < 0.05$)。

在Mclntyre等进行的随机、双盲、安慰剂对照试验中,评价本品治疗双相I型障碍躁狂或混合型发作的有效性、安全性和耐受性。将躁狂患者随机分为3组,本品组(在第1天,一次10mg,一日2次;以后一次5或10mg,一日2次;$n = 185$)、安慰剂组($n = 98$)和奥氮平组(在第1天,一次15mg,一日1次;以后一次5~20mg,一日1次;$n = 205$)。从基线到终点用YMRS量表进行评价。终点时,本品、奥氮平的平均剂量分别为18.4、15.9mg。本品组的YMRS总分与安慰剂组相比有明显改善($-11.5$ $vs.$ $-7.8$;$P < 0.007$);与EPS有关的不良反应的发生率,本品组、安慰剂组与奥氮平组分别是10.3%、3.1%和6.8%;体重增加的发生率分别是7.2%、1.2%和19.0%。结果表明,本品减低YMRS总分优于安慰剂组并且耐受性好。本品适应于治疗双相I型障碍的躁狂或混合型发作。

Schoemaker等进行了本品与奥氮平为期1年的长期评价试验,在入组的精神分裂症或情感性精神分裂症患者中,本品、奥氮平完成

率分别为38%、57%,中断试验的主要原因是试验撤出(分别为22%和16%)和对反应感到不满意(分别为25%和14%),由于不良反应而中断试验的较少(分别为6%和7%),本品组、奥氮平组中平均体重增加分别为0.9、4.2kg,本品的EPS发生率较高。本品与奥氮平的PANSS总分平均减少分别为$-21.0$和$-27.5$。结果表明,本品的耐受性好,与奥氮平比较较少引起体重增加,EPS发生率较高。两者的PANSS总分均有明显改善。

在Mclntyre等进行的评价本品的疗效与安全性的试验中,入组的患有双相I型障碍的躁狂期或混合发作患者504例(分为本品组和奥氮平组)。本品组给予舌下含片一日2次,一次5mg或10mg;奥氮平组给予奥氮平一日1次,一次5~20mg。从基线到第84天用YMRS量表进行评价,耐受性和安全性评价包括不良反应、体格检查、EPS评分以及实验室检查。结果表明,本品对双相I型障碍的急性躁狂期患者有效且耐受性较好。

【适应证】 (1)精神分裂症 用于成人急性精神分裂症的治疗。

(2)双相障碍 用于成人急性躁狂或伴有双相I型障碍(bipolar I disorder)混合发作的治疗。

【不良反应】 治疗精神分裂症常见的不良反应有静坐不能、口腔味觉减退和嗜睡。治疗双相障碍的患者时有静坐不能、体重增加、眩晕、EPS不良反应发生。另外,阿塞那平可引起恶性综合征、迟发性运动障碍、高血糖、白细胞减少、QT间期延长、癫痫发作、认知障碍、自杀企图、吞咽困难,应用时应密切监测。其可产生体重增加、高泌乳素血症的几率较低,并且对葡萄糖或血脂代谢的改变较少。

【禁忌证】 孕妇及哺乳妇女应慎用,对于儿童其安全性和有效性尚未确定。肾功能损害者无需调整剂量。严重肝功能损害者禁用。本品可增加患有老年痴呆精神疾病患者的死

亡率,尚未批准用于老年痴呆性精神病的治疗。

【药物相互作用】　本品与其他作用于中枢神经系统的药物或酒精合用时应慎用。由于本品对肾上腺素能 $\alpha_1$ 受体的拮抗作用,可增强某些抗高血压药的作用。本品不宜与氟伏沙明(Flu-voxamine,CYP1A2 抑制剂)和帕罗西汀(Paroxetine,CYP2D6 抑制剂)合用。

【用法与用量】　不要吞咽或咀嚼本品舌下片,应放在舌下至完全溶解。在几秒钟内将溶解至唾液内。给药后 10min 内应避免进食和饮水。

(1)精神分裂症　推荐的起始和目标剂量为 5mg 舌下含服,每日 2 次。

(2)双相障碍　推荐的起始剂量为一次 10mg 舌下含服,每日 2 次。如果发生不良反应可减至每次 5mg。

【生产厂家】　Organon(先灵葆雅)公司

【性状】　白色至微白色粉末。

【制剂规格】　舌下含片:5mg 和 10mg

【储存条件】　在室温 15～30℃下保存。

### 参 考 文 献

[1] 葛菁,朱珠. 抗精神病新药——阿塞那平舌下片[J].中国药学杂志,2011,46(17):1375-1376.

[2] 王来海,张瑞岭,黄素培,等. 新型非典型抗精神病药——阿塞那平[J]. 中国药房,2011,22(1):63-65.

# Axitinib
# 阿西替尼

$C_{22}H_{18}N_4OS$　386.47

【商品名】　Inlyta

【别名】　AG013736

【化学名】　*N*-methyl-2-((3-((1*E*)-2-(pyridin-2-yl)ethenyl)-1*H*-indazol-6-yl)sulfanyl) benzamide

【CAS】　319460-85-0

【类别】　抗肿瘤药,多靶点酪氨酸激酶抑制剂

【研制单位】　美国 Pfizer 公司

【上市时间】　2012 年 1 月 27 日,美国

【药理作用】　本品是多靶点酪氨酸激酶抑制剂,在治疗量的血浆浓度下,可以选择性抑制血管内皮细胞生长因子受体(vascularendothelial growth factor receptor,VEGFR)VEGFR1,VEGFR2 及 VEGFR3,而这些受体与病理性血管生成肿瘤的生长及癌症的发展都有紧密的关系,其作用机制为阻断 VEGFRs 介导的内皮细胞在细胞外基质蛋白上的黏附和迁移,并诱导早期的内皮细胞凋亡同时本品在对 VEGFRs 有效的浓度下,可以快速有效地抑制内皮型一氧化氮合酶(eNOS)、蛋白激酶 B(Akt)和有丝分裂原活化蛋白激酶(ERK1/2)的磷酸化。

本品可以抑制血管内皮生长因子介导的内皮细胞增殖和生存,其在纳摩尔浓度就表现出对 VEGFRs 重组激酶 PDGFR-β 和 c-Kit 的较高特异性和作用效果,本品对裸鼠移植瘤模型具有良好的抑制肿瘤生长作用,与多西他赛、卡铂或吉西他滨等抗肿瘤药物联合应用时,表现出相加或者协同作用。在治疗早期,本品可以降低肿块的血流量和渗透性,并且肿瘤血管内皮转移常数($K_{trans}$)也呈明显下降趋势。$K_{trans}$ 的变化与微血管密度细胞活力和肿瘤增长的下降呈相关性。用本品对裸鼠移植瘤模型的短期或者长期实验证实,其有抗血管生成活性,该活性可通过测量肿瘤的微血管密度来进行评估。

【药代动力学】　每天单次口服本品 5mg 的达峰时间($t_{max}$)为 2.5～4.1h;服用 2～3d 后达到稳态。每天 2 次口服本品 5mg 会出现大约 1.4 倍的累积稳态下,本品在 1～20mg 内,呈

现近乎线性的药代动力学过程。单次口服本品 5mg 的平均生物利用度为 58%。与禁食过夜相比，本品在中度、高度脂肪进食的时间-曲线下面积（AUC）分别偏低 10% 和 19%，本品与人血浆蛋白具有高度的结合特性（>99%），晚期肾细胞癌患者（$n=20$）在进食状态下，每日 2 次服用本品 5mg 时，$c_{max}$ 和 $AUC_{0-24h}$ 分别为 27.8 ng/ml，265 ng·h/ml；表观清除率和表观分布容积分别为 38L/h 和 160L；本品的血浆半衰期为 2.5~6.1h，其代谢主要通过肝脏 CYP3A4/5 进行；而 CYP1A2、CYP2C19 和 UGT1A1 对本品的代谢影响稍小，口服放射性本品 5mg，检测到粪便和尿液中含有放射活性物质分别为 41%、23%，本品原型占粪便中放射性物质的 12%，为粪便中含量最多的放射性物质；尿中未检测到本品原型药物，羧酸和亚砜代谢物是尿中放射性物质的主要组成部分。在体外研究中，亚砜代谢物和 N-葡萄糖醛酸代谢物对 VEGFR-2 的抑制能力是本品 1/400。

【临床研究】 3 项无对照针对肾细胞癌早期治疗的临床研究证明，本品具有良好的治疗效果。本品的一项 II 期临床试验，选入了 52 例肾细胞癌患者，所有患者均确定至少有一个可以测量的靶病变部位。起始剂量为每次口服 5mg，每天 2 次。试验结果显示，本品的客观缓解率（ORR）为 44.2%，平均药物效应持续时间为 23 个月，22 例患者病情稳定时间超过 8 周，其中 13 例病情稳定 24 周或更长时间，4 例患者出现了早期的病情恶化，3 例数据丢失。平均在 15.7 个月时出现病情恶化，平均总体生存期（OS）为 29.9 个月。

FDA 对一项包含 723 名志愿者的随机多中心开放的 III 期临床试验（A4061032）的本品数据进行了评估。这些患有晚期肾细胞癌的志愿者正在或者已经接受了其他药物至少一个疗程的系统治疗，采用的药物包括舒尼替尼、贝伐单抗、西罗莫司和细胞因子，但是在进入该项临床试验前病情均发生了恶化，723 名志愿者按 1:1 随机分为本品治疗组（$n=361$）和索拉非尼治疗组（$n=362$），评价指标包括无进展生存期（PFS）、ORR 和 OS。在进入该项临床研究之前，389 例志愿者（54%）接受舒尼替尼的治疗，251 例患者（35%）接受细胞因子（白介素-2 或者干扰素-α）的治疗，接受贝伐单抗的治疗为 59 例患者（8%），另外 24 例患者（3%）接受西罗莫司的治疗。2 组患者的 PFS 差异有统计学意义，用本品治疗患者的 PFS 为 6.7 个月，长于接受索拉非尼标准治疗患者的 4.7 个月，而 OS 未见明显的统计学差异。

【适应证】 适用于既往治疗失败后晚期肾细胞癌的治疗。

【不良反应】 该药最常见的不良反应是腹泻、高血压、疲乏、食欲减低、恶心、发音障碍、手-足综合征、体重减轻、呕吐、乏力和便秘等。

【药物相互作用】 Pithavala 等研究同时给予健康受试者本品与酮康唑（CYP3A 抑制剂），发现酮康唑使本品在体内的停留时间明显延长，AUC 和 $c_{max}$ 均发生变化，但不良反应（ADR）仍然较轻微，最常见的 ADR 是头痛和恶心。另有学者研究 40 名来自日本和高加索 2 个不同的种族地区的健康志愿者，随机单次口服本品 5mg，且同时给予利福平 600mg。结果显示，利福平（药物代谢酶诱导剂）降低了本品的 AUC 和 $c_{max}$，但是本品在 2 个不同种族受试者中的药物代谢未出现明显差异。因此，本品避免与强 CYP3A4/5 抑制剂或导剂合用。如不可避免，应调整剂量。

【用法与用量】 起始剂量 5mg，整片吞服，每日 2 次，可根据个体安全和耐受调整剂量。每隔 12h 服药一次。如需与强 CYP3A4/5 抑制剂合用，应减少本品用量至约量，中度肝损害患者应降低起始剂量至约半量。

【生产厂家】 美国辉瑞公司

【制剂规格】　片剂:1mg,5mg

【储存条件】　贮存在20~25℃;使用温度15~30℃。

参 考 文 献

[1] 付桂英.肾细胞癌治疗药阿西替尼的研究进展[J]. *Chin J Clin Pharmacol*,2014,**30**(4):174.

[2] 赵兴旺编译.阿西替尼[J].中国药物化学杂志, 2012,**22**(3):253.

[3] 汤仲明.2012年美国FDA批准药物简介[J].国际 药学研究杂志,2013,**40**(1):111-123.

# Azilsartan Medoxomil
## 阿齐沙坦酯

$C_{30}H_{24}N_{44}O_8$　606.62

【商品名】　Edarbi

【别名】　TAK491

【化学名】　1-[[2′-(2,5-Dihydro-5-oxo-1,2,4-oxadiazol-3-yl)[1,1′-biphenyl]-4-yl]methyl]-2-ethoxy-1*H*-benzimidazole-7-carboxylic acid (5-methyl-2-oxo-1,3-dioxol-4-yl)methyl ester

【CAS】　863031-21-4

【类别】　抗高血压药

【研制单位】　日本武田制药公司

【上市时间】　2011年2月25日

【作用机制】　血管紧张素Ⅱ由血管紧张素Ⅰ经血管紧张素转换酶(ACE)催化产生,为肾-血管紧张素系统的主要升压因子,可导致血管收缩,刺激醛固酮的合成释放及肾脏对钠离子的重吸收。阿齐沙坦酯在口服吸收后水解为Azilsartan,后者在血管平滑肌和肾上腺等多种组织中,可通过选择性阻断血管紧张

素Ⅱ与AT₁受体的结合而阻断血管紧张素Ⅱ的血管收缩和醛固酮分泌作用,故其作用不依赖于血管紧张素Ⅱ合成通路。本品对AT₁受体的亲和力是对AT₂受体的1万倍以上。由于其并不抑制ACE,故不会影响缓激肽水平,也不会结合并阻断其他与血管调节作用相关的受体或离子通道。

【药理作用】　阿齐沙坦酯是阿齐沙坦的前体药物,口服给药后会在胃肠道或血浆中被芳香酯酶水解为阿齐沙坦。阿齐沙坦是血管紧张素Ⅱ-1型受体(AT₁)拮抗剂,能够竞争性可逆地阻断血管紧张素Ⅱ与AT₁受体的结合,起到降低血压作用。

试验表明,在不同的高血压动物模型中(如高血压大鼠、肾源性高血压犬),本品在0.1~1mg/d剂量范围内的降压作用呈剂量依赖性。本品能够与人体AT₁受体紧密结合,结合能力分别是奥美沙坦和血管紧张素Ⅱ的2倍和3倍,IC₅₀为0.62nmol/L。由此表明,阿齐沙坦较奥美沙坦具有更高效的降压作用。

【药代动力学】　本品单次剂量(相当于阿齐沙坦酯32mg)对最大升压效应的最高抑制作用接近90%,对最大升压效应约60%的抑制作用可持续24h。

本品在胃肠道吸收过程中水解为阿齐沙坦。以本品给药后,测得阿齐沙坦的绝对生物利用度约60%。口服本品后,1.5~3h内达到血药峰浓度。食物不影响本品的生物利用度。阿齐沙坦的表观分布容积(Vd)约为16L。阿齐沙坦具有高血浆蛋白结合率(PB>99%),主要与人血白蛋白结合。在大鼠体内,极少量放射性同位素标记的阿齐沙坦可透过血-脑脊液屏障。阿齐沙坦可透过怀孕大鼠的胎盘屏障并在胎儿中分布。

阿齐沙坦可代谢为两种初级代谢产物。通过*O*-脱烷基化作用在血浆中形成主要代谢物,被称为代谢物M-Ⅱ,通过脱羧基作用形成次要代谢物,被称为代谢物M-Ⅰ。代谢产物

无药理活性。阿齐沙坦的主要代谢酶为CYP2C9。口服 $^{14}C$ 标记的本品后,粪便检出约55%放射强度,尿液约42%,15%以阿齐沙坦原型随尿液排出。阿齐沙坦的消除半衰期约11h,肾清除率约2.3ml/min。以每天1次的剂量重复给药,阿齐沙坦可在5天内达到稳态血药浓度并未发生血浆积蓄。

【毒性】　在26周龄转基因(Tg. rashH2)小鼠和2岁大鼠中进行的试验表明:本品无致癌作用。上述动物分别给予最高剂量本品450、600mg/(kg·d)后,血浆中AUC分别为以本品最高人用推荐剂量服药后人血浆中AUC的12和27倍。在上述动物中进行的试验还表明:本品的代谢物M-Ⅱ也无致癌作用。

在中国仓鼠肺成纤维细胞上进行的细胞遗传学检测结果表明:本品、阿齐沙坦和M-Ⅱ均有致畸作用。采用鼠伤寒沙门杆菌和大肠埃希菌进行的回复突变试验、采用中国仓鼠卵巢细胞进行的正向突变试验、采用小鼠淋巴瘤细胞进行的基因突变试验、体外非程序DNA合成试验以及体内小鼠或大鼠骨髓微核检测结果表明:本品、阿齐沙坦及M-Ⅱ均无潜在基因毒性。

此外,动物实验表明:大鼠经口给予1000mg/(kg·d)本品或3000mg/(kg·d)的M-Ⅱ后,其生育能力均不受影响。

【临床研究】　本品的上市基于7项双盲随机临床试验的阳性结果,共涉及5941名轻度至重度高血压患者,研究的持续时间为6周至6个月不等,剂量为20～80mg/d。其中两项为期6周的随机、双盲研究以安慰剂及阳性药物奥美沙坦(40mg/d)缬沙坦(320mg/d)为对照,比较了本品和两个剂量的降压效果,试验采用动态血压监测仪测定24小时平均动脉收缩压(SBP)。结果显示,本品降压效果显著强于安慰剂和阳性对照药物。其中一项研究显示,本品80mg/d和40mg/d剂量组患者的24小时平均SBP分别降低14.3和13.2mmHg

(1mmHg=0.133 kPa),而奥美沙坦和缬沙坦治疗组患者血压分别降低11.6和10.0mmHg。

一项研究将接受本品治疗26周后的患者随机分为安慰剂组和本品治疗组,结果显示,本品长期使用有持续稳定的降压效果,且在中断治疗后无反弹现象。此外,本品降压效果不受患者年龄性别的影响,但黑人患者单独使用本品时,降压效果约为其他种族患者的一半,原因在于黑人体内肾素水平较低,这种现象也存在于其他血管紧张素受体阻滞剂和抑制剂中。

【适应证】　用于治疗成人高血压患者。

【不良反应】　临床试验对4814名患者使用阿齐沙坦20、40和80mg/d的安全性进行了评价,其中有1704名患者至少服药6个月,588名患者则服药1年以上。结果表明:本品治疗组总不良反应发生率与安慰剂组相似,本品单独使用或与其他抗高血压药物联用时,安慰剂组因不良反应退出治疗的患者比例为2.4%;本品40mg和80mg剂量组患者的相应比例为2.2%和2.7%。最常见的不良反应为低血压,而因该不良反应退出治疗的本品治疗组和安慰剂组患者比例分别为0.4%和0%。本品的不良反应轻微,且与患者年龄性别种族及给药剂量无关。本品(80mg/d)单独使用时,腹泻的发生率为2%,安慰剂组则为0.5%。

【禁忌证】　(1)由于在孕期第2或第3个月时服用该药可使胎儿发育受到影响甚至导致其死亡,故孕妇禁用。

(2)阿齐沙坦是否排泄在人乳汁中不详,但在哺乳鼠乳汁中检测到低浓度阿齐沙坦。应同时考虑其对哺乳婴儿潜在的不良反应和药物对母亲的重要性,故哺乳妇女慎用本品。

(3)尚未确定该药在18岁以下儿童患者中的安全性和有效性,故儿童慎用本品。

(4)在老年患者和较年轻患者间未观察

到在安全性和有效性方面的其他差别,但不能排除某些老年个体相对敏感。

(5)肾功能受损患者慎用。

(6)对有轻或中度肝受损受试者无需调整剂量。尚未在严重肝受损患者中进行本品研究。

(7)在肾素-血管紧张素系统处于活化状态的患者中,如容积或盐耗尽患者(如正在用高剂量利尿药治疗的患者),用本品开始治疗后可能发生症状性低血压。应在本品给药前纠正容积或盐耗尽,或以 40mg 开始治疗。如确实发生低血压,应将患者放于仰卧位并且在必要时给予输注生理盐水。短暂低血压反应是正常现象。

**【药物相互作用】**　本品与氨氯地平、氯噻酮、地高辛、氟康唑、格列本脲、酮康唑、二甲双胍、匹格列酮、华法林同时服用,临床上均未观察到显著的药物相互作用。所以本品可与上药物同时使用。同时使用本品与非甾体抗炎药(NSAID)包括选择性 COX-2 抑制剂,可导致病人的肾脏损伤(甚至急性肾衰)。但上述作用一般可逆转所以同时使用阿齐沙坦和非甾体抗炎药的病人需定期监测肾功能。NSAID 包括选择性 COX-2 抑制剂可能削弱阿齐沙坦在内的 ARBs 的抗高血压作用。

**【用法与用量】**　成人每日服用 1 次,每次 80mg。若服用高剂量利尿药,则剂量减半(40mg)。

**【生产厂家】**　日本武田制药公司北美分公司

**【性状】**　钾盐,一种白色或接近白色粉末,几乎不溶于水,易溶于甲醇,具有特殊气味。

**【制剂规格】**　片剂:40mg,80mg

**【储存条件】**　15～30℃下储存;储存于原始包装中;保持原始包装封闭以避光。

### 参 考 文 献

[1] 孙文俊,阎卉,王成港. 血管紧张素Ⅱ受体 AT$_1$亚型受体拮抗剂——阿齐沙坦酯[J]. 药物评价研究,2011,**34**(3):230-235.

[2] 赵春艳,王京晶,刘洋,等. 心血管疾病新药阿齐沙坦酯的药理与临床评价[J]. 中国新药杂志,2011,**20**(19):1831-1834.

[3] 邢爱敏编译. 抗高血压药物阿齐沙坦酯[J]. 药学进展,2011,**35**(5):235-236.

[4] 张亚安,傅志贤,张征林. 抗高血压新药选择性 AT$_1$亚型血管紧张素Ⅱ受体拮抗剂阿齐沙坦酯[J]. 药学与临床研究,2011,**19**(3):262-264.

[5] 张志超,孙铁民. 阿奇沙坦酯(Azilsartan medoxomil)[J]. 中国药物化学杂志,2011,**21**(4):331.

# Bedaquiline
# 贝达喹啉

$C_{32}H_{31}BrN_2O_2$　554.16

**【商品名】**　Sirturo
**【别名】**　TMC-207
**【CAS】**　843663-66-1
**【类别】**　抗结核病药
**【化学名】**　(1*R*,2*S*)-1-(6-Bromo-2-methoxyquinolin-3-yl)-4-dimethylamino-2-(naphthalen-1-yl)-1-phenylbutan-2-ol
**【研制单位】**　Janssen Therapeutics 公司
**【上市时间】**　2012 年 12 月 28 日
**【作用机制】**　作为 FDA 首个治疗耐多药结核病药物,本品的作用机制与现有抗结核药物不同,一出现就被寄予厚望。其全新的作用机制在于它瞄准了结核病的病原体——结核分枝杆菌的一种酶——ATP 合成酶。Dhillon J 等报道了本品在细胞内对结核分枝杆菌的作用,显示本品是通过抑制分枝杆菌的 ATP 合成酶的质子转移链来杀死结核分枝杆菌,这是一种全新的抑制结核分枝杆菌的作用途径。这意味着,本品与其他抗结核药物不存在交叉耐药性,这将大大降低结核杆菌的抗药性。Dhillon 的研究还显示本品在巨噬细胞内显示出良好的对抗多药耐药结核病菌的活性,提示它具有缩短治疗时间的作用。根据 Anna 等的研究,本品对结核分枝杆菌的 ATP 合酶显示出很强的选择性,而对人类相同的组织细胞仅具有微小的影响,这为本品能进行临床实验奠定了药理学基础。

**【药代动力学】** 有研究考察了不同剂量和给药方式的本品在健康受试者体内的药代动力学参数。$t_{max}$ 约 5h,$c_{max}$ 与给药剂量成正比,单剂量 10mg 的 $c_{max}$ 为 0.07μg/ml,单剂量 700mg 的 $c_{max}$ 为 0.9μg/ml。在人体内的半衰期很长,约为 173h,这提示本品可以间断性地给药。在单剂量和多剂量的研究中 AUC 和 $c_{max}$ 均呈现线性动力学特性,半衰期与给药剂量无关。

早期抗菌活性(early bactericidal activity,EBA)试验显示本品在健康人与 TB 患者体内的药代动力学参数是相似的。患者每日口服本品 400mg 维持 1 周,$c_{max}$ 为 5.5μg/ml,AUC 为 64.75μg·h/ml。在另一项试验中日剂量 400mg 的本品与个体化的二线治疗药物联合治疗 2 周,随后每周 3 次、每次 200mg 治疗 6 周,所得最低、平均、最高血药浓度分别为 0.62、0.9、1.66μg/ml,均达到了有效血药浓度 0.6μg/ml。

本品在体内由 CYP3A4 代谢为活性的 *N*-去甲基代谢物。其代谢产物具有较弱的抗菌活性,半衰期同样很长,在小鼠体内约 50~60h。利福平可使本品血药浓度降低 50%,食物可使本品的吸收增加两倍。

**【临床研究】** 对于耐多药结核病,目前的治疗方案是 5~6 种药物联合,疗程长达 24 个月,其中注射期长达 6 个月,而且需使用疗效较差、不良反应较大、价格较贵的二线药物,因此,迫切需要更好的治疗方案。本品的出现给耐多药结核病患者带来了希望。在动物实验中,本品表现出了良好的抗菌能力,用小鼠做实验,单剂量的本品可以在 8d 内显示出抗菌效能,用本品进行单药治疗的效果比利福平单药治疗的效果要好得多,与利福平、异烟肼和吡嗪酰胺联合用药的效果相当。在 3 种不同的培养基环境下的 MIC 分别为:① 未接种的 7H11 琼脂培养基:MIC = 0.03μg/ml;② 5% 牛血清蛋白接种的 7H11 琼脂培养基:MIC = 1μg/ml;③ Lowenstein-Jensen 培养基:MIC = 14.33μg/ml。本品良好的抗菌能力在人体内同样得到了证实。一项新的多药耐药性肺结核患者中进行的安慰剂对照、双盲、随机试验表明,给予本品的患者的痰培养转阴时间为 83d,而服用安慰剂的患者为 125d。

在对本品进行的二期临床试验中,将 47 位新诊断的耐多药结核病患者随机分为两组,第 1 组 23 人给予本品(前 2 周每天 400mg,随后 6 周每周 3 次,每次 200mg),第 2 组 24 人则给予安慰剂。两组均联合应用目前治疗 MDR-TB 的 5 种标准二线药,疗程为 8 周。试验中主要终点指标是痰培养由阳转阴,标准为连续两次培养阴性及扩大培养阴性。结果表明,本品可在 8 周内使 33% 的病例快速转阴($P < 0.001$);24 周时,本品治疗组有 78.8% 的患者转阴,安慰剂组为 57.6%($P = 0.008$)。2013 年,强生公司还将进行一项包括 600 名涂阳肺结核患者在内的为期 5 年的三期临床试验,以评估联合服用本品是否可以真正有效地减少发病和死亡率。

**【适应证】** 用于成人耐多药结核病(MDR-TB)的联合治疗,以及使用其他治疗方法无效的患者。

**【不良反应】** RUSTOMJEE 等发现在每日 400mg 剂量下不良反应率很低。在 100mg 剂量组中最常见的不良反应是皮疹(7%),400mg 剂量组中最常见的不良反应是腹泻(7%)和嗜睡(7%)。有两例患者分别在接受本品 400mg

治疗的第 14 日和第 34 日死亡,但是死亡原因与本品的使用无关。在这项治疗中,包括异烟肼和利福平治疗组在内的所有治疗组均观测到心电图 QT 间期的延长,但是没有病理性的 QT 间期延长。

在接受本品治疗 2 个月的 MDR-TB 患者中,治疗完成率与安慰剂组一样(87%),没有病例因药物不良反应而退出。主要的不良反应都是轻度至中度的,包括恶心、腹泻、关节痛、头晕、尿酸血症和眼部疾病,只有恶心的发生率高于安慰剂组(26% vs 4%,$P = 0.04$),尽管在治疗组中发现 QT 间期延长,但延长的绝对值小于 500 ms,且与不良事件无关。

【药物相互作用】 本品与利福平的相互作用值得注意。在一项药物相互作用的研究中,16 位健康志愿者服用单剂量本品 300mg 同时服用利福平 600mg 一周,结果与单独服药组相比 AUC 降低了 50%。这种相互作用的临床意义尚未明确。在小鼠模型中,本品与利福平同时给药与给予一半剂量本品相比,能够保留同样的 EBA 活性。由于艾滋病患者中 TB 发生率比较高,抗艾滋病药物与本品的相互作用也是关注的重点。

一项在健康志愿者中进行的临床试验显示,抗病毒药物依法韦仑与本品 400mg 合用,可使本品的 AUC 轻微降低,而其活性代谢产物去甲基代谢物的 AUC 轻微增加,但这种改变不大可能具有临床意义。

【用法与用量】 与食物同服 400mg,每天 1 次,共 2 周,接着每周 3 次,每次 200mg 共 22 周。

【生产厂家】 Janssen Therapeutics 公司

【性状】 白色至近白色粉末,几乎不溶于水。

【制剂规格】 片剂:100mg

【储存条件】 贮存于 25℃(77℉);外出允许至 15~30℃(59~86℉)。

### 参考文献

[1] 杨臻峥. 抗结核药 Bedaquiline[J]. 药学进展,2013,37(1):50-51.

[2] 刘睿智,刘丰收,刘欢,等. 治疗耐多药结核病新药贝达喹啉[J]. 广东药学院学报,2013,29(2):223-225.

[3] 左莉,刘晓平. Bedaquiline[J]. 中国药物化学杂志,2013,23(3):252.

[4] 应苗法,朱剑萍,马珂,等. 新型抗结核药物贝达喹啉的作用及其研究进展[J]. 中国新药与临床杂志,2014,33(5):325-329.

# Belatacept
# 贝拉西普

【商品名】 Nulojix

【别名】 LEA29Y;BMS-224818

【化学名】 [Tyr29, Glu104, Gln125, Ser130, Ser136, Ser139, Ser148] (antigen CTLA-4 human-3-126)-peptide (fragment containing the human extracellular domain) fusion protein with immunoglobulin G1-[233 amino acids from the C-terminal of the heavy chain]-peptide (fragment containing the human monoclonal Fc domain), bimolecular (120→120)-disulfide

【CAS】 706808-37-9

【类别】 抗感染药(预防肾移植后的排异反应)

【研制单位】 百时美施贵宝公司

【上市时间】 2011 年 6 月 15 日

【作用机制】 本品是一类被称为选择性 T 细胞(淋巴细胞)共刺激因子阻断剂的药物,在抗原呈递细胞上与 CD80 和 CD86 结合,从而阻断 CD28 介导的 T 淋巴细胞共同刺激。在体外,本品抑制 T 淋巴细胞增殖和细胞活素类白细胞介素-2、干扰素-β,白细胞介素-4 和肿瘤坏死因子-α。

【药理作用】 在 T 细胞对细胞因子产生的抑制作用中,本品介导的共同刺激阻断结果需要 B 细胞产生的抗原-特异抗体。在临床试验中,与环孢霉素 A 治疗的患者相比,从基线到移植后 6 个月和 12 个月,本品组患者的平均免疫球蛋白(IgG、IgM 和 IgA)浓度减少的更加

表1 健康受试者和肾移植患者静脉注射给药 5mg/kg 和 10mg/kg 30min 后 Belatacept 的药物动力学参数($\bar{x} \pm s$)

| 药物动力学参数 | 健康受试者(单次剂量 10mg/kg 后,$n=15$) | 肾移植患者(单次剂量 10mg/kg 后,$n=15$) | 肾移植患者(单次剂量 5mg/kg 后,$n=14$) |
|---|---|---|---|
| $c_{max}$($\mu g/ml$) | 300±77(190~492) | 247±68(161~340) | 139±28(80~176) |
| AUC($\mu g/ml$) | 26398±5175(18 964~40 684) | 22252±7868(13 575~42 144) | 14090±3860(7906~20510) |
| 终末半衰期 $t_{1/2}$(d) | 9.8±2.8(6.4~15.6) | 9.8±3.2(6.1~15.1) | 8.2±2.4(3.1~11.9) |
| 系统清除率 CL(ml/h/kg) | 0.39±0.07(0.25~0.53) | 0.49±0.13(0.23~0.70) | 0.51±0.14(0.33~0.75) |
| 分布容量 Vss(L/kg) | 0.09±0.02(0.07~0.15) | 0.11±0.03(0.067~0.17) | 0.12±0.03(0.09~0.17) |

AUC:单次剂量后 AUC(INF)和多次剂量后 AUC(TAU),TAU=4 周

明显。一项探测亚群分析中,6 个月时观察到随着本品谷浓度的增加,IgG 浓度呈一种减小趋势,并且在探测亚群分析中,本品治疗的中枢神经系统(CNS)移植后淋巴增生性障碍(PTLD)、CNS 感染包括进行性多灶性白质脑病(PML)、其他严重感染,患者在 6 个月时 IgG 浓度低于正常范围下限的(<694mg/dl)概率高于未患这些疾病的患者。当本品高于推荐剂量时,这种现象就更加显著。

【药代动力学】 静脉注射给予成人健康受试者单次剂量 10mg/kg、肾移植者移植后 12 周时静脉注射给予 10mg/kg 和 12 个月时每 4 周静脉注射给予 5mg/kg 后,本品的药物动力学参数见表1。

健康受试者中,本品的药物动力学是线性的,单次静脉注射 1~20mg/kg 后本品的暴露量按比例增加。本品的药物动力学在新的肾移植患者和健康受试者之间是可以比较的。在推荐的用药方法下,移植后初始期和保养期 6 个月本品平均血浆浓度在第 8 周达到稳定状态。在肾移植患者中,每月 1 次静脉注射 10mg/kg 和 5mg/kg 后,本品的全身累积分别为 20% 和 10%。

根据对 924 例肾移植患者移植后 1 年药物代谢动力学分析,在移植后的不同时间期限本品的药物动力学是相似的。在临床试验中,移植后 6 个月到 3 年本品一直维持谷浓度。肾移植患者的药物代谢动力学分析显示,随着人体体重的增加,本品趋向于高清除率。年龄、性别、种族、肾功能(利用合适的肾小球滤过率 CFR 进行判断)、肝功能(利用白蛋白判断)、糖尿病和透析不影响本品的清除。

【临床研究】 本品的效能和安全性在两项标签公开、随机、多中心和活性控制试验中进行了评估(研究 1 和研究 2)。这些试验评估了本品的两种剂量给药方案。推荐的给药方案,一种较高累积剂量且比推荐给药方案更频繁的给药方案。所有的治疗组均同时接受了巴利昔单抗诱导、麦考酚酸莫酯(MMF)和皮质激素。研究 1 纳入了活供体和标准的死者捐赠的器官接受者,研究 2 纳入了扩展的标准供体器官的接受者。

研究表明,本品的推荐用药法包括:第 1 天(移植的当天,植入前)给予 10mg/kg 的剂量,第 5 天(第 1 天给药后大约 96h)、第 2 周和第 4 周结束时,然后移植后每 4 周给药 1 次,共 12 周。移植后 16 周开始,本品采用每 4 周(前后 3 天)5mg/kg 维持剂量的给药方法。本品采用静脉输注给药至少 30min。

较高累积剂量和更频繁给药的本品给药方法伴随着更多的效能不足。对于本品而言,不推荐较高剂量和(或)频繁给药。

【适应证】 用于预防成年肾移植病人的急性排异反应。

【不良反应】 在移植患者中观察到的常见不

良反应包括红细胞计数低（贫血）、便秘、肾或膀胱感染和腿、脚踝或脚肿。

【禁忌证】 患者是 EBV 血清阴性或有未知 EBV 血清状态。

【药物相互作用】 细胞色素 P450 底物：未曾用本品进行正规的药物相互作用研究。体外研究曾显示本品抑制同种免疫反应过程中某些细胞因子的生成。在肾移植患者未曾进行研究以评估本品是否抑制体内细胞因子生成。尚未研究本品改变 CYP450 底物药物全身浓度的效能。

与麦考酚酸酯使用：研究 1 和 2 中一项药代动力学子研究，在 41 例患者接受固定麦考酚酸酯（MMF）（500mg 至 1500mg、每天 2 次）、5mg/kg 的本品或环孢霉素，测定血浆麦考酚酸（mycophenolic acid，MPA）浓度。比较平均剂量-归一化 MPA、$c_{max}$ 和 $AUC_{0-12}$，本品联合给药比用环孢霉素联合给药分别高近 20% 和 40%。

【用法与用量】 初始剂量：10mg/kg，维持期剂量：5mg/kg。

【生产厂家】 百时美施贵宝公司

【性状】 无菌，白色或灰白色冻干粉。

【制剂规格】 低压冻干粉针剂：250mg

【储存条件】 本品冻干粉贮存在冰箱在 2 ~ 8℃ 条件下，使用前贮存在原纸盒内避光保护。

### 参 考 文 献

[1] 汤华琴,申斌. 抗肾移植排异反应新药——Nulojix [J]. 齐鲁药事,2011,30(10):619-620.

# Belimumab
# 贝利单抗

【商品名】 Benlysta

【别名】 Lymphostat-B

【化学名】 ImmunoglobulinG1, anti-( human cytokine BAFF )（human monoclonal LymphoStat-B heavy chain）, disulfide with human mono-clonal LymphoStat-B l-chain, dimer

【CAS】 356547-88-1

【类别】 影响血药及造血系统用药，抗风湿药

【研制单位】 人类基因组科学（HGS）及葛兰素史克（GSK）公司

【上市时间】 2011 年 3 月 9 日

【作用机制】 系统性红斑狼疮（SLE）是一种自身免疫性疾病，患者的免疫系统错误地攻击自身的细胞和组织，从而导致炎症和组织损伤。其病因复杂，其确切机制至今仍未阐明，现在的观点普遍认为 SLE 是在遗传易感性的基础上受到感染或环境因素的影响而产生的，有资料表明，B 细胞在 SLE 的发病中起关键作用，对动物模型和人类的研究发现 B 细胞在 SLE 患者中存在多种异常，包括 B 细胞亚型比例的改变、B 细胞耐受性的丧失和高反应活性等，导致在淋巴细胞和细胞因子的参与下的免疫异常应答，从而使自身抗体大量增多而损伤机体。

本品可特异性地阻断可溶性 BLyS 与 B 细胞上受体的结合，并不直接与 B 细胞结合，而是通过结合 BLyS 来抑制 B 细胞的生存，其作用包括减少自身反应性 B 细胞及减少 B 细胞向产生免疫球蛋白的浆细胞的分化，从而达到减轻 SLE 的症状的作用。

【药理作用】 在试验 1 和试验 2 中测定 B 细胞，在 52 周时观察到用本品治疗组循环 $CD19^+$、$CD20^+$、天然及激活的 B 细胞、浆细胞样细胞和 SLE B 细胞子组显著减低。从第 8 周起至 52 周观察到天然和 SLE B 细胞子组降低。记忆细胞最初增加，然后缓慢地下降，到 52 周趋向基线水平。尚未确定对 B 细胞的这些效应的临床意义。

从第 8 周起至 52 周观察到用本品治疗导致 IgG 和抗-dsDNA 的降低和补体（C3 和 C4）增加。尚未明确这些生物标志物正常化的临床意义。

**【药代动力学】** 一项在患有中至轻度 SLE 的 18 岁以上患者中进行的随机、双盲的 I 期临床试验中,给药组($n = 57$)和对照组($n = 13$)分别接受剂量为 1、4、10 和 20mg/kg 的本品和安慰剂,21d 后给予两倍的剂量。随着静脉滴注,血清中药物的浓度呈指数下降,单剂量给药其药代动力学数据在 $1.0 \sim 20$mg/kg 的剂量范围内呈线性,平均分布半衰期为 $1.0 \sim 2.2$d,平均消除半衰期为 $8.5 \sim 14.1$d,平均稳态分布容积为 $69 \sim 112$ml/(d·kg)。单剂量给药后平均清除率接近 7ml/(d·kg),低于肾小球滤过率,这表明肾清除并不是本品在体内的主要清除方式。在 21d 后给予两倍剂量药物,血清药物最高积累浓度为 9%,单剂量和两倍剂量给药后没有显著的药代动力学差异。

**【毒性】** 一项对妊娠期间食蟹猕猴的研究中,在食蟹猕猴妊娠期间每隔 2 周静脉输注剂量为 5 和 150mg/kg 的本品,结果表明,在药理活性剂量水平下,受孕食蟹猕猴及其胎儿对本品的耐受性良好,未见与研究药物相关的胎儿致死发生。

在一项为期 4 周,食蟹猕猴的临床前毒理学研究中,对 1 只(无症状的)食蟹猕猴给予高剂量(50mg/kg)本品,最后对其解剖检查时发现脾脏有多处脓肿(但有可能在治疗前已经存在)。在接下来 26 周的多剂量($0 \sim 50$ mg/kg)食蟹猕猴毒理学研究中,本品耐受性良好,未发现脓肿或其他毒性的发生。

**【临床研究】** 在一项为期 52 周、随机、双盲、安慰剂控制的 II 期临床试验中,SLE 的疾病指数(SELENA-SLE-DAI)$\geq 4$ 的患者($n = 449$)被随机分配接受剂量为 1、4 和 10mg/kg 的本品或安慰剂。第 24 周时以 SELENA-SLEDAI 的变化率以及首次 SLE 出现的时间为主要终点。试验中,在主要终点处没有观察到治疗组和给药组的显著差异,也没有观察到剂量效应。给药组的 SELENA-SLEDAI 分数比基线低了 19.5%,而对照组降低了 17.2%。给药组首

次出现 SLE 的平均时间为 67d,对照组为 83d。然而,在 $24 \sim 52$ 周的时间内,给药组首次出现 SLE 的平均时间比对照组有明显的延长(154d vs 108d,$P = 0.0361$)。在第 52 周时,血清活性患者(抗核抗体滴度 $\geq 1:80$ 或者抗双链 DNA[抗-dsDNA]$\geq 30$ IU/ml)小组(75%)中,药物治疗组的各响应值明显高于对照组,SELENA-SLEDAI 分数($-28.8\%$ vs $-14.2\%$,$P = 0.0435$),医师全面评估(PGA)评分($-32.7\%$ vs $-10.7\%$,$P = 0.0011$)以及健康状况调查问卷简表-36(SF-36)分数($+3.0$ 分 vs $+1.2$ 分,$P = 0.0410$)。到第 52 周时,药物治疗使自然活化的 $CD20^+$ B 细胞减少了 $63\% \sim 71\%$,抗-dsDNA 的滴度降低了 29.4%($P = 0.0017$)。给药组和对照组不良反应及严重不良反应比例相似。

一项多中心、随机、安慰剂控制的 III 期临床试验在拉丁美洲、亚洲和东欧进行,867 例 18 岁以上血清反应阳性、SELENA-SLEDAI $\geq 6$、符合入选标准的患者纳入了本次临床试验。受试者随机分成 1mg/kg 给药组($n = 289$)、10mg/kg 给药组($n = 290$)及对照组($n = 288$),分别在 d 0、d 14 和 d 28 进行 1h 的静脉滴注,此后每隔 28d 滴注 1 次直至第 48 周。在 52 周时,与安慰剂组[125 例(44%)]相比,给药组的狼疮反应指数(SRI)的比率[1mg/kg 组:148 例(51%),比值比为 1.55(95% 置信区间为 $1.10 \sim 2.19$),$P = 0.0129$;10mg/kg 组:167 例(58%),0.83($1.30 \sim 2.59$),$P = 0.0006$]要高。在第 52 周时,与安慰剂组[125 例(44%)]相比,1mg/kg 和 10mg/kg 的给药组内[1mg/kg 组:153 例(53%),1.51($1.07 \sim 2.14$),$P = 0.0189$;10mg/kg 组:169 例(58%),1.71($1.21 \sim 2.41$),$P = 0.0024$]有更多患者的 SELENA-SLEDAI 评分下降了至少 4 分。使用 1mg/kg 和 10mg/kg 的给药组无新增 BILAG A 器官评分且给药组新增 B 组器官评分不大于 1 的患者

人数[1mg/kg组:226例(78%),1.38(0.93～2.04),$P=0.1064$;10mg/kg组:236例(81%),1.62(1.09～2.42),$P=0.0181$]明显多于安慰剂组210例(73%)。PGA评分未恶化的人数在给药组[1mg/kg组:227例(79%),1.68(1.15～2.47),$P=0.0078$;10mg/kg组:231例(80%),1.74(1.18～2.55),$P=0.0048$]明显高于安慰剂组199例(69%)。

【适应证】 用于系统性红斑狼疮患者的治疗。

【不良反应】 在临床试验中常见不良反应(≥5%)为:恶心、腹泻、发热、鼻咽炎、支气管炎、失眠、肢体疼痛、抑郁、偏头痛和咽炎。最常见的输液反应为头痛、恶心和皮肤反应。

【禁忌证】 既往对本品有过敏反应者禁用。

【药物相互作用】 在SLE患者中进行的临床试验,本品与其他药物同时给药,包括皮质激素、抗疟药、免疫调节和免疫抑制药(包括硫唑嘌呤、甲氨蝶呤和麦考酚酯)、血管紧张素抑制剂类抗高血压药、HMG-CoA还原酶抑制剂(他汀类)和非甾体抗炎药(NSAIDs),未发现这些合并用药影响本品药代动力学参数有临床意义的证据。

【用法与用量】 推荐给药方案是前3次给药为每隔2周1次,给药剂量为10mg/kg,而后每隔4周1次。配制好后需在1h内使用,静脉注射时间应至少2h。仅用于静脉滴注,不可静脉注射给药。

【生产厂家】 葛兰素史克(GSK)公司

【性状】 一种人源化 $IgG_1\lambda$ 单克隆抗体,通过DNA重组技术由哺乳动物细胞表达系统中产生,是一种白色或灰白色不含防腐剂的无菌冻干粉末。

【制剂规格】 注射用 Belimumab 冻干粉,单次使用小瓶:120mg,400mg

【储存条件】 贮藏在冰箱温度2～8℃间(36～46℉)。小瓶用前贮存在原盒内应避光保护。不要冻结。避免暴露于热环境。

参 考 文 献

[1] 谢婧,许爱欣,胡欣. 抗系统性红斑狼疮新药贝利单抗的药理作用及临床评价[J]. 中国新药杂志,2011,20(16):1483-1486.

# Besifloxacin
# 贝西沙星

$C_{19}H_{21}ClFN_3O_3$   393.84

【商品名】 Besivance

【别名】 Optura

【化学名】 7-[(3R)-3-Aminohexa-hydro-1H-azepin-1-yl]-8-chloro-1-cyclopropy-]6-fluoro-1,4-dihydro-4-oxo-3-quinolinecar-boxylicacid

【CAS】 141388-76-3

【类别】 抗生素类药

【研制单位】 美国博士伦(Bausch&Lomb)公司

【上市时间】 2009年5月28日

【作用机制】 本品通过作用于 $G^+$ 和 $G^-$ 细菌的DNA螺旋酶和拓扑异构酶Ⅳ,干扰细菌DNA的合成,对于易引发结膜炎的 $G^+$ 和 $G^-$ 菌、厌氧菌具有良好的抗菌效果。同时,本品能够显著抑制眼部致炎因子的表达,发挥局部免疫调节的作用。

【药理作用】 本品对棒状杆菌G、假白喉棒状杆菌、纹带棒状杆菌、流感嗜血杆菌、结膜炎摩拉克菌、金黄色葡萄球菌、表皮葡萄球菌、路邓葡萄球菌、溶血性葡萄球菌、轻型链球菌、口腔链球菌、肺炎链球菌、唾液链球菌、沃氏葡萄球菌等数十种细菌具有抗菌活性,对于某些对喹诺酮类药物产生耐药性的菌种,也具有抗菌作用。对氨基糖苷类、大环内酯类、β-内酰胺类耐药的细菌均较为敏感。但体外试验发现,本品与其他喹诺酮类药物存在交叉耐药。该药最低杀菌浓度稀释 1 倍即为其最低抑菌浓度。

本品能够显著抑制脂多糖(LPS)诱导的人体 THP-1 单核细胞细胞因子的产生,其抑制活性呈现剂量依赖性特点。采用流式荧光检测技术,测定了本品对 Fractalkine、G-CSF、GM-CSF、IL-12p40、IL-1α、IL-1β、IL-1ra、IL-6、IL-8、IP-10、MCP-1、MIP-1α、RANTES、VEGF 的抑制活性。其中,本品在 0.1mg/L 浓度下,即对 IL-1α 产生显著抑制效果;在 10mg/L 浓度下,对 G-CSF、IL-1α、IL-1ra、IL-6 可产生显著的抑制效果;在 30mg/L 浓度下,对 G-CSF、IL-1α、IL-1ra、IL-6、VEGF 可产生显著的抑制效果。在上述 3 个浓度条件下,本品对 Fractalkine 和 RANTES 均不产生抑制作用。采用流式荧光检测技术,测定了本品对 12 种细胞因子的抑制效果。以莫西沙星为参照,本品对 G-CSF、GM-CSF、IL-6、MCP-1、MIP-1β、TGF-α 和 TNF-α 的抑制活性优于莫西沙星,对 IL-8 的抑制活性与莫西沙星相当。本品能够抑制 IJB 的降解、NFJB 的核转运以及 p38 和 JNK-MAPKs 的激活。

【药代动力学】 0.6% 本品眼用混悬剂局部点眼,在家兔和短尾猴眼内具有很好的通透性,其药效浓度在眼前角组织中维持时间达到 24h 以上。经测定,本品在家兔和短尾猴的结膜、角膜、房水中的 $c_{max}$ 分别为 6μg/g、2.10μg/g、0.796μg/mg,消除半衰期在 4～12h 之间,在人体的 $c_{max}$ 是 610μg/g,24h 后浓度降低至 1.6μg/g。经测定人体泪液中本品的药代动力学参数,对肺炎链球菌、金黄色葡萄球菌、表皮葡萄球菌和流感杆菌的 $MIC_{90}$ 分别为 0.125、0.25、0.5 和 0.06μg/g。对于上述泪液中存在的病原菌,经测定,$c_{max}/MIC_{90} \geqslant 1220$,$AUC_{0-24h}/MIC_{90} \geqslant 2500$。本品局部滴眼(tid),其在血液中的 $c_{max}$ 低于 0.15μg/ml。

【毒性】 过度使用本品,易引发非敏感菌的滋生、繁殖,一旦发生由于过度使用该药导致的耐药菌二次感染,应立即停药,变更治疗方案。

【临床研究】 一项细菌性结膜炎患者参加的随机、多中心、双盲、安慰剂对照Ⅲ期临床试验考察了本品的临床有效性和细菌消除率。患者随机分组,tid 给药,治疗周期 5d。治疗 5～6d 为第一个测定时间点,8～9d 为第二个测定时间点。第一测定时间点,本品和安慰剂对照药比较,临床有效率分别是 45.2%、33.0%（$P = 0.0084$）,细菌清除率分别是 91.5%、59.7%（$P < 0.0001$）;第二测定时间点,临床有效率分别是 84.4%、69.1%（$P = 0.0011$）,细菌清除率分别是 88.4%、71.7%（$P < 0.0001$）,临床不良反应发生率分别是 9.2%、13.9%（$P = 0.0047$）。

一项 269 例急性细菌性结膜炎患者参加的随机、前瞻性、多中心、双盲、安慰剂对照、平行临床试验,考察了本品的细菌消除率。患者随机分组,tid 给药,治疗周期 5d。治疗 4d 后,为第一个测定时间点,8d 为第二个测定时间点。第二测定时间点,本品和安慰剂对照药比较,细菌清除率分别是 88.3%、60.3%（$P < 0.0001$）。

一项 1161 例试验者(533 例细菌性结膜炎患者)参加的多中心、随机、双盲、平行、对照药(莫西沙星)临床试验考察了本品与莫西沙星的临床治疗效果比较。患者随机分组,tid 给药,治疗周期 5d。治疗 5d 为第一个测定时间点,治疗 8d 为第二个测定时间点。本品和对照药莫西沙星基于两种药差异 95% 可信区间比较,第一时间点测定,本品和莫西沙星的临床有效率分别是 58.3%、59.4%,细菌清除率分别是 93.3%、91.1%,其 95% 可信区间分别是 −9.48～+7.29, −2.44～+6.74;第二时间点测定,本品和莫西沙星的临床有效率分别是 84.5%、84.0%,细菌清除率分别是 87.3%、84.7%,其 95% 可信区间分别是

$-5.6 \sim +6.75$，$-3.32 \sim +8.53$。

【适应证】　用于细菌性结膜炎的治疗。

【不良反应】　贝西沙星与莫西沙星临床不良反应累计发生率分别是 50.4%、53.0%。其中，最常见的不良反应眼部疼痛发生率分别为 10.5%、6.9%，视力模糊发生率分别是 10.5%、11.7%，眼涩发生率分别是 7.4%、12.2%。本品与莫西沙星临床试验比较，两种药的临床不良反应发生率分别是 12%、14%，用药后发生眼部刺激概率分别是 0.3%、1.4%，本品用药后发生眼部刺激不良反应的概率远低于莫西沙星。本品最常见的不良反应是结膜炎性眼红，发生率约为 2%。

【禁忌证】　在治疗期间患者应避免佩戴隐形眼镜。

【药物相互作用】　体外试验发现，本品与其他喹诺酮类药存在交叉耐药。

【用法与用量】　每 4 ~ 12h 1 次，每次 1 滴，7d 内使用，开封后易滋生细菌，故不能久置后使用。

【生产厂家】　美国博士伦（Bausch&Lomb）公司

【性状】　白色晶体。

【制剂规格】　0.6% 混悬滴眼剂：5ml

【储存条件】　在 15 ~ 25℃条件下，避光保存。

### 参 考 文 献

[1] 郜砚彬, 张宇, 杨丽钦. 治疗结膜炎的新喹诺酮类药物贝西沙星[J]. 中国新药杂志, 2010, **19**(4):267-269.

# Boceprevir
# 伯赛匹韦

$C_{27}H_{45}N_5O_5$　519.68

【商品名】　Victrelis

【别名】　EBP520, SCH503034

【化学名】　(1$R$,2$S$,5$S$)-$N$-(4-Amino-l-cyclobutyl-3,4-dioxobutan-2-yl)-3-[(2$S$)-2-(tert-butvlcarbamoylamino)-3,3-dimethylbutanoyl]-6,6-dime-thvl-3-azabicylo[3.1.0]hexane-2-carboxamide

【CAS】　394730-60-0

【类别】　抗丙型肝炎病毒药

【研制单位】　美国默克公司

【上市时间】　2011 年 5 月 13 日

【作用机制】　本品是丙型肝炎病毒（HCV）NS3/4A 蛋白酶抑制剂, NS3/4A 蛋白酶能使 HCV 编码的多聚蛋白水解断裂成 NS4A、NS4B、NS5A 和 NS5B 蛋白的成熟形态；本品通过 $\alpha$-酮酰胺功能基团与 NS3 蛋白酶的活性位点丝氨酸（S139）进行共价及可逆性的结合，从而抑制 HCV 在感染宿主细胞内的复制。本品对重组 HCV 基因亚型 1a 和 1b 的 NS3/4A 蛋白酶抑制常数 $K_i = 14$nmol/L。

【药代动力学】　本品的胶囊为 1：1 的 2 种对映体 SCH534128 和 SCH534129 的混合物，在血浆中，对映体的比例变成 2：1，活性较强的 SCH534128 占多数，除非另有说明，下述本品的血药浓度都是包含 2 种对映体。71 位健康受试者口服本品 800mg, tid, 其 AUC（T）= 5408ng·h/ml、$c_{max} = 1723$ng/ml、$c_{min} = 88$ng/ml, 健康受试者与 HCV 感染者的药代动力学参数相似。

吸收　口服给药，吸收迅速，平均达峰时间（$t_{max}$）为 2h, 稳态 AUC、$c_{max}$ 和 $c_{min}$ 升高低于剂量增加的比例，多次口服 800 和 1200mg, 个体对高剂量的吸收减少，药物的蓄积量微小，为 0.8 至 1.5 倍；po, tid, 1d 后已达到药代动力学的稳态，未对本品的绝对生物利用度进行研究。食物对口服吸收有较大的影响，于进餐时口服 800mg, tid, 比空腹时服药吸收增加 65%，无论是高脂或低脂膳食，或是进餐前后的任何时间服药，本品的生物利用度均相似。

**消除** 在血中消除的半衰期（$t_{1/2}$）约 3.4h，平均体内总清除率（CL）约 161L/h，单次口服$^{14}$C 标记的本品 800mg，分别有 79% 和 9% 的剂量从粪便和尿液排泄，有 8% 和 3% 的放射性剂量从大便和尿液消除，说明本品主要通过肝脏消除。

**【毒性】**

**致癌** 本品需与利巴韦林和聚乙二醇干扰素-α 联合用药，体内外试验证明利巴韦林具有遗传毒性。在小鼠和大鼠的致癌性研究中，在剂量小于人类最大推荐用量时，利巴韦林不具有致癌性。

一项为期两年的在小鼠和大鼠上进行的实验研究了本品的致癌性。小鼠最高给药剂量为 500mg/kg（雄性小鼠）和 650mg/kg（雌性小鼠），大鼠的最高给药剂量为 125mg/kg（雄性大鼠）和 100mg/kg（雌性大鼠）。在小鼠最高剂量实验中，与药品有关的肿瘤发病率没有显著性增加，用本品治疗后测试到 AUC 暴露量约为人类推荐用量（800mg/次，3 次/天）的 2.3 和 6.0 倍。在大鼠最高剂量实验中，未观察到与药品有关的肿瘤发病率增加，用本品治疗后测试到 AUC 暴露量与人类推荐用量类似。

**致突变性** 在体内外试验未发现本品的基因毒性，包括细菌致突变性、人外周血淋巴细胞和小鼠微核检测染色体畸变。

**【临床研究】** 对于本品治疗慢性丙型肝炎基因 1 型有效性的评价，主要在 2 项Ⅲ期临床试验约 1500 例成人中进行。所有患者此前均未接受干扰素-α 治疗。

SPRINT-2 试验纳入研究的 1097 例均为未经治疗的 HCV 基因 1 型患者，采用随机、双盲、安慰药对照试验，按 1∶1∶1 随机分组，再根据基因亚型是 1a 或 1b 型和 HCV-RNA 的载荷 ≤400 000 U/ml 及 >400 000 U/ml 分成 2 个小组（Cohort-1 和 Cohort-2）。用 3 种给药方案；PR 48 组：用聚乙二醇干扰素

α，sc 1.5μg/kg，每周 1 次，联用利巴韦林，按体重口服 300～700mg，bid，治疗 48 周；本品-RGT 组：先用 PR 治疗 4 周，接着口服 800mg，tid，联用 PR 治疗 24 周，再根据病毒学的应答率决定进一步治疗方案：①在治疗第 8 周后，已检测不出 HCV-RNA，至第 24 周停止治疗，其后，随访 28 周；②在治疗的第 8 周，及随后的任何治疗时间，HCV-RNA 检测均为阴性，在第 24 周后，停止对安慰药的盲性试验，其后 28 周的随访期，改用 PR 治疗 20 周，总疗程 48 周；此治疗组的所有病例服用本品均不得超过 24 周。本品-PR48 组：先用 PR 治疗 4 周，接着口服本品 800mg，tid，联用 PR 治疗至 44 周。所有病例在治疗的第 24 周，血中仍可检测到 HCV-RNA 就终止治疗。持续病毒学应答的定义为随访 24 周，血中检测不到 HCV-RNA，若随访 24 周，HCV-RNA 消失，在随访的第 12 周的检测数据仍可判断是否达到 SVR。采用全分析数据集进行统计，本品-RGT 组（$n$=368）、本品-PR48 组（$n$=366）和 PR48 组（$n$=363）的 SVR 分别为 63%、66% 和 38%；复发率分别为 9.3%（24/257）、9.1%（24/265）和 22%（33/176）。在本品-PR48 组中，基线值有肝硬化患者的 SVR 为 42%（10/24），高于本品-RGT 组的 31%。而按 HCV 基因亚型 1a 或 1b 及 HCV-RNA 载荷分组，其中，Cohort-1 的本品-RGT 组（$n$=316）、本品-PR48 组（$n$=311）和 PR48 组（$n$=311）的 SVR 分别为 67%、68% 和 40%；复发率为 9%（21/232）、8%（18/230）和 23%（37/162）；Cohort-2 的本品-RGT 组（$n$=52）、本品-PR48 组（$n$=55）和 PR48 组（$n$=52）的 SVR 分别为 42%、53% 和 23%；复发率为 12%（3/25）、17%（6/35）和 14%（2/14）。

RESPOND-2 试验纳入研究的 403 例均为先前经 PR 治疗失败的患者，采用随机、平行、双盲试验，入选的病例包括对干扰素有部分应答者（经 12 周治疗，HCV-RNA 载量下降≥

$2\log_{10}$，但未达到 SVR）或复发者；剔除前期治疗 HCV-RNA 载量 < $2\log_{10}$ 的患者。按 $1:2:2$ 随机分组，类似于 SPRINT-2 试验，用 3 种给药方案；本品-RGT 组、本品-PR48 组和 PR48 组；本品-RGT 治疗组用先用 PR 治疗 4 周，接着口服本品 800mg，tid，联用 PR 治疗 32 周，再根据病毒学的应答率决定进一步治疗方案，①在治疗第 8 周后，已检测不出 HCV-RNA，至第 12 周停止治疗，随访观察 36 周。②在治疗的第 8 周可检测到 HCV-RNA，而在第 12 周 HCV-RNA 检测为阴性，停止对安慰药的盲性试验，随访 36 周，在此期间用 PR 治疗 20 周，总疗程 48 周；此治疗组的所有病例服用本品均不得超过 36 周。所有病例在治疗的第 12 周，血中仍可检测到 HCV-RNA，就终止治疗。持续病毒学应答的定义为随访 24 周，血中检测不到 HCV-RNA，若随访 24 周，HCV-RNA 消失了，在随访的第 12 周的检测数据可判断是否达到 SVR。采用全分析数据集进行统计，Boceprevir-RGT 组（$n = 162$）、本品-PR48 组（$n = 161$）和 PR48 组（$n = 80$）的 SVR 分别为 59%、66% 和 23%；复发率为 14.4%（16/111）、12.4%（13/105）和 25.7%（18/70）；无肝硬化者 SVR 分别为 62%（90/145）、65%（90/139）和 26%（18/70）；对前期 PR 治疗有应答的患者，复发率为 66.7%（70/105）、68.9%（70/103）和 31.4%（16/51）；仍有部分应答率分别为 40.4%（3/57）、51.7%（30/58）和 6.9%（2/29）。

**【适应证】** 用于丙型肝炎的治疗。

**【不良反应】** 成人患者，用 PR 治疗，加服本品后，超过 35% 最常见的不良反应是疲劳、贫血、恶心、头痛和味觉异常。

评价本品，po，800mg，tid，与 PR 联合用药的安全性，共纳入 CHC 患者 2095 例，包括一项 Ⅱ 期开标临床试验和 2 项 Ⅲ 期随机、双盲安慰剂对照临床试验。患者的平均年龄为 49 岁，其中，超过 65 岁占 3%，39% 为女性，82% 为白种人，15% 为黑人。试验的结果如下：①PR 前期治疗 4 周后，再加服本品，有 2% 患者（28/263）因不能耐受不良反应而终止治疗，其中，加服本品组占 13%，PR 组占 12%，两组各有 1% 因贫血和疲劳终止治疗；②因不良反应需调整剂量，加服本品组占 39%，PR 组占 24%；要求减少剂量最常见的原因是贫血，加服本品组发生的频率高于 PR 组；③加服本品组出现严重不良反应为 11%，而 PR 组为 8%；④此前未经治疗的患者，接受 PR 联合治疗，再加服本品的 SPRINT-1 及 SPRINT-2 临床试验（$n = 1225$），与对照组（$n = 467$）比较，出现不良反应的平均时间分别为 197d 和 216d；不良反应的比例 >10% 者分别为：贫血 50% 和 30%；嗜中性白细胞减少症 25% 和 19%；恶心 46% 和 42%；味觉异常 36% 和 16%；腹泻 25% 和 22%；呕吐 20% 和 13%；口干 11% 和 10%；疲劳 58% 和 59%；畏寒 34% 和 29%；虚弱 15% 和 18%；食欲下降 25% 和 24%；关节疼痛 19% 和 19%；眩晕 19% 和 16%；失眠 34% 和 34%；烦躁 22% 和 23%；脱发 27% 和 27%；皮肤干燥 18% 和 18%；皮疹 17% 和 19% 等；⑤此前经过治疗的患者，预先接受 PR 联合治疗 4 周，再加服本品的 RESPOND-2 临床试验（$n = 323$），与 PR 组（$n = 90$）比较，出现不良反应的平均时间分别为 253d 和 104d；不良反应发生率比对照组 ≥5%：贫血 45% 和 20%；恶心 43% 和 38%；味觉异常 44% 和 11%；腹泻 24% 和 16%；呕吐 15% 和 8%；口干 15% 和 9%；疲劳 55% 和 50%；虚弱 21% 和 16%；食欲下降 26% 和 16%；关节疼痛 23% 和 16%；眩晕 16% 和 10%；失眠 30% 和 24%；烦躁 21% 和 13%；气促加重 2% 和 5%；脱发 22% 和 16%；皮肤干燥 22% 和 9%，皮疹 16% 和 6% 等。

**【禁忌证】** 本品联合治疗（Peginterferon alfa 和利巴韦林）禁忌：怀孕女性及怀孕女性的配偶，因为与利巴韦林合用会增加新生胎儿缺陷及胎儿死亡的风险。

曾经对本品有超敏反应的患者禁用。

**【药物相互作用】** 与利托那韦+阿扎那韦、达芦那韦、洛匹那韦/利托那韦等一起使用时,HIV蛋白酶抑制剂和本品的血液浓度下降。

①与阿托伐他汀同时使用时,人体对阿托伐他汀暴露量增加。两种药物一起使用时,后者每日剂量应不超过40mg。

②与环孢素同时使用时,应预先估算剂量,并密切监测环孢素的血药浓度并据此作适当调整,对环孢素导致的副作用及肾功能也要随时评估。

③与艾司西酞普兰同时使用时,人体对艾司西酞普兰暴露量略有下降,需要调整剂量。

④与普伐他汀同时使用时,会增加人体对普伐他汀的暴露量,开始联用时可以使用推荐剂量,但必须进行密切的临床监测。

⑤与他克莫司同时使用时应显著减少剂量,并延长他克莫司给药间隔时间,还需密切监测其血药浓度,及时评估肾功能及其他副作用。

**【用法与用量】** 本品必须与PR联合用药,po,800mg,tid,在进餐和吃点心时服用。对于未经治疗,无肝硬化患者或经PR治疗有部分病毒学应答或复发者:初始治疗,用PR用药4周;随后加服本品800mg,tid,再用药4周。其后,根据患者的HCV-RNA水平,可考虑继续治疗8、12和24周。临床试验采用罗氏公司的COBAS生化免疫分析仪,用TaqMan试剂检测HCV-RNA。定量检测的下限为25 U/ml,而检测容许极限值为9.3 U/ml。①对于未经治疗的患者,在初始治疗及加服本品800mg,tid;4周后,继续用药8和24周,均检测不到HCV-RNA,可将3种药物的治疗方案延续28周。②对于未经治疗的患者,在初始治疗及加服本品800mg,tid;4周后,继续用药8周可

检测出HCV-RNA,而用药至24周后检测不到HCV-RNA,可将3种药物的治疗方案延续至36周,然后,用PR用药治疗至第48周。③对于经PR治疗有部分病毒学应答或复发者,在初始治疗及加服本品800mg,tid;4周后,继续用药8周和24周,均检测不到HCV-RNA,可将3种药物的治疗方案延续至第36周。④对于经PR治疗有部分病毒学应答或复发者,在初始治疗及加服本品800mg,tid;4周后,继续用药8周可检测出HCV-RNA,而用药至24周后已检测不到HCV-RNA,可将3种药物的治疗方案延续36周,其后,用PR用药继续治疗至第48周。⑤若患者在治疗12周后,HCV-RNA≥100 U/ml或24周后确诊可检测到HCV-RNA,视为治疗失败,应停止3种药物的治疗方案。⑥对于初始治疗,用PR用药12周后,HCV-RNA下降<2log$_{10}$的患者,若考虑继续治疗,应先接受PR用药4周后,再加服本品800mg,tid,治疗44周;对干扰素应答率较弱的未经治疗的患者,为了达到最大的病毒学应答率,可先接受PR用药4周后,再加服本品800mg tid,治疗44周。

有肝代偿功能的肝硬化患者,先接受PR用药4周后,再加服本品800mg,tid,44周。

调整剂量:不推荐减少本品剂量,若患者对PR有潜在的严重不良反应,应减少PR剂量或停止用药,但Boceprevir不应在停用PR时服用。

**【生产厂家】** 美国默克公司

**【制剂规格】** 胶囊剂:200mg

**【储存条件】** 应冷藏在2~8℃(36~46℉)条件下,避免接触过多的热量。也可在室温25℃(77℉)、密闭条件下保存3个月。

### 参 考 文 献

[1] 徐芹,董金华. Boceprevir[J]. 中国药物化学杂志,2011,**21**(5):409-410.

[2] 陈本川,陈历胜. 抗丙型肝炎病毒药——Boceprevir

[J]. 医药导报,2012,**31**(1):127 – 131.

[3] 丙肝新药 Victrelis 添加处方信息[J]. 中国处方药,2012,**10**(4):59.

# Bosutinib
# 博舒替尼

$C_{26}H_{29}Cl_2N_5O_3$    530.45

【商品名】 Bosulif

【别名】 SKI 606

【化学名】 4-[(2,4-Dichloro-5-methoxyphenyl)amino]-6-methoxy-7-[3-(4-methyl-1-piperazinyl)propoxy]-3-quinolinecarbonitrile

【CAS】 380843-75-4

【类别】 影响血液及造血系统用药,蛋白激酶 Scr/Ab1 双重抑制剂

【研制单位】 美国惠氏制药公司

【上市时间】 2010 年 9 月

【药理作用】 本品是酪氨酸激酶抑制剂,抑制引发慢性粒细胞性白血病(CML)的 Bcr-Abl 激酶,同时抑制 Src 族激酶包括 Src Lyn 和 Hck 对伊马替尼耐药经鼠骨髓表达的 18 个 Bcr-Abl,本品抑制其中 16 个 MMTV-PyMT 转基因大鼠乳腺癌模型,肿瘤的形成依赖于 Src 的存在。本品对 50% 以上大鼠肿瘤细胞有抑制作用,在之前存在肿瘤的老年动物可使肿瘤停止生长。

对 Src 家族激酶和 Bcr-Abl 的 $IC_{50}$ 分别为 100,90nmol/L,Bcr-Abl 融合基因造成连续的酪氨酸激酶活化,而这是 CML 发展的决定性因素 Bcr-Abl 融合基因对本品高度敏感,与第一代酪氨酸及酶抑制剂伊马替尼耐比较,阻断 Bcr-Abl 的磷酸化,只需更低的浓度。

CML 治疗中对伊马替尼耐药是非常棘手的问题,本品抑制 CML 细胞系及转染子 Bcr-Abl 的 $IC_{50}$ 在埃摩尔范围内,较伊马替尼低 1 ~ 2 个数量级 BCR-ABL 基因扩增导致的伊马替尼耐药,本品依然有效。Y253F、E255K 及 D276G 基因变异导致的耐药,本品也同样有效。

【药代动力学】 单剂量给予本品 500mg,进食时服用,中位达峰时间($t_{max}$)为 4 ~ 6h,剂量在 200 ~ 800mg 的 AUC 和 $c_{max}$ 与剂量成正比,15d 后平均 $c_{max}$ 为(200 ± 12)ng/ml,平均 AUC 为(3650 ± 12 425)ng·h/ml,进食高脂饮食后服用 $c_{max}$ 和 AUC 分别升高 1.8 倍和 1.7 倍。

CML 患者单剂量给予本品 500mg,进食时服用,表观分布容积(6080 ± 1230)L,蛋白结合率高(94%),并且与血药浓度无关,体外研究显示本品是 P-糖蛋白底物。尚无其他转运通道的研究。

本品主要在肝脏中被 CYP3A4 代谢,循环中主要代谢产物为本品的氧化脱氯产物和 N-去甲基化物及少量的本品的氮氧化物,所有代谢产物均无活性。

给予 CML 患者单剂量本品 500mg,进食时服用,平均消除半衰期为(22.5 ± 121.7)h,平均清除率(189 ± 1248)L/h,放射标记跟踪显示,91.3% 从粪便中排出,3% 从尿中排出。

18 名肝损害者(Child-PughA、B 及 C 级)和 9 名健康志愿者分别给予单剂量本品 200mg,肝损害者较健康志愿者 $c_{max}$ 分别升高 2.4、2、1.5 倍,AUC 升高 2.3、2、1.9 倍。

【临床研究】 对于 CML 患者的安全性和有效性试验,在 27 个国家的 57 个临床中心进行,288 名对伊马替尼耐药(n = 200)或不能耐受(n = 38)的费城染色体阳性的患者入组,入选者 ECOG 体力评分 0 或 1,7d 内未接受抗增殖治疗或抗白血病治疗(羟基脲或阿那格雷除外),QT 间期 < 470 ms,中性粒细胞 > 1000 × 10⁹/L 分别给予 400mg 或 500mg 本品,在 24 周时 31% 的患者达到主要细胞生成反应,中位随访期 24.2 个月,86% 的患者达

到完全的血液学反应,53% 的患者达到主要细胞生成反应。两年无进展生存比例 9% ,两年总体生存率 92% 。本品的安全性在可接受范围内,不良反应常为轻至中度,局部反应和自限性 >2% 的 3 ~ 4 级不良反应包括:腹泻、皮疹、呕吐。

在美国和欧洲临床中心进行的三期临床试验中,对本品与伊马替尼的疗效进行比较,502 名新诊断 CML 患者以 1∶1 的比例,随机接受本品 500mg/d 或伊马替尼 400mg/d 。结果 12 个月时完全细胞生成反应两组相似[(70% ,95% CI,64% ~ 76% ) vs 伊马替尼(68% ,95% CI,62% ~ 74% ,P = 0.601)],主要分子反应率本品(41% ,95% CI,35% ~ 47% )高于伊马替尼(27% ,95% CI,22% ~ 33% ,P < 0.001)。本品组 CML 相关死亡 3 例,伊马替尼组相关死亡 8 例。从治疗开始到完全细胞生成反应和主要分子反应的时间,本品组比伊马替尼组快,消化道症状以及肝脏相关不良反应发生率本品高于伊马替尼,中性粒细胞减少骨骼肌肉痛及水肿发生率低于伊马替尼。

在美国进行的临床试验中,CML 慢性期患者之前接受过达沙替尼或尼洛替尼无效或不能耐受者 118 名,入选标准为大于 18 岁的成人,确诊 Ph 阳性的 CML,之前曾接受伊马替尼,然后又接受达沙替尼或尼洛替尼,ECOG 体力评分 0 或 1,骨髓肝及肾功能,7d 内未接受抗增值治疗或抗血小板治疗(羟基脲或阿那格雷除外),3 个月内未进行干细胞移植。给予本品 500mg,qd,随访时长 28.5 个月。主要细胞学反应达到 32%,完全的细胞学反应达到 24%,其中 3 名患者曾使用过 3 种酪氨酸激酶抑制剂,完全血液学反应达 73%。5 名患者在治疗中转为加速期/爆发期。在治疗 2 年时,无进展生存率为 73%,总体生存率为 83% 不良反应在可接受程度内。

Ⅱ期临床试验显示,本品治疗局限性晚期或转移性乳腺癌有效。8 个国家的 15 个临床中心,共 73 名大于 18 岁的患者,之前接受过化疗,诊断转移癌至开始治疗中位时间 24.5 个月,接受治疗本品 400mg/d,16 周无进展生存(PFS)率为 39.6% ,两年生存率为 26.4% 。

【适应证】 用于对既往治疗耐药或不能耐受的慢性、加速型成年 Ph + 慢性粒细胞白血病(CML)患者的治疗。

【不良反应】 不良反应发生率大于 10% 的有:消化道症状如腹泻、恶心、腹痛、呕吐;血小板减少、贫血、中性粒细胞减少;呼吸道感染、鼻咽炎;疲乏、无力、发热、氨基转移酶升高、食欲下降、关节痛、背痛、头痛、头晕、呼吸困难、咳嗽、皮疹、瘙痒。

发生率 1% ~10% 的不良反应有:发热性中心粒细胞减少、心包积液、耳鸣、胃炎、急性胰腺炎、胃肠道出血、胸痛、肝毒性、肝功能异常、药物过敏、肺炎、流感、支气管炎、QT 间期延长、肌酸磷酸激酶升高、血肌酐升高、低血钾、脱水、肌痛、味觉障碍、急性肾功能衰竭、肾衰竭、胸腔积液、荨麻疹、瘙痒、痤疮。

发生率 0.1% ~1% 的不良反应:心包炎、肝损伤、过敏休克、急性肺水肿、呼吸衰竭、肺性高血压、多形性红斑、剥脱性皮炎、药疹。

【禁忌证】 胃肠道毒性、骨髓抑制、肝毒性、液体潴留、胚胎胎儿毒性、对本品过敏的患者禁用,避免与强或中度 CYP3A 抑制剂或诱导剂合用,质子泵抑制剂可能降低本品暴露水平,可考虑用短效抗酸药替代质子泵抑制剂。

【药物相互作用】 可升高本品血药浓度的药物:CYP3A 或 P-糖蛋白抑制药,应避免合用,健康志愿者同时使用酮康唑,升高本品 $c_{max}$ 5.2 倍,AUC 8.6 倍。

可降低本品血药浓度的药物:应避免合用 CYP3A 诱导药,临床试验中,利福平可降低本品 $c_{max}$ 86% ,AUC 94% 。质子泵抑制剂兰索拉唑能使本品 $c_{max}$ 降低 46% ,AUC 降低 26% 。可改用短效抗酸药或 $H_2$ 受体拮抗药,以避免药效降低,抗酸药或 $H_2$ 受体拮抗药与本品应间隔至少2h服用。

体外研究显示,本品可升高 P-糖蛋白底物,如地高辛的血药浓度。

**【用法与用量】** 推荐剂量为500mg,每天1次,与食物同服。对于8周没有达到血液学完全反应或12周未达到完全细胞遗传学反应,且未发生3级或更大不良反应的患者,考虑剂量递增至600mg/d。发生对血液学或非血液学毒性患者需要调整剂量。肝受损(基线时)患者降低剂量至每天200mg。

**【生产厂家】** 美国惠氏制药公司

**【性状】** 本品为白色粉末,几乎不溶于水。

**【制剂规格】** 片剂:10mg,200mg,500mg,1g

**【储存条件】** 2～8℃,避光防潮密闭干燥。

### 参 考 文 献

[1] 郑敏,白秋江,胡跃民. 慢性髓性白血病治疗药博舒替尼[J]. *Chin J Pharmacoepidemiol*, 2014, **23**(1):58 – 60.

[2] 汤仲明. 2012 年美国 FDA 批准药物简介[J]. 国际药学研究杂志,2013,**40**(1):111 – 123.

# Brentuximab Vedotin
# 贝伦妥单抗-维多汀

**【商品名】** Adcetris

**【别名】** SGN-35

**【CAS】** 914088-09-8

**【类别】** 抗肿瘤药

**【研制单位】** 西雅图遗传学有限公司

**【上市时间】** 2011 年 8 月 19 日

**【作用机制】** 本品是一种抗体药物结合物,结合抗体和药物,允许抗体指引药物至淋巴瘤细胞上被称为 D30 靶点。非临床资料提示本品的抗肿瘤活性是由于 ADC 结合至 CD30-表达细胞,接着 ADC-CD30 复合物内化,和通过蛋白水解裂解释放 MMAE。在细胞内MMAE 结合至微管破坏微管网络,随后引起细胞周期停止和细胞的凋亡。

**【药代动力学】** 在 1 期试验和在来自 314 例患者数据一个群体药代动力学分析评价了本品的药代动力学。确定 3 个被分析物,抗体药物结合物 ADC、MMAE 以及总抗体的药代动力学。总抗体暴露最大和 ADC 有相似的 PK 图形。因此,总结了 ADC 和 MMAE 的 PK数据。

**【毒性】**

**肺毒性** 一项临床试验对比了本品 + 多柔比星 + 博来霉素 + 长春碱 + 达卡巴嗪(ABVD)联合化疗和本品 + 多柔比星 + 长春碱 + 达卡巴嗪(AVD)联合化疗作为一线治疗霍奇金淋巴瘤的疗效。结果显示,本品 + ABVD 治疗组有较多患者发生了非感染性肺毒性(40%),文献报道的以博来霉素为基础化疗方案(不包括本品)的发生率为 10% ~ 25%。迄今尚未在本品 + AVD 治疗组的患者中观察到肺毒性。曾有患者报告有咳嗽和呼吸困难。可在胸部 X线片和 CT 影像中观察到肺间质渗出的迹象,这些患者对皮质类固醇激素治疗敏感。

**【临床研究】** 在一项开放、单组、多中心试验中在自身干细胞移植后复发 HL 患者中评价本品的疗效。102 例患者用 1.8mg/kg 本品,历时 30 分钟静脉滴注每 3 周 1 次治疗。一个独立审评机构进行疗效评价包括总缓解率[ORR = 完全缓解(CR) + 部分缓解(PR)]和缓解时间被定义为临床和放射学测量包括计算机继层扫描(CT)和正电子发射断层扫描(PET),正如 2007 年对恶性淋巴瘤缓解标准修订版(修改)中所定义的。

**【适应证】** 既往经自体干细胞移植(AST)治疗,或既往已接受至少 2 种疗法而 AST 或多药化疗不能作为治疗方案的复发性或难治性CD30 阳性霍奇金淋巴瘤(HL)成人患者;复发性或难治性系统性间变性大细胞淋巴瘤(sALCL)成人患者。

**【不良反应】** 最常见不良反应(≥20%)是中性粒细胞减少、周边感觉神经病变、疲乏、恶心、贫血、上呼吸道感染、腹泻、发热、皮疹、血小板减少、咳嗽和呕吐。

【禁忌证】 对胎儿可能有损害,因而不可用于孕妇。

【药物相互作用】 CYP3A4 抑制剂/诱导剂:MMAE 主要被 CYP3A 代谢。本品与酮康唑,一种强 CYP3A4 抑制剂联合给药增加对 MMAE 暴露量约 34%。接受强 CYP3A4 抑制剂患者同时用本品应严密监视不良反应。本品与利福平,一种强 CYP3A4 诱导剂联合给药减低对 MMAE 暴露量约 46%。本品的联合给药不影响对咪达唑仑,一种 CYP3A4 底物的暴露量。在相关临床浓度 MMAE 不抑制其他 CYP 酶。预计 ADCETRIS 不改变被 CYP3A4 酶代谢药物的暴露量。

【用法与用量】 推荐剂量是 1.8mg/kg,30 分钟静脉滴注给药,每 3 周 1 次。

【生产厂家】 西雅图遗传学有限公司

【性状】 无菌、白色至灰白色冻干粉。

【制剂规格】 注射剂:50mg

【储存条件】 避光贮存在原始盒小瓶内,2~8℃(36~46℉)。

### 参 考 文 献

[1] 马培奇.2011 年下半年全球首次批准新药[J]. 上海食品药品监管情报研究,2012,(114):25-30.

# Cabazitaxel
# 卡巴他赛

$$C_{45}H_{57}NO_{14} \quad 835.95$$

【商品名】 Jevtana

【别名】 XRP-6258

【化学名】 (1$S$,2$S$,3$R$,4$S$,7$R$,9$S$,10$S$,12$R$,15$S$)-4-(Acetyloxy)-15-{[(2$R$,3$S$)-3-{[(tert-butoxy) carbonyl] amino}-2-hydroxy-3-phenylpropanoyl]oxy}-1-hydroxy-9,12-dimethoxy-10,14,17,17-tetramethyl-11-oxo-6-oxatetracyclo [11.3.1.03,10.04,7]heptadec-13-ene-2-yl benzoate

【CAS】 183133-96-2

【类别】 抗肿瘤药,紫杉烷类微管抑制剂

【研制单位】 赛诺菲·安万特公司

【上市时间】 2010 年 6 月 17 日

【作用机制】 本品是一种微管抑制剂,可结合于微管蛋白,促进微管组装,抑制微管分解。上述过程增加了微管的稳定性,其结果为抑制细胞进入有丝分裂期。

【药理作用】 本品是一种微管抑制剂,通过与微管蛋白结合,促进微管双聚体装配成微管,同时通过防止去多聚化过程抑制微管分解而使微管稳定,阻滞细胞于 G$_2$ 和 M 期,从而抑制癌细胞的有丝分裂和增殖。本品对小鼠中移植的人晚期瘤有抗肿瘤活性,多西他赛敏感肿瘤株也有活性。此外,本品在对化疗包括多西他赛不敏感肿瘤模型中仍有活性。

试验比较了本品和多西他赛对一些小鼠和人类细胞株中的细胞毒性。在多西他赛敏感的肿瘤细胞株中,包括鼠白血病(P388)、人白血病(HL60)、人表皮细胞癌(KB)和人乳腺癌(Calc18)等,本品显示和多西他赛同样的抗癌活性,此外,对多西他赛化疗不敏感肿瘤细胞模型(例如在一些过度表达 P-糖蛋白而获得多西他赛耐药性的肿瘤细胞株中,包括 P388/DOX,P388/TXT,P388/VCR,HL60/TAX,Calc18/TXT 和 KBV1 等)仍有活性,这显示其比多西他赛更广谱的抗肿瘤活性。

【药代动力学】 在 10~30mg/m² 的剂量范围内,本品符合三室药代动力学模型,α、β、γ 半衰期分别为 4min、2h 和 95h。在 1h 内持续静脉输

注本品 $25mg/m^2$ ，平均 $c_{max}$ 为 226 ng/ml（CV107%），平均 AUC 为 991 ng·h/ml（CV34%），血浆清除率为 48.5L/h（CV39%），稳态分布容积（ $V_{ss}$ ）为 4864L。

体外试验中，本品在血液和血浆中的分布相同，血浆蛋白结合率为 89%～92%，主要与人血白蛋白（82%）和脂蛋白结合（对 HDL 结合率为 88%，对 LDL 结合率为 70%，对 VLDL 结合率为 56%）。

本品主要经肝脏代谢（>95%）。体外研究表明，本品主要通过 CYP3A4/5 酶代谢（80%～90%），CYP2C8 也参与代谢。主要代谢途径为 O-脱甲基化作用，血浆中可检测出 7 个代谢物，其中主要的一个占原药 5%。体外试验表明，本品不诱导 CYP 同工酶，对其他 CYP 同工酶底物（1A2,-2B6,-2C9,-2C8,-2C19,-2E1,-2D6,和 3A4/5）无抑制作用。

静脉输注 $^{14}C$ 标记的本品 $25mg/m^2$ 后，约 80% 在 2 周内被清除。本品及其代谢产物主要从粪便排泄，经粪便和尿排泄的量分别为 76% 和 3.7%。

【毒性】　未进行长期动物研究评价致癌性。

本品在体内微核试验中对诱裂发生阳性，在剂量≥0.5mg/kg 时在大鼠中诱导微核增加。在体外试验，人淋巴细胞有或无代谢激活本品增加数值畸变尽管未观察到结构畸变的诱导作用。本品在细菌回复突变（Ames）试验不诱导突变。体内遗传毒性阳性发现与化合物药理学活性一致（抑制微管解聚）。

在人体，本品可能损伤生育力。在雌性大鼠中本品剂量 0.05、0.1 或 0.2mg/（kg·d）进行生育力研究给予药物对交配行为或妊娠能力没有影响。在 0.2mg/（kg·d）剂量时植入前丢失增加和在剂量≥0.1mg/（kg·d）（根据 $c_{max}$ 约人临床暴露量的 0.02～0.06 倍）时胚胎早期吸收增加。在多疗程研究中按临床上推荐给药方案，在 5mg/kg 剂量水平（约癌症患者推荐人剂量 AUC）观察

到子宫萎缩；在剂量≥1mg/kg（在人临床推荐剂量时 AUC 约 0.2 倍）黄体坏死。

在剂量 0.05、0.1 或 0.2mg/（kg·d）时本品不影响受处理雄性大鼠交配行为或生育力。但是，在多疗程研究中按临床上推荐给药方案，静脉用本品剂量 1mg/kg（癌症患者推荐人用剂量时 AUC 的约 0.2～0.35 倍）时处理在大鼠中观察到贮精囊退行性病变和睾丸中精细管萎缩和在犬中用剂量 0.5mg/kg（根据 AUC 为癌症患者推荐人剂量约 AUC 的 1/10）观察到最小睾丸退行性病变（附睾中最小上皮单细胞坏死）。

【临床研究】　多西他赛作为一线抗肿瘤药物广泛用于多种实体瘤的化疗，然而，该药作为多药耐药蛋白（MDR）底物，对其有很高的亲和力，这造成多西他赛容易获得耐药性。本品与多西他赛同属紫杉烷类药物，与多西他赛相比，本品对 MDR 的亲和力低，临床上与泼尼松联用治疗既往用含多西他赛治疗方案的激素难治性转移性前列腺癌患者。

在一项多中心的 II 期临床试验中，71 例既往接受多西他赛基础化疗、对多西他赛产生耐药且疾病进展的转移性乳腺癌患者，接受本品 $20mg/m^2$ 治疗，每 3 周 1 次（如果患者没有出现严重的毒副作用，剂量从第二个周期起增加至 $25mg/m^2$ ），持续 10 个疗程。主要评价指标为患者的总体生存期和肿瘤有效率。结果显示，患者中位总体生存期为 12.3 个月。研究者采用实体瘤疗效评价（response evaluation criteria in solid tumours，RECIST）标准，对本品评估的肿瘤有效率（objective response rate，ORR）为 14%（2 例完全有效，8 例部分有效）。18 例患者（25%）无进展生存期大于 3 个月，肿瘤进展的中位时间为 2.7 个月。

在一项随机、开放、多中心、阳性对照 III 期临床试验 TROPIC 中，入组 755 例既往接受

过激素治疗、在多西他赛为基础的化疗过程中或结束后肿瘤进展的、去势治疗失败的转移性前列腺癌男性患者。入组患者每天口服泼尼松 10mg，随机分配接受米托蒽醌（12mg/m²，静脉滴注 15～30min，每 3 周重复，$n=377$）或卡巴他赛（25mg/m²，静脉滴注 1h，每 3 周重复，$n=378$），两种方案均治疗 10 个疗程。主要评价指标为接受本品联合泼尼松治疗者相对于接受米托蒽醌联合泼尼松治疗者的总体生存期。其他评价指标包括无进展生存期和安全性。结果显示，接受本品治疗方案的患者中位总体生存期为 15.1 个月（95% CI 14.1～16.3），而接受米托蒽醌治疗方案者为 12.7 个月（11.6～13.7）。两组的中位无进展生存时间分别为：治疗组 2.8 个月（95% CI 2.4～3.0），对照组 1.4 个月（95% CI 1.4～1.7）。研究结果证实，与接受有效化疗方案（由标准剂量的米托蒽醌与泼尼松构成）的患者相比，服用本品联合泼尼松的患者死于 MHRPC 的风险减少 30%，具有统计学意义[危险比,0.70（95% 可信区间:0.59～0.83）;$P<0.0001$]。研究者采用实体瘤疗效评价（RECIST）标准，对治疗组与对照组评估的肿瘤有效率分别为 14.4% 和 4.4%（$P=0.0005$）。

【适应证】　与泼尼松联用治疗既往用含多烯紫杉醇治疗方案激素难治的转移性前列腺癌。

【不良反应】　最常见的不良反应（3 级或以上）是中性粒细胞减少症（治疗组的发生率为 82%，其中发热性中性粒细胞减少症的发生率为 8%；对照组为 58%，其中发热性中性粒细胞减少症的发生率为 1%）、白细胞减少症（治疗组的发生率为 68%，对照组为 42%）、贫血（治疗组的发生率为 11%，对照组为 5%）、血小板减少症（治疗组的发生率为 4%，对照组为 2%）和腹泻（治疗组的发生率为 6%，对照组为 <1%）。其他常见的 3 级或以上的严重不良反应还包括:疲劳（5%）、虚弱（5%）、背痛（4%）、恶心（2%）、呕吐（2%）、血尿（2%）、腹痛（2%）、外周神经痛（2%）、呼吸困难（1%）、便秘（1%）、发热（1%）、关节痛（1%）、泌尿道感染（1%）、疼痛（1%）和骨痛（1%）等。

【禁忌证】　中性白细胞计数 ≤1500 个/mm³。既往有本品或聚山梨酯 80 过敏史者禁用。

【药物相互作用】　目前尚无正式临床资料评估本品与其他药物的相互作用。

体外研究表明，本品主要被 CYP3A 代谢，强 CYP3A 抑制剂（如酮康唑、伊曲康唑、克拉霉素、利托那韦等）或诱导剂（如苯妥英钠、卡马西平、利福平、苯巴比妥等）可能会影响本品的代谢。因此，当患者合并使用以上药物时,因潜在的药物间相互作用，应加以注意。

【用法与用量】　推荐剂量:25mg/m²，3 周 1 次，每次 1h，静脉输注。联合口服泼尼松 10mg/d。

【生产厂家】　赛诺菲·安万特公司

【性状】　白至灰白色粉末。

【制剂规格】　注射剂:60mg/1.5ml

【储存条件】　室温下（25℃）储存

## 参 考 文 献

［1］王志宏,钟旭丽. 抗前列腺癌新药卡巴他赛的药理与临床评价［J］. 中国新药杂志,2011,**20**(9):763 - 764.

［2］赵玉凤. 抗前列腺癌新药——Cabazitaxel［J］. 中国药学杂志,2011,**46**(6):477 - 478.

# Cabozantinib *S*-Malate
# 卡博替尼

$$C_{28}H_{24}FN_3O_5 \cdot C_4H_6O_5 \quad 635.60$$

【商品名】　Cometriq

【别名】　XL184

【化学名】　（2*S*）-2-Hydroxybutanedioic acid compd. with *N*-[ 4-[（6,7-dimethoxy-4-quinolinyl）oxy ] phenyl]-*N′*-（4-fluorophenyl）-1,1-cyclopropanedicarboxamide（1∶1）

【CAS】　1140909-48-3

【类别】　抗肿瘤药,KDR 和 c-Met 激酶的小分子抑制剂

【研制单位】　Exelixis 和百时美施贵宝公司

【上市时间】　2012 年 11 月 29 日

【作用机制】　体外生化和（或）细胞学分析曾显示本品抑制 RET,MET,VEGFR-1、-2 和-3,KIT,TRKB,FLT-3,AXL 和 TIE-2 的酪氨酸激酶活性。这些酪氨酸激酶受体是涉及肿瘤发生、转移、肿瘤血管生成及肿瘤微环境维持的细胞学功能和病理学过程。

【药代动力学】　群体药代动力学分析显示,本品半衰期约 55h,分布容积约 349L,药物稳态清除率约 4.4L/h。口服本品,血浆中位达峰时间（$t_{max}$）2 ~ 5h,与单次给药相比,口服 140mg/d,共 19d,体内暴露量增至 4 ~ 5 倍（基于药-时间曲线下面积）,并于第 15 天达稳态。本品与血浆蛋白有高结合率（≥99.7%）。

健康受试者给予本品,单次口服 140mg,高脂饮食相对于空腹状态服药,最大浓度（$c_{max}$）和 AUC 分别增加 41% 和 57%。

体外研究显示,本品为 CYP3A4 底物,CYP3A4 抑制药会降低其代谢产物 *N*-氧化物的形成（>80%）,而 CYP2A9 抑制剂则对本品的代谢影响较小（<20%）,CYP1A2、CYP2A6、CYP2B6、CYP2C8、CYP2C19、CYP2D6 及 CYP2E1 对本品代谢无影响。

给予健康受试者单剂放射性标记的本品后,27% 的放射活性出现在尿中,54% 在粪便中。

【临床研究】　Ⅱ 期临床试验中,本品对晚期前列腺癌显示出非常好的疗效。试验为扩大的临床随机终止试验,符合实体肿瘤的疗效评价标准（response evaluation criteria in solid tumors,RECIST）的 171 例去势难治性前列腺癌（castration-resistant prostate cancer,CRPC）稳定期患者,在 12 周试验周期内,被随机分为治疗组及安慰药组,主要评价终点为客观反应率（objective response rate,ORR）及无进展生存期（progression-freesurvival,PFS）,试验结果显示,72 例患者软组织损害减轻,可评价患者中 68% 骨扫描结果显著改善,其中 12% 患者完全消退,75% 疾病稳定者客观反应率为 5%,31 例疾病稳定患者随机指定治疗组与安慰药组中位无进展生存期分别为 23.9 周（95% CI 10.7 ~ 62.4 周）和 5.9 周（95% CI 5.4 ~ 6.6 周）（风险比率 0.12,$P < 0.01$）。回顾性调查显示,应用麻醉药对抗骨痛的患者中,67% 疼痛减轻,56% 减少剂量或停止用药。试验显示,本品治疗 CRPC 有效,能减轻软组织损害,延长无进展生存期,减轻骨痛和麻醉药用量。

一项有 330 例 MTC 患者参与的评价本品安全性和有效性的国际多中心、随机、双盲对照试验,研究前 14 个月内患者需通过独立的放射学评价委员会（Independent Radiology Review Committee,IRRC）（89%）或经治医师（11%）盲审,证实其有疾病活动进展。患者被随机（2∶1）分为接受本品 140mg（$n = 219$）,qd,或安慰药（$n = 111$）治疗组不进食,服药,直至经治医师确定疾病进展或患者不能耐受。按年龄（65 岁和 >65 岁）及是否之前接受过酪氨酸激酶抑制药（tyrosine kinase inhibitor,TKI）治疗（是否）随机分组,进行中不允许交叉。主要观察指标为基于通过符合实体瘤修改版疗效判定标准的 IRRC-确认事件的无进展生存期,客观反应（objective response,OR）及反应时间。结果显示,药物治疗组患者与安慰药组比较,PFS 显著延长[危险比 0.28（95% CI,0.19,0.40）,$P < 0.01$],药物治疗组与安慰药组中位 PFS 分别为 11.2 个月及 4.0

个月。仅在药物治疗组患者中观察到部分缓解(27% *vs* 0%,*P* < 0.01),中位客观反应时间为 14.7 个月(95% CI 11.1 ~ 19.3 个月)。试验表明,对于转移性 MTC,本品能显著延长患者 PFS,不良反应可控,是继凡德地尼后,第二个对晚期或转移性 MTC 有效的药物。

【适应证】 适用于进展性、转移性甲状腺髓样癌(MTC)等多种晚期肿瘤患者的治疗。

【不良反应】 最常见不良反应(≥25%)是腹泻、口腔炎、掌足红肿综合征(PPES)、体重减轻、食欲不振、恶心、疲乏、口腔痛、发色变化、味觉障碍、高血压、腹痛和便秘。最常见实验室异常(≥25%)是增加 AST、ALT,淋巴细胞减少,碱性磷酸酶增加,低钙血症,中性粒细胞减少,血小板减少,低磷血症和高胆红素血症。

【药物相互作用】 本品是 CYP3A4 底物。强 CYP3A4 抑制剂的共同给药可能增加本品暴露。慢性共同给予强 CYP3A4 诱导剂可能减低本品暴露。

【用法与用量】 推荐剂量:140mg 口服,每天 1 次。指导患者服用本品前至少 2h 和服用本品后至少 1h 不要进食。

【生产厂家】 Exelixis 公司

【性状】 白色或类白色固体,几乎不溶于水。

【制剂规格】 胶囊剂:20mg,80mg

【储存条件】 储存温度 −20℃。

### 参 考 文 献

[1] 祁宝辉,何欢. Cabozantinib(S)-苹果酸盐的合成工艺研究[J]. 广东化工,2014,41(19):22 − 23.

[2] 张秀颖,刘尧,白秋江,等. 新型分子靶向抗癌药物卡博替尼[J]. 医药导报,2013,32(11):1468 − 1470.

# Canakinumab
# 卡那单抗

【商品名】 Ilaris

【别名】 ACZ885,人抗白介素-1β 单克隆抗体

【CAS】 914613-48-2

【类别】 治疗 Cryopyrin 蛋白相关综合征以及 2 岁以上儿童全身型幼年特发性关节炎

【研制单位】 瑞士诺华公司

【上市时间】 2009 年 6 月 18 日

【作用机制】 儿童和成人隐热蛋白相关周期性综合征(CAPS)是由一种基因突变引起,与编码冷吡啉蛋白的基因 CIAS-1(一种免疫系统调节蛋白)突变有关,CIAS-1 基因有自发性突变,但这是常染色体显性遗传,家族病史呈阳性,男女发生的概率相同。这种突变会导致患者体内产生过多的 IL-1β,而过量的 IL 是多种炎症疾病的致病因素,是形成 CAPS 炎症的关键诱发剂。在多数情况下,冷吡啉调节 IL-1β 转换酶并控制 IL-1β 活性。CIAS-1 基因突变导致炎症因子过于活跃,进而导致 IL-1β 过量的释放。

本品是一种完全人源性单克隆抗体,选择性地阻滞 IL-1β 与 IL-1 受体的相互作用,使其活性失效,与其他具有 IL-1 特性的家族性成员无交叉反应。

【药理作用】 CAPS 患者体内 C 反应蛋白(CRP)和血清淀粉样蛋白 A(SAA)活性的增高是炎症性疾病的指标,这将导致患者出现全身淀粉样病变。接受本品治疗 8d 后,患者 CRP 和 SAA 值恢复正常。

【药代动力学】 成人 CAPS 患者单剂量皮下注射本品 150mg,7d 后血清浓度达峰值($c_{max}$),为(16 ± 3.5)μg/ml。平均终末半衰期为 26d。本品与血清 IL-1β 结合,分布容积($V_{ss}$)随体重的不同而变化,体重 70kg 的患者 $V_{ss}$ 约为 6.01L。每 8 周皮下注射本品 150mg,6 个月本品预期积累 1.3 倍。静脉给药 0.30 ~ 10mg/kg 或皮下给药 150 ~ 300mg,药代动力学参数(AUC 和 $c_{max}$)呈剂量相关性,绝对回收率为 70%。

本品的清除率因体重而变化,体重 70kg 的患者清除率约为 0.174L/d。重复给药不增

加本品的清除,校正体重后观察,未见性别或年龄相关的药代动力学差异。

儿童单剂量皮下给药 2mg/kg,在 2～7d 达到峰浓度。消除半衰期 22.9～25.7d,在成人患者中可以观察到相似的药代动力学性质。

**【毒性】** 目前本品的动物致癌和致突变试验尚在进行中。利用小鼠模型来评估本品雄性和雌性的生育率,雄性鼠每周治疗 1 次,从交配前 4 周开始,持续到交配后的 3 周;雌性鼠每周治疗 1 次,从交配前的 2 周开始,持续到交配后妊娠的 3d 或 4d。皮下给药剂量为 150mg/kg,雄性或雌性小鼠的生育率参数未改变。

**【临床研究】** 在一项 3 阶段、为期 48 周的随机、双盲、安慰剂对照的Ⅲ期临床试验中,阶段 1 的 35 例 CAPS 患者接受本品皮下注射 150mg,治疗后完全缓解的患者进入阶段 2,随机接受本品 150mg 或安慰剂 150mg,每隔 8 周注射 1 次,共 24 周;完成阶段 2 或者出现病情复发的患者进行阶段 3,在此阶段患者至少要接受 >2 倍剂量的本品。评价 CAPS 患者炎性疾病的指标为疾病活动分数、CRP 和 SAA。结果,第 1 阶段研究的 35 例患者中,34 例(97%)完全缓解,其中 31 例进入阶段 2 的研究。本品组 15 例患者病情稳定,无复发病例;安慰剂组 16 例患者中 13 例复发(81%,$P < 0.001$)。阶段 2 结束时,本品组患者的 CRP 和 SAA 中位数正常(<10mg/L),分别为 2.3 和 6.1mg/L;而安慰剂组患者的 CRP 和 SAA 增加(分别为 $P < 0.001$ 和 $P = 0.002$),分别是 24.4 和 43.4mg/L。两组 CRP 水平分别平均增加 1.1 和 19.9mg/L,SAA 水平分别平均增加 2.3 和 71.1mg/L。在阶段 2,本品组的可疑感染发生率高于安慰剂组($P = 0.03$)。31 例患者中 28 例(90%)完成阶段 3 治疗后病情得到缓解。阶段 3 结束时,本品组的 CRP 和 SAA 值分别降至中位数(2.3 和 5.8mg/L),而安慰剂组 CRP 和 SAA 的中位数值仍分别维持在 1.9 和 5.1mg/L。本品耐受性良好,治疗期间共发生 2 例严重不良事件:1 例尿脓毒病和 1 例偶发眩晕,都发生在阶段 3,可能与影响 IL-1 阻滞剂的抗生素耐药的有机体有关。结果表明,每 8 周皮下给药 150mg 的治疗方案,大部分患者能得到快速缓解。

一项评价本品在接受甲氨蝶呤治疗的风湿性关节炎(RA)患者的安全性、耐受性和临床疗效试验中,32 例活动性 RA 患者分成 4 组,每组 8 例患者(每组中随机分配 6 例给予本品,2 例给予安慰剂)。本品剂量分别为 0.3、1、3 和 10mg/kg,d 1 和 d 15 静脉注射给药,考察治疗 6 周的有效性。结果第 6 周时,10mg/kg 治疗组有临床改善(根据美国风湿病学标准),但改善无统计学意义($P = 0.085$)。10mg/kg 治疗组在 4 周后疾病活动度评分显著性减少。本品作用起效迅速,且多数症状的改善在前 3 周时出现。治疗 1 周内患者 CRP 下降。本品耐受性良好,3 例患者出现感染性症状。研究期间未检测到本品抗体,表明对于甲氨蝶呤耐受患者,本品可以改善临床症状。更多的临床试验还在进行中,其中包括对 RA 的疗效和最佳剂量的探讨。

一项关于儿童全身型幼年特发性关节炎的疗效、安全性、免疫原性和药代动力学研究中,入选患者为 4～19 岁患者,均伴有发热和至少 2 个活动的关节,CRP >50mg/L 及甾体激素 ≤0.4mg/kg,剂量交错递增。剂量范围为 0.5～9mg/kg。用美国风湿病学会(ACR)儿科标准来判断反应,病情复发的评判标准是再次发热,CRP >30mg/L 和(或)ACR 儿科 Flare 标准。首次给药后病情再次复发的时间为 23～200d。注射剂的耐受性较好,未见免疫反应发生。报告的 1 例严重不良反应为胃炎伴有溃疡出血。

一项评价本品治疗穆-韦综合征的安全性、有效性临床疗效试验中,入选患者为分子诊断 CIAS-1 基因突变,疾病活动度需要药物干预。患者接受本品单剂量注射（成人150mg/kg；儿童2mg/kg），随后为观察期，一旦病情复发则重复给药。完全缓解分别由医生对疾病活动度的总评估和皮肤疾病5分制（1＝没有，2＝极微，3＝轻度，4＝中度，5＝严重）≤2的评估以及患者正常的CRP和SAA值（<10mg/L）来定义。未完全缓解的患者7d内本品剂量增加5mg/kg。12例患者（7男，5女）入选，平均年龄27.6（4.3～47.4）岁，其中4例为14岁以下儿童患者，9例有过利洛纳塞（8mg/kg）药物治疗史。血清学检查结果显示，12例患者疗效明显，其中9例患者在首个治疗周期后92d再次服药，6例在第2次治疗周期后66d再次服药，2例患者106d内无复发。除1例患者出现眩晕外，其余患者耐受性良好。

**【适应证】** 儿童和成人隐热蛋白相关周期性综合征（cryopyrin-associated periodic syndrome，CAPS），包括并限于家族性寒冷型自身炎症性综合征（familial cold auto-inflammatory syndrome，FCAS）与穆-韦综合征（Muckle-Wellssyndrome，MWS）。

**【不良反应】** 62例患者注射本品至少6个月，其中56例患者注射本品至少1年，4例患者至少3年，结果共9例发生严重不良反应，其中2例眩晕，3例感染，1例阑尾切除术后腹内脓肿。最常见的不良反应包括上呼吸道感染、腹泻、流行性感冒、头痛和恶心。极少数患者注射部位出现疼痛、红斑、肿胀、瘙痒、瘀伤和炎症。

**【药物相互作用】** 本品与肿瘤坏死因子（TNF）抑制剂合用，引起严重感染和嗜中性白细胞减少症的发生率较高。由于本品与重组人IL-1受体阻滞剂（IL-1ra）有潜在的毒理学交互作用，因此应避免该药与其他阻滞IL-1或其受体的重组体药物合用。本品可干扰患者对新的抗原（如疫苗）的正常免疫反应，在接种疫苗期间不应给予本品。

**【用法与用量】** 成人（体重>40kg）每8周单剂量皮下注射150mg，儿童（体重15～40kg）每8周单剂量皮下注射2mg/kg。儿童患者的疗效不佳时，剂量可提高到3mg/kg。

**【生产厂家】** 瑞士诺华公司

**【性状】** 白色冻干粉。

**【制剂规格】** 冻干粉针剂：180mg

### 参 考 文 献

[1] 李晓翠,曹国颖,刘茜,等.卡那单抗的药理与临床研究[J].中国新药杂志,2010,**19**(16):1389－1391.

# Carfilzomib
# 卡非佐米

$C_{40}H_{47}N_5O_7$　719.909 9

**【商品名】** Kyprolis

**【别名】** PX-171-007

**【化学名】** N-{(2S)-2-[(Morpholin-4-ylacetyl) amino]-4-phenylbutanoyl}-L-leucyl-N-{(2S)-4-methyl-1-[(2R)-2-methyloxiran-2-yl]-1-oxopentan-2-yl}-L-phenylalaninamide

**【CAS】** 868540-17-4

**【类别】** 抗肿瘤药,第二代蛋白酶体抑制剂

**【研制单位】** 奥尼克斯（Onyx）制药公司

**【上市时间】** 2012年7月20日

**【作用机制】** 蛋白酶参与哺乳动物细胞的大多数蛋白质的水解,与调节多重生理功能有关,是抗肿瘤药物的重要靶点。本品是微生物自然产物的结构类似物,为四肽蛋白酶抑制剂,选择性不可逆结合到20S蛋白酶的苏氨酸活性位点的N-末端,蛋白水解的核心颗粒26S蛋白酶。本品对蛋白酶抑制作用不可逆,

且需要合成新的蛋白用于恢复细胞的蛋白酶活性,因此与其他缓慢的可逆性抑制药相比,本品的蛋白酶抑制作用更持久。

【药理作用】　26S 蛋白酶是一种蛋白质复合物,能够降解泛激素蛋白。蛋白酶的重要作用是调节细胞内特殊蛋白浓度,从而维持细胞内环境的稳定。26S 蛋白酶由 1 个 20S 核心部分和 2 个 19S 的调控部分组成。20S 核心内侧的 2 个环(环)分别有 3 个活性位点(1,2 和 5),这些活力位点与蛋白酶的 3 种主要蛋白水解活力有关(分别为后谷氨酰水解肽胰蛋白酶样作用和糜蛋白酶样作用),蛋白进入核心部分后逐步被降解成含 3~25 个氨基酸的多肽,并依次被其他的细胞肽酶水解。

本品是一种四肽环氧酮蛋白酶抑制剂,不可逆转与 20S 蛋白酶 N-末端苏氨酸含活性位点相结合。本品主要靶点为构成蛋白酶(c20S)和免疫蛋白酶上(i20S)的糜蛋白酶样(CT-L)亚基,通过选择性抑制蛋白酶的糜蛋白酶样活性,从而诱导肿瘤细胞死亡。在体外试验中,本品在实体瘤和血液肿瘤细胞中显示抗增殖和凋亡活性。动物实验显示,本品可抑制血液和组织中蛋白酶活性,并延缓多发性骨髓瘤血液肿瘤和实体瘤模型中的肿瘤生长。

【药代动力学】　单剂量静脉给予本品 27mg/$m^2$ 后,本品的 $c_{max}$ 和 AUC 分别为 4232ng/ml 和 379ng·h/ml。重复给予 15 和 20mg/$m^2$,AUC 和 $t_{1/2}$ 在首个疗程的 d 1,d 15 或 d 16 相似,提示没有蓄积。本品在 20~36mg/$m^2$ 时,呈剂量依赖性。

一项 I 期临床试验中,多发性骨髓瘤(MM)患者分别静脉给予本品 11($n=3$)、15($n=3$)、20($n=8$)或 27mg/$m^2$($n=5$),在首个疗程的第一次给药后,患者的 $c_{max}$、AUC、清除率、分布容积和消除半衰期分别为 143~528 ng/ml,1414~4911 ng·min/ml,1.043 7~7.4575L/min,68.4~1539L 和 12.9~39.4min。

给予本品 20mg/$m^2$ 后,平均稳态分布容积为 28L。体外试验结果显示,本品血浆浓度为 0.4~4μmol/L 时,血浆蛋白结合率平均为 97%。本品在肝脏迅速而广泛代谢,代谢产物多肽片段和二醇主要分布于血浆和尿液,肽酶裂解和环氧水解为主要代谢途径。细胞色素 P450 起次要作用。代谢产物没有生物活性。

静脉给予本品 15mg/$m^2$ 后,可迅速从全身清除,半衰期 <1h,全身清除率为 151~263L/h,远超肝血流,提示本品主要经肝外清除。

一项在 SD 大鼠体内进行的药代动力学研究中,静脉注射本品后,血药浓度以双时相方式迅速下降,血浆清除速率为 195~319ml/min,半衰期 5~20min,组织分布广泛而迅速,在 2~4mg/kg 的剂量范围内,$c_{max}$ 和 AUC 与剂量成比例增加,在 4~8mg/kg 的剂量范围内,$c_{max}$ 和 AUC 与剂量不成比例。本品和其主要代谢产物分布于尿和胆汁中,大约分别占总剂量的 26% 和 31%。

在另一项期临床试验中,当给予本品 11、15 或 20mg/$m^2$ 后,各剂量组血药浓度变异性极大,分别为(90.2±84.9)、(325.9±217.8)和(683.0±598.5)ng/ml。各剂量下,本品消除半衰期均小于 30min,清除速率高于肝血流速度,提示存在多种清除途径。$c_{max}$ 和 AUC 随剂量而增加,但不与剂量呈正比,本品分布容积较大(42.5~942ml/min)。

**特殊人群药代动力学**　群体药代动力学分析数据显示,年龄 <65 岁和 ≥65 岁临床上差异无统计学意义($P>0.05$),男患者和女患者标准剂量的平均 AUC 和 $c_{max}$ 值差别不大,肾功能情况对本品暴露量无影响。体外试验中本品对人细胞色素 CYP3A4/5 表现出适度直接和时间依赖的抑制作用。细胞色素 P450 介导的机制在本品的全代谢中作用较小。本品静脉内给药体内广泛代谢,药物代谢分布图不太可能受 P-gp 抑制剂和诱导剂的影响。

【临床研究】 一项单盲、多中心的Ⅱ期临床试验 PX-171-003-A1 评价了本品的安全性和有效性。266 例复发/难治性多发性骨髓瘤患者之前已接收过至少 2 种治疗[中位治疗方案 5 种，其中包括硼替佐米和沙利度胺和(或)来那度胺、糖皮质激素和 1 种蒽环类药物]，但仅获得≤25%的缓解或治疗期间或之后 60d 内病情恶化。这些患者中位年龄 63.0 岁，74.4% 既往接受过移植。

患者接受本品治疗，28d 为一个疗程，每周连续 2d 给药，持续 3 周，然后停药 12d；静脉给药 2~10min，直到病情恶化，或出现不能接受的毒性，最多 12 个疗程。患者在首个疗程每次给予 20mg/m² 剂量，之后给予 27mg/m²，为了降低发病率和严重的不良反应，在首个疗程，每次应用本品之前和第一次剂量增加到 27mg/m² 之前，口服或静脉注射地塞米松 4mg。如果在之后的疗程中症状再次出现，恢复口服或静脉注射地塞米松 4mg。结果患者全部缓解率(ORR)为 22.9%，平均治疗期 3 个月，15% 患者(40 例)完成 12 个疗程的治疗，其中 31 患者继续进入以后的治疗。中位缓解期(DOR)7.8 个月，在缓解的患者中，62%的患者缓解期达 6 个月，27%的患者缓解期达 12 个月；临床收益反应率(CBR)37%，中位临床获益期 8.3 个月，无进展生存期(PFS)3.7 个月，中位总存活期(OS)15.6 个月。

在另一项多中心、开放的Ⅱ期临床试验(PX-171-004)中，129 例经治疗后复发/难治性多发性骨髓瘤患者(已接受过中位 2 次治疗)入选，这些患者中位年龄 65 岁，患病时间 3.6 年。患者分为两组，第 1 组整个疗程均给予本品 20mg/m² 静脉注射($n=59$)；第 2 组于首个疗程给予本品 20mg/m²，随后的疗程给予 27mg/m²($n=70$)，28d 为一个疗程，共计 12 个疗程。结果，第 1 组和第 2 组的完全缓解率(ORR)分别为 3.4% 和 1.5%，极佳部分缓解率(VGPR)分别为 13.6% 和 26.9%，部分缓解率(PR)分别为 25.4% 和 23.9%，全部缓解率(CR)分别为 42.4% 和 52.2%，临床收益反应率(CBR)分别为 59.3% 和 64.2%。第 1 组的中位缓解期(DOR)为 13.1 个月，中位临床收益反应率(CBR)为 11.5 个月，而第 2 组的 DOR 和 CBR 均未观察到。第 1 组的中位疾病进展时间(TTP)为 8.3 个月，而第 2 组 TTP 在随访的 11.5 个月内未观察到。第 1 组和第 2 组中位缓解期和临床收益期分别为 1.0 与 0.5 个月和 1.9 与 0.5 个月。第 1 组中位无进展生存期(PFS)为 8.2 个月，第 2 组可评估的病例数不足而未统计；两组 9 个月无进展生存率共计 54.3%。

PX-171-004 临床试验还纳入了 35 例曾经硼替佐米治疗的难治/复发多发性骨髓瘤患者，这些患者之前曾接受过 1~3 种治疗(至少包含硼替佐米)，接受本品治疗，28d 为一个疗程，共计 12 个疗程，每个疗程的 d 1、2、3、8、9、15、16 静脉注射本品 20mg/m²。治疗期间，必要时使用地塞米松 4mg 进行预防。结果患者全部缓解率为 17.1%(6 例)，其中完全缓解 1 例，极佳部分缓解 1 例，部分缓解 4 例；临床收益反应率为 31.4%，中位缓解期超过 10.6 个月，中位无进展生存期和疾病进展时间均为 5.3 个月。

另一项Ⅰ期临床试验中，46 例复发/难治性多发性骨髓瘤患者静脉滴注本品，共计 12 个疗程，每次给予本品 20mg/m²。结果 39 例完成 1 个疗程以上的治疗，中位治疗周期为 3 个疗程，其中 13 例超过 6 个疗程患者临床收益反应率为 26%，中位临床收益期 7.4 个月，中位疾病进展时间为 6.2 个月。

【适应证】 适用于曾接受至少两种治疗，包括硼替佐米和一种免疫调节剂和曾证实疾病进展或末次治疗完成 60d 内的多发性骨髓瘤患者。

【不良反应】 最常报道为疲乏、贫血、恶心、血小板减少、呼吸困难、腹泻和发热。

【禁忌证】　应监视心脏并发症并及时中止用药;有胚胎胎儿毒性。

【药物相互作用】　本品主要通过肽酶裂解和环氧水解代谢,因此,本品不会受到同时服用的 CYP450 酶抑制剂和诱导剂影响。

【用法与用量】　本品静脉注射 2~10min,每周连续注射 2d,持续 3 周(即在 d 1、2、8、9、15、16 注射),然后停药 12d,每 28d 为一疗程。在第一疗程,起始剂量为 20mg/m²,如果耐受,在第二疗程可将剂量增到 27mg/m²,并在后期治疗中维持此剂量。治疗可持续直至疾病恶化或直到出现不可接受的毒性。

【生产厂家】　奥尼克斯(Onyx)制药公司

【性状】　白色至类白色粉末。

【制剂规格】　无菌冻干粉注射剂:60mg

【储存条件】　未开封小瓶应准存在冰箱(2~8℃;36~46℉)。保留在原包装避光保护。

### 参考文献

[1] 霍秀颖,封宇飞. 蛋白酶体抑制剂卡非佐米的药理作用与临床评价. 中国新药杂志,2013,22(13):1479-1482.

[2] 韩梅,葛明. 治疗多发性骨髓瘤新药——卡非佐米. 医药导报,2013,32(9):1200-1202.

[3] 汤仲明. 2012 年美国 FDA 批准药物简介. 国际药学研究杂志,2013,40(1):111-123.

# Catumaxomab
# 卡妥索单抗

【商品名】　Removab

【化学名】　immunoglobulin G2a, anti-(human antigen 17-1A)(mouse monoclonal Ho-3/TP-A-01/TPBs01 heavy chain), disulfide with mouse monoclonal Ho-3/TP-A-01/TPBs01 light chain, disulfide with immunoglobulin G2b anti-(human CD3(antigen))(rat monoclonal 26/II/6-1.2/TPBs01 heavy chain), disulfide with rat mono-clonal 26/II/6-1.2/TPBs01 light chain

【CAS】　509077-98-9

【类别】　抗肿瘤药

【研制单位】　德国 Trion Pharma 公司

【上市时间】　2009 年 4 月

【作用机制】　本品是由单抗 HO-3 衍生的一种三功能抗体,能同时激活 T 细胞和辅助免疫细胞,从而破坏拥有表面抗原。

【药理作用】　本品为大鼠/小鼠杂交单克隆抗体,特异性靶向 EpCAM 和 CD3 抗原。大部分肿瘤为 EpCAM 抗原过表达。CD3 作为 T 细胞受体的一部分表达于成熟 T 细胞。本品 Fc 区段第三个功能结合点可通过 Fcγ 受体和免疫辅佐细胞相互作用,因此本品也被称为三功能抗体。

本品可使肿瘤细胞、T 细胞和免疫辅佐细胞近距离接触,实现针对肿瘤细胞的免疫反应,包括 T 细胞活化、抗体依赖性细胞介导的细胞毒作用(ADCC),补体依赖性细胞毒作用和吞噬作用等,最终致肿瘤细胞死亡。

本品的抗肿瘤活性已获得体外和体内试验证实。在体外试验中,不论是 EpCAM 抗原低表达还是高表达的肿瘤,均可观察到本品有效的肿瘤细胞杀伤作用。在体内试验中,卵巢癌小鼠模型在经本品联合人外周血单核细胞腹腔内给药后,肿瘤进展延缓,提示本品具有抗肿瘤活性。

【药代动力学】　本品药物动力学参数个体差异较大。13 例恶性腹水患者按治疗方案接受 4 次腹腔注射治疗,剂量分别为 10、20、50 和 150μg。最大血浆浓度($c_{max}$)几何平均值为 0.5 ng/ml(0~2.3 ng/ml),药时曲线下面积(AUC)几何平均值为 1.7 d·ng/ml(低于检测下限~13.5d·ng/ml)。表观终末半衰期约为 2.5d(0.7~17d)。本品可在腹水和血浆中检测到,大部分患者体内血药浓度随给药次数和剂量的增加而增加。

【临床研究】　本品获准上市的依据是一项随机对照标签开放性 Ⅱ/Ⅲ 期临床研究(IP-

REM-AC-01)结果。该项临床研究评估本品对258例无法再进行化疗的伴有恶性腹水的EpCAM阳性肿瘤患者的疗效,其中129例为卵巢癌患者,其余分别为胃肠癌、乳腺癌、胰腺癌以及其他肿瘤患者,受试者按2:1的比例随机分成两组,其中治疗组($n = 170$)在穿刺术后第1、3、7和10天以剂量递增的方式腹腔注射本品(10、20、50、150μg),对照组($n = 88$)穿刺术后不给药;治疗组157例患者接受了至少1个剂量的本品,131例患者接受了4个剂量本品。

该研究设定的主要指标为无穿刺中位生存期,结果显示治疗组和对照组的无穿刺中位生存期分别为44和11d,治疗组和对照组治疗结束后至需行穿刺抽取腹水的时间分别为77和13d。此外,从医生和患者的问卷调查发现,本品治疗组患者的腹水症状也有所改善。在对各种肿瘤的治疗中,卵巢癌的疗效最为显著,本品治疗组和对照组的无穿刺中位生存期分别为52和11d。对胃癌的疗效也获得类似结果,本品治疗组和对照组的无穿刺中位生存期分别为44和15d。对于其他肿瘤患者,本品治疗组和对照组的无穿刺中位生存期分别为30和9d。

【适应证】 用于胰腺癌的治疗,用于治疗上皮细胞黏附分子阳性的恶性腹水。

【不良反应】 接受本品治疗的患者约90%可出现各种不良反应。较为普遍的不良反应(发生率≥10%)有:淋巴细胞减少、腹痛、恶心、呕吐、腹泻、发热、疲劳、寒战和疼痛。常见不良反应(发生率在1%~10%之间)包括白细胞增多、贫血、血小板过高、心动过速、眩晕、肠梗阻、细胞溶解性肝炎、脱水、关节痛、焦虑、失眠、呼吸困难、胸腔积液等。较为罕见(发生率≤1%)的不良反应包括胃出血、惊厥、急性肾衰竭、肺栓塞、严重胸腔积液等。

【禁忌证】 急性感染期间,不建议使用本品。中度以上肝功能不全或者超过70%肝转移以

及门静脉血栓形成或梗阻患者及轻度以上肾功能不全患者,使用本品需经全面的风险效益评估。

【用法与用量】 本品经由腹腔输注。使用前需以0.9%氯化钠溶液50ml稀释,再通过恒速输液泵腹腔内给药。推荐的给药方案为:第1天剂量为10mg,第3天剂量为20mg,第7天剂量为50mg,第10天剂量为100mg。给药间隔至少2天,可视不良反应情况适当延长,总治疗时间不超过20天。

【生产厂家】 德国 Trion Pharma 公司

【制剂规格】 预填充注射剂:10μg/0.1ml 或 50μg/0.5ml

### 参 考 文 献

[1] 常靓,刑爱敏编译. 具有抗癌作用的抗上皮细胞黏附分子单抗 Catumaxomab [J]. 药学进展,2009,**33**(12):573 – 574.

## Ceftaroline Fosamil Acetate
## 头孢洛林酯

$C_{22}H_{21}N_8O_8PS_4 \cdot C_2H_4O_2 \cdot H_2O$    762.75

【商品名】 Teflaro

【别名】 TAK-599,PPI-0903

【化学名】 (6R,7R)-7-{(2Z)-2-(Ethoxyimino)-2-[5-(phosphonoamino)-1,2,4-thiadiazol-3-yl] acetamido}-3-{[4-(1-methylpyridin-1-ium-4-yl)-1,3-thiazol-2-yl] sulfanyl}-8-oxo-5-thia-1-azabicyclo [4.2.0] oct-2-ene-2-carboxylatemonoacetatemonohydrate

【CAS】 866021-48-9

【类别】 抗生素类药,头孢类抗生素

【研制单位】 日本武田制药公司

【上市时间】  2010 年 10 月 29 日

【作用机制】  本品的作用机制类似于其他 $\beta$-内酰胺类抗生素,细菌细胞膜上的青霉素结合蛋白(PBP)是本品作用的靶点。通过与 PBP 结合,阻止细菌细胞壁的合成而具有杀菌作用。金黄色葡萄球菌有 4 种 PBP,本品均能与它们结合,对其中的 PBP 2a 具有最大的亲和力,因此本品对 MRSA 菌株具有很好的活性。同样,肺炎链球菌有 6 种 PBP,头孢洛林可与其中的 PBP3,1A,2X,1B 和 2A/B 结合。

【药理作用】  Aaravolatz 等测定了本品和 5 种对照药:万古霉素、达托霉素、利奈唑胺、克林霉素、甲氧苄啶-磺胺甲噁唑对金黄色葡萄球的体外活性。结果显示,对社区获得性 MRSA (CA-MRSA)分离菌,本品的活性极强。对万古霉素中介耐药金黄色葡萄球菌(VISA)、万古霉素耐药金黄色葡萄球菌(VRSA)、异质性万古霉素中介耐药金黄色葡萄球菌(hVISA)、达托霉素不敏感金黄色葡萄球菌(DNSSA),本品具有杀菌活性,对这 5 种分离菌 90% 的最低杀菌浓度($BIC_{90}$)为 1mg/L。

多项体外研究显示,本品的抗菌谱与头孢比普相似。

Jacqueline 等用兔心内膜炎模型比较本品与利奈唑胺和万古霉素对 MRSA 的体内活性。治疗后,本品显示具有更好的体内杀菌活性,对异质性糖肽中介耐药金黄色葡萄球菌,本品体内活性最高。

【药代动力学】  本品、Ceftaroline 和无活性代谢物的最大血药浓度($c_{max}$)和药时曲线下面积(AUC)随剂量成比例增加,并与给药时间长短无关。群体药代动力学研究显示,在给药剂量范围无累积作用。药代动力学数据群体分析显示,本品符合二室模型零级吸收,一级消除。

本品分布容积为 28.3 ~ 0.37L/kg (0.31 ~ 0.45L/kg),血浆蛋白结合率较低 (<20%),并在临床用药剂量范围与血药浓度无关。血细胞分割研究显示:本品不能有效地渗透进红细胞。

以兔模型研究本品(20mg/kg)对肺组织的渗透,肺组织渗透率(相对于血浆)为 (42.0±11.2)%。对大多数呼吸系统致病菌,该渗透率可使肺组织获得足够倍数的 MIC。

本品前药 iv 在体内磷酸酶的作用下迅速转化成其活性代谢物,该活性代谢物再进一步水解成无活性的开环代谢物头孢洛林-M-1。本品主要排泄途径为肾脏,少部分经粪便排泄。肾清除率单剂为 95.6ml/min,多剂量为 86.7ml/min。对于健康志愿者,生物活性代谢物 Ceftaroline 和无活性代谢物头孢洛林-M-1 的半衰期分别为 2.6h(范围 2.3h ~ 2.9h)和 4.51h。

末期肾病变(ESRD)患者的血液透渗可改变本品的药代动力学,这是由于中度肾损伤患者头孢洛林-M-1 的 $c_{max}$ 和 AUC 半衰期明显增加,肾清除大幅度降低。因此,中度肾损伤患者应调节本品的剂量,但轻度肾损伤患者不需调节剂量。

【毒性】  尚未进行长期致癌性研究。

无证据显示本品在体外试验(包括细菌回复突变试验和小鼠淋巴瘤试验)中的致突变活性。未进行 Ceftaroline 在体外哺乳动物的致突变性细胞分析。在体内,本品不能诱导大鼠肝细胞程序外的 DNA 合成,也不能诱导小鼠或大鼠骨髓微核红细胞的形成。

静脉注射本品高达 450mg/kg,但雄性和雌性大鼠的生育能力未受到不良影响。这大约是 4 倍以上的最大推荐人用剂量,该剂量根据体表面积得出。

【临床研究】  本品可用作经验性单一治疗以代替复杂的联合用药治疗。对其他抗生素治疗不能耐受或无效的患者,可从使用本品中获益。

对成人 cSSSIs 患者,两项(CANVAS-1,CANVAS-2)多中心、随机、双盲、Ⅲ期临床试验,共入组 1378 例患者,693 例给予本品,685 例给予万古霉素加氨曲南(Aztreonam)。结果:疗程 5~14d,本品 600mg,iv,q12h 的疗效与万古霉素 1g,iv,q12h 加氨曲南 1g,q12h 相近。临床可评估(CE)人群治愈率为 91.6% 和 92.7%,改良意向性分析(mITT)人群治愈率为 85.9% 和 85.5%。MRSA 感染患者有效率为 93.4% 和 94.3%。不良事件发生率、停药率及严重不良事件、死亡率两组相似。

两项(FOCUS1,FOCUS2)随机、双盲、多中心、Ⅲ期临床试验,对住院 CABP 患者,614 例给予本品,614 例给予头孢曲松。结果:疗程 5~7d,Ceftaroline 600mg,iv,q12h 疗效与头孢曲松 1g,q24h 相近(在 FOCUSI 试验中,两组另加用克拉霉素至非典型细菌消除)。合并可评估患者人群,Ceftaroline 和头孢曲松的临床治愈率分别为 84.3% 和 77.7%,细菌学有效率分别为 87% 和 81%,细菌学 mITT 有效率分别为 84.8% 和 80.4%。结果表明:对于治疗住院严重肺炎患者,本品是一个非常有前景的头孢菌素。

【适应证】 急性细菌性皮肤及皮下组织感染和社区获得性细菌性肺炎。

【不良反应】 Ⅰ~Ⅲ期临床试验显示,与其他头孢菌素相比,本品不良反应轻微,安全性良好。最常见的与治疗有关的不良反应为腹泻(4.2%~6.5%)、恶心(2.3%~6.2%)、头痛(3.4%~5.3%)、失眠(3.1%~3.5%)、结晶尿(9%)、血肌酸磷酸激酶、丙氨酸氨基转移酶和天冬氨酸氨基转移酶水平升高。也会引起尿的颜色和气味的改变。

本品静脉给药不良反应有疼痛(3%)、输注部位少见肿胀(1.5%)及血栓形成(1.5%)。不良反应的程度可分为轻微(72%)或中度(23.6%),严重或威胁生命(4.4%~6.4%)。

【禁忌证】 对本品过敏及对 $\beta$-内酰胺类抗生素过敏的患者慎用。

【药物相互作用】 体外研究显示,本品不是主要的细胞色素 P450(CYP450)同工酶的抑制剂或诱导剂,一般不涉及 CYP450 底物的临床上明显的药物间相互作用。

【用法与用量】 建议临床用药方案为 600mg,q12h,在 1h 内静脉注射。

治疗 CABP,疗程为 5~7d;治疗 cSSSIs,疗程为 5~14d。轻度肾损伤患者(肌酐清除 $CL_{er} > 50~80ml/min$)不需调节剂量,而中度肾损伤患者(肌酐清除 $CL_{er} > 30~50ml/min$)需将剂量减少至 400mg,iv,q12h。

【生产厂家】 美国 Forest Laboratories(Cerexa)公司

【性状】 溶液 pH 值为 4.8~6.5。

【制剂规格】 粉针剂:400mg,600mg

【储存条件】 在 2~8℃冷藏保存。

参 考 文 献

[1] 高健,孙铁民. 头孢洛林酯(ceftarolinefosamil)[J]. 中国药物化学杂志,2011,21(2):167.

[2] 刘美. 抗革兰阳性耐药菌的新型头孢菌素类抗生素头孢洛林酯[J]. 中国新药杂志,2012,21(2):109-113.

# Collagenase Clostridium Histolyticum
## 溶组织棱状芽孢杆菌胶原酶
### (胶原酶肉毒杆菌)

【商品名】 Xiaflex

【别名】 clostridiopeptidase A

【CAS】 9001-12-1

【类别】 生物药,治疗 Dupuytren's Contracture 病

【研制单位】 Auxilium 公司

【上市时间】 2010 年 02 月 02 日

【作用机制】 杜普伊特伦挛缩症(Dupuytren's Contracture)是一种手掌皮肤下方结缔组织严重受损的疾病,即手掌结缔组织中大量胶原沉积,形成条索状结构,导致患者手指不能正常舒展和伸直。本品所含纯化溶组织芽孢梭菌胶原酶是由溶组织梭菌发酵分离及纯化而

获得的两种微生物胶原酶,其作用机制是通过直接注射至手掌皮肤下方胶原条索组织,溶解过多的胶原沉积,从而达到治疗目的。

所含纯化溶组织芽孢梭菌胶原酶是由溶组织梭菌发酵分离及纯化而获得的两种微生物胶原酶(胶原酶 AUX-Ⅰ 和胶原酶 AUX-Ⅱ)。其中,AUX-Ⅰ属于Ⅰ类溶组织梭菌胶原酶,AUX-Ⅱ属于Ⅱ类溶组织梭菌胶原酶。这两类梭菌胶原酶都能有效切割分解条索胶原组织。虽然两者作用靶点不一样,但是具有协同作用。

【药理作用】 两个胶原酶在不同的点协同作用裂解原胶原,AUX-Ⅰ分子内攻击的 C-和 N-末端,AUX-Ⅱ酶切割氨基酸键。裂解后的小的胶原蛋白片段由这两种酶共同分解。

使用本品后,患者的挛缩症状不易复发,5 项临床研究中,接受本品治疗的病人共 830名,复发率仅为 4%。但大部分酶无法到达血流中,推测这些酶很大程度上停留在注射点直到被蛋白酶分解。

【药代动力学】

**吸收和分布** 在 16 例杜普伊特伦挛缩症患者中单剂量给予本品 0.58mg,在注射后 5min ~ 30d 内未检测到本品的血浆浓度。迄今为止,在临床研究中没有观察到本品通过局部注射到杜普症条索后出现系统毒性的报道。

**生物转化和消除** 由于本品不是细胞色素 P450或者其他药物代谢通路的代谢底物,所以没有可预测的活性代谢物,也没有进行代谢研究。

由于单次注射本品后系统暴露量低于可检测阈,所以也未进行本品的消除研究。

【毒性】 本品非临床安全研究按照 ICH 的S6 要求进行,研究中使用的动物为大鼠、犬、小型猪和豚鼠。

在单剂量研究中,将本品以 0、0.015(约1.3 倍的临床剂量)、0.030、0.060 和 0.150mg/只的剂量注入大鼠体内,并给予 28d 的恢复期。将本品以 0、0.075(临床剂量的一半)、0.15

和 0.30mg/只的剂量通过肌腱注射注入犬体内,并给予 28d 的恢复期;或将本品以 0、0.015(与临床剂量相等)、0.450 和 0.75mg/只的剂量水平通过深部皮下注射注入犬体内,并给予 8 周的恢复期。

两个物种(大鼠和狗)在所有剂量水平所观察到的治疗相关研究结果是相似的:包括注射部位肿胀、变紫,后肢变粗,毛剖检观察颜色变红以及(或)右腋窝淋巴结变暗红色(仅在犬中观察到)。组织病理学检查结果为出血、水肿、炎症反应、胶原蛋白溶解纤维组织增生/新生血管、骨骼肌坏死、动脉的变化和(或)溶解的胶原蛋白和(或)窦性红细胞增多症的右腋窝淋巴结(狗)。在大鼠和狗的恢复期后期,发现注射部位有轻度至重度纤维化。

【临床研究】 在澳大利亚进行的一项涉及 66名患者的临床研究显示,相对于安慰剂组 5%的治疗成功率,本品组中有 44% 的受试者治疗成功,即达到主要终点考察指标的预期。另一项在美国进行、涉及 306 名患者的临床研究显示,本品组和安慰剂组中治疗成功的受试者分别为 64% 和 7%。这两项研究的主要终点考察指标均为在最后一次注射治疗后 30天时,主要手指关节挛缩程度降低 5 级的患者比例。此外,在 5 项临床研究中,830 名接受本品治疗的患者其复发率为 4%,据统计,在所有接受手术治疗的病例中,复发率约 27% ~ 80%。

【适应证】 成人掌筋膜挛缩综合征。

【不良反应】 几乎所有接受本品治疗的病人均出现了不良反应,但多数为局部反应。已进行的 12 项研究的总体数据显示,2630 名接受本品治疗的病人中,11 人(0.4%)出现严重毒副作用,其中 3 人为肌腱断裂,1 人为屈肌腱鞘滑车断裂。最常见的不良反应为局部肿胀、疼痛、瘙痒以及一过性局部淋巴结增大和压痛。

【禁忌证】 有异常凝血的患者慎用,包括在注射 7d 内接受出低剂量阿司匹林外抗凝剂药物。

【药物相互作用】 由于药物并不到达血流和肝脏中,因此还未有关于相互作用的报道。

【用法与用量】 按照注射方法步骤将 0.58mg 的本品注入掌指的(MP)关节或近端指节间(PIP)关节有挛缩可触摸到的 Dupuytren 索。

如存在挛缩,注射后接近 24h,进行手指伸展方法。在接近 4 周间隔,可给予至 3 次每索注射和手指伸展方法步骤。1 次只能注射 1 条索。如患者有其他挛缩索,按顺序每次注射 1 条索。

【生产厂家】 Auxilium 公司

【性状】 棕褐色或淡褐色粉末。最适 pH7 ~ 8。具有独特的消化天然胶原和变性胶原能力。去污剂、六氯环己烷和重金属离子可降低酶活性。专一作用于原胶原,使其断裂进而被其他蛋白酶水解,不水解纤维蛋白,球蛋白。

【制剂规格】 冻干粉:每个安瓿中含有0.9mg 的溶组织梭菌胶原酶

【储存条件】 应存放在冰箱中于 2 ~ 8℃ 保存,不可冻结。

混合后的本品可在室温下(20 ~ 25℃)放置1h,或在 2 ~ 8℃ 下冷藏4h。

**参 考 文 献**

[1] 溶组织芽孢梭菌胶原酶产品 Xiaflex 获准上市用于治疗杜普伊特伦挛缩征[J]. 药学进展,2010,34(4): 188 – 189.

# Crizotinib
# 克里唑替尼

$C_{21}H_{22}Cl_2FN_5O$   450.34

【商品名】 Xalkori

【别名】 PF-02341066

【化学名】 (R)-3-[ 1-( 2, 6-Dichloro-3-fluorophe-nyl )-ethoxy ]-5-( 1-piperidin-4-yl-lH-pyrazol-4-yl )-pyridin-2-ylamine

【CAS】 877399-52-5

【类别】 抗肿瘤药,酪氨酸激酶抑制剂

【研制单位】 Pfizer 公司

【上市时间】 2011 年 8 月 26 日

【作用机制】 本品是一种酪氨酸激酶受体抑制剂,抑制 ALK、肝细胞生长因子受体(HGFR,c-Met)等。用肿瘤细胞株在基于细胞分析中证实本品呈浓度依赖性抑制 ALK 和 c-Met 的磷酸化。

【药理作用】 本品是包括 ALK、肝细胞生长因子受体(HGFR, c-Met)、RON(Recepteur-dOrigine Nantais)在内的受体酪氨酸激酶抑制剂。ALK 易位能影响 ALK 因子导致干扰致癌的融合蛋白表达。ALK 融合蛋白的形成使影响细胞分化和生长的基因表达激活和信号通路失调,能促成肿瘤细胞增殖和存活而表达这些蛋白。本品通过结合到 ALK 的 ATP 结合位点,抑制 ATP 的结合和自磷酸化,此作用对酶激活是必需的。

本品对 ALK 和 c-Met 高度选择,选择性至少是其他激酶的 20 倍。在 Karpas299 或 SU-DHL-1 的 ALCL 细胞中本品抑制核磷蛋白(NPM)-ALK 磷酸化,并在 NPM-ALK 依赖的 Karpas299 或 SU-DHL-1 细胞系中抑制细胞增殖,诱导其凋亡。本品在 NPM-ALK 依赖的 Karpas299 异种移植瘤中也抑制 ALK 磷酸化。

本品有效抑制细胞增殖,阻滞细胞周期于 $G_1$-S 期,诱导 ALK 阳性的 ALCL 细胞凋亡。口服本品对免疫耗竭浅褐色荷 Karpas299 的 ALCL 异种移植瘤呈剂量依赖地抗肿瘤作用。100mg/(kg·d)剂量组在初始给药的 15d 内所有肿瘤完全消退。另外,抑制关键的 NPM-ALK 的信号通路,包括磷脂酶 C gamma,

STAT3 和 Akt。

异种移植瘤小鼠模型和肿瘤生长抑制模型得出的 $EC_{50}$ 值表明，>50% ALK 抑制作用对本品显著的抗肿瘤效力（>50%）是必需的。据临床观察到的药代动力学数据和非临床异种移植瘤小鼠模型 a-13122 和 Karpas299 的药效学参数，本品 250mg，bid 的剂量，对 NSCLC 患者 >70% ALK 抑制作用显著。

【药代动力学】 在 37 例 I 期试验的患者中，空腹口服本品后血浆药物浓度在 4h 达到峰值，随后多程指数衰减模式，平均终末半衰期为 43 ~ 51h，重复给药 ≥15d，本品 $AUC_{tau}$ 中位蓄积率为 qd 给药后 1.7 ~ 3.7，bid 给药后为 4.0 ~ 5.9。50 和 100mg（1d）剂量组的药代动力学特征呈非线性，$AUC_{tau}$ 和 $c_{max}$ 升高的比例高于剂量升高的比例。接受 100mg（qd）至 300mg（bid）治疗的患者，药代动力学特征呈线性，单次或多次给药后，平均 $AUC_{tau}$ 和 $c_{max}$ 呈比例上升。在本研究人群中，本品的药代动力学存在着适度的变异性。本品在体内主要经肝脏代谢，CYP3A 同工酶是其主要代谢酶。

【毒性】 Ames 测定中，本品无致遗传改变作用。相似或高于 250mg，bid 的暴露量，本品有鼠胚胎、胎儿毒性。给器官发生期的妊娠鼠、兔几倍于人类推荐剂量的本品，胎儿体重减少，未观察到畸形形成。本品有损害人类生殖功能和生育能力的可能。

【临床研究】 FDA 批准本品系基于 255 名局部晚期或转移性的 ALK 阳性 NSCLC 患者的临床试验数据。试验包括 2 项多中心单臂临床试验（试验 A 和 B），分别为 1 项 2 期临床试验（A）和 1 项 1 期临床试验的第 2 部分扩展队列研究（B）。参加这些研究的患者，除试验 B 中的 15 例患者对局部晚期或转移性疾病无既往全身治疗外，都曾接受过全身治疗。在试验 A 中，用荧光原位杂交（Vysis ALK Break-Apart FISH）探针试剂盒鉴定 ALK 阳性 NSCLC。在试验 B 中，用一些当地临床试验分析鉴定 ALK 阳性 NSCLC。在 2 项临床试验中，主要疗效终点均为客观缓解率（ORR），ORR 根据《实体肿瘤的治疗评价标准》（ECIST）评价，并由研究者评估。同时还评估了缓解持续时间（DR）。

在试验 A（$n=136$）中，ORR 为 50%，包括 1 例完全缓解和 67 例部分缓解（95% CI：42%，59%）。中位治疗时间为 22 周。在治疗前 8 周，获得 79% ORR。中位 DR 为 41.9 周。

在试验 B（$n=119$）中，ORR 为 61%，包括 2 例完全缓解和 69 例部分缓解（95% CI：52%，70%）。中位治疗时间为 32 周。在治疗前 8 周，获得 55% ORR。中位 DR 为 48.1 周。

【适应证】 用于治疗局部晚期或转移性的 ALK 为阳性的 NSCLC。

【不良反应】 最常见的不良反应（≥25%）为视力障碍、恶心、腹泻、呕吐、水肿和便秘。3 级和 4 级不良反应（≥4%）包括丙氨酸氨基转移酶（ALT）升高和嗜中性粒细胞减少。严重不良反应（≥2%）包括肺炎、呼吸困难和肺栓塞。其他不良反应有眩晕、味觉障碍、心动过缓、血小板减少、淋巴细胞减少等。

【药物相互作用】 当本品与强 CYP3A 抑制剂合用时可增加本品的血浆浓度。应避免与强 CYP3A 抑制剂的合用，包括但不限于阿扎那韦、克拉霉素、茚地那韦、伊曲康唑、酮康唑、奈法唑酮、奈非那韦、利托那韦、沙奎那韦、泰利霉素、醋竹桃霉素和伏立康唑。

当本品与强 CYP3A 诱导剂合用时可降低本品血浆浓度。应避免与强 CYP3A 诱导剂同时使用，包括但不限于卡马西平、苯巴比妥、苯妥英、利福布汀、利福平。

在体外和体内本品都抑制 CYP3A。应避免与 CYP3A 底物有狭窄治疗指数的药物共同给药，包括但不限于阿芬太尼、环孢素、双氢麦角胺、麦角胺、芬太尼、匹莫齐特、奎尼丁、西罗莫司和他克莫司。

本品的水溶性与 pH 值有关，较高 pH 值导致溶解度降低,升高胃液 pH 值的药物(如质子泵抑制剂、$H_2$ 阻断剂或抗酸药)可能减低本药的溶解度和生物利用度。

【用法与用量】　口服每次 250mg,每日 2 次,可空腹或随餐服用。

【生产厂家】　Pfizer 公司

【性状】　白色至淡黄色粉末。

【制剂规格】　胶囊剂:200mg,250mg

【储存条件】　储存在室温 20~25℃。

### 参 考 文 献

[1] 姜楠,宫平.Crizotinib[J].中国药物化学杂志,2012,**22**(1):84.

[2] 杨臻峥.抗肿瘤药 Crizotinib[J].药学进展,2012,**36**(1):42-43.

[3] 王燕,于舒飞.治疗肺癌新药 Crizotinib 的药理作用和临床研究进展[J].中国新药杂志,2011,**20**(17):1602-1607.

[4] 葛亚静,陈志强,李国.新型治疗局部晚期或转移性的间接性淋巴瘤酶激酶阳性非小细胞肺癌的药物——Crizotinib[J].中国药学杂志,2012,**47**(9):743-744.

# Dabrafenib Mesilate
## 甲磺酸达拉非尼

$C_{23}H_{20}F_3N_5O_2S_2$　519.56

【商品名】　Tafinlar

【化学名】　*N*-[3-[5-(2-Amino-4-pyrimidinyl)-2-(tert-butyl)-4-thiazolyl]-2-fluorophenyl]-2,6-difluorobenzenesulfonamide

【CAS】　1195765-45-7

【类别】　抗肿瘤药,BRAF 抑制剂

【研制单位】　英国葛兰素史克(GSK)公司

【上市时间】　2013 年 5 月 29 日

【作用机制】　本品为环吡酮胺(BRAF)激酶部分突变株的抑制剂,对 BRAF V600E、BRAF V600K 和 BRAF V600D 酶的体外半抑制浓度($IC_{50}$)分别为 0.65、0.5 和 1.84nmol/L。本品也是野生型 BRAF 和 CRAF 激酶抑制剂,对应的 $IC_{50}$ 分别为 3.2 和 5.0nmol/L,对 SIK1 NEK11 和 LIMK1 激酶等亦有较高的抑制浓度。一些 BRAF 基因变异(包括导致 BRAF V600E 酶出现的基因变异)可导致结构性激活可激发肿瘤细胞生长的 BRAF 激酶。本品在体内和体外均具有抑制 BRAF V600 突变阳性的黑色素瘤细胞生长。

【药代动力学】

**吸收**　口服本品后,中位达峰时间($t_{max}$)为 2h。口服本品的平均绝对生物利用度为 95%。单剂量用药 12~300mg 范围内,本品暴露量(血药峰浓度,$c_{max}$ 和血药曲线下面积,AUC)具有剂量依赖性,但是低于同剂量每日 2 次用药,剂量依赖性的本品暴露量。本品 150mg 每日 2 次重复用药后,平均蓄积率 0.73,稳态下,个体间的 AUC 变异率为 38%。与快代谢人群相比,肥胖人群服用本品后,$c_{max}$ 和 AUC 分别下降 51% 和 31%,平均 $t_{max}$ 延后 3.6h。

**分布**　本品血浆蛋白结合率为 99.7%,表观分布容积为 70.2L。

**代谢**　本品主要通过肝药酶 CYP2C8 和 CYP3A4 转化为羟化达拉非尼,羟化达拉非尼可进一步被 CYP3A4 氧化为羧基达拉非尼,进而通过胆汁和尿液排出体外。羧基 Dabrafenib 脱羧基形成去甲基达拉非尼;去甲基达拉非尼可在肠道被重吸收。去甲基达拉非尼进一步被 CYP3A4 肝药酶代谢为氧化产物。羟化达拉非尼和达拉非尼的终末半衰期均为 10h,代谢产物羧基达拉非尼和去甲基达拉非尼的半衰期为 21~22h。重复给药时,平均代谢产物-母药 AUC 比值在羟化-、羧基-、去甲基-分别为 0.9、11 和 0.7。基于系统暴露相对效价和药代动力学特点,可以认为羟化达拉非尼和去甲基达拉非尼是达拉非尼发挥临床治疗作用的活性物质。

**消除**　口服本品的终末半衰期为8h。单剂量用药的表观清除率 17.0L/h,每天 2 次用药,连续给予 2 周本品,表观清除率为 34.4L/h。根据放射同位素得到的数据显示,所有代谢产物 71% 通过粪便排出,23% 通过尿液排出体外。

**【临床研究】**　一项多国家多中心随机(3∶1)开放阳性对照试验,对本品的安全性和有效性进行了评估,本试验共纳入 250 例未经过前期治疗 BRAF V600E 突变阳性未切除或转移性黑色素瘤患者任何经过 BRAF 抑制剂或 MEK 抑制剂治疗的患者排除在外。患者随机分为两组:本品组(n = 187) 每日 150mg,分两次口服;达卡巴嗪组(n = 63)每 3 周一次,按 1 000mg/m² 静脉给药。所有患者按肿瘤非切除状态Ⅲ级[局部结节或正在发生转移,M1a:远处皮肤皮下或转移性结节,或 M1b:肺转移 vs M1c 黑色素瘤(所有其他出现内脏转移或血清 LDH 升高者)]为基线进行分层。本研究的主要评价终点为经研究人员确认的无进展生存率(PFS)。另外,一个独立的放射学审查委员会(IRRC)通过预先确认的支持性分析结果(如 PFS),确认的客观反应率(ORR)及反应期等进行治疗的有效性评估。

**【适应证】**　适用于不能切除或转移的 BRAF V600E 突变的黑色素瘤患者的治疗。

使用限制:本品不适用于有野生型 BRAF 黑色素瘤患者的治疗。

**【不良反应】**　最常见不良反应(20%)是角化过度、头痛、发热、关节炎、乳头状瘤脱发和掌跖红肿疼痛综合征(PPES)。

**【药物相互作用】**　本品为肝药酶 CYP3A4 和 CYP2C8 的作用底物,羟化达拉非尼和羧基达拉非尼为 CYP3A4 的作用底物。体外研究中,达拉非尼是人 P-糖蛋白(P-glycoprotein,P-gp)和乳腺癌耐偶蛋白(breast cancerresistance protein,BCRP)的作用底物。在人体肝细胞里,达拉非尼可剂量依赖性诱导 CYP2B6 和 CYP3A4 mRNA 表达增加(可达对照组的 32 倍),体内对 CYP3A4 具有中度诱导作用。体外研究中,达拉非尼及其代谢产物(羟化-、羧基-、去甲基-)为有机阴离子转运多肽 OATP1B1,OATP1B3,OAT1 和 OAT3 的抑制剂;同时为 BCRP 的中度抑制剂。

**【用法与用量】**　治疗前应确证在肿瘤标本中存在 BRAF V600E 突变;推荐剂量每天 150mg,分 2 次口服,餐前至少 1h 或餐后至少 2h 服用。

**【生产厂家】**　英国葛兰素史克公司

**【性状】**　黄色或白色结晶粉末。

**【制剂规格】**　胶囊剂:50mg,75mg

**【储存条件】**　贮存在 25℃(77℉);外出允许至 15 ~ 30℃(59 ~ 86℉)。

## 参 考 文 献

[1] 杨臻峥. 抗肿瘤药 Dabrafenib[J]. 药学进展,2013,**37**(2):93 - 94.

[2] 李双,董金华. 达拉非尼[J]. 中国药物化学杂志,2013,**23**(6):512.

# Dalfampridine
# 达伐吡啶

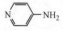

$$C_5H_6N_2 \quad 94.11$$

**【商品名】**　Ampyra

**【别名】**　Fampyra

**【化学名】**　4-Aminopyridine

**【CAS】**　504-24-5

**【类别】**　多发性硬化病 MS 患者行走困难,钾通道阻滞剂

**【研制单位】**　Acorda 公司

【上市时间】 2010 年 01 月 22 日

【药理作用】 本品是一种钾通道阻滞剂,能够改善行走状态,此疗效是通过提高多发性硬化症患者的行走速度来证明的。在实验室研究中,本品被证明能够改善患者神经纤维的冲动传导。

【药代动力学】 本品口服使用可被胃肠道迅速且完全吸收,相对生物利用度为 96%,分布容积为 2.6L/kg。健康受试者禁食条件下单剂量口服本品缓释片 10mg 后的血药峰浓度($c_{max}$)介于 17.3 ~ 21.6μg/L,达峰时间($t_{max}$)为 3 ~ 4h;而本品溶液剂的 $c_{max}$ 和 $t_{max}$ 分别 42.7μg/L 和 1.3h。本品口服后,药物及其代谢物 3-羟基-4-氨基吡啶、3-羟基-4 羟基吡啶硫酸盐在 24h 后可被完全消除,尿液和粪便中可分别回收给药剂量的 95.9% 和 0.5%,代谢物无药理活性。本品缓释片的消除半衰期为 5.2 ~ 6.5h,其硫酸盐代谢物的血浆半衰期约为 7.6h,而 3-羟基-4-氨基吡啶则因低于检测限而未测得相应数值。

健康受试者和 MS 患者口服本品缓释片后的药代动力学参数无显著性差异。

【毒性】 高血药浓度增加癫痫的发生风险。该药通过肾脏排出体外,因此肾功能受损患者可能引起血药浓度升高而增加癫痫的发生危险。大部分癫痫发生于服用推荐剂量药物数天或数周内的无癫痫史患者。

【临床研究】 两项涉及 540 名、平均病程达 13 年、Kurtzke 扩展致残量表(EDSS)评分平均值为 6 分的患者。临床试验考察了本品对改善患者行走能力的疗效。试验 1 为一项随机、安慰剂对照的平行研究,共有 301 名 MS 患者参加,研究周期为 21 周,分为筛选期(1 周)、单盲安慰剂准备期(2 周)、双盲治疗期(14 周)及随访期(4 周)。患者入选标准为定时(8 ~ 45 秒)25 步步行距离测定的步行速度,排除标准则包括癫痫史或脑电图示有癫痫样活动以及 60 天内 MS 症状加剧。患者被随机分为

本品(10mg,bid)治疗组($n = 229$)和安慰剂组($n = 72$),结果有 283 名患者完成该项研究。

试验 2 为在 239 名 MS 患者(本品治疗组和安慰剂组分别为 120 和 119 名)中进行的为期 14 周的随机、安慰剂对照的平行研究,筛选期、单盲安慰剂准备期、双盲治疗期及非治疗随访期分别为 1、2、9 和 2 周。患者入组和排除标准同试验 1,且肾功能严重受损的患者也在排除之列。结果有 227 名患者完成该项试验。

上述两项试验的主要考察指标均为定时 25 步步行(TF25W)速度,患者步行速度在治疗期内 4 次探访中有 3 次明显快于非双盲治疗期内 5 次探访(4 次为双盲治疗期前,1 次为双盲治疗期后)中的最高步行速度则被认为对治疗产生应答。结果显示,两项试验中,本品治疗组患者的应答率显著高于安慰剂组(试验 1:34.8% *vs* 8.3%;试验 2:42.9% *vs* 9.3%)。两项试验中 63% 的患者均同时服用免疫抑制剂,但本品的疗效与这些药物的使用无关,且与患者残疾程度、年龄、性别、体重指数等均无关。

在一项 II 期和一项 III 期临床研究中,按两种独立的标准分别将 394 名 MS 患者各分为 5 组:按 EDSS 评分的得分值分为 1.5 ~ 3.5、4.0 ~ 4.5、5.0 ~ 5.5、6.0 及 6.0 分以上组;按 25 步步行距离测定的步行时间则分为 5.16 ~ 8.95、8.98 ~ 10.61、10.64 ~ 13.29、13.33 ~ 18.38 及 18.40 ~ 71.57 秒组。患者对治疗产生应答的依据同上述两项试验。结果显示,按 EDSS 评分的得分值分组时,治疗后,各组患者的应答率和平均步行速度增加率均显著增加,且显著高于安慰剂组患者。

对两项安慰剂对照的 III 期临床研究的合并数据进行的单独分析显示,研究结束时,本品治疗组应答患者的平均步行速度较治疗前提高 27.7%。完成该两项试验的患者进入为期 3.5 年的扩展研究的占 94%。从这两项安慰剂对照研究转至开标记研究的应答患者在

开标记研究进行至第 2 阶段时一旦停药,其行走速度迅速降低(较治疗前降低 4.3%),但在重新使用本品 2 周后,患者的步行速度即恢复(较治疗前提高 24.3%)。长期扩展试验中本品的安全性数据与双盲研究中的一致,开标记扩展试验中未出现新的安全性问题。

另一个临床数据分析表明,本品的 FDA 推荐剂量 10mg(bid)为最佳剂量。数据显示,当剂量大于推荐剂量时并不使应答率或应答患者行走速度增加,反而会导致不良反应总发生率和 3 级中枢神经系统不良反应的发生率增加。在一项评价本品安全性和有效性的名为 MSF202 的安慰剂对照的Ⅱ期临床试验中,分别将患者分为本品低(10mg)、中(15mg)和高(20mg)剂量组,结果显示,与安慰剂组相比,使用本品组达定时行走应答的患者比例均有所增加,但各剂量组间并无显著性差异(35.3%,36.0%,38.6% vs 8.5%);中、高剂量组患者不良反应总发生率和中枢神经不良反应发生率均高于低剂量组(94.0%,91.2% vs 86.5%;50.0%,63.2% vs 38.5%)。此外,还有数据显示,患者行走速度的增加比例与低于本品 10mg 剂量给药时达到的平均最低血浆水平的药物浓度成正比,表明当剂量低于 10mg 时,如不增加给药频次,则血药浓度不足以维持在治疗水平。

【适应证】　钾通道阻滞剂,用于改善多发性硬化症(MS)患者的行走状况。

【不良反应】　最常见的不良反应(发生率 > 2%)包括泌尿道感染、失眠、头晕、头痛、恶心、虚弱、感觉异常、鼻咽炎、便秘、消化不良和咽喉痛等。

【禁忌证】　禁用于有癫痫史或中、重度肾功能受损患者(肌酐清除率≤50ml/min);不推荐孕妇及哺乳期患者使用。

【药物相互作用】　①不建议同时给予 CYP3A4 或 CYP2C8 的强抑制剂。②不建议同时给予 CYP3A4 或 CYP2C8 的诱导剂。③增加胃 pH 值药物可能减低 Dalfampridine 浓度。④与 CYP3A4、CYP2C8、CYP2C9、CYP2C19 或 CYP2B6 的敏感底物药物同时使用可能导致这些药物疗效丧失。

【用法与用量】　成人:10mg/12h;青少年及儿童不推荐使用。

【生产厂家】　Acorda 公司

【性状】　白色或微黄色针状晶体,溶于水。

【制剂规格】　缓释片剂:10mg

【储存条件】　15~30℃贮存。

## 参 考 文 献

[1]　多发性硬化症治疗药 Dalfampridine[J]. 药学进展,2011,35(6):283-285.

[2]　马培奇. 美 FDA 批准达方吡啶改善多发性硬化病患者的行走能力[J]. 上海医药,2010,31(3):128.

# Dapagliflozin
# 达格列净

$C_{21}H_{25}O_6Cl$　408.13

【商品名】　Farxiga(美国),Forxiga(欧盟)

【别名】　BMS-512148

【化学名】　(2S,3R,4R,5S,6R)-2-[4-Chloro-3-(4-ethoxybenzyl)phenyl]-6-(hydroxymethyl)tetrahydro-2H-pyran-3,4,5-triol

【CAS】　461432-26-8

【类别】　影响血糖的药物;钠依赖性葡萄糖转运蛋白(sodium-dependent glucose transporters,SGLT)抑制剂

【研制单位】　百时美施贵宝和阿斯利康公司联合开发

【上市时间】　2012 年 11 月 12 日(欧盟,英国),2013 年 1 月 8 日(美国)

【药理作用】　血浆葡萄糖在肾小球中被过滤,并在近端小管被积极再吸收返回到血液

中,SGLT2 由 672 个氨基酸组成,其蛋白质主要分布在肾脏中,是控制上述过程的主要蛋白,因此抑制 SGLT2 的蛋白质就能够降低血液中葡萄糖浓度,这与以往的降血糖的途径不同。所以,当 SGLT2 功能受阻时,血浆中的葡萄糖将更多地通过肾脏分泌掉,这将有助于糖尿病患者降低高血糖并保持血糖水平正常。本品是由 Bristol-Myers Squibb 公司开发的一种 SGLT2 抑制剂。作为口服降糖药物,本品具有高度的选择性,它通过特异性抑制滤过葡萄糖在肾小管的重吸收,增加尿中葡萄糖排泄,起到不依赖于胰岛素直接有效地降低血糖的作用。

**【药代动力学】** 在大鼠和人的血浆中,当本品的浓度为 $10\mu mol/L$ 时,其游离药物分别占 3% 和 4%。本品与大鼠和人肝微粒体及肝细胞共孵育后,呈低、中度代谢。本品对单层 Caco-2 细胞具有高通透性( $>150$ nm/s),其在大鼠体内的生物利用度为 84%,在组织中的稳态分布容积超过在血液中的分布容积。给大鼠经口使用本品(剂量为 1mg/kg),1.7 小时后达 $c_{max}$(0.6mg/L),全身清除率为 4.8ml/(min·kg)。大鼠、犬和猴静脉给予本品后的消除半衰期分别为 4.6、7.4 和 3.0h。

64 名受试者在禁食过夜后,口服本品(2、5、10、20、50、100、250 和 500mg)或安慰剂,其间,在确认使用的剂量安全且可被良好耐受后,再增大给药剂量,结果,相对于剂量的增加,$c_{max}$ 的增加幅度略低,而 $AUC_{inf}$ 的增加幅度则略高;250mg 剂量组受试者在经过 7 天的停药期后,再进食高脂早餐,约 5 分钟后再次给予本品 250mg 或安慰剂,结果与空腹状态相比,进食高脂早餐后使用本品(250mg)的 $t_{max}$ 中位数延长了 2.5h,$c_{max}$ 几何平均值降低了 39%,$AUC_{inf}$ 降低了 7%。在另一项由 40 名健康志愿者参加的多剂量给药研究中,志愿者口服本品(2、5、10、20 和 100mg,qd)或安慰剂,共 14 天,同时还提供含氯化钙和氯化钠的膳食,结果,本品的 AUC 与剂量呈相关性,重复给药时的蓄积指数约为 1.25;本品给药剂量为 20mg 以上时,可对肾葡萄糖重吸收产生最大抑制作用,而给药剂量为 2.5 和 10mg 时,给药后 24h 的累积尿糖排泄量约为高剂量给药后排泄量的 50% 和 70%;首次给药后以及在给药 14 天后的每天尿糖排泄量相近。

两项由 30 名健康受试者和 38 名糖尿病患者参加的随机、双盲、安慰剂对照研究结果显示,本品(2.5～100mg,qd,共 2 周)在健康受试者和 2 型糖尿病患者中具有相似的药代动力学参数,其体内的清除率分别约为 20.2 和 19.1L/h;年龄、性别、体重、疾病状态以及肌酐清除率等因素对本品药代动力学参数的影响不超过 20%。

**【毒性】**

**肾毒性** 在稳态时(20mg,每天 1 次共 7 天),2 型糖尿病患者有轻、中度或严重肾受损(当通过 eGFR 测量)与正常肾功能 2 型糖尿病患者比较时,本品几何均数全身暴露分别为较高 45%,2.04 倍和 3.03 倍。在肾受损 2 型糖尿病患者中较高的本品全身暴露不导致相应地较高的 24h 尿葡萄糖排泄。稳态 24h 尿葡萄糖排泄在 2 型糖尿病患者和轻度、中度和严重肾受损与有正常肾功能 2 型糖尿病患者比较,分别为较低 42%,80% 和 90%。不清楚血液透析对本品暴露的影响。

**肝毒性** 轻度和中度肝受损受试者(Child-Pugh 类型 A 和 B)与健康匹配对照受试者比较,单剂量给予 10mg 本品后本品的均数 $c_{max}$ 和 AUC 分别较高至 12% 和 36%。这些差别不认为有临床上意义。在有严重肝受损患者中(Child-Pugh 类别 C)当与健康匹配对照比较时,本品的均数 $c_{max}$ 和 AUC 分别较高至 40% 和 67%。

**【临床研究】** 一项为期 12 周、随机、测定剂量范围的单药治疗研究检查了其疗效和耐受性,结果已于美国糖尿病协会第 68 届年会上公布。

表1　Dapagliflozin 给药 12 周对血糖的影响

| 组别 | 剂量/mg | HbAlo/% | FPG/(mmol/L) | PPG/(mmol/min/L) |
|---|---|---|---|---|
| 安慰剂 | – | −0.18 | −0.32 | −176.6 |
| 二甲双胍 | 750 | −0.73 | −1.0 | −326.6 |
| Daraglifloxin | 2.5 | −0.71* | −0.9 | −520.7 |
| | 5 | −0.72* | −1.07* | −470.5 |
| | 10 | −0.85* | −1.17* | −563.3 |
| | 20 | −0.55* | −1.35** | −391.4 |
| | 50 | −0.90* | −1.69*** | −560.2 |

与安慰剂比较：*$P<0.01$，**$P<0.001$，***$P<0.0001$

由 2 型糖尿病患者参加的 2 项双盲试验表明本品可降低空腹和餐后血糖的水平。在第一项试验中,47 例未经治疗或服用固定剂量的二甲双胍至少 4 周的患者随机服用安慰剂或本品 5、25、100mg,每日 1 次,用药 14d。尿糖量随本品剂量的增加而增加,在首次给药后 24h 内,本品 5、25、100mg 剂量组尿糖平均排出量分别增加了 45.2、75.3、81.3g。尽管在给药 14d 后与首次给药后相比较,对葡萄糖重吸收的抑制更大,然而在试验过程中,每日葡萄糖排泄稳定。在第 14 天,安慰剂组、本品 5、25、100mg 组肾内葡萄糖重吸收(0~4h)的平均抑制率分别为 0.88%、19.77%、40.88%、44.01%。与试验前两天的空腹血糖(FPG)水平相比,本品各剂量组在第 13 天的空腹血糖水平都显著降低(14.5% ~ 21.9%),口服 75g 葡萄糖耐受试验的药时曲线下面积($AUC_{0~4h}$)也显著下降了 18.8% ~ 22.9%。第 2 项临床试验规模较大,389 例未经治疗的 2 型糖尿病患者接受本品 2.5、5、10、20、50mg,或二甲双胍 750mg(可调整到 1500mg)或安慰剂,均每天一次。本品所有剂量组伴随的糖化血红蛋白(HbAlc)下降程度均显著大于安慰剂组;5、10、20、50mg 组的 FPG 的下降也较安慰剂组显著。本品组的餐后血糖(PPG)测定值也比安慰组下降,见表 1。

血清钠、钾、钙、肌酐或尿钙均无临床意义的改变。在本品各剂量组中,血清尿酸下降 0.06mmol/L。本品组患者最常见的不良反应是尿路感染、恶心、头晕、头疼、疲乏、背痛及鼻咽炎;低血糖发生率与二甲双胍相似,但记录中无血糖水平≤2.8mmol/L 者。其他一些Ⅰ~Ⅲ期临床试验正在评估本品单用或与其他药物合用的有效性、安全性、药代动力学或药效学特性。

【适应证】　2 型糖尿病的治疗。

【不良反应】　最常见不良反应(5%或更高发生率)是女性生殖器真菌感染,鼻咽炎,和泌尿道感染。

【禁忌证】　(1)对本品严重超敏反应史。

(2)严重肾受损,肾病终末期或透析。

【药物相互作用】　在体外研究中,Dapagliflozin 和 Dapagliflozin 3-O-葡萄糖醛酸都不抑制 CYP1A2,2C9,2C19,2D6 或 3A4,也不诱导 CYP1A2,2B6 或 3A4。Dapagliflozin 是 P-糖蛋白(P-gp)活性转运蛋白的弱底物,而 Dapagliflozin 3-O-葡萄糖醛酸是 OAT3 活性转运蛋白的底物。Dapagliflozin 或 Dapagliflozin 3-O-葡萄糖醛酸对 P-gp,OCT2,OAT1 或 OAT3 活性转运蛋白没有抑制作用。总之,Dapagliflozin 很可能不影响同时给予是 P-gp,OCT2,OAT1 或 OAT3 底物药物的药代动力学。

【用法与用量】　(1)推荐起始剂量为 5mg,每天 1 次,早晨服用,有或无食物。

(2)在耐受本品需要附加血糖控制患者,剂量可增加至 10mg,每天 1 次。

(3)开始本品前评估肾功能。如 eGFR 低于 60ml/min/1.73 m² 不要使用本品。

(4)终止本品　如 eGFR 下降持续低于 60ml/min/1.73 m²。

【生产厂家】　百时美施贵宝和阿斯利康公司

【性状】　白色粉末。

【制剂规格】　片剂:5mg,10mg

【储存条件】　在 20 ~ 25℃(68 ~ 77℉)贮存;外出允许 15 ~ 30℃(59 ~ 86℉)。

## 参 考 文 献

[1]　邵华,赵桂龙,刘巍,等. Dapagliflozin[J]. 现代药物与临床,2010,25(3):232 − 234.

# Dapoxetine Hydrochloride
# 盐酸达泊西汀

$C_{21}H_{23}NO$　305.42

【商品名】　Priligy

【别名】　LY-210448,必利劲

【化学名】　(S)-N,N-Dimethyl-3-(naphthalen-1-yloxy)-1-phenylpropan-1-amine hydrochloride

【CAS】　119356-77-3

【类别】　抗早泄药,选择性 5-羟色胺再摄取抑制剂

【研制单位】　Janssen-Cilag(Johnson&Johnson)公司

【上市时间】　2009 年 2 月 10 日

【作用机制】　研究表明,中枢神经递质 5-HT 和多巴胺以及它们的受体对射精调节起到重要的作用。5-HT 由脑干中的旁巨细胞核(nPGi)下行至腰骶运动核对射精产生强烈的抑制作用,nPGi 是中枢射精的关键核。5-HT$_{1B}$ 受体和 5-HT$_{2C}$ 受体的兴奋与 5-HT$_{1A}$ 受体的抑制均可产生延迟射精的作用。Waldinger 等认为早泄(PE)是 IELT 存在生物学个体差异的神经生物学现象,与遗传和 5-HT 中枢神经递质数量及特定的 5-HT 受体紊乱有关,5-HT 神经递质的浓度降低和 5-HT$_{1A}$ 受体兴奋性提高或 5-HT$_{2C}$ 受体的兴奋性降低均可促使射精。SSRIs 通过抑制突触前膜 5-HT 的再摄取部位,增加突触间隙 5-HT 的浓度,激活突触后膜 5-HT$_{2C}$ 和 5-HT$_{1A}$ 受体,提高射精阈值,发挥延迟射精的作用。本品通过抑制 5-HT 转运体,能有效地抑制 5-HT 再摄取,提高突触间隙 5-HT 的浓度。研究表明,本品中枢抑制射精反射,巨细胞外侧核是必需的脑结构。本品高浓度时,可抑制单胺蛋白转运系统,对多巴胺的再摄取也有抑制作用。本品可增加阴部运动神经元反射的潜伏时间。

【药理作用】　早泄是大脑性欲中心反应性过高所致,导致男性过早地射精。而大脑性欲中心存在 5-羟色胺和多巴胺之类的化学物质,它们能传导强烈的射精冲动,而本品能干扰上述化学物质,达到延迟射精时间的目的。

【药代动力学】　本品吸收快,能快速达到有效的血药浓度,达峰时间 1.4 ~ 2.0h,单剂量本品 30 和 60mg 的血峰浓度分别为 297 和 498 ng/ml,呈剂量相关性。分布容积为 2.1L/kg,组织分布广,神经组织的药物浓度与血药浓度接近;绝对生物利用度为 42%;蛋白结合率为 99%。其经多种途径(CYP450,FMOI)代谢,代谢产物多达 40 种,主要代谢产物为去甲基达泊西汀和达泊西汀-N 氧化物。本品排泄快,单剂量的血药浓度 24h 降至峰浓度的 5% 左右,其排泄分两相,初始相 $t_{1/2}$ 约为 1.4h,终末相 $t_{1/2}$ 约为 20h。连续用药 4d 达到稳态血药浓度,有轻度蓄积(约 1.5 倍)。本品的药代动力学特征显示为剂量相关性和时间不变性,同时不受多剂量的影响,其主要代谢产物也同样不受多剂量的影响。研究表明,不同年龄患者的 $c_{max}$ 和 AUC 相似,食物可降低本品的吸收速率,其 $c_{max}$ 减少 11%(398 对 443 ng/ml),$t_{max}$ 延长 30min,但 AUC 不受影响。

【临床研究】　二期临床试验采用多中心、双盲、随机、对照和交叉试验研究评价本品 60mg、100mg 和安慰剂治疗 PE 的有效性和安全性。研究对 166 例(年龄 18 ~ 65 岁,IELT < 2min,平均 1.01min,单一固定的异性伴侣 > 6

个月)参试者,分为3组,在性活动前1~3h分别服用本品60、100mg和安慰剂,由性伴侣用秒表测定IELT。有130例完成试验,结果表明,所有剂量的本品与安慰剂相比,IELT明显增加(P < 0.0001)。试验前平均IELT为1.01min,试验终点100mg、60mg和安慰剂组的IELT分别为3.20、2.94和2.05min,且首剂有效,2个用药组与安慰剂组相比P < 0.0001。主要不良反应(恶心)的发生率分别为5.6%、16.1%和0.7%。在10例因不良反应退出试验中,有9例是100mg组,因而,在三期临床试验中采用本品的最大剂量是60mg。

三期临床试验验证本品对中、重度PE患者的有效性和安全性。在全美121个试验点进行2个为期12周的多中心、随机、双盲、对照平衡试验,2614例中服用安慰剂(n = 870)、本品30mg(n = 874)和60mg(n = 870),在性活动前1~3h服药,主要终点用秒表测定IELT。完成试验的人数为:安慰剂组627例,30mg组676例和60mg组610例。结果表明,与安慰剂相比,所有剂量的本品均显著延长IELT(P < 0.0001),且首剂有效。试验前安慰剂、30mg和60mg组的IELT分别为(0.90 ± 0.47)、(0.92 ± 0.50)和(0.91 ± 0.48)min,12周后终点分别为(1.75 ± 2.21)、(2.78 ± 3.48)和(3.32 ± 3.68)min。因而,需时服用本品30和60mg对中、重度的PE患者是有效的,且具有良好的耐受性。主要不良反应为恶心和头痛。

【适应证】　用于早泄的治疗。

【不良反应】　常见的不良反应为恶心、腹泻、头晕和头痛。在临床试验中,恶心发生率最高,在60mg组达20%,有10%的患者中断试验,头晕为6.2%,腹泻为6.8%。单剂量30和60mg的不良反应发生率分别为26.2%和40.5%,多剂量分别为45.2%和40.5%,腹泻、恶心和头晕的出现d1比d9常见,d5的不良反应发生率与单剂量相似,多数是轻中度的不良反应。没有发现心血管系统、肝脏和血液系统等严重不良事件。

【禁忌证】　未成年、孕妇、哺乳期妇女禁用。

【药物相互作用】　目前还没有有关本品与其他药物的相互作用的报道。在本品与磷酸二酯酶抑制剂泰达那非和西地那非以及乙醇的药代动力学的研究中,尽管西地那非(100mg)使本品的AUC增加22%,但没有临床意义;而乙醇与本品间没有明显的药代动力学相互作用。

【用法与用量】　需要前1~3h口服,每次30~60mg。

【生产厂家】　美国强生公司

【性状】　水溶性白色至灰白色粉末。

【制剂规格】　片剂:30mg

【储存条件】　室温15~30℃。

## 参 考 文 献

[1] 易培训. 盐酸达泊西汀治疗早泄的临床研究进展[J]. 中国新药杂志,2007,16(24):2008 - 2010.

# Degarelix Acetate
# 醋酸地加瑞克

$C_{84}H_{107}N_{18}O_{18}Cl$　1692.31

【商品名】　Firmagon

【别名】　FE-200486

【化学名】　N-Acetyl-3-(2-naphthyl)-D-alanyl-4-chloro-D-phenylalanyl-3-(3-pyridyl)-D-alanyl-L-seryl-4-[2,6-dioxohexahydropyrimidin-4(S)-yl-car-boxamido]-L-phenylalanyl-4-ureido-D-phenylalanyl-L-leucyl-N6-isopropyl-L-lysyl-L-prolyl-D-alaninamide acetate

【CAS】　214766-78-6

【类别】 抗肿瘤药,GnRH 受体抑制剂

【研制单位】 丹麦辉凌制药有限公司

【上市时间】 2008 年 12 月 24 日

【作用机制】 促性腺激素释放激素(gonado-tropin releasing hormone,GnRH),亦称黄体生成素释放激素(luteinizing hormone releasing hormone,LHRH),是一种主要由下丘脑分泌的十肽激素,通过促进垂体合成并释放黄体生成素(luteinizing hormone,LH)与促卵泡生成素(follicle stimulating hormone,FSH),从而调节体内的内分泌系统和生殖系统。此外,GnRH 亦参与调节多种垂体外的组织和器官的正常生理功能,GnRH 及 GnRH 的受体(GnRH-R)可在下丘脑、垂体轴外的多种器官表达,包括肾上腺和肾上腺皮质、性腺和大脑组织等,甚至一些肿瘤的发生和发展都有 GnRH 的调节和参与。

本品是一种新型 GnRH 受体抑制剂,研究表明皮下注射该药能快速阻断垂体中的 GnRH 受体,从而快速而持久地抑制前列腺特异抗原(prostate-specific antigen,PSA)及黄体生成素的生成,继而抑制睾丸间质细胞分泌睾酮(T),使体内 T 浓度降到去势水平,以此来延缓前列腺癌的病程进展。先前已有的激素疗法治疗前列腺癌的特点是"先升后降",即在治疗初期,某些疗法会导致患者的睾丸激素水平激增,然后才会显现疗效,降低睾丸激素水平,这意味着在治疗初期,肿瘤可能非但未受到抑制,反而被刺激生长,而本品从一开始就能产生疗效,不会导致常见的睾丸激素"先升后降"现象。

【药理作用】 本品是一个促性腺激素释放激素(GnRH)受体抑制剂,它通过与脑垂体的 GnRH 受体的可逆结合,从而减少促性腺激素睾酮的释放,延缓前列腺癌的病程发展。

【药代动力学】 在一项 126 名健康受试者(T 水平、肌酐清除率正常)参与的单中心、随机、安慰剂对照的研究中,建立静脉注射(iv)和皮下注射(sc)模型,单剂量连续注射本品,分别在注射前、注射后收集血样,测定各自的 LH 和 T 浓度。结果:本品在体内遵循二室模型,本品 sc 遵循触发动力学,该药通过抑制 LH 从周边室到中央室释放,从而减少了 T 的形成,能剂量依赖性地降低 LH 和 T 值。研究测得 LH 和 T 的血浆半衰期 $t_{1/2}$ 分别为 2.6 ~ 3.3h 和 2.7h;$IC_{50}$ 值为 0.42μg/ml;平均 $AUC_{0-28}$ 值为 635(602 ~ 668)ng/ml,$c_{max}$ 值为 66(61 ~ 71)ng/ml,$t_{max}$ 值为 40(37 ~ 42)h。本品在体内作用时间随剂量的增加而延长,在 sc 模型中,当剂量为 5mg/ml 时,$t_{1/2}$ 为 41.5d;剂量增加到 30mg/ml 时,$t_{1/2}$ 为 70.3d,该药绝对生物利用度随剂量的增加而下降;剂量 5mg/ml 的生物利用度为 100%,30mg/ml 为 34%。本品在体内主要通过肝胆系统代谢,在 sc 模型中,测得该药大约 20% ~ 30% 通过尿液排泄,70% ~ 80% 通过肝胆系统排泄。

【临床研究】 在为期 1 年的前列腺癌 3 期临床试验中,620 例偶发前列腺癌患者(任何阶段,中值年龄为 72 岁,中值 T 浓度 3.93ng/ml,中值 PSA 水平为 19.0ng/ml)随机接受雄激素阻断治疗,其中不包含新辅助内分泌治疗(neoadjuvant hormonal treatment,NHT),即根治性前列腺切除术或根治性放疗前给予辅助性的内分泌治疗。试验共分为 3 个治疗组:A 组,起始剂量 240mg(40mg/ml),维持剂量每个月 80mg(20mg/ml),sc;B 组,起始剂量 240mg(40mg/ml),维持剂量每个月 160mg(40mg/ml),sc;C 组,亮丙瑞林(Leuprolide)7.5mg 每个月,肌内注射(im),试验周期为 12 个月。试验首要目的是考察本品治疗 12 个月能否将 T 水平控制并维持到去势水平,即 T≤0.5 ng/ml。结果:在意向治疗人群中,A 组(240mg/80mg)202 例有治疗反应,98.3% 达到去势水平(240mg/160mg);B 组(240mg/160mg)有 199 例有治疗反应,97.2% 达到去势水平;C 组(Leuprolide 7.5mg)有 194 例有治疗反应,96.4% 达到去势水平。开始治疗 3d 后,测得 A 组和 B 组分别有 96.1% 和 95.5% 患者

的 T 水平≤0.5 ng/ml,而在 C 组中无此效果。此外,在第 14 天和第 28 天,测得本品组的中值 PSA 水平显著低于亮丙瑞林组(P<0.01)。

另外,在北美的一项公开、随机临床试验中,本品起始剂量为 200mg,随后每月注射 60mg 或 80mg,评估本品的疗效。研究时间为 1 年,共有 127 例在组织学上被确诊为前列腺癌的患者(年龄为 47～93 岁,中位年龄 76 岁)参与,分成 60mg 组和 80mg 组,分别测定 T 和 PSA 浓度,T 和 PSA 的中位基准浓度分别为 4.13 ng/ml 和 13.4 ng/ml。结果:本品起始剂量能快速抑制 T,在 1 个月内,88% 患者体内 T 浓度≤0.5 ng/ml,从 1 个月到 1 年内测得 60mg 组、80mg 组分别有 93%、98% 的患者体内 T 浓度≤0.5 ng/ml,试验期间没有出现 T 反跳现象,1yr 后测得 2 组中 PSA 下降了 96%,PSA 下降 90% 的中位时间为 56d,有 5 例患者因严重不良反应而中途退出。

以上试验结果表明,本品能更快控制血清 T 和 PSA 水平,并且该药能在 12 个月内持续地抑制 T 浓度,达到预期疗效。

【适应证】 治疗晚期前列腺癌患者。

【不良反应】 常见不良反应有注射部位反应(疼痛、红斑、肿胀、硬结)、热潮红、体重增加、疲劳、氨基转移酶和 C-谷氨酰转移酶升高。不良反应的级别一般为 1 级或 2 级,3、4 级不良反应的发生率等于或低于 1%。

有 1%～5% 的患者出现无力、发热、盗汗、恶心、头晕、头痛、失眠,被认为可能与使用本品有关。另有≥1% 的患者出现勃起功能障碍、男子乳房发育、多汗、睾丸萎缩、盗汗,可能与使用本品有关。

有文献报道,行睾丸切除手术或长期使用促性腺激素释放激素患者会发生骨密度降低。但可以预见的是,长期接受药物去势的男性本身就会发生骨密度降低。

10% 的患者使用本品 1 年后体内产生了抗 Degarelix 抗体,但没有迹象表明抗体会对药物的安全性和疗效产生影响。

【禁忌证】 已知对 Degarelix 或本品中的其他成分过敏者。孕妇或即将怀孕的妇女禁用,因孕妇使用本品可导致胎儿损害。孕期用药或在用药期间怀孕的患者应被告知潜在的危害。

【药物相互作用】 体外研究显示,本品不是人体细胞色素 P450 酶系统的底物,故该药在体内与其他药物发生相互作用的可能性较小。目前关于本品与其他药物合用时发生具有临床意义的相互作用未见报道。

【用法与用量】 皮下注射,请勿用于静脉注射。

初始剂量:240mg,分两次注射,每次 120mg,注射浓度 40mg/ml。

维持剂量:80mg,单次注射,注射浓度 20mg/ml。

【生产厂家】 丹麦辉凌制药有限公司

【性状】 白色或灰白色低密度粉末。

【制剂规格】 注射剂:120mg,80mg

【储存条件】 15～30℃贮藏,最佳贮藏温度 25℃。

参 考 文 献

[1] 孙元曦,赵仁永,郭春红. 前列腺癌治疗药——Degarelix[J]. 齐鲁药事,2009,28(8):510.
[2] 徐佳骏,黄赛杰. 治疗前列腺癌的新药——Degarelix[J]. 中国男科学杂志,2010,24(7):70-72.

# Denosumab
# 地舒单抗

【商品名】 Xgeva

【别名】 Prolia

【化学名】 Anti-(human osteoclast differentiation factor)(human monoclonal AMG162 heavy chain), disulfide with human monoclonal AMG162 light chain immunoglobulin G2 dimer

【CAS】 615258-40-7

【类别】 抗骨质疏松药

【研制单位】 安进公司

【上市时间】 2010 年 6 月 1 日

**【作用机制】** 本品是一种 RANK 配体（RANKL）抑制剂，适用于在有实体瘤骨转移患者中骨骼相关症状的预防。本品可以结合 RANK 配体并阻止其位于破骨细胞表面的受体被激活，从而减少骨组织的损坏，阻止生长因子的释放，破坏肿瘤生长因子环境。

**【药理作用】** 在乳癌和骨转移患者中，皮下给予本品 120mg 后 1 周内 uNTx/Cr 的中位减低为 82%。在试验 1,2 和 3 中，在 2075 例本品治疗患者中 uNTx/Cr 从基线至 3 个月的中位减低约 80%。

**【药代动力学】** 皮下给药后，生物利用度为 62%。在 60mg 剂量以下，本品显示非线性药代动力学，但在较高暴露量下呈正比。在癌症转移至骨患者中，多次皮下注射剂量 120mg 每 4 周 1 次，观察到血清浓度积蓄直至 2.8 倍，在 6 个月达到稳态。在推荐本品剂量时，稳态血清谷浓度平均为 $20.5 \pm 13.5\mu g/ml$，而平均消除半衰期为 28 天。

进行一项群体药代动力学分析评价人口特征指标的影响。本品清除率和分布容积与体重成正比。重复皮下给予 120mg 每 4 周 1 次至 45kg 和 120kg 受试者后稳态暴露分别较高和较低于典型 66kg 受试者暴露的 48% 和 46%。

**【毒性】**

**致癌性** 未曾在长期动物研究中评价本品的致癌性。

**致突变性** 未曾评价本品的遗传毒性。

**生育力受损** 本品对猴在（根据体重 mg/kg）高于人剂量 120mg 皮下给药每 4 周 1 次所观察到暴露的 6.5 至 25 倍时，对雌性生育力或雄性生殖器官无影响。

**【临床研究】** 在 3 项国际化、随机化（1:1）、双盲、阳性对照、比较本品与唑来膦酸非劣效试验中证实本品在实体瘤骨转移患者中的安全性和有效性。在所有 3 项试验中，患者随机接受本品 120mg 皮下每 4 周 1 次或唑来膦酸 4mg 静脉（iv）每 4 周 1 次（对肾功能调整剂量）。排除肌酐清除率低于 30ml/min 患者。在每项试验中，主要结果测量是证实至首次骨骼-相关事件（SRE）时间当与唑来膦酸比较时是非劣效。支持性结果测量是至首次 SRE 时间的优越性和至首次和随后 SRE 时间的优越性；如果主要结果测量是统计上显著对这些结果测量的检验发生。由下列任何一种定义一种 SRE：病理性骨折、对骨辐射治疗、对骨手术或压迫脊髓。

试验 1 纳入 2046 例患者患有晚期乳癌和骨转移。按既往 SRE 史（是或否），随机化前 6 周内接受化疗（是或否），既往使用口服双磷酸盐类（是或否），和地区（日本或其他国家）随机化分组。40% 患者有一种既往 SRE，40% 接受化疗随机化前 6 周内，5% 既往接受口服双膦酸盐类，7% 属于日本患者。中位年龄为 57 岁，80% 患者是白人，99% 患者是妇女。对本品给药中位剂数为 18 和唑来膦酸为 17。

试验 2 纳入 1776 例有实体瘤和有骨转移多发性骨髓瘤成年除乳癌和去睾丸耐药前列腺癌患者。按既往 SRE（是或否），随机化时全身抗癌治疗（是或否），肿瘤类型（非小细胞肺癌、骨髓瘤或其他）随机化分层。87% 在随机化时接受全身抗癌治疗，52% 有一种既往 SRE，64% 患者是男性，87% 是白人，中位年龄是 60 岁。总共 40% 患者患有非小细胞肺癌，10% 有多发性骨髓瘤，9% 有肾细胞癌，6% 有小细胞肺癌。其他肿瘤类型各组低于 5% 的纳入人群。对本品和唑来膦酸给药中位剂数为 7。

试验 3 纳入 1901 例有去睾丸耐药前列腺癌和骨转移男性。按既往 SRE，前列腺特异性抗原（PSA）水平（低于 10 ng/ml 或 10 ng/ml 或更高）和随机化前 6 周内接受化疗（是或否）随机化分层。26% 患者有一种既往 SRE，15% 患者有 PSA 低于 10 ng/ml，和 14% 随机化前 6 周内接受化疗。中位年龄为 71 岁和 86% 患者为白人。对本品给药中位剂数 13 和唑来膦酸 11。

在患者患有乳癌或有骨转移去睾丸耐药前列腺癌（CRPC）中，当与唑来膦酸比较时，本品延迟至随机化首次 SRE 时间。在骨转移患者中,由于其他实体瘤或由于多发性骨髓瘤溶骨性病变,本品对唑来膦酸延迟至随机化首次 SRE 时间是非劣效性。

【适应证】 用于预防实体瘤骨转移患者。

【不良反应】 最常见不良反应为(每例患者发生率大于或等于 25% )疲劳/虚弱、低磷酸盐血症和恶心。

最常见严重不良反应是呼吸困难。

导致停止本品使用的最常见不良反应是骨坏死和低钙血症。

【药物相互作用】 未曾用本品进行药物-药物相互作用试验。

【用法与用量】 本品推荐剂量为每 4 周在上臂或大腿根部皮下注射 120mg。同时注意补充钙和维生素 D 以预防或治疗低钙血症。

【生产厂家】 安进公司

【性状】 澄明,无色至淡黄色溶液,可能含痕量白色至透明蛋白质颗粒。

【制剂规格】 注射剂:120mg/1.7ml

【储存条件】 冰箱内在 2~8℃保存。不要冻结,一旦从冰箱取出,不可暴露在温度 25℃以上或直接光线下,必须在 14 天内使用完。避免剧烈震动。

# Dimethyl Fumarate
# 富马酸二甲酯

$C_6H_8O_4$  144.13

【商品名】 Tecfidera

【别名】 霉克星 1 号;DMF

【化学名】 dimethyl( E) butenedioate

【CAS】 624-49-7

【类别】 复发型多发性硬化症患者

【研制单位】 Biogen Idec

【上市时间】 2013 年 3 月 27 日

【作用机制】 本品在多发性硬化症中发挥其治疗作用的机制尚未明确。本品和代谢物——富马酸单甲酯(MMF),曾显示在动物和人中的体外和体内激活核因子(nuclear factor)(红系衍生 2)-样 2(Nrf2)通路。Nrf2 通路涉及对氧化应激细胞反应。富马酸单甲酯曾被鉴定在体外为烟酸受体激动剂。

【药代动力学】 口服给予本品后,被酯酶迅速进行体循环前水解和被转化为其活性代谢物富马酸单甲酯(MMF)。口服给予本品后血浆中不能定量测定到本品。因此所有与本品相关的药代动力学分析是用血浆富马酸单甲酯(MMF)浓度进行的。在有多发性硬化症受试者和健康志愿者中得到药代动力学数据。

吸收 富马酸单甲酯(MMF)的中位达峰时间 $t_{max}$ 是 2~2.5h。血浆峰浓度($c_{max}$ )和总暴露量(AUC)增加约在被研究的剂量范围(120~360mg)与剂量成正比。在 MS 患者中与食物同时给予本品 240mg,一天 2 次后,富马酸单甲酯(MMF)的均数 $c_{max}$ 为 1.87mg/L, AUC 为 8.21mg·h/L。高脂肪、高热量餐不影响富马酸单甲酯(MMF)的 AUC,但其 $c_{max}$ 减低 40% 。达峰时间 $t_{max}$ 被延后 2.0~5.5h,在这项研究中,在进食状态下服用本品,脸红的发生率减少约 25% 。

分布 健康受试者中富马酸单甲酯(MMF)的表观分布容积变化为 53~73L。富马酸单甲酯(MMF)的人血浆蛋白结合率是 27%~45% ,并且不依赖于浓度。

代谢 在人体,本品到达循环前,被胃肠道、血液和组织酯酶广泛代谢。富马酸单甲酯(MMF)通过三羧酸循环发生进一步代谢,不涉及细胞色素 P450 系统。富马酸单甲酯(MMF)、富马酸、枸橼酸和葡萄糖是血浆中主要代谢物。

消除 呼出 $CO_2$ 为主要消除途径,约占剂量的 60% 。肾和粪便消除是次要消除途径,分别占剂量的 16% 和 1% 。尿中存在痕量未变化富马酸单甲酯(MMF),MMF 的末端半衰期约

1h,在大多数个体中在 24h 不存在循环 MMF。在多剂量本品给药后不发生 MMF 的积蓄。

**特殊人群** 无需对体重、性别、年龄调整剂量。在肝或肾受损受试者中未曾进行研究。但是,预计两种情况都不影响对 MMF 暴露,因此无需调整剂量。

【临床研究】 在有复发缓解型多发性硬化症(RRMS)患者中两项研究(研究 1 和 2)评价服用本品或一天 2 至 3 次,证实其疗效和安全性。开始剂量前 7 天为 120mg,一天 2 至 3 次,接着增加至 240mg,一天 2 至 3 次。两项研究包括试验前 1 年曾经受至少 1 次复发或随机化 6 周内大脑核磁共振影像(MRI)扫描证实至少 1 个钆增强(Gd +)病变患者。还评估扩张残疾状态计分(EDSS)而患者能有计分范围 0 至 5。在基线时,每 3 个月,怀疑复发时进行神经学评价。在基线时,6 个月以及 1 和 2 年在患者子组(研究 1 为 44% 和研究 2 为 48%)进行 MRI 评价。

研究 1 复发缓解型多发性硬化症安慰剂-对照试验,是在 1234 例有复发缓解型多发

性硬化症患者中进行的一项 2 年随机化、双盲、安慰剂对照研究。主要终点是考察在 2 年时复发患者的比例。在 2 年时另外终点包括新或新增大 T2 高信号病变数、新 T1 低信号病变数、Gd + 病变数、年复发率(ARR)以及至确认的残疾进展时间。确认的残疾进展被定义为从基线 EDSS 至少增加 1 点(对基线 EDSS 为 0 的患者增加 1.5 点)持续 12 周。患者被随机化接受本品 240mg,一天 2 次( $n =$ 410),本品 240mg,一天 3 次( $n = 416$ ),或安慰剂( $n = 408$ )达 2 年。中位年龄 39 岁,自诊断中位时间为 4 年,而在基线时中位 EDSS 计分为 2。用研究药物对治疗组中位时间为 96 周。对被赋予本品 240mg,一天 2 次的患者,用研究药物完成 96 周治疗,每治疗组患者的百分率为 69%,对被赋予本品 240mg,一天 3 次的患者为 69%,而安慰剂组患者为 65%。

本品对所有上述终点都有统计显著影响,240mg,每天 3 次给药未显示超出 240mg,每天 2 次给药的增加获益。表 1 和图 1 显示本研究(240mg,1 天 2 次,与安慰剂相比)的结果。

表 1 研究 1 临床和 MRI 结果

| | Dimethyl fumarate,240mg,bid | 安慰剂 | $P$ 值 |
|---|---|---|---|
| **临床终点** | $n = 410$ | $n = 408$ | |
| 复发比例(主要终点) | 27% | 46% | < 0.0001 |
| 相对风险减低 | 49% | | |
| 年复发率 | 0.172 | 0.364 | < 0.0001 |
| 相对减低 | 53% | | |
| 有残疾进展比例 | 16% | 27% | 0.0050 |
| 相对风险减低 | 38% | | |
| **MRI 终点** | $n = 152$ | $n = 165$ | |
| 新或新增大 T2 病变超过 2 年平均数 | 2.6 | 17 | < 0.0001 |
| 无新或新增大病变受试者百分率 | 45% | 27% | |
| 在 2 年时 Gd + 病交数均数(中位數) | 0.1(0) | 1.8(0) | |
| 有以下病变受试者百分率 | | | |
| 0 病变 | 93% | 62% | |
| 1 病变 | 5% | 10% | |
| 2 病变 | < 1% | 8% | |
| 3 至 4 病变 | 0 | 9% | |
| 5 或更多病变 | < 1% | 11% | |
| 相对危险减少(百分率) | 90% | | < 0.0001 |
| 超过 2 年新 T1 低信号病变平均数 | 1.5 | 5.6 | < 0.0001 |

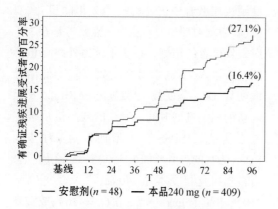

**图 1　至 12 周证实的残疾进展时间（研究 1）**
注释:确证的残疾进展被定义为 EDSS 从基线 EDSS = 1.0 至少增加 1.0 点证实 12 周或 EDSS 从基线 EDSS 0 至少增加 1.5 点证实 12 周

研究 2　复发缓解型多发性硬化症安慰剂-对照试验,是在有复发缓解型多发性硬化症患者中进行的一项 2 年多中心、随机化、双盲、安慰剂对照研究,还包括一个开放对比药组。主要终点是在 2 年时的年复发率。在 2 年时另外的终点包括新或新增大 T2 高信号病变数、T1 低信号病变数、Gd + 病变数、复发患者的比例,和如同研究 1 被定义的至确认的残疾进展时间。患者被随机化接受本品 240mg,一天 2 次( n = 359 ),本品 240mg,一天 3 次( n = 345 ),一种开放对比药( n = 350 ),或安慰剂( n = 363 )直至 2 年。中位年龄为 37 岁,自诊断中位时间为 3 年,和在基线时中位 EDSS 计分为 2.5。对所有治疗组用研究药物中位时间为 96 周。用研究药物每治疗组完成 96 周患者的百分率,对被赋予本品 240mg,一天 2 次患者为 72% ,对患者被赋予本品 240mg,一天 3 次为 70% ,对患者被赋予安慰剂组为 64% 。

本品对复发和 MRI 的上述终点有统计显著影响。对残疾进展无统计显著影响。本品 240mg 每天 3 次给药未导致超过本品 240mg 每天 2 次给药的另外疗效。表 2 中显示这项研究( 240mg,一天 2 次相比安慰剂 )的结果。

**表 2　研究 2 临床和 MRI 结果**

| | Dimethyl fumarate,240mg,bid | 安慰剂 | P 值 |
|---|---|---|---|
| **临床终点** | n = 359 | n = 363 | |
| 年复发率 | 0.224 | 0.401 | |
| 相对减低 | 44% | | < 0.0001 |
| 复发比例 | 29% | 41% | 0.0020 |
| 相对风险减低 | 34% | | |
| 有残疾进展比例 | 13% | 17% | 0.25 |
| 相对风险减低 | 21% | | |
| **MRI 终点** | n = 147 | n = 144 | |
| T2 病变超过 2 年新或新增大平均数 | 5.1 | 17.4 | < 0.0001 |
| 无新或增大病变受试者百分率 | 27% | 12% | |
| 在 2 年时 Gd + 病交数均数( 中位数 ) | 5.0(0.0) | 2.0(0.0) | |
| 有以下病变受试者百分率 | | | |
| 0 病变 | 80% | 61% | |
| 1 病变 | 11% | 17% | |
| 2 病变 | 3% | 6% | |
| 3 至 4 病变 | 3% | 2% | |
| 5 或更多病变 | 3% | 14% | |
| 相对危险减少( % ) | 74% | | < 0.0001 |
| 新 T1 低信号病变超过 2 年平均数 | 3.0 | 7.0 | < 0.0001 |

**【适应证】**　适用于复发型多发性硬化症患者的治疗。

**【不良反应】**　最常见不良反应( 发生率 ≥ 10% 和 ≥ 2% 安慰剂 )是脸红、腹痛、腹泻、和恶心。

【药物相互作用】 在体外 CYP 抑制作用和诱导作用或 P-糖蛋白研究中未鉴定到与本品或富马酸单甲酯(MMF)潜在药物相互作用。单剂量的干扰素 β-1a 或醋酸格拉替雷(Glatiramer Acetate)均不改变富马酸单甲酯(MMF)的药代动力学。阿司匹林(Aspirin),当在本品前 30min 给予,不改变富马酸单甲酯(MMF)的药代动力学。

【用法与用量】 开始剂量是口服 120mg,一天 2 次。7 天后,剂量应增加至维持剂量 240mg,一天 2 次。应完整吞服,不应粉碎或咀嚼。胶囊内容物不要被散在食物上服用。本品可有或无食物服用。与食物给予后服用可能减少脸红的发生率。

【生产厂家】 英国 Biogen 公司

【性状】 白色结晶或结晶粉末。

【制剂规格】 缓释胶囊剂:120mg,240mg

【储存条件】 贮存在 15～30℃(59～86℉)。避光保存。一旦打开,90 天之内用完。

# Dolutegravir
# 德罗格韦

$C_{20}H_{18}F_2N_3O_5Na$    441.36

【商品名】 Tivicay

【别名】 GSK 1349572

【化学名】 Sodium(4,12a)-9-{[(2,4-difluorophenyl)methyl]carbamoyl}-4-methyl-6,8-dioxo-3,4,6,8,12,12a-hexahydro-2-pyrido[1′,2′:4,5]pyrazino[2,1-][1,3]oxazin-7-olate

【CAS】 1051375-19-9

【类别】 抗病毒药,HIV 整合酶抑制剂

【研制单位】 葛兰素史克(GlaxoSmithKline,GSK)公司旗下的 ViiVHealthcare HIV 公司开发。

【上市时间】 2013 年 8 月 12 日

【作用机制】 本品通过与 HIV 整合酶区的活性位点结合,由此抑制 HIV 整合酶链转移并整合形成 DNA,阻断 HIV 整合入人细胞染色质中而阻止 HIV 复制。与拉替拉韦相比,本品与 HIV 反转录形成的 DNA 链的结合能力更强,亦可调整自身结构来应对产生耐拉替拉韦的整合酶区的作用位点。此外,本品在与 HIV 野生株及对整合酶链转移抑制剂耐药的 HIV 的整合酶-DNA 复合体结合后的解离速度慢于第一代整合酶链转移抑制剂。

【药代动力学】 进食对本品的吸收无明显影响。若人服用本品的混悬液,口服后0.5～1h 达到血浆药物浓度峰值;若人服用本品的片剂或颗粒剂,则口服后 1.5～2.5h 达到血浆药物浓度峰值。本品在人体中的平均半衰期为 11～16h。本品以每天 1 次方案用药,连用 5d 后达到血浆药物浓度稳态。本品在脑脊液中亦有分布,表观分布容积为 17.4L。本品与人血浆蛋白的结合率超过 98.9%,在人体中主要通过尿苷-二磷酸葡萄糖醛酸转移酶(uridinediphospho glucuronosyl transferase,UGT)1A1 和人细胞色素 P4503A4 酶代谢,通过 UGT1A3 和 UGT1A9 以及人乳腺癌抗药蛋白(human breast cancer resistance protein)和 P-糖蛋白代谢的量很少。被人体吸收后约 64% 经大便排泄,其余无活性的代谢物主要通过小便排泄,极少部分(<1%)以原型通过肾脏排泄。因此,用于肾功能损害患者时一般不需要调整剂量。轻、中度肝功能损害对本品的代谢无明显影响,但在重度肝功能损害患者中的药代动力学尚无研究数据。

【临床研究】 一项由 35 名未曾接受过整

合酶抑制剂治疗的成年 HIV-1 感染者参加的随机双盲的 II。期临床研究对本品的抗病毒活性和安全性进行了评价,其间,受试者被随机分为 4 组,分别接受本品(2、10 或 50mg,qd)或安慰剂,连续 10d,结果第 11d 时,本品所有剂量组受试者的血浆 HIV-1RNA 水平均较治疗前显著下降,每毫升血浆的 HIV-1RNA 拷贝数对数值平均降低了 1.51 ~ 2.46,降幅显著大于安慰剂组( P < 0.001),其中 50mg 剂量组中 7 名(70%)受试者其每毫升血浆中 HIV-1RNA 拷贝数降低至 50 以下;该项研究结果表明,本品具有显著的抗病毒活性,且短期用药可被较好地耐受。

在一项名为 SPRING-1,由未曾接受过治疗的成年 HIV-1 感染者(每毫升血浆中 HIV-1RNA 拷贝数不低于 1000,且每微升血浆中 CD4 细胞数不低于 200)参加的多中心 IIb 期临床研究中,205 名符合研究条件的受试者以 1:1:1:1 的比例被随机分为 4 组,分别接受本品 10、25 和 50mg(qd)或依法韦仑 600mg(qd),同时,所有受试者还接受核苷类反转录酶抑制剂( NRTI)复方替诺福韦/恩曲他滨或复方阿巴卡韦/拉米夫定的治疗,主要考察指标为 16 周时对治疗产生应答(定义为每毫升血浆中 HIV-1RNA 拷贝数小于 50)的受试者比例。结果,16 周时,本品及依法韦仑组中分别有 144 名(93%)和 30 名(60%)受试者产生应答,而 48 周时,分别有 139 名(90%)和 41 名(82%)受试者产生应答,本品各剂量组受试者的应答率相近;依法韦仑组受试者的中度或以上与药物相关的不良反应的发生率高于本品组(20% vs 8%)。

另一项名为 SPRING-2,为期 96 周由未接受过治疗的成年 HIV-1 感染者(每毫升血浆 HIV-1RNA 拷贝数不低于 1000)参加

的随机、双盲、多中心、阳性药对照的 III 期非劣效性研究中,822 名受试者被随机平均分为 2 组,分别接受本品(50mg,qd)或 Raltegravir(400mg,bid)的治疗,同时所有受试者还接受复方替诺福韦/恩曲他滨或复方阿巴卡韦/拉米夫定的治疗,主要考察指标为 48 周时每毫升血浆中 HIV-1RNA 拷贝数小于 50 的受试者比例,非劣效性界值为 10%,而次要考察指标为 CD4 细胞数量较治疗前的变化、不良反应的发生率和严重程度及实验室参数的变化等。结果 48 周时,本品和 Raltegravir 组中分别有 361 名(88%)和 351 名(85%)受试者每毫升血浆中 HIV-1RNA 拷贝数低于 50[校正差为 2.5%,95% 置信区间( CI)为 -(2.2 ~ 7.1)%];两组间不良反应发生情况相近,本品组和 Raltegravir 组最常见不良反应为恶心[59 名(14%) vs 53 名(13%)]、头痛[51 名(12%) vs 48 名(12%)]、鼻咽炎[46 名(11%) vs 48 名(12%)]和腹泻[47 名(11%) vs 47 名(11%)],极少受试者发生与药物相关的严重不良反应[3 名(1%以下) vs 5 名(1%)]或因不良反应而停药[10 名(2%) vs 7 名(2%)];两组受试者的 CD4 细胞数量较治疗前增加值的中位数均为每微升 230 个;实验室生化指标考察显示,两组受试者的各级毒性反应发生率均相近;此外,本品组发生病毒学失败的受试者中未出现病毒耐药的迹象,而 Raltegravir 组的病毒学失败者中,分别有 1 名(6%)和 4 名(21%)受试者其体内病毒对整合酶抑制剂和核苷类反转录酶抑制剂发生耐药。

此外,公司启动了两项 III 期临床研究,其中一项名为 VIKING-3 的研究,将招募 175 名对含 Raltegravir 或 Elvitegravir 的治疗方案不应答的 HIV 感染者,考察本品(50mg,bid)对受试者的抗病毒活性及安全

性,预期于 2016 年 1 月完成;另一项名为 SINGLE 的随机、双盲研究将招募 788 名未曾接受过治疗的成年 HIV 感染者,比较本品+复方阿巴卡韦/拉米夫定与复方替诺福韦/恩曲他滨/依法韦仑(商品名:AtriplaTM)对受试者的抗病毒活性和安全性,预期于 2015 年 3 月完成。

【适应证】 适用于成年和年龄 12 岁和以上和体重至少 40kg 儿童与其他抗反转录病毒药联用为人类免疫缺陷病毒类型 1(HIV-1)感染的治疗。

【不良反应】 本品治疗的耐受性良好,临床试验中的最常见不良反应是失眠和头痛,发生率为 2%～3%;其他不良反应包括腹泻、腹痛、恶心、呕吐、疲乏和瘙痒等,发生率均<2%。本品治疗也可能导致患者的某些实验室化验指标值升高。

【禁忌证】 本品不可与多非利特同用,否则会导致后者的血药浓度提高,进而导致严重、甚至致死性的事件发生。患者使用本品后,应注意观察有无过敏反应发生,如出现皮疹并合并下列情况:发热、不适、疲乏、肌肉/关节痛、皮肤水疱/剥脱、口腔黏膜水疱/剥脱、结膜炎、颜面水肿、血管性水肿、呼吸困难和器官功能损害(肝功能损害等)。根据Ⅲ期临床试验数据,这一事件的发生率<1%。但若发生此事件,患者应立即停用药。患者有潜伏性乙型肝炎病毒和(或)丙型肝炎病毒感染时,使用本品可能会提高肝氨基转移酶水平升高的风险。此外,患者在使用本品抗 HIV 治疗过程中可能出现免疫重建,此亦可能导致肝氨基转移酶水平升高。因此,对使用本品治疗的患者,应在基线时评估其有无肝功能损害的相关危险因素,如乙型和丙型肝炎病毒等感染。不推荐本品用于重度肝功能损害患者。SPRING-2 和 SINGLE 研究发现,使用本品治疗患者的血

脂水平有一定程度的变化。因此,在治疗过程中应监测患者的血糖和血脂水平。对血脂水平升高患者,可考虑使用降脂药物治疗。

【药物相互作用】 本品不可与多非利特同用,否则会引起后者血药浓度升高,进而导致室性心律失常、QT 间期延长等。本品与依曲韦林同用会导致前者血药浓度下降,但若同时加用阿扎那韦/利托那韦、达芦那韦/利托那韦或洛匹那韦/利托那韦,则可减弱本品与依曲韦林的相互作用。因此,在不与阿扎那韦/利托那韦、达芦那韦/利托那韦或洛匹那韦/利托那韦同用时,不推荐使用本品联合依曲韦林治疗。本品与利福平、依非韦仑、福沙那韦/利托那韦或替拉那韦/利托那韦同用时的血药浓度下降,故在必须与这些药物同用时需要调整本品的剂量。因尚无充分的药代动力学研究数据,目前建议本品应避免与以下药物同用:奈韦拉平、卡马西平、奥卡西平、苯妥英、苯巴比妥、莫达非尼、匹格列酮和圣约翰草。在必须使用含阳离子的抑酸剂、通便药、硫糖铝、口服铁剂和钙剂等时,本品应在服用这些药物之前 2h 或之后 6h 服用。本品可提高二甲双胍的血药浓度,所以在同用此两药的患者应注意监测血糖水平,视情况调整二甲双胍的剂量。泼尼松对本品的药代动力学无明显影响。

【用法与用量】 本品应同时联合其他抗 HIV 药物用药,用于治疗>12 岁且体重>40kg 的儿童至成人 HIV 感染患者,用药方案为一天 1 次、每次 50mg。但对使用过第一代整合酶链转移抑制剂且存在对此类药物相关耐药突变或被临床怀疑已对第一代整合酶链转移抑制剂耐药的患者,本品的用药方案调整为每天 2 次、每次 50mg;对未使用过整合酶链转移抑制剂的初治或经治患者,若需同用依非韦仑、福沙那韦/利托那

韦、替拉那韦/利托那韦或利福平,本品的用药方案也调整为一天 2 次、每次 50mg。本品是否通过乳汁分泌目前尚不明确。考虑到 HIV 的垂直传播风险及对胎儿影响的不确定性,不建议服用此药的产妇哺乳。本品用于轻、中度肝或肾功能损害患者时无需调整剂量,但不推荐用于重度肝或肾功能损害患者。

**【生产厂家】**　葛兰素史克公司

**【性状】**　白色至淡黄色粉末,略微溶于水。

**【制剂规格】**　片剂:50mg

**【储存条件】**　贮存在 25℃;外出允许 15～30℃。

### 参 考 文 献

[1] 闻家辰,赵临襄. Dolutegravir[J]. 中国药物化学杂志,2014,24(1):83.

[2] 抗艾滋病药 Dolutegravir[J]. 药学进展,2013,37(2):92-93.

[3] 孙建军,沈银忠,卢洪洲. 第二代整合酶链转移抑制剂 dolutegravir[J]. 上海医药,2014,35(21):24-27.

# Dronedarone Hydrochloride
## 盐酸屈奈达隆

$C_{31}H_{44}N_2O_5S \cdot HCl$　593.22

**【商品名】**　Jevtana

**【别名】**　Multaq,SR-33589B

**【化学名】**　*N*-[2-Butyl-3-[4-(3-dibutylaminopropoxy)benzoyl]benzofuran-5-yl]methanesulfonamide hydrochloride

**【CAS】**　141625-93-6

**【类别】**　抗心律失常药

**【研制单位】**　法国赛诺菲-安万特公司

**【上市时间】**　2009 年 7 月 2 日

**【作用机制】**　本品可同时抑制 Na、K、Ca 离子通道,并且还具有 β 受体拮抗作用,通过降低窦房结的自律性、减慢传导速度、延长动作电位时程和延长 QT-QTc 间期而产生抗心律失常作用。

**【药理作用】**　本品是多离子通道抑制剂,兼具 Ⅰ,Ⅱ,Ⅲ,Ⅳ 类抗心律失常特性:对于钠电流(sodium current,$I_{Na}$)、快速激活延迟整流钾电流(rapidly activated delayed rectifier potassium current,$I_{Kr}$)、缓慢激活延迟整流钾电流(slowly activated delayed rectifier potassium current,$I_{Ks}$)、超速激活延迟整流钾电流(ultra-rapidly activated delayed rectifier potassium current,$I_{kur}$)、内向整流钾电流(inward rectifier potassium current,$I_{K1}$)、瞬时外向钾电流(transient outward potassium current,$I_{to}$)和乙酰胆碱敏感钾电流(acetylcholine-sensitive potassium current,$I_{K-Ach}$),L-型钙电流(L-type calcium current,$I_{Ca,L}$)和 T-型钙电流(T-type calcium current,$I_{Ca,T}$)均有阻滞作用。另外,本品还是非竞争性的肾上腺素能受体拮抗剂,作用于 α,$β_1$,$β_2$ 受体介导的心血管效应。

研究者对本品的抗心律失常药效及电生理作用机制进行了深入的研究:Ridley 等测试了本品对 HERG 基因编码钾电流(human-e-ther-a-go-go-related gene current,$I_{HERG}$)的阻断作用,该电流的抑制通常与心律失常药物治疗中导致的 QT 间期延长有关,而 HERG 蛋白与药物的活性作用位点为 S6 亚基上的氨基酸 Y652 及 F656。实验数据显示,本品在(37±1)℃时能够抑制 $I_{HERG}$。与此同时,在哺乳动物细胞株中对 Y652 及 F656 进行突变表达后,本品对 $I_{HERG}$ 仍具有阻断作用,由此推断本品对 $I_{HERG}$ 的抑制是基于阻断膜快速复极化的通道门控作用,而与通道的激活或失活状态无关。

Sun 等运用膜片钳方法测试了本品对人类心肌细胞钾离子通道的阻滞作用。实验选用进行冠状动脉搭桥术后患者的右心肌细胞,给予 $10\mu mol/L$ 浓度的本品。与给药前相比,本品大大降低了跨膜钾电流 $I_{Kur}$、$I_K$、$I_{to}$、$I_{K1}$。

Guiraudou 等通过对豚鼠离体心脏进行钾离子溶液 40mmol/L 恒流灌流,研究了本品及胺碘酮对于冠状血管扩张的作用。由于一些氮氧化物能够释放内皮舒张因子 NO,从而造成血管扩张,使用 NO 供体抑制剂能够抵消胺碘酮的扩张作用,但不会影响本品降低冠状动脉灌注压的作用,这可能与本品对 $Ca^{2+}$ 的拮抗作用有关。

Agelaki 等在实验中将大鼠随机分为空白组($n=18$),本品组($30mg/kg$,$n=17$)及胺碘酮组($30mg/kg$,$n=20$),将大鼠急性冠状动脉结扎后,连续 24h 记录单导联心电图。与空白对照剂相比,本品及胺碘酮都能够降低平均 75% 的室性心动过速及心室颤动的发生概率,但是与胺碘酮相比,本品增大了心动过缓的发病率,这可能与其负性肌力作用有关。

Pantos 等研究了本品及胺碘酮对血浆甲状腺激素水平的影响。结果证明,胺碘酮能够提高正常动物的 T4(thyroxine,甲状腺素),T4/T3(triiodothyronine,三碘甲状腺原氨酸)比率以及 rT3(reverse triiodothyronine,反三碘甲状腺原氨酸)水平,而本品对甲状腺素各项指标无影响。

**【药代动力学】** 本品口服 1~4h 后达到最大血药浓度,血浆蛋白结合率为 98%,其口服生物利用度由于明显的肝首关效应,仅 15% 左右,但与食物同服能够提高 3~4 倍。每日服用 400mg 本品,7d 内达到血浆稳态浓度 60~150 ng/ml,半衰期约 24h,比胺碘酮(几周甚至几个月)大大缩短。本品大部分由细胞色素 P450 酶(CYP3A4)进行生物转化,仅有少量在胆汁及尿液中以原药形式排出,因此配合使用 CYP3A4 抑制剂能够增大其血药浓度。本品的主要代谢产物为 N-去丁基屈奈达隆,该化合物血浆浓度与母体相比仅为十分之一,且无明显药效。本品由于抑制肾脏有机阳离子转运从而提高血清肌酸酐浓度,且能通过抑制 P-糖蛋白的肠及肾脏排除使血清地高辛水平上升。

**【毒性】** 未见甲状腺、肺、眼毒性。

**【临床研究】** 治疗房颤的疗效:第一个完成的本品临床试验 DAFNE(dronedarone atrial fibrillation study after electrical cardioversion)是一项随机、双盲、安慰剂对照试验,旨在测定本品最合适的剂量,以预防房颤电复律后的复发。持续性房颤的 270 名患者被随机分为本品低、中、高剂量组(800、1200、1600mg/d)或安慰剂组,随访 6 个月,观察房颤患者复律后窦律维持的情况。在本品低剂量组,房颤复发的中位时间为 60d,安慰剂组为 5.3d,而在中剂量和高剂量组未得出更有益的结果。本品组有 5.8%~14.8% 的患者自发转复为窦律(低、中、高剂量组的发生率分别为 5.8%、8.2% 和 14.8%),安慰剂组为 3.1%($P=0.0261$)。该试验得出结论,房颤及复律后使用 800mg/d 本品有效且安全。

随后进行了 3 个重要的四期临床试验,对本品的安全性和有效性进行了更广泛的评估。研究者们开展了两个设计相同、研究本品维持窦律作用的 EURIDIS(European trial in atrial fibrilla-tion or atrial flutter patients receiving dronedarone for the maintenance of sinus rhythm)和 ADONIS(American-Africantrial with dronedarone in atrialfibrillation or flutter for the maintenance of sinus rhythm)临床试验。EURIDIS 试验在 14 个欧盟国家 77 个临床试验中心进行,有 612 名患者参加。ADONIS 试验在美国、澳大利亚和非洲的 5 个国家 115 个临床试验中心进行,有 625 名患者参加。两项试验都是为期 12 个月的随机、双盲、安慰剂对

照试验。患者随机分组,以2:1的比例接受口服本品(400mg,2次/d)或安慰剂的治疗。在这项研究中,本品降低房颤的复发率达25%(本品组和安慰剂组的房颤复发率分别为64%和75%)。本品组患者从接受治疗到房颤复发的时间为116d,安慰剂组则是53d。本品降低入院率或死亡率的一项事后分析表明,在经过1年治疗后,与安慰剂组相比,本品治疗组的全因入院率或死亡率降低了27%(本品组入院率22.8%,安慰剂组入院率30.9%)。该试验的结果显示,本品在维持房颤患者的窦性心律治疗中有效,并且可以明显降低住院率和死亡率。

此外,在ERATO(the efficacy andsafety of dronedaronef or thecontrol of ventricular rateduring atrial fibrillation)研究中,本品在控制持续性房颤患者心室率方面有更高的疗效。该研究在9个欧洲国家的35个研究中心进行,共174例持续性房颤患者在接受标准治疗的基础上(即应用β受体阻滞剂、钙通道阻滞剂、洋地黄和其他心率控制药物),被随机分配接受本品(n=85)400mg/次,2次/d;或安慰剂(n=89),治疗期6个月。与安慰剂治疗相比,本品降低了平均24h室性心率达11.7次/min($P<0.10001$);在试验的6个月中,保持降低心室律的作用。在第14天时,与基线最大运动心率相比,本品降低了最大运动心室率达24.5次/min($P<0.10001$),提示本品在静息和症状限制性运动中均能有效地控制房颤患者的心室率。

最新的一项里程碑式的试验ATHENA(aplacebo-controlled,double-blind,parallel arm-trial to assessthe efficacy of dronedarone 400mg bidforthepreventionof cardiovascular hospitalizationor death from any cause in patients with atrial fibrillation/atrial flutter)于2008年5月15日在美国心脏节律学会的第29届科学年会上公布了结果,该研究是迄今为止最大的抗心律失常药物试验。以心血管疾病所致住院或任何原因导致的死亡为主要终点事件,评价本品治疗房颤/房扑的有效性。该研究纳入了37个国家总共4628名中-高危房颤患者,随机分配2301名患者口服本品(400mg/次,2次/d),2327名患者接受安慰剂(口服β受体阻滞剂、钙通道阻断剂、ACE抑制剂或血管紧张素受体拮抗剂、地高辛、他汀类或抗血小板聚集剂)治疗,平均随访21个月。研究结果显示,本品可使任何原因导致的心血管疾病住院或死亡风险的联合主要终点比安慰剂低24%($P=0.00000002$)。在控制心室率和抗血栓治疗的基础上,应用本品能使房颤患者的心律失常死亡率下降45%($P=0.01$),使心血管疾病的死亡率下降29%($P=0.034$)。A-THENA还基于非预设二级终点进行了中风事后分析,这是为了检验本品在减轻心房颤动或心房扑动患者患上中风等重大心血管并发症风险方面的持续效果。中风是造成房颤患者群体因心血管疾病住院或死亡的领先因素。在充分接受包括抗血栓治疗在内的标准治疗的心房颤动或心房扑动患者中,本品与安慰剂相比可使缺血性或出血性中风的风险降低34%(中风事件分别为46 vs 70;$P=0.027$)。这些试验结果使本品的有效性及安全性得到进一步的肯定。

【适应证】　适用于心房颤动患者的治疗。

【不良反应】　在各项临床试验中,本品无明显致心律失常等不良反应,仅在高剂量(1600mg/d)时观察到QT间期延长;常见不良反应为胃肠道反应,如恶心、腹泻、呕吐等。

【禁忌证】　严禁用于严重心力衰竭的患者或患有Ⅲ及Ⅳ级心力衰竭以及有代偿功能减退史等患者。

【药物相互作用】　本品治疗前,应停用Ⅰ或Ⅱ类抗心律失常药物(如胺碘酮、氟卡尼、普罗帕酮、奎尼丁、丙吡胺、多非利特、索他洛尔)或强效CYP3A抑制剂(如酮康唑)。

【用法与用量】　口服。对成人的唯一推荐剂量为每次一片（400mg），每日2次，于早、晚餐时服用。

【生产厂家】　法国赛诺菲-安万特公司

【性状】　白色至淡黄色粉末。

【制剂规格】　片剂：400mg

【储存条件】　冰箱中贮存。

### 参 考 文 献

[1] 李姗蓉, 孙铁民. dronedaronehydrochloride（Multaq）[J]. 中国药物化学杂志, 2010, 20（1）：80.

[2] 李冬婷, 杨倩, 郭小可, 等. 治疗房颤的新型药物屈奈达隆[J]. 中国新药杂志, 2011, 20（6）：481 – 486.

[3] 刘璟, 秦永文. 决奈达隆：治疗房颤的新型抗心律失常药[J]. 中国药物化学杂志, 2008, 8（6）：417 – 420.

# Eribulin Mesylate
# 甲磺酸艾日布林

$$C_{40}H_{59}NO_{11} \cdot CH_4O_3S \quad 826.00$$

【商品名】　Halaven

【别名】　E7389

【化学名】　2-(3-Amino-2-hydroxypropyl) hexacosa-hydro-3-methoxy-26-methyl-20, 27-bis (methylene)-11, 15-18, 21-24, 28-triepoxy-7, 9-ethano-12, 15-methano-9H, 15H-furo[3,2-i] furo [2',3'-5,6] pyrano[4,3-b][1,4] dioxacy-clo-pentacosin-5(4H)-one, methanesulfonate(salt)

【CAS】　441045-17-6

【类别】　抗肿瘤药，微管抑制剂

【研制单位】　卫材公司

【上市时间】　2010 年 11 月 15 日

【作用机制】　本品的作用机制是通过直接与微管蛋白结合，抑制微管蛋白聚合和微管的组装，进而导致有丝分裂过程中纺锤体组装，诱导癌症细胞 $G_2/M$ 期阻滞，从而发挥抗肿瘤作用。

【药理作用】　本品通过直接与微管蛋白结合抑制有丝分裂，通过抑制微管生长，将微管蛋白分裂成无功能的聚合体，不影响微管解聚。其与微管蛋白水溶性的一端相结合，减少了游离可溶性微管蛋白的数量，打破了微管与可溶性微管蛋白之间聚合和解聚的动态平衡，使得平衡向微管蛋白方移动，有微管蛋白从微管上解聚下来，抑制微管的生长。本品单个分子与一个微管蛋白分子紧密结合后，阻止微管生长；同时本品与微管蛋白结合的复合物产生的空间位阻效应，影响了新的微管蛋白结合生成原丝，最终使有丝分裂停止于 $G_2/M$ 期，破坏纺锤体形成，延长有丝分裂周期，诱导细胞凋亡。另外，本品主要与 β 微管蛋白或与 α、β 微管蛋白的交界处结合，与 α 微管蛋白亲合力很低或没有亲合力，而长春碱与 2 种微管蛋白都具有相当的亲合力。临床前研究结果显示，由于 β 微管蛋白变异引起紫杉醇耐药时，本品依然敏感。本品不可逆的阻断细胞有丝分裂，持续抑制 Bcl-2 的活性，引起细胞凋亡，完全丧失细胞活性。在洗脱期后，本品在体内仍发挥药效，可能与细胞对本品的吞噬量较低及本品优先与少量高亲和力微管蛋白末端结合有关，这也是临床采用间断的给药方案的依据。

【药代动力学】　在 0.25 ～ 4.0mg/m² 剂量范围内，平均消除半衰期约为 40h，平均分布容积为 43 ～ 114L/m²，平均清除率为 1.16 ～ 2.42L/（h·m²）。在 100 ～ 1000g/L 质量浓度范围内，人血浆蛋白结合率介于 49% ～ 65%。其多剂量给药时的 AUC 与单剂量给药时相似，每周 1 次给药未见有药物蓄积现象。给乳腺癌患者静脉注射 ¹⁴C 标记的本品后发现，其血浆中代谢物浓度不到原药的0.6%,证实本品在人体中很少有代谢产物;同时,粪便和尿液中药物的回收量分别为给药剂量的82%和9%。

【毒性】 癌发生、突变发生、生育力受损:未曾用本品进行致癌性研究。

Ames试验本品无致突变性。本品有可能在小鼠淋巴瘤突变发生中呈阳性,在体内大鼠骨髓微核分析中导致染色体断裂。

本品对人生育力影响是未知的。未曾用本品在人或动物中进行生育力研究。但是,在犬和大鼠毒理学研究重复给药中非临床发现提示用本品治疗可能损伤雄性生育力。大鼠表现睾丸毒性(生精上皮细胞过少与精子减少症/无精子),给予本品在高于推荐人剂量($mg/m^2$)0.43倍,每周1次,共3周,或推荐人剂量($mg/m^2$)0.21倍以上每周给予1次,共3/5周,重复6个疗程。在犬中给予人推荐剂量($mg/m^2$)的0.64倍,共3/5周,重复6个疗程也观察到睾丸毒性。

【临床研究】 一项名为EMBRACE的开标记、随机、多中心Ⅲ期临床试验考察了本品对曾使用至少两种化疗药物(蒽环类、紫杉烷类)的转移性乳腺癌和在使用最后一种化疗药物治疗后6个月内疾病进展的患者的疗效。根据患者的地理分布、体内HER2/neu的表达状态及入组前卡培他滨的使用量,将患者按2:1的比例随机分为本品治疗组($n=508$)和对照组($n=254$),两组患者在试验开始前平均接受过4个疗程的化疗。本品治疗组患者在第1和第8天静脉注射本品(1.4mg/$m^2$),21天为1疗程,持续1~23个疗程不等(平均5个疗程);对照组则有97%的患者接受过化疗(长春瑞滨26%,吉西他滨18%,卡培他滨18%,紫杉烷16%,蒽环类药物9%,其他10%),3%的患者接受过激素治疗。主要考察指标为总生存期。结果显示,与对照组相比,本品治疗组患者的总生存期明显延长(13.1 vs

10.6个月,$P=0.041$);根据实体瘤疗效评价标准(RECIST),本品治疗组患者的客观应答率为11%,持续应答时间中位数为4.2个月。

除了上述EMBRACE研究结果外,本品在日本的上市还基于一项在日本进行的多中心、开标记的Ⅱ期临床研究的阳性结果,在该研究中,患者同样在接受本品治疗前经蒽环类药物和紫杉烷类药物治疗,结果显示,本品治疗组患者的应答率达21.3%,且患者对其的耐受性良好。

【适应证】 微管抑制剂,用于转移性乳腺癌的治疗。

【不良反应】 本品最常见的不良反应(ADR,≥25%)为中性粒细胞减少症、贫血、无力和(或)疲劳、脱发、周围神经病变、恶心和便秘。最常见的严重ADR是发热性中性粒细胞减少症(4%)和中性粒细胞减少症(2%)。导致本品停药的最常见严重的ADR是周围神经病变(5%)。发生率在5%~10%的常见ADR为:眼病(眼泪增多)、胃肠道病症(消化不良、腹痛、口腔炎、口干)、心血管系统(QT间期延长)、感染(上呼吸道感染)、代谢和营养障碍(低钾血症)、骨骼肌肉和结缔组织病(肌肉疼挛、肌无力)、神经系统疾病(味觉障碍、眩晕)、精神症状(失眠、抑郁)及皮肤和皮下组织病症(皮疹)。

【药物相互作用】 本品与CYP3A4强抑制剂和P-糖蛋白抑制剂之间没有相互作用。一项开放的交叉临床研究纳入12例晚期实体瘤的患者,研究酮康唑(CYP3A4强抑制剂和P-糖蛋白抑制剂)与本品在药代动力学方面的相互作用。本品单用与合用酮康唑相比,平均剂量标准化AUC比值相似,都为0.97;90% CI分别为0.83和1.12。

本品主要通过CYP450 3A4代谢,在临床使用的剂量下,本品不抑制CYPIA2、CYP2C9、CYP2-C19、CYP2D6、CYP2EI和CYP3A4酶的活性,不诱导CYPIA2、CYP2C9、CYP2C19和

CYP3A4 酶的活性,本品也不改变上述酶的底物的血药浓度。临床使用中,药物之间的相互作用风险较少。

【用法与用量】　一般推荐剂量为静注本品 1.4mg/m²,静注时间为 2～5min,21d 为一个疗程,d 1、d 8 各用药 1 次。轻度肝功能损伤的患者(Child-PughA),推荐剂量 1.1mg/m²,21d 为一个疗程,d 1、d 8 各用药 1 次;中度肝功能损伤的患者(Child-PughB),推荐剂量 0.7mg/m²,21d 为一个疗程,d 1、d 8 各用药 1 次;中度肝功能损伤和肌酐清除率为 30～50ml/min 的患者,推荐剂量 1.1mg/m²,21d 为一个疗程,d 1、d 8 各用药 1 次。

【生产厂家】　卫材公司

【性状】　澄明、无色、无菌溶液。

【制剂规格】　注射剂:0.5mg/ml

【储存条件】　贮存注射器内未稀释本品,可在室温放置 4h 或在冰箱(4℃)放置 24h。贮存稀释好本品溶液,可在室温放置 4h 或在冰箱放置 24h。

### 参 考 文 献

[1] 李新增,胡春. 甲磺酸艾日布林(Halaven)注射液[J]. 中国药物化学杂志,2011,21(3):250.

[2] 乳腺癌治疗药甲磺酸艾日布林[J]. 药学进展,2011,35(6):282－283.

[3] 倪倩,封宇飞,傅得兴. eribulin mesylate 的药理与临床研究[J]. 中国新药与临床杂志,2012,32(1):12－15.

# Eslicarbazepine Acetate
# 醋酸艾司利卡西平

$C_{17}H_{16}N_2O_3$　296.32

【商品名】　Zebinix;Exalief

【别名】　BIA-2-093

【化学名】　Acetic acid 5-carbamoyl-10,11-dihydro-5H-dibenzo[b,f]azepin-10(S)-yl ester

【CAS】　236395-14-5

【类别】　抗癫痫药

【研制单位】　葡萄牙 Bial 公司

【上市时间】　2009 年 10 月

【作用机制】　本品是一种新型的钠离子通道阻滞剂,特异性地作用于离子通道,阻止其返回活性状态,从而降低其反复活化频率。

【药理作用】　研究发现,该药能阻断大鼠大脑皮层突触体上电压门控钠通道,且 $IC_{50}$ 明显低于卡马西平(CBZ)(138 vs 210μmol/L);当浓度为 30、100、300μmol/L 时,本品对 Na⁺ 摄取的抑制率更高(52.6%、73.4%、95.6% vs 22.6%、44.3%、64.8%)。

电生理实验显示:本品能抑制小鼠神经母细胞瘤细胞钠电流,在电压为 －100、－90、－80、－70mV 时,其 $IC_{50}$ 中值分别为 4337、618、238、139μmol/L,而 CBZ 相应的 $IC_{50}$ 中值分别为 1506、594、194、101μmol/L。本品和 CBZ 置换细胞中 [H³]-BTX(肉毒素)的能力也相近,$IC_{50}$ 分别为 222 和 361μmol/L;抑制 Na⁺ 摄取的 $IC_{50}$ 分别为 36 和 138μmol/L。但即使两种药物浓度达到 300μmol/L 时,也都不能置换 [H³]-石房蛤毒素。可见,本品主要以电压依赖方式,通过与未激活的钠通道的竞争性作用来抑制钠电流,表明其抗惊厥作用可能通过选择性抑制神经元的快速放电来调节。

MTT 法测定结果表明:本品浓度为 50～100μmol/L 时,对大鼠海马神经细胞无毒性,而相同浓度下的 CBZ 和奥卡西平(OXC)都有明显的神经毒性;与 CBZ 和 OXC 共培养可使神经细胞的凋亡相关标志物增加,而本品则无此作用。但这 3 个化合物都能保护海马神经细胞不受卡因酸、藜芦碱或脑缺血的损害。

在最大电击诱导的癫痫模型大鼠中进行的试验发现：经口给药时，本品的抗癫痫活性与 CBZ 相当，优于 OXC，其 $ED_{50}$ 分别为 4.7、5.4、10.0mg/kg；而腹腔注射时，本品的抗癫痫活性与 OXC 相当，稍低于 CBZ，其 $ED_{50}$ 分别为 6.3、6.1、3.4mg/kg。研究人员采用 Rotarod 实验评价了本品对患者运动功能的影响，结果，经口给予和静脉注射时，本品半数中毒剂量（$TD_{50}$）分别为 358.7 和 78.6mg/kg，CBZ 的 $TD_{50}$ 为 251.0 和 27.4mg/kg；而 OXC 的 $TD_{50}$ 分别大于 1000 和 40.1mg/kg。

在向自由活动大鼠脑部海马区微量灌注印防己毒素诱发癫痫前 2h 经口给予本品 30mg/kg，可预防 75% 的大鼠癫痫发作，且该剂量对行为或脑电特性，包括睡眠和觉醒周期没有影响。另外，在对 NMRI 小鼠每日 2 次双侧角膜刺激诱导癫痫前 15min 腹腔注射本品 100mg/kg，可显著降低癫痫发展程度。

**【药代动力学】** 体内研究表明本品大部分在体内很快代谢成 S-利卡西平，后者部分氧化成 OXC。

给 CD-1 小鼠单剂量经口给予本品 350mg/kg 后，代谢物 S-利卡西平和 OXC 约 30% 分布在脑组织。S-利卡西平在肝与血浆中的 AUC 比值较高，表明其在肝中蓄积，而 OXC 的清除速度为其两倍，体内检测不到原药及 R-利卡西平。

一项单中心、开标记、随机、交叉设计的临床研究考察了本品 3 种剂型（口服混悬液 50g/L，200 和 800mg 片剂）的生物等效性，结果表明：各制剂的 $AUC_{0-\infty}$ 和 $c_{max}$ 无明显差异，生物利用度相同。

肝功能中度损伤患者及肝功能正常患者连续 8 天服用本品 800mg 后的药代动力学参数测定结果显示：肝损伤患者首过代谢稍有下降，但血浆中原药也仅占 0.01%；两组患者体内原药和代谢物的药代动力学则无差异，表明轻、中度的肝功能损伤者服用本品时不

需调整剂量。肾功能正常患者以及轻度、中度、严重肾功不全和需透析的晚期肾病患者单剂量口服本品 800mg 后的 $c_{max}$ 无明显差异，但 AUC 随着肾功能下降而增加。实验还表明本品代谢物主要经肾清除，故其清除依赖于肾功能，肾衰患者服用本品需调整剂量。

其他研究还表明：本品的药代动力学参数无年龄及性别差异，也不受饮食的影响。

**【临床研究】** 在 1049 名癫痫部分性发作患者参加的为期 12 周的 3 项多中心、双盲、随机、安慰剂对照的二期临床研究表明：与安慰剂组相比，本品（800 和 1200mg，qd）分别能使经 1～3 种抗癫痫药治疗仍未愈的患者的癫痫发作频次降低 36% 和 46%，且本品两个剂量组的疗效反应（癫痫发作频次降低 50% 以上）率也更高（36%，44% vs 22%）；连续治疗 6 周出现短暂性不良反应，主要为眩晕、嗜睡、头疼、恶心等，本品治疗组和安慰剂组分别有 84.8% 和 90.3% 的患者不良反应为轻、中度。

以上研究还考察了本品的主要代谢物 S-利卡西平的 AUC 与抗癫痫作用之间的关系，结果表明随本品剂量增加，其抗癫痫作用（以癫痫降低频次为指标）加强，癫痫不发作或发作频次减少 50% 以上的概率随体内 S-利卡西平的浓度的增加而提高。

一项为期 1 年的临床研究考察了长期服用本品的疗效和安全性，结果表明 68.6% 的癫痫患者完成了 1 年的治疗，11.4% 的患者因治疗引起的轻、中度不良反应而退出试验；患者每日平均服用本品 800mg，52 周后癫痫发作频次降低 39%，疗效反应率最高达 42%；连续 12 周癫痫不发作的患者比例随服药时间增加而增多，由服用 5～16 周的 5% 增加到服用 41～52 周的 11%；经长期治疗后，患者的生活质量和消极情绪也显著改善。

**【适应证】** 本品可用于伴或不伴继发性全身性发作的成人癫痫患者的部分性发作的辅助治疗。

【不良反应】 不良反应通常为轻至中度,且主要发生在用药的第一周。

临床研究显示,发生率高于安慰剂组且超过1例患者出现的不良反应有:非常常见(≥10%):眩晕、嗜睡;常见(1%~10%):头痛、异常共济失调、注意力障碍、震颤、复视、视力模糊、眩晕、恶心、呕吐、腹泻、皮疹、乏力、步态不稳。本品联用马卡西平者,复视、共济失调和眩晕发生率较高。

本品可引起PR间期延长相关的不良反应(如房室传导阻滞、昏厥、心动过缓)。但接受本品治疗者中尚未见二度或以上房室传导阻滞。

本品安慰剂对照临床研究中尚未见诸如骨髓抑制、皮肤过敏、重度皮肤反应(如Stevens-Johnson综合征)、系统性红斑狼疮、严重心律失常等罕见不良反应的报道。但奥卡西平临床研究报道有观察到上述不良反应。因此,接受本品治疗者尚不能排除可能出现以上不良反应的可能。

【禁忌证】 对本品、其他氨甲酰类衍生物(如卡马西平、奥卡西平)或本品中任一组分过敏的患者,以及已知二或三度房室传导阻滞患者禁用。

【药物相互作用】 一项单中心、随机、双盲、安慰剂对照的交叉临床研究表明:每日单剂量服用本品800mg,对地高辛、二甲双胍和拉莫三嗪的AUC没有影响。

【用法与用量】 本品推荐起始剂量为400mg、每日1次,1~2周后可增至800mg、每日1次。根据患者应答情况,剂量可增至每日1次1200mg。本品可与或不与食物同服。

内生肌酐清除率(Ccr)<30ml/min的患者不推荐使用本品。肾功能不全者如Ccr为30~60ml/min:起始剂量为隔日400mg,2周后改为每日1次400mg。并可根据患者应答情况调整。

轻至中度肝损伤患者应慎用本品,重度肝损伤患者不推荐使用本品。

【生产厂家】 葡萄牙Bial公司

【性状】 白色或类白色结晶粉末。

【制剂规格】 片剂:400mg,600mg,800mg

【储存条件】 阴凉干燥处保存。

## 参 考 文 献

[1] 王宇春,刑爱敏. 抗癫痫药醋酸艾司利卡西平[J]. 药学进展,2009,33(12):571-573.

[2] 傅毅编译. 抗癫痫药醋酸艾司利卡西平 eslicarbazepine acetate[J]. 世界临床药物,2012,33(1):S5-S6.

# Febuxostat
# 非布索坦

$$C_{16}H_{16}N_2O_3S \quad 316.37$$

【商品名】 Uloric

【别名】 TEI-6720;TMX-67

【化学名】 2-[3-氰基-4-(2-异丁氧基)苯基]-4-甲基噻唑-5-羧酸

【CAS】 144060-53-7

【类别】 抗痛风药物,非嘌呤类黄嘌呤氧化酶抑制药

【研制单位】 日本武田制药公司

【上市时间】 2009年3月

【作用机制】 XO属于是钼蛋白酶,由2个相同亚基组成,每个亚基由3个结构域组成:N-端域为2个铁-硫氧化还原中心($2Fe_2S_2$),中间域为黄素腺嘌呤二核苷酸(FAD),C-端域为钼辅因子(Mo-Co)结合部位,其中钼蝶呤中心是XO催化黄嘌呤生成尿酸的关键位点。本品通过紧密结合钼蝶呤活性位点($K_d$<0.1nmol/L),并使氧化还原态的钼辅因子保持孤立状态,来抑制XO与底物的结合,因此

对氧化形式和还原形式的 XO 均有抑制作用。

【药理作用】　体外试验中,本品对牛乳中的 XO 所产生的抑制作用为混合型,其 $K_i$ 为 0.7nmol/L,对纯化后的牛乳中的 XO,其 $K_i$ 值和 $K_i'$ 值分别为 0.6 和 3.1nmol/L,而非布索坦的氧化代谢物、单羟基代谢物{67M-1[$S$],67M-1[$S$],67M-2}、脱异丙基代谢物(67M-3)、羧基代谢物(67M-4)对纯化后的牛乳中的 XO 也有相似的抑制作用。本品抑制牛乳中的 XO 及小鼠和大鼠肝脏中的 XO 的 $IC_{50}$ 分别为 1.4、1.8 与 2.0nmol/L,而别嘌呤醇相应的 $IC_{50}$ 分别为 1700,380 和 1100nmol/L。即使在高达 100μmol/L 的浓度下,也不会影响涉及体内嘌呤和嘧啶代谢的鸟嘌呤脱氨基酶、次黄嘌呤-鸟嘌呤磷酸核糖转移酶、嘌呤核苷磷酸化酶、芳香磷酸核糖转移酶以及乳清酸核苷-5$p$-环腺-磷脱羧酶等酶的活性。

动物研究显示,本品能显著降低小鼠、大鼠以及黑猩猩的血液尿酸水平,其作用显著优于别嘌呤醇。小鼠 po 给药本品和别嘌呤醇后,二者降低血尿酸水平的 $ED_{50}$ 值分别为 0.7 和 2.7mg/kg。大鼠 po 给药非布索坦和别嘌呤醇后,降低血尿酸水平的 $ED_{50}$ 值分别为 1.5 和 5.0mg/kg,综合降低血液和尿液中的尿囊素浓度的 $ED_{50}$ 值分别为 2.1 和 6.9mg/kg,另一项大鼠高尿酸血症模型的研究表明,本品和别嘌呤醇的 $ED_{50}$ 值分别为 1.6 和 9.1mg/kg,本品以剂量依赖方式降低大鼠血浆尿酸水平,增加正常大鼠的血清及尿液中的黄嘌呤浓度的能力分别是别嘌呤醇的 10 和 30 倍。对于黑猩猩,本品和别嘌呤醇使尿酸降低 50% 的剂量分别为 2.0 和 6.0mg/kg。

【药代动力学】

**吸收**　大小鼠、犬类试验结果为,小鼠的 $t_{max}$ 为 0.5~2h,$t_{1/2}$ 为 2~4h;大鼠与犬的 $t_{max}$ 为 0.25~0.5h。临床试验显示在本品 po 给药的 0.5~1.3h 达血药浓度峰值。

通过比较 iv 和 po 两种给药方式的平均 AUC 值,得出小鼠、大鼠及犬类的总放射量药物吸收率分别为 57%、85% 及 45%。

本品与食物同时服用,大鼠的吸收量降低 36%~48%,犬则降低 55%。单剂量及多剂量 po 给药,服用不同剂量给药组的患者的 $c_{max}$ 和 AUC 值分别下降 38%~49% 和 16%~19%。

**分布**　大鼠试验研究表明本品的血浆蛋白结合率≥98.8%。在健康人群的测试中本品的血浆蛋白结合率则高达 99.3%,Vd 为 33~64L。

雄性 SD 大鼠 po 单剂量 1mg/kg,给药 14d,得出本品在血浆内的放射性半衰期为 19~28h。

**代谢**　体外和体内研究均表明本品主要以氧化和葡糖醛酸化路径代谢。大部分在肝中代谢为葡糖苷酸,其 $t_{1/2}$ 为 1.3~15.8h,CL 为 10~12L/h,其中 2%~44% 的剂量通过葡萄苷酸化被代谢掉,2%~8% 被氧化,1%~6% 以原药形式直接由肾脏排出。

**排泄**　在小鼠、大鼠和犬类试验中,iv 和 po 给予本品后,在排泄物中仍分别有 53%~57%,47%~78% 和 85%~90% 的放射性。给胆管插管的小鼠 iv 或 po 给药 24h 后,经胆汁排泄的放射性约 18%~48%;给胆管插管的雄性大鼠 po 给药 48h 后,经胆汁排泄的放射性达 52%~57%。黑猩猩 iv 给药 24h 后,其尿样和粪便中分别有 49% 和 24% 具有放射性。

【毒性】　接触过敏小鼠模型的研究显示,本品 po 给药 3、10、30 或 100mg/(kg·d) 不会增加二硝基氟苯(DNFB)致敏小鼠耳肿胀度;此外,本品对脾重、体重和白细胞计数无明显影响,仅在 30mg/kg 剂量下显著降低脾重,且当剂量增至 100mg/kg 时,脾重未进一步降低。

根据Ⅱ~Ⅲ期临床研究,本品不良反应大多轻微,具有自限性,常见的有腹泻、疼痛、背痛、头痛和关节痛。其在轻微、中度的肝肾损伤的测试组中的 AUC 并未显著改变,因此对肝肾衰竭患者也没有影响。

**【临床研究】** FACT 试验是一项为期 52 周的随机、双盲、多中心的Ⅱ期临床试验,760 例痛风患者或血尿酸水平≥8.0mg/dl 的患者参加。患者在为期 2 周的洗脱期内首先开始痛风预防性治疗(预防性治疗采用萘普生 250mg/d,bid 或秋水仙碱 0.6mg/d,bid,持续 8 周)。其后,患者被随机分为 3 组,分别为:本品 80mg/d( n = 256)和 120mg/d( n = 251)组及别嘌呤醇 300mg/d 组( n = 253)。初级试验终点是血尿酸水平降低到 6.0mg/dl 以下的患者比例。次级试验终点是痛风的发作比例及痛风结节的中位值的减小程度。治疗初始,患者的平均尿酸水平在 9.8 ~ 9.9mg/dl 之间,41% 的患者尿酸水平超过 10mg/dl。24% 的患者患有痛风结节或有痛风结节病史。随机分组之后,每周进行数据统计分析,服用本品的患者血尿酸水平低于 6.0mg/dl 的比例显著高于服用别嘌呤醇患者的比例( $P < 0.001$ )。试验结束前的最后 3 次随访,和别嘌呤醇相比,本品有更高比例的患者血尿酸水平降至 6.0mg/dl 以下( $P < 0.001$ )。到第 52 周,服用本品的患者血尿酸水平低于 4.0 ~ 5.0mg/dl 的比例显著高于服用别嘌呤醇患者的比例( $P < 0.001$ )。在第 8 周的预防性治疗阶段,本品 120mg/d 给药组因痛风病发而需要治疗的概率显著高于其他两组给药组( $P < 0.001$ )。但随着治疗推进,发病概率逐渐降低。在进行通风结节中位值测量试验中,共有 156 例患者参加,但各给药组之间在结节大小或数量减小方面并不存在显著差异。此外,血尿酸水平 < 6.0mg/dl 的患者痛风发作的概率要小于血尿酸水平≥6.0mg/dl 的患者的发病概率(分别为 6% 和 14%, $P = 0.005$ )。

APEX 研究是一项多中心、随机、双盲的Ⅲ期临床试验,纳入 1067 例痛风患者或尿酸水平≥8.0mg/dl 的患者参加。患者在进行 2 周的预防性治疗之后,被随机分为 5 组,分别为:本品 80mg/dl( n = 262),120mg/d( n = 269),240mg/d( n = 134)组,别嘌呤醇 100 或 300mg/d( n = 268)和安慰剂组( n = 134),其中 100mg/d 用于 10 例肾损伤患者的治疗。治疗持续 28 周。初级试验终点是最后 3 次随访血尿酸水平降至 6.0mg/dl 以下的患者比例。次级试验终点是第 28 周血尿酸水平降至 6.0mg/dl 以下的患者比例。在第 28 周时,本品给药组有 81% ~82% 的患者血尿酸水平降至 6.0mg/dl 以下,别嘌呤醇仅有 39% 达到该指标。在伴有肾损伤的患者中,本品 80、120 和 240mg/d 给药组达到该指标的比例分别为 44%、45% 和 60%,别嘌呤醇给药组及安慰剂组均未有人达到该指标。

EXCEL 试验是一项为期 2 年的公开标记、延伸临床试验,共有 735 例参与过 APEX 和 FACT 研究的患者参与该试验,该试验比较了本品 80mg/d( n = 299),120mg/d( n = 291)和别嘌呤醇 100 或 300mg/d( n = 145)3 个试验组的降血尿酸水平的能力。结果表明本品用药组 74% ~81% 患者的血尿酸水平降至 0.4 mol/L 以下,每次随访血尿酸水平均下降 45% ~48%,痛风发作率也显著下降。

TM-00-004 研究是一项为期 28d 的多中心、随机、双盲、平行Ⅱ期临床试验,共有 153 例患者参加了试验。患者在接受了 14d 的预防性治疗之后进行了随机分组,分为 4 组,分别为:本品 40mg/d( n = 37),80mg/d( n = 40),120mg/d( n = 38)组和安慰剂组( n = 38)。初级试验终点是 d 28 血尿酸水平降至 6.0mg/dl 以下的患者比例。po 本品的患者血尿酸水平低于 6.0mg/dl 的比例显著高于安慰剂组患者的比例( $P < 0.001$ )。安慰剂组及本品 40、80、120mg/d 给药组血尿酸浓度降到 6.0mg/dl 以下的患者分别占 0%、56%、76% 和 94%。各给药组患者的血尿酸浓度较治疗前均显著降低,按剂量由低至高各组分别平均降低 37%、

44% 和 59%，而安慰剂组患者血尿酸浓度仅降低了 2%。

FOCUS 试验为一项为期 4 年的公开标记、非可控延伸的 Ⅱ 临床试验，共有 116 例参与 TMX-00-004 试验的肾功能健全患者参与。经过 4 周预防性治疗之后，随机分为非布索坦 40mg/d、80mg/d 和 120mg/d 给药组。血尿酸水平降至 6.0mg/dl 患者的比例第 1 年为 78%，第 4 年升至 90%。其中 86% 的非布索坦 40mg/d 给药组患者血尿酸水平降至 6.0mg/dl，但未见患者的血尿酸水平降至 4.0mg/dl 以下。80 和 120mg/d 给药组则有 30% 的患者血尿酸水平保持在 4.0mg/dl 以下。同时，试验患者对非布索坦耐受性很强。平均每年每人痛风发作的次数均在下降：第 1 年为 2.22 次，第 2 年为 0.44 次，第 3 年为 0.26 次，第 4 年为 0.18 次。

非布索坦剂量 10 ~ 240mg 梯度提升的 I 期临床研究结果显示 $t_{max}$，$t_{1/2}$，Vd 和 CL 分别为 0.5 ~ 1.3h，1.3 ~ 15.8h，33 ~ 64L 和 10 ~ 12L/h。

【适应证】 痛风人群的高尿酸血症。

【不良反应】 多个研究结果表明，非布索坦最常见的不良反应是肝功能异常、皮疹、腹泻、头痛、恶心、呕吐、腹痛、头晕、关节痛和肌肉骨骼症状，大部分不良反应为轻中度。非布索坦出现心血管不良事件(包括心肌梗死、卒中、心血管死亡)的发生率较别嘌醇高，但无统计学意义。心血管不良事件与非布索坦的剂量用药时间均无关，考虑其与痛风本病有关，因为高尿酸血症已被认为是心血管事件的独立风险因子，也是代谢综合征的一部分。

有研究报道，对 13 例应用别嘌醇治疗出现严重不良反应的痛风患者，调整为非布索坦治疗后，12 例患者未再出现严重的不良反应，耐受性很好。仅 1 例患者在应用别嘌醇过程中出现剥脱性皮炎，更换为非布索坦后出现病理证实的白细胞破碎性血管炎，可能与

非布索坦用药有关。因此非布索坦用于别嘌醇不耐受患者的治疗时，应逐渐增加剂量，并密切监测不良反应。

【禁忌证】 该药主要通过肝脏代谢，不依赖肾排出，故对轻中度肾功能不全者安全有效，无需进行剂量调整。但对于严重肾功能不全即肌酐清除率小于 30ml/min 的患者，应用非布索坦的安全性和有效性尚未进行充分评价，目前无相关资料。

【药物相互作用】 体外研究表明，本品对 CYP1A2、CYP2C9、CYP2C1、CYP2C19 和 CYP3A4 的活性没有影响($K_i > 100\mu mol/L$)，对 CYP2D6 的活性略有影响($K_i = 40\mu mol/L$)，但并不显著。与地昔帕明等 CYP2D6 的底物药物及萘普生等 UGT 抑制剂联用时，并不影响或显著影响其药代动力学，UGT 诱导剂则会加速非布索坦代谢。

Mukoyoshi 等研究证明了本品与同蛋白素结合的药物不产生交互反应；与 CYPs 或 UGT 抑制剂同时服用，其血药浓度变化不大；对 CYPs 基本无任何活性抑制。

食物会影响本品的吸收度及吸收率，但并不显著影响其降血尿酸效果；抗酸剂会降低本品的吸收率，但对其吸收度无影响。

【用法与用量】 目前推荐的应用方法：初始剂量为每天 40mg，若 2 周后血尿酸仍未达到 ≤6mg/dl，将剂量增加到每天 80mg。

【生产厂家】 日本武田制药公司

【性状】 白色结晶性粉末。

【制剂规格】 片剂：40mg，80mg

【储存条件】 避光。

### 参 考 文 献

[1] 唐春雷，王德才，陈姝，等．新型抗痛风药物非布索坦[J]．中国新药杂志，2009，18(7)：577 - 580．

[2] 李宏超，伍沪生．痛风和新型降尿酸药：非布索坦[J]．临床药物治疗杂志，2012，10(1)：52 - 55．

# Fidaxomicin
# 非达霉素

$C_{52}H_{74}Cl_2O_{18}$　1058.04

【商品名】　Dificid

【别名】　OPT-80；PAR-101

【化学名】　3-((((6-脱氧-4-$O$-(3,5-二氯-2-乙基-4,6-二羟基苯甲酰基)-2-$O$-甲基-$\beta$-D-吡喃甘露糖基)氧基)甲基)-12($R$)-[(-脱氧-5-$C$-甲基-4-$O$-(2-甲基-1-氧代丙基)-$\beta$-D-吡喃塔罗糖基)氧基]-11($S$)-乙基-8($S$)-羟基-18($S$)-(1($R$)-羟乙基)-9,13,15-三甲基氧杂环十八(碳)-3,5,9,13,15-五烯-2-酮

【CAS】　873857-62-6

【类别】　抗感染药

【研制单位】　Optimer 制药公司

【上市时间】　2011 年 5 月 27 日

【作用机制】　本品通过抑制细菌转录过程中的 RNA 聚合酶发挥抗菌作用。参与转录过程的 RNA 聚合酶由 $\alpha$、$\beta$、$\beta'$、$\omega$、$\sigma$ 5 种亚基组成（除 $\alpha$ 亚基有两个外，其余亚基均只有一个，故全酶为 $\alpha_2\beta\beta'\omega\sigma$），包括核心酶 $\alpha_2\beta\beta'\omega$ 及与转录起始相关的 $\sigma$ 因子（即 $\sigma$ 亚基）两个部分。本品通过抑制 $\sigma$ 亚基，阻碍转录起始过程，从而抑制 RNA 合成。然而不同菌属的细菌合成不同的 $\sigma$ 因子，以此调控特定类型的启动序列，因此本品通过抑制某一类型的 $\sigma$ 亚基而表现出特有的窄谱抗菌活性，且体外实验尚未发现交叉耐药的现象。

【药理作用】　本品的抗菌谱范围较窄，主要为抗营养梭状芽孢杆菌，如艰难梭状芽孢杆菌等。本品对肠杆菌科细菌、铜绿假单胞菌、金黄色葡萄球菌、链球菌、嗜血流感杆菌、淋球菌、鲍曼不动杆菌和念珠菌的体外抗菌活性弱于艰难梭状芽孢杆菌和产气荚膜梭状芽孢杆菌。本品对艰难梭状芽孢杆菌的最小抑菌浓度（MIC）范围为 0.12~0.25μg/ml，$MIC_{50}$ 为 0.25μg/ml，$MIC_{90}$ 为 0.25μg/ml，对梭状芽孢杆菌孢子无体外活性。

体外试验表明，本品对艰难梭状芽孢杆菌具有杀灭作用，作用机制主要是抑制转录的起始过程，从而抑制 RNA 的合成，但其与利福霉素的作用位点不同。本品对 RNA 聚合酶的作用阶段是在 RNA 聚合酶与 DNA 模板结合后，形成持续的 RNA 聚合酶-DNA 开放复合物之前。本品代谢物 Op-1118 的药理活性较本品弱，其抑制艰难梭状芽孢杆菌的 $MIC_{90}$ 比本品高 32 倍。

【药代动力学】　本品口服吸收差，血药浓度在纳克级水平。健康成年男性志愿者（$n=14$）单次口服本品 200mg 后，本品的 $c_{max}=(5.20 \pm 2.81)$ng/ml，$t_{max}=2.00$h（1.00~5.00）h，$AUC_{0-t}=(48.3 \pm 18.4)$ng·h/ml，$AUC_{0-\infty}=(62.9 \pm 19.5)$ng·h/ml，$t_{1/2}=(1.7 \pm 4.80)$h；主要代谢产物 Op-1118 的 $c_{max}=(12.0 \pm 6.06)$ng/ml，$t_{max}=1.02$h（1.00~5.00h），$AUC_{0-t}=(103 \pm 39.4)$ng·h/ml，$AUC_{0-\infty}=(118 \pm 43.3)$ng·h/ml，$t_{1/2}=(11.2 \pm 3.01)$h。高脂饮食可使本品和 Op-1118 的 $c_{max}$ 分别降低 21.5% 和 33.4%，而 $AUC_{0-t}$ 保持不变。但 $c_{max}$ 的降低并不影响本品的临床疗效，因此本品可以与食物同时服用，也可空腹服用。

体外试验表明，本品主要通过异丁酸酯水解成活性代谢物 Op-1118，水解过程和代谢物的形成不依赖于细胞色素 P450 酶。本品是 CYP 酶的弱抑制剂，对 CYP2C9（$IC_{50}=7.2$μg/ml），CYP1A2（$IC_{50}>10$μg/ml），CYP2B6（$IC_{50}$

> 10μg/ml ), CYP2C8 ( $IC_{50}$ > 10μg/ml ), CYP2C19 ( $IC_{50}$ > 10μg/ml), CYP2D6 ( $IC_{50}$ > 10μg/ml), CYP2A4 ( $IC_{50}$ > 10μg/ml) 均有不同程度的抑制作用。Op-1118 对 CYP2C9 ( $IC_{50}$ > 10μg/ml)有抑制作用,但对其他 CYP 同工酶无明显抑制作用。本品及 Op-1118 不诱导 CYP 同工酶,并且本品及 Op-1118 是 P-糖蛋白( P-gp)的抑制剂。

本品和 Op-1118 主要经粪便排泄,本品经粪便排泄大于 92%。健康成人( $n = 11$ )单次给予本品 200 和 300mg 后,经粪便排泄的本品和 Op-1118 分别为 26.4% 和 66.2%。

【毒性】 未曾进行长期致癌性研究评价本品的致癌性潜能。在 Ames 试验中,本品和 Op-1118 均无致突变性。在大鼠微核试验中本品也是阴性,但在中国仓鼠卵巢细胞中,本品有致染色体断裂。

本品静脉注射(剂量 6.3mg/kg)不影响雄性和雌性大鼠生育力,暴露量接近人体剂量的 100 倍。

【临床研究】

**Ⅱ 期临床研究** 一项随机、开放、量效关系的临床试验,纳入 49 例艰难梭菌相关性腹泻( clostridium difficile-associated diarrhea,CDAD)患者(研究中有 4 例患者分别录入或不录入相关指标数据统计),随机分成低( 100mg/d )、中( 200mg/d )、高( 400mg/d )3 个剂量组,分别给予本品 50、100、200mg,每 12 小时给药 1 次,持续 10d,评价本品的临床疗效、安全性及药代动力学性质。考察的主要指标:临床治愈率、腹泻停止时间和 CDI 的症状减轻率;次要指标:治疗 6 周内的 CDI 复发率。结果显示:低、中、高 3 个剂量组的临床治愈率分别为 71%、80% 和 94%( 45 例纳入评价),腹泻停止时间分别为 5.5、3.5 和 3.0d( 45 例纳入评价),症状减轻率分别为 37.5%、50% 和 86.7%( 47 例纳

入评价)。研究中仅有 2 例患者复发 CDI(治愈患者共 41 例),其中 100mg 组与 400mg 组各 1 例。研究结果表明,本品的 200mg q12h 具有剂量合适、安全性和耐受性良好等优点,并将其作为 Ⅲ 期临床试验的给药方案。

**Ⅲ 期临床研究** 两项平行、多中心、随机、双盲临床试验共纳入 1164 例 CDAD 急性感染或粪毒素检验阳性的患者,随机分组后,连续 10d 分别给予本品(每 12 小时给予 200mg)和万古霉素(每 6 小时给予 125mg),用于评价本品的安全性和有效性。

第 1 项为涉及美国 52 个中心、加拿大 15 个中心、共有 629 名患者纳入北美试验。302 名患者接受本品,327 名患者接受万古霉素,其中约 37% 患者发生严重 CDI。两组治疗的依从性超过 90%。调整意向性治疗( modified intent to treat,mITT)统计分析显示:本品组和万古霉素组的临床治愈率分别为 88.2% 和 85.8%;复发率分别为 15.4% 和 25.3%,前者复发率更低,而本品组与万古霉素对 NAP 1/BI/027 菌株的复发率无显著差异( 24.4% *vs* 23.6% )。本品组与万古霉素组的总持续临床反应率分别为 70% 和 57%;NAP 1/BI/027 菌株中,持续临床反应率分别为 58% 和 63%;非-BI 菌株中,持续反应率分别为 83% 和 66%。最常见的副作用为呕吐,且两组间无显著性差异。

第 2 项为国际多中心临床试验,涉及分布在北美及欧洲的 100 个中心,共纳入 535 名患者,有效指标与上一个临床研究相似。mITT 结果显示:本品与万古霉素组的临床治愈率分别为 87.7% 和 86.8%;复发率分别为 12.7% 和 26.9%;持续临床反应率分别为 72% 和 57%。这项研究的两组患者粪便中均未分离出艰难梭菌的耐药菌株。

将两项 Ⅲ 期临床试验数据合并后统计分析,评价本品和万古霉素对于合并使用抗菌

药物 CDI 患者的临床疗效。统计结果显示，任何时候合并使用除研究药物以外的其他抗生素均增加两组患者(万古霉素组与本品组)的 CDI 复发率，但是本品的临床治愈率不低于万古霉素，痊愈率高于万古霉素，复发率较万古霉素低。

【适应证】 艰难梭菌相关性腹泻(CDAD)。

【不良反应】 本品主要不良反应为:恶心、呕吐、腹痛、消化道出血、贫血、中性粒细胞减少等。

【禁忌证】 无。

【药物相互作用】 本品及其主要代谢物 Op-1118 是胃肠道中外向转运蛋白——P-糖蛋白(P-gp)的底物。环孢霉素是许多转运蛋白(包括 P-gp)的抑制剂，当环孢霉素与本品共同给药后，本品和 Op-1118 的血浆浓度显著增高，但仍维持在纳克范围。本品和 Op-1118 的浓度在作用部位(即胃肠道)也可能通过 P-gp 的抑制作用而减低。但是，在临床对照试验中，同时使用 P-gp 抑制剂对使用本品的安全性或疗效没有额外影响。基于这些结果，本品可以与 P-gp 抑制剂共同给药并且不需调整剂量。

【用法与用量】 推荐剂量为200mg(即每次1片)，2 次/天，共服用 10d。饭前饭后服用均可。

【生产厂家】 Optimer 制药公司

【性状】 白至灰白色膜衣，椭圆形片;每片一侧凹陷印有"FDX"，而另侧凹陷印有"200"。

【制剂规格】 膜衣片:200mg

【储存条件】 贮存在 20～25℃条件下;外出允许在 15～30℃条件下。

### 参 考 文 献

[1] 姜春梅,刘洋,王京晶,等. 抗感染新药非达霉素的药理作用与临床评价[J]. 中国新药杂志,2011,20(23):2283－2285.

[2] 肖宇博,于峰. 艰难梭菌感染的治疗新药——非达霉素[J]. 药学与临床研究,2012,20(5):419－424.

# Fingolimod
# 芬戈莫德

$C_{19}H_{33}NO_2$　307.47

【商品名】 Gilenya

【别名】 Fingolise,FTY720

【化学名】 2-Amino-2-[2-(4-octylphenyl)ethyl]propane-1,3-diol

【CAS】 162359-55-9

【类别】 抗硬化症药,神经鞘氨醇 1-磷酸酯受体调节剂

【研制单位】 日本 Mitsubishi 制药公司

【上市时间】 2010 年 9 月 21 日

【作用机制】 本品经鞘氨醇激酶代谢转化为有活性的芬戈莫德磷酸盐，芬戈莫德磷酸盐是鞘氨醇 1-磷酸受体调节剂，与鞘氨醇 1-磷酸受体 1,3,4,5 有较高的亲和力。芬戈莫德磷酸盐阻碍淋巴细胞从淋巴组织向外扩散，减少外周血中淋巴细胞的数量。目前尚未明确本品治疗多发性硬化的作用机制，可能与淋巴细胞向中枢神经系统扩散减少有关。

【药理作用】 本品是首个可经口服给药的用于治疗复发缓解型多发性硬化症的新型免疫抑制剂，主要有两种作用机制:一是促使淋巴细胞回迁至淋巴结(远离中枢神经系统)，二是调节神经细胞的 S1P 受体。

【药代动力学】 健康受试者口服本品(5mg/d)1 周后，其磷酸化代谢产物 FTY-270P 的最大血药浓度($c_{max}$)高于原药(8.1μg/L $vs$ 4.6μg/L)。本品吸收不受进食影响，其在体内主要经细胞色素 CYP450 和 CYP4F 代谢，口服平均清除率为 10.8L/h，平均消除半衰期为8.8d。

一项随机、双周期、交叉实验评估了14 名健康受试者分别在空腹和进食条件下使用单

剂量本品(1mg)时的药代动力学参数:$c_{max}$分别为 0.65 和 0.64μg/L;$t_{max}$分别为 28 和 36h;AUC 分别为 149 和 139μg·h/L;表观清除率分别为 7.9 和 7.8L;表观分布容积分别为 1738和 1621L;$t_{1/2}$分别为 7.0 和 6.5h。另一项随机、双盲、安慰剂对照的多剂量研究中,健康受试者($n=60$)按1:1:1的比例随机接受本品1.25、5mg/d 或安慰剂,持续 7d。结果显示:第 1 天给予首剂量后,本品的 AUC 出现双峰现象,达峰时间分别出现在给药后 4h 内和给药后 4~12h,且两个剂量水平下的第 2 个 $t_{max}$ 中位数均为 12h。本品各剂量给药 7d 后的总药物蓄积量是给药第 1 天的 5 倍;而本品1.25 和 5mg/d 剂量组给药第 7 天与第 1 天的平均 $AUC_t$ 比值分别为 5.5 和 5。尽管给药第 1 天和第 7 天的平均血药浓度曲线表明多剂量给药时血药浓度较为平稳,但仍出现明显的双峰现象,且达峰时间也为 12h,与首剂量给药时的数值相似。该研究中本品两种剂量给药时的平均 $t_{1/2}$ 均为 8d。

## 【毒性】

**癌发生、突变发生、生育力损伤** 在小鼠和大鼠中进行本品的口服致癌性研究。在小鼠中,本品被给予口服剂量 0、0.025、0.25 和 2.5mg/(kg·d)直至 2 年。在雄性和雌性中在中和高剂量时恶性淋巴瘤的发生率增高。最低检测剂量[0.025mg/(kg·d)]是低于在体表面积($mg/m^2$)基础上推荐人剂量(RHD)0.5mg/d。在大鼠中,本品被口服给予剂量 0、0.05、0.15、0.5 和 2.5mg/(kg·d),未观察到肿瘤增加。测试的最高剂量 2.5mg/(kg·d)在体表面积基础上约为 RHD 的 50 倍。

在一组体外(Ames,小鼠淋巴瘤胸苷激酶,哺乳动物细胞染色体畸变)和体内(小鼠和大鼠微核)试验中本品显示为阴性。

在交配前和期间,本品被口服给予[0、1、3 和 10mg/(kg·d)]雄性和雌性大鼠,在雌鼠中持续给药至怀孕第 7 天,最高测试剂量(10mg/kg)是在体表面积基础上 RHD 的将近200 倍,未观察到对生育力的效应。

**动物毒理学和(或)药理学** 在两种不同株大鼠和犬及猴中观察肺毒性。主要发现包括肺重增加,伴随平滑肌肥厚,肺泡过度膨胀和(或)胶原增加。尸检时,在所有物种中观察到肺塌陷不充分或缺乏,一般与显微镜变化相关。慢性研究在大鼠和猴中,在所有测试口服剂量观察到肺毒性。在大鼠中测试最低剂量[在 2 年致癌性研究 0.05mg/(kg·d)]和猴[在 39 周毒性研究 0.5mg/(kg·d)]在体表面积基础上分别是相似于和接近 RHD 的20 倍。

在猴中 52 周口服研究,伴随氯胺酮(Ketamine)给药,在 3 和 10mg/(kg·d)剂量观察到呼吸窘迫;大多数累及动物变成缺氧和需要给氧。因为氯胺酮一般不伴随呼吸窘迫,这个效应应归咎于本品。在随后的大鼠体内研究中,氯胺酮显示加强本品的支气管收缩效应,尚不清楚这些发现与人的关联。

## 【临床研究】

迄今有两项研究评价复发缓解性多发性硬化患者应用本品的疗效,入选患者在随机分组之前 2 年期间至少出现 2 次临床复发或 1 年期间至少出现 1 次临床复发,并且其扩展残疾状态量表(EDSS)评分为 0~5.5 分。

一项是为期 2 年的随机双盲安慰剂对照实验研究,患者随机接受本品 0.5mg($n=425$)、1.25mg($n=429$)或安慰剂($n=418$),每天口服 1 次。患者既往 3 个月未曾接受任何干扰素 β 或醋酸格拉默且至少 6 个月未曾接受那他珠单抗的治疗。主要终点为年复发率,次要终点为残疾进展持续 3 个月的起始时间,EDSS 评分比基线值至少增加 1 分(EDSS 基线值为 5.5 分则增加 0.5 分)表明残疾进展。结果表明:与对照组相比,接受本品0.5mg 治疗的患者的年复发率较低(18% vs 40%,$P<0.001$);本品残疾进展持续 3 个月

的起始时间显著延迟,本品 0.5mg 组的残疾进展危害比为 0.70。与本品 0.5mg 组相比,1.25mg 组没有增加益处。

另一项是为期 1 年的随机、双盲、双重模拟、阳性对照研究。患者随机接受本品 0.5mg($n=431$),1.25mg($n=426$),每天口服 1 次,或肌内注射干扰素 β-1a 30μg($n=435$)每周 1 次。患者既往 6 个月中未曾接受那他珠单抗,但可应用干扰素 β 或醋酸格拉默至随机分组前。主要终点是年复发率,次要终点为残疾进展持续 3 个月的起始时间,EDSS 评分比基线值至少增加 1 分(EDSS 评分基线值为 5.5 分则增加 0.5 分)表明残疾进展。研究结果表明,与干扰素 β-1a 组相比,接受本品 0.5mg 治疗的患者年复发率较低(16% $vs$ 33%,$P<0.001$),新发和新扩大的 T2 病灶数更少(1.6 $vs$ 2.6,$P=0.002$),残疾进展持续 3 个月的起始时间无显著差别。与本品 0.5mg 组相比,1.25mg 组没有增加益处。

【适应证】 复发性多发性硬化症。

【不良反应】 本品常见不良反应为头痛、流感、腹泻、背痛、肝酶升高、咳嗽等。治疗过程中唯一报道发生率大于 1% 且中断治疗的不良反应是血清氨基转移酶升高(3.8%)。严重的不良反应有缓慢性心律失常及房室传导阻滞、感染、黄斑水肿、对呼吸及肝脏的影响。

【禁忌证】 (1)在过去 6 个月经受心肌梗死、不稳定性心绞痛、卒中、短暂性缺血发作、失代偿心衰需要住院或 Ⅲ/Ⅳ 类型心衰患者。

(2)存在 Mobitz 氏 Ⅱ 型二度或三度(AV)阻滞或病态窦房结综合征或病史,除非患者有心脏起搏器。

(3)基线 QTc 间期 500 ms 并用 Ⅰ$_a$ 类或类 Ⅲ 抗心律失常药治疗的患者。

【药物相互作用】 Ⅰ$_a$ 类或 Ⅲ 类抗心律失常药:尚未在应用 Ⅰ$_a$ 类或 Ⅲ 类抗心律失常药的心律失常患者中对本品进行研究。Ⅰ$_a$ 类或 Ⅲ 类抗心律失常药可导致心动过缓患者出现尖端扭转型室速。合用时应密切监测。

与酮康唑合用时,本品和芬戈莫德磷酸盐的血药浓度增加 1.7 倍。因为发生不良反应的风险增加,联合用药时应密切监测。

本品治疗期间和停药后 2 个月,免疫接种效应可能降低,应避免使用减毒活疫苗。

抗肿瘤药免疫抑制或免疫调节药可增加免疫抑制的风险。当患者从长效免疫效应药物例如那他珠单抗或米托蒽醌转用本品时应谨慎。

本品与 β 阻滞剂联合应用经验有限,期间应密切观察。本品与阿替洛尔合用时,心率比开始服用时减慢 15%,而与地尔硫䓬合用时未见减慢心率的效应。

【用法与用量】 推荐口服剂量为 0.5mg,每日 1 次,餐前或餐后均可。

【生产厂家】 瑞士诺华公司

【性状】 白色或类白色结晶性粉末。

【制剂规格】 硬胶囊:0.5mg

【储存条件】 应贮存在 25℃;外出可允许在 15～30℃ 范围。保护免受潮湿。

### 参 考 文 献

[1] 田瑜编译. 芬戈莫德(fingolimod)[J]. 中国药物化学杂志,2011,**21**(1):99.

[2] 陈志强,曹运莉,王音,等. 新型口服抗复发性多发性硬化药物——芬戈莫德[J]. 中国药学杂志,2011,**46**(15):1215－1216.

[3] 赵玉娜,邢爱敏编译. 多发性硬化症治疗药芬戈莫德[J]. 药学进展,2010,**34**(12):574－575.

# Florbetapir F$_{18}$

$$C_{20}H_{25}{}^{18}FN_2O_3 \quad 359.19$$

【商品名】 Amyvid

【别名】 $^{18}$F-AV-45

【化学名】 （*E*）-4-（2-（6-（2-（2-（2［$^{18}$F］flu-oroethoxy）ethoxy）ethoxy）pyridine-3-yl）vinyl）-nmethylbenzenamine

【CAS】 956103-76-7

【类别】 放射性诊断剂

【研制单位】 礼来（Lilly）公司于2010年收购的艾威德（Avid）放射性药物公司

【上市时间】 2012年4月

【作用机制】 本品可与Aβ结合，PET可检测到$^{18}$F同位素产生的正电子信号，因此该结合物可被扫描成像。体外结合实验评价了本品与尸体解剖人脑组织匀浆中Aβ的结合能力，结果表明本品对Aβ具有高亲和力和特异性［$K_d$=（3.72±0.3）nmol/L］。放射自显影法研究、硫磺素S染色法和传统银染色法及Aβ特异性单克隆抗体相关研究都表明在尸体解剖的人脑组织中本品可与Aβ结合。在体外试验中未发现Florbetapir与微管相关蛋白及一系列神经受体相结合。将尸体解剖的AD患者和健康受试者的脑组织放入含0.3nmol/L本品的40%乙醇溶液中培养1h，结果AD患者的放射自显影图显示出高密度的本品标记的Aβ斑块，而对照组健康受试者无Aβ斑块显影。动物实验表明在健康小鼠和猴子中本品具有高的初始脑摄取值，并能很快从脑组织中冲洗掉。

【药代动力学】 健康大鼠静脉注射本品，脑中放射性强度在静注后2min后达到最高值并很快被冲洗掉［2min时为注射剂量（ID）的6.8%·g$^{-1}$，60min时为1.9% ID·g$^{-1}$，120min时为1.7% ID·g$^{-1}$，180min为1.5% ID·g$^{-1}$］；而血液中放射性强度在注射后120min内相对不变（1.9%~2.5% ID·g$^{-1}$）。静注后放射性强度最初主要存在于肝脏中，随后主要聚积于胃肠道。本品在小鼠体内主要被代谢为2种产物：脱甲基衍生物AV-160和乙酰化脱甲基衍生物AV-267。将放射性标记的2种代谢产物注射进入健康小鼠中，两者都能透过血-脑脊液屏障，并很快从脑组织中冲洗掉，两者对Aβ的亲和力都较低（AV-160：$K_i$=54nmol/L，AV-267：$K_i$=400nmol/L）。

健康受试者静脉注射本品370 MBq（10 mCi），20min后药物分布至全身，仅少于给药量5%的药物存在于血液中，本品的血浆终末半衰期为20~90min，注射后90min存在于血液中的放射性物质（约占给药剂量的2%），主要以极性代谢产物的形式存在。注射后200min约占给药剂量17%的药物主要以极性代谢产物的形式排泄进入尿液中。本品静脉注射后的全身扫描表明放射性物质存在肝脏中的时间为给药后4min内，随后主要通过胆汁/胃肠道途径消除，而在膀胱里检测到的放射性物质显著降低。

【临床研究】 两项独立临床试验对本品的有效剂量范围和复测信度进行了研究。试验1纳入9例AD患者和作为对照的11例年轻健康受试者，将研究对象随机分为高剂量组和低剂量组，其中5例AD患者、4例健康受试者接受单剂量注射本品111 MBq（3 mCi），另外4例AD患者、7例健康受试者接受单剂量注射本品370 MBq（10 mCi）。注射后立即行PET扫描，在90min内捕获动态图像（帧序列：2×2.5，1×5，4×10，4×5，2×10min）结果表明，两个剂量组的视觉评估及脑皮质与小脑的标准摄取值比值（SUVr）无明显差异，并且两个剂量组中AD患者的检查结果均为Aβ阳性，健康对照组中均为阴性。试验2纳入10例AD患者和10例年轻健康受试者，对同一个研究对象在4周内进行的2次Florbetapir F$_{18}$-PET扫描结果的视觉评估及SUVr值进行对比，评价本品复测信度。结果表明，同一个研究对象的50~70min期间SUVr均值的测试-再测试变异性为：（2.4±1.41）%（AD患者），（1.5±0.84）%（健康受试者），SUVr总体复测相关系数为0.99。这两项试验表明本品的有效剂量范围较宽、复测信度高。

一项多中心 Ⅲ 期临床试验评价了 Florbetapir F$_{18}$-PET 扫描 β 淀粉样斑块的准确性。研究组纳入 35 例在养老院或长期护理机构中生活预计将于 6 个月内死亡的患者。其中 6 例用于建立试验计划,而其余 29 例(验证组)用于开展主要验证研究。这 29 例患者的平均年龄为 80 岁,有 13 例临床诊断为阿尔茨海默病,5 例患有其他痴呆症,9 例认知功能正常,其他患者有轻度认知功能受损。平均简易精神状态检查表(MMSE)评分为 19.9。对照组纳入 74 例认知功能正常健康的受试者(平均年龄 27 岁,范围 18 ~ 50 岁),平均 MMSE 评分为 29.7。对研究组和对照组均进行 Florbetapir F$_{18}$-PET 扫描,其中验证组 29 例患者的 Florbetapir F$_{18}$-PET 扫描是在死亡前平均 99d(范围 1 ~ 377d)进行的,将研究组中 35 例患者的扫描结果和其死亡后的脑 Aβ 免疫组织化学和银染色法检测结果进行比较。结果显示:验证组中 29 例患者的 Florbetapir F$_{18}$-PET 成像结果与 Aβ 免疫组织化学和银染色法检测结果均呈显著相关性(Bonferroni = 0.71 ~ 0.78,$P < 0.0001$),6 个被检脑区(额叶颞叶顶叶前扣带回和后扣带回楔前叶以及小脑)的 Florbetapir F$_{18}$-PET 成像结果与尸检 β 淀粉样斑块的检测结果也具有较好相关性[Bonferroni:0.68(95% CI,0.42 ~ 0.84)~ 0.77(95% CI,0.56 ~ 0.89)]。在验证组中,有 15 例患者的尸检结果符合 AD 的病理学标准,其中 14 例患者的 Florbetapir-PET 检查结果为阳性,敏感性达到 93%;另外 14 例患者尸检中的 β 淀粉样斑块水平较低,因而不符合 AD 的诊断标准,这 14 例患者的 Florbetapir-PET 扫描结果均为阴性,特异性达到 100% 对照组受试者的 Florbetapir F$_{18}$-PET 成像结果均为阴性。验证组中有 15 例患者于生存期间经临床诊断为痴呆症,其中 3 例的尸检结果与临床诊断不符,在这 3 例患者中有 1 例经临床诊断为可能患 AD 但在尸检时未发现此病,而 1 例经临床诊断为帕金森病的患者和 1 例经临床诊断为路易体痴呆的患者,尸检结果均患有 AD。该项研究表明:Florbetapir F$_{18}$-PET 成像结果与 β 淀粉样斑块的存在及密度具有显著相关性,可作为重要的 AD 诊断工具。

【适应证】 用于诊断阿尔茨海默病(Alzheimer's disease,AD)或其他认知功能减退的疾病。

【不良反应】 496 例患者参加的临床试验表明,本品不会引起严重不良反应,报道的不良反应多数为轻微至适度,主要为头痛(1.8%)、肌肉骨骼痛(0.8%)、疲劳(0.6%)8、恶心(0.6%)、焦虑(0.4%)、背痛(0.4%)、血压升高(0.4%)、幽闭恐惧症(0.4%)、失眠(0.4%)、颈痛(0.4%)。

【禁忌证】 无。

【药物相互作用】 临床研究中,疑似 AD 患者服用下列药物:多奈哌齐、加兰他敏、美金刚,平均皮质标准化摄取值与未服药者无差异。体外实验未发现乙酰胆碱酯酶抑制剂多奈哌齐、加兰他敏、他克林等对本品与受体的结合有影响。

【用法与用量】 本品为放射性药品,必须由经过特殊培训并获政府认可的人员进行操作,为了减少操作者接触放射性药物的外照射时间,给药时应采取适当的防护措施,操作者注射前应将工作服口罩帽子鞋穿戴整齐,并戴手套防护镜,穿防护铅衣,尽量减少皮肤暴露在外。推荐给药剂量为 370 MBq(10 mCi),一次性静脉推注,随后注射 0.9% 无菌氯化钠溶液。给药过程应注意:注射前应检查本品注射液,如出现颗粒物或变色现象,不可使用。注射时应采取无菌操作及辐射屏蔽技术。采用剂量校准器测定给药剂量。采用较短的静脉输液导管(小于1.5min)以降低导管吸附药物量给药后30 ~ 50min 开始进行为期 10min 的 PET 扫描。

【生产厂家】 艾威德放射性药物公司

【性状】 无色、澄清、无菌、无热原、含放射性诊断剂的溶液。

【制剂规格】 注射剂:10,30,50ml 多次剂量瓶装,含放射强度为 500~1900 MBq/ml(13.5~51mCi/ml)(EOS)。

### 参 考 文 献

[1] 江东杰,顾利强,章媛. 诊断阿尔茨海默病新药 Amyvid[J]. 中国新药杂志,2013,22(7):739-742.

[2] 乔建民,白秋江,李岩峰. Florbetapir F₁₈有助于阿尔茨海默病诊断[J]. 药物流行病学杂志,2013,22(10):571-573.

[3] 赵文芳,董金华. Florbetapir ¹⁸F[J]. 中国药物化学杂志,2012,22(5):457.

# Gabapentin Enacarbil
## 加巴喷丁恩那卡比

$$C_{16}H_{27}NO_6 \quad 329.39$$

【商品名】 Horizant

【化学名】 (±)-1-([[α-Isobutanoyloxyethoxy) carbonyl]-aminomethyl)-1-cyclohexane acetic acid

【CAS】 478296-72-9

【类别】 神经系统用药

【研制单位】 葛兰素史克公司

【上市时间】 2011 年 4 月 6 日

【作用机制】 不宁腿综合征是一种常见的神经系统感觉运动障碍性疾病,其发病机制尚不完全清楚。本品是加巴喷丁的前药,能够克服加巴喷丁在药代动力学方面的缺陷,其在体内被非特异性的酯酶迅速水解为加巴喷丁而发挥药理作用,加巴喷丁对不宁腿综合征治疗作用的具体机制目前还不清楚。

【药理作用】 本品是加巴喷丁的前药,因此它对 RLS 的治疗作用主要归于加巴喷丁,但

加巴喷丁作用于 RLS 的具体机制仍不明确。加巴喷丁是 γ-氨基丁酸(GABA)的结构类似物,但其对 GABA 的结合,摄取和降解无影响。体外研究证明,加巴喷丁能与电压依从的钙离子通道中 α2δ 亚单位以高亲和力结合;但是这种结合与加巴喷丁对 RLS 的影响的关系仍不明确。

【药代动力学】 加巴喷丁为非多巴胺能类药物,早在 20 世纪 70 年代用于抗癫痫治疗。早期临研究表明,一日 600~3600mg 加巴喷丁可使 50%~90% 的 RLS 患者症状缓解。目前认为加巴喷丁 1800mg/d 是治疗 RLS 的适宜剂量。

本品是加巴喷丁的前药,能够克服加巴喷丁在药代动力学方面的缺陷,其在体内被非特异性的酯酶迅速水解为加巴喷丁而发挥药理作用。研究人员对本品和加巴喷丁进行了放射性配体结合试验,发现两者对一些常见的受体、离子通道和转运蛋白都没有结合作用。而体外研究发现加巴喷丁与电压激活的 $Ca^{2+}$ 通道的 α2δ 亚基具有高亲和力,但是这种结合作用与 RLS 的治疗作用的关系尚不明确。

本品被人体吸收后可生成加巴喷丁,本品的疗效与多巴胺受体激动剂相近,但在临床试验中未见强化现象,其他不良反应也相对较轻,这是其优于多巴胺受体激动剂之处。因此,本品很有可能取代多巴胺受体激动剂成为临床上治疗不宁腿综合征的一线药物。

【毒性】 通过对小鼠和大鼠灌胃给药研究本品的致癌性。在小鼠中,本品在 500、2000 和 5000mg/(kg·d) 剂量下进行检测,长达 104 周,结果未发现药物相关的致癌性。基于体表面积($mg/m^2$)进行计算,最高测试剂量为 600mg/d 的推荐人剂量的 40 倍。

【临床试验】 本品在治疗中度至重度原发性 RLS 的作用由两个 12 周的临床研究来证明,这两个研究的对象均为通过国际 RLS 研

究诊断标准确诊为 RLS 的成年人。孕妇及同时患有肾衰竭和缺铁性贫血的 PLS 患者排除。研究 1 中,患者随机分组并给予 1200mg 本品或者每天一次在下午 5 点左右与食物一起给予安慰剂。研究 2 中,患者随机分组并给予 600mg 本品,1200mg 本品,或者每天一次在下午 5 点左右与食物一起给予安慰剂。

用 IRLS 评定量表和总体临床印象量表评分来评价临床效果。IRLS 评定量表包含 10 项以评价感觉和运动症状,睡眠障碍,白天嗜睡/镇静的严重程度及对与 RLS 相关日常的生活和情绪活动的影响。评分从 0 到 40,0 表示没有 RLS 症状,40 表示具有最严重的 RLS 症状。12 周时,IRLS 评定量表基线的变化及总体临床印象量表中的被定义为改善和显著改善评级的应答者比例是这些研究的主药成果。

接受本品 600mg 和本品 1200mg 的组与接受安慰剂的组在 12 周时,IRLS 评定量表基线的平均变化及总体临床印象量表的应答者(评级为改善和显著改善)比例均具有显著性差异。IRLS 评定量表基线的变化如下:研究 1 中,本品 1200mg: −13.2,安慰剂组: −8.8;研究 2 本品 600mg: −13.8,本品 1200mg: −13,安慰剂组: −9.8。总体临床印象量表应答者比例如下:研究 1 中,本品1200mg:76%,安慰剂组:39%;研究 2 中 600mg:73%,本品 1200mg:77%,安慰剂组:45%。

【适应证】 不宁腿综合征(RLS)。

【不良反应】 常见的不良反应主要有嗜睡、眩晕、头痛、恶心、呕吐等,特别需要注意的是,本品能够显著减弱服用者的驾驶技能,因此服药后尽量不要驾驶车辆。另外,该药可能会使少数患者产生自杀的想法和行动。

【禁忌证】 无。

【药物相互作用】 本品和加巴喷丁都不是细胞 P450 酶的抑制剂、诱导剂或底物。在体外,本品也不是 P-糖蛋白的抑制剂。一项药代动力学研究观察了本品和西咪替丁、萘普生的药物相互作用:未发显著现药代动力学相互作用。目前尚未见本品和其他 OCT2 及 MCT-1 的临床相关药代动力学相互作用研究报道。

【用法与用量】 一日 1 次,每次 1 片 600mg,下午 5 点服药。

【生产厂家】 葛兰素史克公司

【性状】 白色至灰白色片,印有"GS LFG"字样。

【制剂规格】 缓释片剂:600mg

【储存条件】 储存于室温条件下(25℃),外出可允许在 15~30℃ 范围内。

### 参 考 文 献

[1] 王钢编译. 加巴喷丁恩那卡比(gabapentin enacarbil)[J]. 中国药物化学杂志,2011,21(5):406−410.

# Glycerol Phenylbutyrate
## 苯丁酸甘油酯

$C_{33}H_{38}O_6$  530.67

【商品名】 Ravicti

【化学名】 Benzenebutanoic acid,1′,1″-(1,2,3-propanetriyl)

【CAS】 611168-24-2

【类别】 治疗尿素循环障碍药物

【研制单位】 Hyperion Therapeutics 公司

【上市时间】 2013 年 2 月 1 日

【作用机制】 尿素循环障碍疾病(UCDs)是一种从氨($NH_3$,$NH_4^+$)合成尿素所需酶或转运蛋白的遗传缺陷。缺乏这些酶或转运蛋白导致受患者在血液和脑中氨的毒性的蓄积而升高。

本品是一种甘油三酯含3分子苯丁酸盐（PBA）的化合物。苯乙酸，PBA的主要代谢物，本品的活性部分。在肝和肾中苯乙酸与谷氨酰胺（含2分子氮）的结合物通过乙酰化形成苯乙酰谷氨酰胺（PAGN），被肾脏排泄（图1）。在摩尔浓度基础上，PAGN，像尿素，含2mol氮和提供氮排泄的另一个载体。

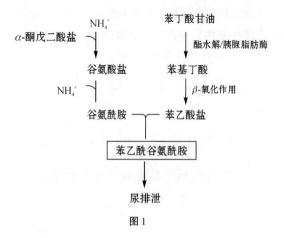

图1

【药代动力学】

**吸收**　本品是苯丁酸盐（PBA）的前药。经口摄入后，在胃肠道被脂肪酶从甘油骨架释放形成PBA，PBA通过$\beta$-氧化被进一步转化为苯乙酸。

健康空腹成年受试者接受单次口服剂量2.9ml/m$^2$的本品，PBA、苯乙酸和PAGN的血浆峰时分别发生在2、4和4h。本品的单剂量给药后，第1个采样时间（0.25h）的15/22例参加者的PBA血浆浓度是可定量的。对PBA、苯乙酸和PAGN平均最大浓度（$c_{max}$）分别是37.0、14.9和30.2μg/ml。在健康受试者中，血浆中检测到完整苯丁酸甘油。

在健康受试者中，全身暴露于苯乙酸、PBA和PAGN以剂量依赖方式增加。本品4ml，共3d后（1天3次），PBA平均$c_{max}$和AUC分别为66μg/ml和930μg·h/ml，苯乙酸分别为28μg/

ml和942μg·h/ml。在相同研究中，本品6ml共3d（1天3次）后，PBA平均$c_{max}$和AUC分别为100μg/ml和1400μg·h/ml，苯乙酸分别为65μg/ml和2064μg·h/ml。

在UCDs成年患者接受多剂量的本品，PBA、苯乙酸、PAGN在首次剂量稳态（$c_{maxss}$）最大血浆浓度分别是8、12、10μg/ml。在UCDs患者血浆中不能检测到完整苯丁酸甘油。

**分布**　在体外，血浆蛋白对$^{14}$C-标记代谢物结合的程度对PBA（1～250μg/ml）是80.6%～98.0%；对苯乙酸（5～500μg/ml）是37.1%～65.6%；对PAGN蛋白结合是7%～12%。

**代谢**　口服给药，胰脂肪酶水解本品（即，苯丁酸甘油）和释放PBA。PBA进行$\beta$-氧化至苯乙酸，它与苯乙酰-CoA谷氨酰胺结合，在肝和肾中通过L谷氨酰胺-$N$-乙酰基转移酶形成PAGN，随后PAGN在尿中消除。

苯乙酸和谷氨酰胺形成PAGN结合的饱和作用提示血浆苯乙酸与PAGN比值随剂量和肝受损的严重程度而增加。

在健康受试者中，给予本品4、6、9ml，每天3次共3d后，苯乙酸与PAGN平均$AUC_{0-23h}$比值分别为1、1.25和1.6。在一项分开研究，在肝受损患者（Child-Pugh B和C）中，给予本品6ml和9ml，每天2次，所有患者中苯乙酸与PAGN平均$c_{max}$值比值为3和3.7。

在体内研究中，对苯丁酸甘油的脂肪酶的比活性（specific activity）从大到小排序如下：胰甘油三酯脂酶、羧基酯脂肪酶、胰腺脂肪酶相关蛋白2。进一步，体内人血浆苯丁酸甘油被酯酶水解。在这些体外研究，苯丁酸甘油的完全消失不产生摩尔当量PBA，提示单-或双-酯代谢物的形成。但是，人中单-或双-酯的形成没有研究。

**排泄**　成年UCDs患者中给予PBA以苯

乙酰谷氨酰胺在稳态排泄的平均(SD)约为68.9%(17.2)和儿童为66.4%(23.9)。苯乙酸和PBA代表次要尿代谢物,各占给予PBA剂量的1%。

**特殊人群**　①性别:在健康成年志愿者中发现性别效应显著,一般剂量水平下女性比男性有较高血浆浓度。健康女性志愿者与男性志愿者相比,给予本品4ml和6ml,每天3次,共3d。对苯乙酸均数$c_{max}$分别较高51%和120%。女性对苯乙酸剂量归一化平均$AUC_{0-23h}$比男性高108%。

②儿童:群体药代动力学模型分析和给药模拟提示体表面积是最有意义的协变量解释苯乙酸清除率的变异性。对年龄3~5、6~11和12~17岁UCDs患者,苯乙酸清除率分别为10.9、16.4和24.4L/h。

③肝受损:在有Child-Pugh A、B、和C肝受损患者中接受本品100mg/kg,每天2次共7d,研究肝受损对本品的药代动力学的影响。

在有肝受损患者中未测定血浆苯丁酸甘油。在有Child-Pugh A、B和C肝受损患者多次剂量给予本品后,与健康受试者相比,PBA的平均$AUC_{0-t}$分别较高42%、84%和50%,而苯乙酸的平均$AUC_{0-t}$分别较高22%、53%和94%。

Child-Pugh A、B和C肝受损患者与健康受试者相比,PAGN的平均$AUC_{0-t}$分别较低42%、27%和22%。

在Child-Pugh A、B和C患者尿中以PAGN排泄PBA的比例分别为80%、58%和85%,而健康志愿者为67%。

在有肝受损患者(Child-Pugh B和C)的另一项研究中,每天给予本品6ml,每天2次后,苯乙酸的平均$c_{max}$为144μg/ml(14~358μg/ml),而每天给予本品9ml,每天2次,苯乙酸的平均$c_{max}$为292μg/ml(57~655μg/ml)。所有患者给予6ml和9ml,每天2次,苯乙酸与PAGN平均$c_{max}$的比值分别为3

和3.7。

多次剂量后,苯乙酸质量浓度大于200μg/L,伴有血浆苯乙酸与PAGN浓度比值较高于2.5。

④肾受损:尚未研究有肾功能受损,包括终末肾病(ESRD)或用血液透析患者中本品的药代动力学。

**药物相互作用**　用人肝微粒体进行的体外研究显示:主要代谢物苯丁酸盐在质量浓度800μg/ml时引起>60%细胞色素P450同工酶CYP2C9、CYP2D6和CYP3A4/5的可逆性抑制作用(睾酮6β-羟基酶活性)。随后体内研究提示体内药物相互作用与CYP2C9、CYP2D6和CYP3A4/5底物有可能相关。体外观察到苯乙酸在质量浓度为2.8mg/ml时对CYP同工酶1A2,2C8,2C19和2D6的抑制作用。

体外PBA或苯乙酸不诱导CYP1A2和CYP3A4,提示体内可能不通过CYP1A2和CYP3A4诱导药物相互作用。

**【临床研究】**　**尿素循环障碍疾病(UCDs)成年患者临床研究**　本试验是一项随机、双盲、阳性对照、交叉且非劣效性研究(研究1),比较本品与苯丁酸钠的静脉氨水平在尿素循环障碍中的情况评价,患者纳入前既往曾用苯丁酸钠以控制其UCDs。患者需要通过酶、生化或基因检测证实有UCDs的确诊,涉及氨甲酰磷酸合成酶(CPS)、鸟氨酸转移酶(OTC)或精氨酸琥珀酸合成酶(ASS)的缺陷。在纳入时患者无高氨血症临床证据和不允许接受已知增加氨水平的药物(如丙戊酸盐),蛋白分解代谢增加(如皮质激素类)或显著影响肾清除率的药物(如丙磺舒)。

主要终点是在第14和28天当预期药物暴露在稳态时对静脉氨24h的AUC(暴露于氨历时24h的测量)。如(本品/苯丁酸钠)对终点几何平均比值的双侧95% CI的上限是≤1.25时将确定统计学非劣效性。

45 例患者被 1:1 随机分为两组:接受下面任何一组:苯丁酸钠共 2 周交叉→本品共 2 周;或本品共 2 周交叉→苯丁酸钠共 2 周。

苯丁酸钠或本品被给予每天 3 次与餐同服。本品的剂量被计算输送相同量 PBA 如患者服用的苯丁酸钠剂量当他们进入试验。在试验中 44 例患者接受至少 1 剂本品。

患者在整个研究过程中坚持一种低蛋白饮食和接受氨基酸补充物。给药 2 周后,患者对各治疗已达到稳态,所有患者进行 24h 氨测量。

纳入研究 1 的 45 例患者人口统计指标特征如下:纳入时平均年龄为 33 岁(18 ~ 75 岁);69% 女性;33% 成年发病;89% 有鸟氨酸转移酶(OTC)缺乏;7% 有精氨酸琥珀酸合成酶(ASS)缺乏;4% 有氨甲酰磷酸合成酶(CPS)缺乏。

对 24h AUC 氨,本品非劣效于苯丁酸钠。在本分析评价 54 例患者。用本品和苯丁酸钠稳态期间,均数静脉氨 24h AUCs 分别为 866 和 977μmol·h/L,平均比值 = 0.91(95% CIs = 0.8 ~ 1.04)。

图 2 显示在双盲短期研究(研究 1)给药后 2 周(在第 14 和 28 天)平均静脉氨水平历时 24h。跨越不同实验室氨值在单位标准化至 μmol/L 后用下列公式被归一至共同的正常范围(9 ~ 35μmol/L)。

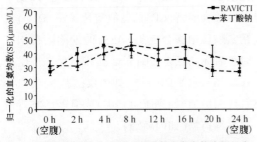

图 2　在短期治疗研究 1 在 UCD 成年患者中静脉氨反应

**在成年中开放无对照延伸研究**　进行一项长期(12 个月)、无对照、开放研究(研究 2),评估历时 12 个月期间每月氨控制和高氨血症危象。研究中总共 51 使例成年患者,其中 6 例曾从苯丁酸钠转换至本品。每个月监测静脉氨水平。在研究 2 中成年患者平均空腹静脉氨值是在正常限度内长期用本品治疗期间(6 ~ 30μmol/L)。51 例成年患者参加 12 个月,用本品开放治疗中,报道有 7 例患者(14%)发生了总共 10 次高氨血症危象。图 3 显示在研究 2 期间测定的空腹静脉氨。跨越不同实验室氨值被归一化至正常范围(9 ~ 35μmol/L)。

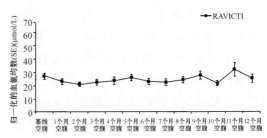

图 3　在长期治疗研究 2 中成年 UCD 患者静脉氨反应

【适应证】　本品适用于氮-结合药物,不能单独使用。主要用于不能依靠单纯饮食限制蛋白和(或)氨基酸补充剂来控制尿素循环障碍疾病(UCDs)病情的成年和 ≥2 岁的儿童患者的长期治疗。

【不良反应】　最常见不良反应是腹泻、胀气和头痛。

【禁忌证】　在年龄小于 2 月龄患者以及已知对苯丁酸盐超敏性患者中禁用。

【药物相互作用】　使用皮质激素类可能致机体蛋白分解和增加血浆氨水平。当同时使用皮质激素类和本品时严密监视氨水平。氟哌啶醇和丙戊酸可能诱导高氨血症。UCD 患者当使用丙戊酸或氟哌啶醇需要严密监视氨水平。

【用法与用量】　(1)指导患者进食和通过口服、注射器或定量杯直接口服。

(2)每天给药 3 次,于进餐时服用。

(3)每天最大剂量是 17.5ml(19g)。

(4)必须限制蛋白类饮食的摄入。

从苯丁酸钠转用至本品:每天本品剂量(ml)= 每天苯丁酸钠(g)剂量 × 0.86。

在未用过苯丁酸盐患者的初始剂量：

（1）推荐剂量范围是4.5～11.2ml/（m²·d）。

（2）对有些残留酶活性患者不适于用饮食限制控制，建议开始剂量为4.5ml/（m²·d）。

（3）考虑到患者的估算尿素合成能力，饮食蛋白摄入量和饮食依从。

有肝受损患者中剂量修饰：开始剂量在范围低端。

【生产厂家】　Hyperion Therapeutic 公司

【性状】　本品是一种透明、无色至浅黄色口服液，不溶于水和大多数有机溶剂，溶于二甲基亚砜（DMSO）和65%乙腈。苯丁酸甘油是一种氮-结合剂，是将一种甘油三酯含3分子PBA连接至甘油骨架的化合物。

【制剂规格】　口服液：1.1g/ml 的苯丁酸甘油

【储存条件】　贮存在20～25℃，外出允许15～30℃。

# Golimumab
# 戈利木单抗

【商品名】　Simponi

【别名】　CNTO148

【CAS】　476181-74-5

【类别】　抗关节炎类药物

【研制单位】　美国强生公司

【上市时间】　2009 年 4 月 13 日

【作用机制】　本品是一种新的人抗肿瘤坏死因子（TNF）单克隆抗体，能与可溶性和跨膜活性形式 TNF-α 结合，阻止与 TNF 受体结合，从而抑制 TNF 的生物活性。

【药理作用】　血液、滑膜和关节中 TNF-α 水平升高涉及多种慢性炎症的病理生理，如类风湿关节炎、银屑病关节炎和强直性脊柱炎。TNF 是关节炎症的重要介质，本品调节几种生物肿瘤坏死因子介导的生物学效应，包括白细胞浸润的黏附蛋白表达，如 E-选择蛋白、细胞间黏附分子（ICAM-1）和血管细胞黏附分子-1，以致炎性细胞因子的分泌，如白细胞介素-6（IL-6）、白细胞介素-18（IL-18）、粒细胞集落刺激因子（G-CSF）和粒细胞巨噬细胞集落刺激因子（GM-CSF）等。目前还没有本品与其他的肿瘤坏死因子家族配体结合的证据，特别是本品抗体不与人淋巴毒素结合或中和。

临床试验中，RA、PsA 和 AS 患者经本品治疗后，C-反应蛋白（CRP）、IL-6、基质金属蛋白酶 3（MMP-3）、CAM-I 和血管内皮生长因子（VEGF）等水平均降低。

本品在体外与可溶性人 TNF-α 的结合力与依那西普相似（18pmol/L vs 11pmol/L），明显高于英夫利西单抗（44pmol/L）和阿达木单抗（127pmol/L，$P = 0.018$）。

【药代动力学】　健康志愿者及活动性 RA 患者皮下注射后，$t_{max}$ 约为 2～6d。健康志愿者皮下注射 50mg 后，$c_{max}$ 约为 2.5μg/ml。活动性 RA 患者静脉注射单剂量（剂量范围 0.1～10.0mg/kg），药代动力学参数与剂量成比例，系统清除率为 4.9～6.7ml/（kg·d），平均分布容积 58～126ml/kg，表明本品主要分布于循环系统，血管外分布有限。健康志愿者和活动性 RA、PsA 或 AS 患者，终末半衰期约 2 周，皮下注射的绝对生物利用度约 53%。

活动性 RA、PsA 或 AS 患者每 4 周皮下注射 50mg，血浆浓度在 12 周后达稳态。与甲氨蝶呤合用，活动性 RA、PsA 或 AS 患者血清谷浓度分别为 0.4～0.6、0.5 和 0.8μg/ml，与单用本品比较，血清谷浓度分别升高 52%、36% 和 21%。

对于活动性 RA 患者，甲氨蝶呤的存在使抗戈利木单抗抗体发生率从 7% 降低至 2%，非甾体抗炎药、口服皮质激素或柳氮磺吡啶不影响本品的清除率。

群体药代动力学研究显示，清除率受体质量因素影响，但是对于 PsA 和 AS 人群未观察到体重对临床疗效有明显影响。对于 RA 患者也无需依体重调整剂量。无需根据性别、年龄调节剂量。未对肝肾损害者进行研究。

**【毒性】** 本品与肿瘤坏死因子(TNF-α 阻断剂)仅联用有引起严重真菌感染的风险。美国 FDA 的报告显示使用 TNF-α 阻断剂的患者有时会发生组织胞浆菌病和其他侵入性真菌感染。

**【临床研究】** 评价本品对活动性 AS 患者睡眠干扰的效果研究是一个多中心、随机、安慰剂对照研究。基线时,356 例患者随机按 1.8:1.8:1 比例分配至皮下注射本品 50、100mg 或安慰剂组,每 4 周注射 1 次。睡眠障碍评估使用詹金斯睡眠评估问卷(JSEQ),在基线、14 周和 24 周时进行。用范德瓦尔登正常分数方差分析治疗效果。结果基线时,JSEQ 中位数分别为 50mg 组 9.0,100mg 组 11,安慰剂组 10.0,显示患者存在中至重度睡眠障碍。14 周时接受本品的患者 JSEQ 较基线有显著改善( -3.0 *vs* 0.0,$P < 0.001$);24 周时同样改善显著( -3.0 *vs* -1.0,$P < 0.001$)。与基线比较,简表-36(SF-36 量表)、巴氏 AS 计量指数、总背部疼痛、夜间背部疼痛和巴氏 AS 疾病活动性积分均有显著改善。多元回归分析表明,夜间背部疼痛改善与 JSEQ 评分改变或睡眠障碍的减少一致。试验结果显示,皮下注射本品,每 4 周 1 次,能显著减少 AS 患者睡眠障碍,改善生活质量。

另一项评估本品对活动性 PsA 患者的有效性和安全性研究中,至少有 3 个关节肿胀和 3 个关节触痛的活动性 PsA 成年患者随机分配接受皮下注射的安慰剂( $n = 113$)、本品 50mg( $n = 146$)或本品 100mg( $n = 146$),每 4 周皮下注射 1 次,疗程 20 周。结果 14 周时,51% 接受本品 100mg 的患者及 45% 接受本品 50mg 的患者实现了 ACR20 反应(主要终点),而安慰剂组仅有 9%( $P$ 均 $< 0.001$)。基线时,74% 患者至少有 3% 的体表面积存在银屑病,14 周后,40% 的本品 50mg 组患者和 58% 的

本品 100mg 组患者指甲银屑病严重程度指数(PASI)有 75% 以上的改善(次要终点),而安慰剂治疗的患者仅有 3%( $P$ 均 $< 0.001$)。其他主要次级终点(HAQ 和 SF-36 量表)与安慰剂相比均有显著改善。本品一般耐受性良好。通过 24 周治疗,50mg 和 100mg 剂量的本品可显著改善活动性 PSA 及其相关的皮肤和指甲银屑病。

一项Ⅲ期临床试验评价本品对接受甲氨蝶呤治疗的活动期 RA 的安全性和有效性。患者按 3:3:2:2 随机分组,分别接受安慰剂注射加甲氨蝶呤胶囊(第 1 组, $n = 133$),本品 100mg 注射加安慰剂胶囊(第 2 组, $n = 133$),本品 50mg 注射加甲氨蝶呤胶囊(第 3 组, $n = 89$),100mg 本品注射加甲氨蝶呤胶囊(第 4 组, $n = 89$)。本品皮下注射,每 4 周 1 次。结果患者在 14 周达到 ACR20 反应的比例,第 1 组 33.1%( $P = 0.059$),第 2 组为 44.4%( $P = 0.001$),第 3 组为 55.1%( $P < 0.001$),第 4 组 56.2%,在第 24 周,4 组健康评估问卷残疾指数较基线增加分别为 0.13、0.13( $P = 0.240$)、0.38( $P < 0.001$)、0.50( $P < 0.001$)。至第 16 周,4 组严重不良事件发生率分别为 2.3%、3.8%、5.6% 和 9.0%,严重感染发生率 0.8%、0.8%、2.2% 和 5.6%。试验表明本品合用甲氨蝶呤治疗活动性 RA,能改善症状,提高机体功能。

一项旨在评估本品的疗效及安全性试验,461 例活动性 RA 患者均曾接受过一个或多个 TNF-α 抑制剂。将患者随机分为 3 组,分别接受皮下注射安慰剂(155 例)、本品 50mg(153 例)、本品 100mg(153 例),每 4 周 1 次。患者同时继续使用甲氨蝶呤、柳氮磺吡啶、羟氯喹、皮质激素或非甾体抗炎药。安慰剂组 28 名患者(18%),50mg 本品组 54 名患者(35%,危险比 2.5,95% CI 1.5 ~ 4.2, $P = 0.0006$),100mg 戈利木单抗组 58 名患者(38%,危险比 1.6 ~ 4.7, $P = 0.0001$)在第 14

周达到 ACR20。1～16 周，严重不良事件 3 组分别为 11 例(7%)、8 例(5%)、4 例(3%)。1～24 周，严重不良事件 3 组分别为 15 例(10%，部分患者给予抢救治疗)、14 例(5%)、8 例(4%)。本品能减轻曾使用过 TNF-α 抑制剂的类风湿关节炎患者症状。

【适应证】　类风湿关节炎。

【不良反应】　临床试验中，导致停药的最常见不良反应为败血症(0.2%)，使用本品的患者可因严重感染住院甚至死亡，多数与免疫抑制剂(如甲氨喋呤或皮质激素)合用有关。常见感染包括分枝杆菌感染，侵入性霉菌感染、细菌、病毒和其他机会致病菌感染。在使用本品过程中及之后，应监测患者的体征和症状，如有感染征象，应停止使用本品治疗。还可出现丙氨酸氨基转移酶升高(0.20%)，天冬氨酸转氨酶升高(0.2%)。其他不良反应有注射部位红斑、高血压、支气管炎、眩晕、鼻窦炎、流感、咽炎、鼻炎、发热、口腔疱疹及感觉异常等。

【禁忌证】　本品禁用于有严重感染的患者(例如败血症、肺结核与机会性感染)以及对本品或任何辅料过敏的患者。在 TNF 拮抗剂(包括本品)的使用过程中已监测到有严重感染事件，甚至是致命性的感染。

【药物相互作用】　不可与肝炎疫苗同时注射。在慢性炎症中，CYP450 酶可能被升高的细胞因子(如 TNF-α)抑制，因此细胞因子抑制剂可能恢复 CYP450 酶至正常。与环孢素、茶碱、华法林合用时应监测临床反应，有条件的进行血药浓度监测。

【用法与用量】　成人剂量为 50mg，儿童不推荐使用。

【生产厂家】　美国强生公司

【制剂规格】　注射剂:50mg，0.5ml/支，每盒 10 支

### 参 考 文 献

[1] 舒荣,白秋江. 抗类风湿关节炎新药戈利木单抗[J]. 中国药学杂志,2011,20(1):50－52.

# Ibrutinib
# 依鲁替尼

$C_{25}H_{24}N_6O_2$　　440.50

【商品名】　Imbruvica

【别名】　CRA-032765;PCI-32765

【化学名】　1-[(3R)-3-[4-Amino-3-(4-phenoxyphenyl)pyrazolo[3,4-d]pyrimidin-1-yl]piperidin-1-yl]prop-2-en-1-one

【CAS】　936563-96-1

【类别】　抗肿瘤药;布鲁顿酪氨酸激酶(BTK)抑制剂

【研制单位】　Pharmacyclics,强生

【上市时间】　2013 年 11 月 13 日

【作用机制】　B 细胞抗原受体(BCR)的信号通路是众多肿瘤生长和播散的关键驱动者。BTK 作为 BCR 信号肽不可或缺的参与者,对 B 淋巴细胞的形成、分化、信息传递和生存至关重要。BTK 是 BCR 通道可识别的信号肽分子,当该信号肽分子穿过 B 淋巴细胞表面受体时,B 淋巴细胞实现转运、趋化性和黏附作用的必需通道被激活,这为 B 细胞恶性肿瘤的形成提供了便利。

　　本品是一种小分子的 BTK 抑制剂,可与 BTK 活性位点上的半胱氨酸残基(Cys-481)选择性地共价结合,不可逆地抑制 BTK 的活性,进而抑制 BCR 信号通路的激活,有效阻止肿瘤从 B 细胞迁移至适宜肿瘤生长的淋巴组织,减少 B 细胞恶性增殖并诱导细胞的凋亡,从而发挥治疗 CLL 和 MCL 的作用。非临床研究表明本品能够抑制恶性 B 淋巴细胞在体内的增殖和存活。

## 【药代动力学】

**吸收**　本品口服后吸收迅速，1~2h可达最大血药浓度，暴露量增加至840mg。在稳定状态下，从服药560mg/d的患者体内检测到AUC为$(953\pm750)$ng·h/ml；从服药420mg的患者体内检测到AUC为$(680\pm517)$ng·h/ml。与禁食12h后用药相比，非空腹服用本品会使其暴露量增加近2倍。

**分布**　在体外试验中，本品与人体血浆蛋白的可逆性结合率为97.3%，在50~1000ng/ml没有剂量相关。在稳定状态下，本品的表观分布容积约为10000L。

**代谢**　本品主要通过细胞色素P450（CYP3A和少部分CYP2D6）代谢，代谢后产生多种代谢产物。其中，有效代谢产物PCI-45227是一种对BTK具有抑制活性的二氢二醇物质。与本品相比，这种代谢物对BTK的抑制作用更强，约是本品的15倍。在稳定状态下，PCI-45227的平均代谢率为1~2.8。

**消除**　本品的表观清除率（CL/F）约为1000L/h，半衰期（$t_{1/2}$）为4~6h。本品在体内主要以代谢产物的形式存在，随粪便排出体外。通过给健康受试者口服放射性$^{14}$C标记的本品，发现近90%的放射物在168h内消除，其中约80%随粪便排出，近10%随尿液排出，约1%以原型随粪便排出。本品的消除不会随年龄（37~84岁）和性别而产生变化，但在中度肝损伤患者体内其系统性暴露量较健康受试者高6倍。

## 【毒性】

致癌致突变影响生育能力未进行本品的致癌性研究。细菌致突变实验及哺乳动物细胞染色体畸变试验均为阴性。小鼠体内骨髓微核试验，在剂量至2000mg/kg仍未观察到致染色体断裂。尚未在动物中用本品进行影响生育能力的研究。在大鼠和犬进行的一般毒理学研究，口服本品没有观察到对生殖器官产生不良影响。

## 【临床研究】

**治疗MCL**　一项开放、多中心、无对照组的临床试验，纳入曾接受至少一次治疗的MCL患者111例，基线时，89%患者基线美国东部肿瘤协作组（Eastern Cooperative Oncology group，ECOG）体能状况评分标准为0或1级，确诊后的患病中位时间为42个月，之前的治疗中位数为3个月（1~5个月），其中11%病例此前进行过干细胞移植治疗。在筛查时，有39%患者至少有一个≥5cm的肿瘤，49%有牵连到骨髓，54%有牵连淋巴结外给予本品560mg，po，qd，直至疾病进展或不能耐受药物的不良反应。抗肿瘤的应答率是根据对NHL修订的国际工作组（IWG）所制订的标准进行评估。此项试验的主要终点是总缓解率（overall response rate，ORR），实验结果表明ORR为65.8%（95%可信区间CI=56.2%~74.5%），完全缓解（complete response，CR）为17.1%，部分缓解（partial response，PR）为48.6%，中位缓解时间（duration of response，DOR）为17.5个月，95% CI=15.8~NR（未到达，无数据）。一个独立审评委员会（IRC）进行单独读片和解释影像扫描。审议后证实ORR为69%，中位缓解的时间为1.9个月，有10例患者（9%）因不良反应中断治疗，主要是出现硬膜下血肿（1.8%）。14%病例需减少服药剂量。

**治疗CLL**　一项开放、多中心的临床试验，评价本品治疗CLL患者的安全性和有效性，纳入曾接受至少一次治疗的CLL患者48例，基线时，所有患者ECOG体能状况评分标准为0或1级，确诊后中位时间为80个月，之前治疗的中位数为4个月（1~12个月）。在基线时，有46%患者至少有一个≥5cm肿瘤，给予本品420mg，po，qd，直至疾病进展或不能耐受药物的不良反应。抗肿瘤的ORR和DOR根据国际CLL研讨会的标准，经独立评审委员会修订后的文本进行评估。ORR为8.3%（95% CI=43.2%~72.4%），没有病例达到部分缓解，缓解时间在5.6~24.2个月，5

例(10.4%)患者因不良反应而中断治疗,其中 3 例(6.2%)发生感染,2 例(4.2%)出现硬膜下血肿,13%病例因不良反应而减少服药剂量。

【适应证】 慢性淋巴细胞白血病、套细胞淋巴瘤。

【不良反应】 在 Ⅱ 期临床研究中,51 名 CLL 患者每日口服本品 420mg,治疗时间 21 个月,出现不良反应的大多数属于 1 或 2 级,约 20%患者出现了腹泻、上呼吸道感染、乏力、咳嗽、关节痛、药疹、发热或轻微水肿等,出现 3 或 3 级以上血液病不良反应较少,包括血小板减少(10%)、嗜中性白细胞减少(15%);111 名 MCL 患者每日口服本品 560mg,治疗时间为 8.3 个月,出现的不良反应也大多属于 1 或 2 级,近 20%患者出现了腹泻、乏力、恶心、轻微水肿、呼吸障碍、便秘、呕吐或食欲减退等,出现 3 或 3 级以上血液病不良反应同样较少,包括嗜中性粒细胞减少(16%)、血小板减少(11%)和贫血(10%)。

【药物相互作用】 本品主要通过 CYP3A 代谢,因而在与 CYP3A 抑制剂或诱导剂同时服用时,其暴露量会受到影响。酮康唑是 CYP3A 强抑制剂,能使本品的最大血药浓度($c_{max}$)和 AUC 分别增加 29 和 24 倍;中度 CYP3A 抑制剂能使本品的 $c_{max}$ 和 AUC 分别增加 6 和 9 倍。

利福平是强 CYP3A 诱导剂,能使本品的暴露量降低为原来的 1/10;中度 CYP3A 诱导剂也能使本品的暴露量降低为原来的 1/3,这种暴露量的改变并不是希望的结果。因此,应避免本品与中度或强 CYP3A 抑制剂及诱导剂同时服用,这种强抑制剂包括伊曲康唑、伏立康唑、泊沙康唑、克拉霉素和泰利霉素,强诱导剂包括卡马西平、利福平和苯妥英等。

【用法与用量】 治疗慢性淋巴细胞白血病:口服,1 次/天,3 粒/次;治疗套细胞淋巴瘤:口服,1 次/天,4 粒/次。

【生产厂家】 Pharmacyclics 公司(杨森制药)

【性状】 本品为白色或类白色固体,易溶于二甲基亚砜,可溶于甲醇,不溶于水;分配系数为 3.97(pH 7);解离常数为 74;mp:149～158℃。

【制剂规格】 胶囊:140mg

【储存条件】 储存温度 −20℃。

## 参 考 文 献

[1] 郑小娟,王婧斯,龚莉,等.依鲁替尼:一种新型布鲁顿酪氨酸激酶抑制剂[J].药物评价研究,2014,37(4):381 −384.

[2] 陈本川.治疗套细胞淋巴瘤及慢性淋巴细胞白血病新药——依鲁替尼(ibrutinib)[J].医药导报,2014,33(10):1336 −1338.

# Iguratimod
# 艾拉莫德

$$C_{17}H_{14}N_2O_6S \quad 374.367\,9$$

【商品名】 Iremod

【别名】 T-614

【化学名】 N-[7-Methanesulfonamido-4-oxo-6-(phenoxy)chromen-3-yl]formamide;N-[3-(formylamino)-4-oxo-6-phenoxy-4H-chromen-7-yl]methanesulfonamide

【CAS】 123663-49-0

【类别】 抗类风湿药物;IL-6 拮抗剂

【研制单位】 Toyama 公司

【上市时间】 2012 年

【作用机制】

抗炎作用 ①本品对急、慢性的炎症模型(如大鼠角叉菜胶足跖肿胀模型、佐剂诱导关节炎模型)均显示出抗炎、镇痛的作用。

②本品不同于传统的非甾体类抗炎药物,对禁食小鼠没有表现出消化道的溃疡类不良反应。

③本品能够抑制高岭土诱导的炎症反应中缓激肽的增加。

④本品在抑制花生四烯酸级联反应方面与选择性环氧酶-2(COX-2)作用相似,能有效抑制体外成纤维细胞释放前列腺素,并且减少足跖肿胀炎性反应模型鼠的炎性分泌物中 $PGE_2$ 的量,但不影响模型鼠的消化道黏膜中的 PG 水平。

**抑制免疫球蛋白生成** ①小鼠 B 细胞培养中,本品能够显著减少 IgM 的产生,并且通过脂多糖和(或)IL-4 的诱导向 $IgG_1$ 同型转换。

②在人类浆细胞瘤细胞系培养中(ARH-77 细胞株),本品能抑制自发性 IgG 抗体生成,但并不会影响细胞增殖。

③在由自体 T 细胞和抗 CD3 抗体诱导的人类外周血 B 细胞中,本品能够同时抑制 IgM 和 IgG 的生成。

④本品抑制 B 细胞的免疫球蛋白生成,但是不导致阻滞效应。

⑤在慢性类风湿实验模型(如 AIA 鼠和 MRI/lpr 鼠)中,类风湿病灶好转,同时高免疫球蛋白血症改善。

**抑制细胞因子生成** 本品能够抑制 IL-1β、TNF-α、IL-6、IL-8 以及 MPC-1 的生成。在由人类风湿患者体内提取的滑膜细胞中,本品能够显著降低 IL-6、IL-8 以及集落刺激因子的生成。研究发现,本品能够抑制 IFN-γ 刺激下的滑膜细胞中包括 CD54、CD58 和 CD106 等在内的联合刺激分子的上调表达。

皮下气腔炎症模型鼠灌胃给予本品,剂量为 30～100mg/kg,静脉注射 TNF-α 诱导的 MCP-1 生成被显著抑制。本品在 10～30mg/kg 浓度时,除了能够降低刀豆蛋白 A 诱导的肝炎模型鼠的转氨酶之外,还能够减低血浆中 TNF-α 和 IFN-γ 的水平。

**抗骨吸收作用** IL-1、IL-6、TNF-α 等促炎因子是 RA 致病的关键因子,与 RA 病情活动密切相关。这些促炎因子还能激活破骨细胞,促进骨吸收,导致骨质流失的发生。抑制 IL-1、IL-6、TNF-α 等促炎因子能起到控制 RA 及 RA 引起骨流失的双重效果。

在 CIA 大鼠模型中,MRI 检测结果显示,本品几乎完全抑制了 CIA 的炎症和骨髓内水肿;同时,X 线平片和 CT 检测结果显示,本品还能够显著抑制骨吸收和关节破坏。

**促骨形成作用** 本品在体外试验中能促进成骨细胞分化,在体内试验中促进 BMP-2 介导的骨形成,该作用被认为与增加 Osx 的表达有关。

Osx 在骨分化和骨形成中起核心作用。在骨髓基质细胞系 ST2 细胞中,rhBMP-2 不存在时,Osx 几乎不表达;rhBMP-2 存在时,本品刺激 Osx 的表达可提高 3 倍以上。而在前成骨细胞系 MC3T3-E1 细胞中,Osx 的表达不依赖于 rhBMP-2,本品能够直接刺激 Osx 表达而促进成骨细胞分化。

进一步研究发现,本品能够剂量依赖性地刺激 ST2 细胞和 MC3T3-E1 细胞分泌骨钙素;在 rhBMP-2 存在下使 ST2 细胞内钙含量提高 14 倍,形成矿化结节;在小鼠体内模型中,使听小骨中的钙含量提高 1.7 倍。

**【药理作用】** 本品可以抑制胶原性关节炎模型大鼠的足肿胀,缓解大鼠骨和软骨组织的破坏。本品的作用机制尚不完全清楚。文献报道,在体外本品可以抑制核因子-κB(NF-κB)的活性,进而抑制炎性细胞因子(白介素-1、白介素-6、白介素-8、肿瘤坏死因子 α)的生成。本品还可以在体外与小鼠和人的 B 细胞直接发生作用,抑制免疫球蛋白的生成。此外,本品在体外可抑制纯化的 COX-2 的活性( $IC_{50} = 7.7\mu g/ml$ ),但对 COX-1 的活性无影响。

【药代动力学】 24 例健康志愿者,每组 12 例。单次给药剂量组:分为低(25mg)、高(50mg)两个剂量组。多次给药剂量组:按低剂量 25mg/次,12h 给药 1 次,连续给药6d。进食后给药:选择单次给药,高剂量组,50mg/次。

本品在体内符合一室模型的药代动力学特性,在治疗剂量范围内(25～50mg),本品暴露程度与剂量呈比例,主要药代动力学参数无性别差异。本品的生物利用度不受食物影响。

口服治疗剂量的本品后,于 3.1～4.6h 达血药浓度峰值。每日 2 次,多次给药后 3d 内达到稳态浓度。平均稳态浓度 $c_{av}$ 为(0.76±0.19)μg/ml,平均表观分布容积 0.20L/kg,平均血浆清除率 0.0133L/(h·kg)。本品消除半衰期为 10.5h,观察到血浆中有一定的药物蓄积。尿药排泄试验表明,口服 50mg,空腹组和饮食组分别仅有(0.0685±0.056)% 和(0.0608±0.033)% 以原型从肾脏排除。

【毒性】 肝毒性:临床试验发现本品可引起可逆性的肝脏酶升高,大多数氨基转移酶升高为轻度[≤2 倍正常值上限(upper limit of normal,ULN)],且通常在继续治疗过程中缓解;显著升高(>3 倍 ULN)不常发生,且通过降低剂量或停药可缓解。大多数患者氨基转移酶升高发生在用药 3 个月内,服药初始阶段应定期检查血液丙氨酸氨基转移酶(ALT)和天冬氨酸氨基转移酶(AST),检查间隔视患者情况而定。

有肝损害和明确的乙型肝炎或者丙型肝炎血清学指标阳性的患者慎用。用药前及用药后每月检查 ALT,检查时间间隔视患者具体情况而定。

如果用药期间出现 ALT 升高,调整剂量或中断治疗的原则:①如果 ALT 升高在正常值上限的 2～3 倍,在密切监测下可继续给予本品,剂量降低至 25mg/d;②ALT 升高2～3 倍正常值上限,如果剂量降低后 ALT 仍维持在 2～3 倍正常值上限及 3 倍以上,须停药,并加强护肝治疗且密切观察。

【临床研究】 本品 Ⅱ 期、Ⅲ 期多中心临床试验(共 780 例)由上海交通大学医学院附属仁济医院为组长单位的协作组共同完成。

【适应证】 活动性类风湿关节炎。

【不良反应】 Ⅲ 期临床试验中:常见的药物不良反应(>10%)有氨基转移酶升高。

常见药物不良反应(>1%,<10%)主要有白细胞减少、胃部不适、纳差、皮疹、上腹部不适、恶心、腹胀、胃痛、血小板减少、反酸、腹痛、胃胀、视物模糊、皮肤瘙痒、十二指肠炎、胃炎、大便潜血、脱发、失眠、心电图异常、月经失调、血红蛋白下降。

少见药物不良反应(>0.1%,<1%)主要有腹泻、消化不良、嗳气、胃溃疡、反流性食管炎、十二指肠溃疡、胃窦部出血、呕吐、发热、咳嗽、口干、口腔溃疡、面部浮肿、皮肤水肿、疲乏、胸闷、胸痛、尿蛋白阳性、总胆红素升高、流感样症状、上呼吸道感染、痤疮样胃炎。

以上多数不良反应均在停药后自行缓解或消失。

【禁忌证】 骨髓功能低下和严重感染者禁用或慎用。

【药物相互作用】 (1)未系统研究本品与其他药物的相互作用。

(2)体外试验表明,本品对 CYP2D6、CYP1A2、CYP2C9、CYP2C19 和 CYP3A4 基本无抑制作用,表明本品不会因抑制上述 P450 同工酶而对通过这些酶代谢的药物产生影响。

【用法与用量】 口服。一次 25mg(1 片),饭后服用,一日 2 次,早晚各 1 次。

【生产厂家】 先声药业有限公司

【性状】 白色结晶性粉末。

【制剂规格】　片剂:25mg
【储存条件】　-20℃低温储藏。

# Ingenol Mebutate
# 巨大戟醇甲基丁烯酸酯

$C_{25}H_{34}O_6$　430.53

【商品名】　Picato
【别名】　Ingenol-3-angelate
【化学名】　(1aR,2S,5R,5aS,6S,8aS,9R,10aR)-5,5a-Dihydroxy-4-(hydroxymethyl)-1,1,7,9-tetramethyl-11-oxo-1a,2,5,5a,6,9,10,10aoctahydro-1H-2,8a-methanocyclopenta[a]cyclopropa[e][10]annulen-6-yl(Z)-2-methylbut-2-enoate
【CAS】　75567-37-2
【类别】　皮肤科用药;细胞死亡诱导剂
【研制单位】　丹麦 Leo Pharma 公司
【上市时间】　2012 年 1 月 23 日(美国)
【作用机制】　本品是从澳大利亚植物(Euphorbiapeplus)的汁液中提取的活性成分,可诱导细胞凋亡,但其治疗日光性角化病(AK)的具体作用机制尚不明确。
【药代动力学】　两项临床试验对 16 名 AK 患者使用 0.05% 本品后的血药浓度进行了测定,受试者均在前臂背侧 100 cm² 的区域内涂布本品约 1g,每日 1 次,共 2d。结果显示:所有受试者体内,本品及其 2 种代谢产物(酰基异构体)的血药浓度均低于定量限(0.1μg/L)。体内研究表明:本品对细胞色素 P450(CYP)1A2、2A6、2B6、2C8、2C9、2C19、2D6、2E1、3A4 均无抑制作用,对 CYP1A2、2C9 和 3A4 也无诱导作用。
【临床研究】　在 547 名头面部有 AK 病灶的

患者参加的两项随机双盲对照临床研究中,对 0.015% 本品的疗效进行了考察,这些受试者头面部每 25 cm² 内有 4~8 个临床可见离散的 AK 病灶,本品治疗组患者的用药量为每 25 cm² 给予 1 个剂量单位(含本品 37.5μg),基质对照组则使用等量的基质,每日 1 次,持续 3d,随访 8 周,在第 57 天时对有效性进行评价。疗效评判标准:将用药部位无临床可见的 AK 病灶的患者比例定为完全清除率;病灶数较用药前减少 75%(或 75% 以上)的患者比例定为部分清除率。结果显示:第 1 项研究中,本品治疗组(n=135)和基质对照组(n=134)的完全清除率分别为 37% 和 2%,部分清除率分别为 60% 和 7%;第 2 项研究中,本品治疗组(n=142)和基质对照组(n=136)的完全清除率分别为 47% 和 5%,部分清除率分别为 68% 和 8%,两项研究中病灶完全清除的患者(n=108)在为期 12 个月的随访期内复发率为 54%。

另两项随机双盲对照临床研究在 458 名躯干、四肢有 AK 病灶的患者中进行,这些受试者在躯干和四肢处每 25 cm² 内有 4~8 个临床可见离散的病灶,本品治疗组患者的用药剂量为每 25 cm² 给予 1 个剂量单位(本品 125g),基质对照组则使用等量的基质,每日 1 次,持续 2d,随访 8 周,同样在第 57 天时对有效性进行评价,考察指标与前两项研究相同。结果显示:第 1 项研究中,本品治疗组(n=126)和基质对照组(n=129)的完全清除率分别为 28% 和 5%,部分清除率分别为 44% 和 7%;第 2 项研究中,本品治疗组(n=100)和基质对照组(n=103)的完全清除率分别为 42% 和 5%,部分清除率分别为 55% 和 7%,且病灶完全清除的患者 12 个月复发率为 50%。

【适应证】　日光性角化病(AK)的局部治疗。
【不良反应】　最常见的不良反应是局部皮肤反应,如用药部位的疼痛瘙痒感染和肿胀等。

【用法与用量】 0.015%的凝胶用于治疗头部和面部 AK,用法为每日 1 次,连用 3d;0.05%的凝胶用于治疗躯干及四肢 AK,用法为每日 1 次,连用 2d。

【生产厂家】 丹麦利奥制药公司

【性状】 澄明无色凝胶。

【制剂规格】 凝胶剂;0.015%,0.05%

【储存条件】 4℃冷藏、密封、避光。

### 参 考 文 献

[1] 李晓静,赵临襄.巨大戟醇甲基丁烯酸酯( ingenol mebutate)[J].中国药物化学杂志,2012,**22**(22):252.

[2] 用于光化性角化病的巨大戟醇甲基丁烯酸酯局部用凝胶[J].药学进展,2012,**36**(6):282.

# Ipilimumab
# 易普利姆玛

【商品名】 Yervoy

【别名】 MDX-010;BMS-734016

【化学名】 ImmunoglobulinG1,anti-( human CTLA-4 ( antigen ) ) ( humanrl-chain ), disulfide with human k-chain,dimer

【CAS】 477202-00-9

【类别】 抗肿瘤药物

【研制单位】 Medarex 公司和 Bristol-Myers Squibb 公司

【上市时间】 2011 年 3 月 25 日

【作用机制】 CTLA-4 是一种 T 淋巴细胞的负调节剂,可抑制其活化,本品与 CTLA-4 结合并阻碍后者与其配体( CD80/CD86)的相互作用。阻断 CTLA-4 可增加 T 细胞的活化和增殖,本品对于黑色素瘤的作用是间接的,可能是通过 T 细胞介导的抗肿瘤免疫应答而发挥抗肿瘤作用。

【药理作用】 设计该临床试验来测试总体存活率,从接受治疗到患者死亡的间隔长度,患者随机接受本品及名为 gp100 的肿瘤疫苗联用、单独使用本品或单独使用疫苗。

使用本品与疫苗联用或单独使用本品的患者平均存活期为 10 个月,仅使用疫苗的患者平均存活期为 6.5 个月。

【药代动力学】 499 例不可切除的或转移黑色素瘤患者接受剂量 0.3、3 或 10mg/kg 给药,每 3 周 1 次,共 4 剂,研究本品的药代动力学。发现在检查剂量范围内,本品的峰浓度( $c_{max}$ )、谷浓度( $c_{min}$ )、曲线下面积( AUC)与剂量成正比例。每 3 周重复给予本品,发现本品清除率随时间不变,观察到很小的全身积蓄,积蓄指数 1.5 倍或更小,在第 3 剂达到稳态浓度。通过群体药代动力学分析生成以下平均参数( 变异的百分率系数):末端半衰期 14.7d(30.1% );全身清除率( CL)15.3ml/h( 38.5% );稳态分布容积( $V_{ss}$ )7.21L(10.5% )。3mg/kg 剂量方案时,本品的 $c_{min}$ 为( 21.8 ± 11.2 )μg/ml。

【毒性】 ①妊娠:根据动物资料,本品可能致胎儿危害。哺乳母亲应终止哺乳或终止使用本品。②由于 T-细胞激活和增殖,本品可导致严重和致命性免疫介导反应。③癌发生:未曾在长期动物研究中评价本品的致癌性潜能。④突变发生:未曾评价本品遗传毒性潜能。⑤生育力受损:未曾用本品进行生育力研究。

【临床研究】 一项在 155 名Ⅲ期或Ⅳ期黑色素瘤患者中进行的临床试验结果显示,经本品( 10mg/kg)治疗 4 个疗程后,疾病得到控制的患者占 27% ,43 名患者疾病恶化;受试者中的 1 年和 2 年生存率分别为 47% 和 33% 。不良反应为免疫相关性,其中 3 级和 4 级皮肤、胃肠道毒性发生率分别为 19% 和 3.2% 。在 53 名进展期难治性患者中进行的试验显示,12% 患者产生应答,29% 患者疾病未进一步恶化,3 级毒性发生率为 29% ;总生存期为 7.2 个月,无进展生存期为 2.6 个月。

关于本品得到了一项随机、双盲、双哑Ⅲ期临床研究的阳性结果。该研究将 676 名难治性Ⅲ期或Ⅳ期黑色素瘤患者随机分为本品治疗组($n=137$)、本品+gp100疫苗治疗组($n=403$)和gp100疫苗治疗组($n=136$),本品和gp100分别经静脉和皮下给药,剂量分别为3和2mg/kg,平均每3周1次,持续4个疗程;主要考察指标为总生存期。在第12和24周时评价患者对本品的应答率,之后每3个月评价1次。结果显示,上述3组的总生存期中位数分别为10.1、10和6.4个月;本品治疗组的1年生存率高于gp100疫苗治疗组(46% *vs* 25%),2年生存率的估计值也更高(24% *vs* 14%);本品治疗组、本品+gp100疫苗治疗组的死亡风险分别较gp100疫苗治疗组降低34%和32%;本品用药组(包括本品治疗组和本品+gp100疫苗治疗组)3级和4级免疫相关性不良反应发生率高于gp100疫苗治疗组(10%～15% *vs* 3%),本品用药组共出现14例药物相关性死亡病例。

此外,本品尚有18项临床研究正处于临床受试者招募阶段,分别考察其治疗高风险Ⅲ期黑色素瘤、非小细胞肺癌及前列腺癌等的有效性和安全性。

【适应证】　不可切除或转移性成人恶性黑色素瘤。

【不良反应】　使用本品后常见的自身免疫不良反应有:疲劳、腹泻、皮疹和肠道炎结肠炎。约有12.9%使用本品的患者出现严重的致命性自身免疫反应。出现严重副作用时,立即停用本品并进行皮质类固醇治疗。这种治疗并非对所有患者有效,治疗无效的患者在观察数周后仍无改善。

【禁忌证】　高度潜在自身免疫病患者慎用。

【药物相互作用】　未曾用本品进行正式的药物-药物相互作用研究。

【用法与用量】　本品的推荐剂量为3mg/kg,在90min内滴注完毕,每3周1次,连续使用4个周期。

【生产厂家】　百时美施贵宝(BMS)公司

【性状】　本品是一种无菌、无防腐剂,澄明至略微发乳白色光,无色至浅黄色溶液,静脉输注,其中可能含少量半透明至白色的微粒。

【制剂规格】　注射剂:50mg/10ml,200mg/40ml

【储存条件】　贮存在2～8℃(36～46℉),不要冻结,避光保存。

### 参考文献

[1]　邢爱敏编译. 转移性黑色素治疗药Ipilimumab[J]. 药学进展,2011,35(6):286.

[2]　林飞燕,谢宗宙,朱燕兴. 恶性黑色素瘤治疗新药CTLA-4抗体Ipilimumab的研究进展[J]. 现代肿瘤医学, 2012,20(9):1963–1966.

# Istradefylline
# 伊曲茶碱

$C_{20}H_{24}N_4O_4$　384.43

【商品名】　Nouriast

【别名】　KW-6002

【化学名】　(*E*)-8-(3,4-Dimethoxystyryl)-1,3-diethyl-7-methyl-3,7-dihydro-1*H*-purine-2,6-dione

【CAS】　155270-99-8

【类别】　选择性$A_{2A}$受体拮抗剂

【研制单位】　日本Kyowa Hako公司

【上市时间】　2013年5月

【药理作用】　本品对大鼠纹状体$A_{2A}$受体具高亲和力($K_i=2.2$nmol/L),而对于大鼠前脑$A_1$受体的亲和力较低($K_i=150$nmol/L)。在灵长类动物帕金森病模型中,本品可改善其运动不能症状。给由MPTP诱导的帕金森病绒猴灌胃给予本品,可剂量依赖性地逆转其运动无能,其综合运动能力略有改善,且无异常运动。在相同的帕金森病模型中,本品与

左旋多巴或选择性 $D_1$ 和 $D_2$ 受体激动剂联用,可增强这些拟多巴胺药物的抗帕金森病作用,尤其是与左旋多巴和喹吡联用。在猕猴帕金森病模型中,本品与左旋多巴和苄丝肼联用,可增强左旋多巴改善运动的药效(30%),且并不加剧运动障碍症状。

以上运用帕金森病动物模型的研究结果表明,本品的使用可以减少左旋多巴的用量,从而防止或是延迟运动障碍的发生。另外,单用本品可对该疾病进行早期治疗。

【药代动力学】　大鼠灌胃给予本品(0.3 ~ 100mg/kg)后发现,本品剂量 <30mg/kg 时,其药代动力学呈线性;但在较高剂量下,由于吸收饱和,药代动力学呈非线性。给动物口服 [$^{14}$C] 标记的本品(3mg/kg)后发现,本品主要是由胆汁排泄,且在给药后48h内全部由胆汁排泄完毕。$4'$-$O$-脱甲基化和 $3'$,$4'$-$O$-脱甲基化是本品的主要代谢途径,测得代谢物为葡萄糖苷酸与硫酸盐的结合物。但是在脑和血液中检测到的最主要的仍是原型药物。在大鼠模型中进行的进一步研究显示,本品蓄积于大脑纹状体中,并选择性地与 $A_{2A}$ 受体结合。

【临床研究】　在一项双盲、安慰剂对照组试验中,16 名中至晚期帕金森病患者分别接受本品和安慰剂,结果证实本品与左旋多巴同时用于患者可获得显著疗效。本品 2012 年 10 月在美国进行的 Ⅱ 期临床试验于 2013 年 4 月暂停后,其与左旋多巴联用的 Ⅲ 期临床试验于 2013 年第 3 季度在英、美开始。导致临床试验暂停的原因主要是由于在对大鼠的长期实验中发现脑内矿物质发生变化,但是现在有关的调查研究都已基本结束,故本品的开发工作又重新启动。研究发现,大鼠长期使用本品后,其大脑组织中某些离散区域确实出现了不良的局部矿化,但是这些矿物质沉积极微小,且只限存在于小血管和血管周围,并没有侵入到神经组织,未发现有神经组织的损伤,如坏死、出血及炎症。

【适应证】　用于含有左旋多巴制剂在治疗帕金森病时出现的疗效减退现象的改善,适于中枢神经系统疾病患者。

【用法与用量】　通常口服,与左旋多巴合用,成人 20mg/次,1 次/日。根据病症可增加剂量至 40mg/次,1 次/日。

【生产厂家】　日本 Kyowa Hako 公司

【性状】　淡黄色针状结晶。

【制剂规格】　片剂:20mg

【储存条件】　-20℃保存。

## 参 考 文 献

[1] 罗京京. 抗帕金森药 Istradefylline [J]. 药学进展,2004,**28**(12):574-575.

[2] 李凡,侯兴谱,李林,等. 抗帕金森药 Istradefylline 的合成 [J]. 中国医药工业杂志,2010,**41**(4):241-243.

# Ivacaftor
# 依伐卡托

$C_{24}H_{28}NO_3$　392.21

【商品名】　Kalydeco

【别名】　VX-770

【CAS】　873054-44-5

【类别】　跨膜转导调节因子 CFTR 的增效剂

【化学名】　$N$-(2,4-Di-tert-butyl-5-hydroxyphenyl)-4-oxo-1,4-dihydroquinoline-3-carboxamide

【研制单位】　美国 Vertex 公司

【上市时间】　2012 年 1 月 31 日

【作用机制】　本品是 CFTR 蛋白的一种增效剂,CFTR 蛋白是在许多器官内上皮细胞表面存在的一种氯离子通道,本品有利于增加氯离子运输通过增强 G551D-CFTR 蛋白的通道开放概率。

在体外,本品增加 CFTR-介导的穿越上皮电流(transepithelial current, IT)在表达 G551D-CFTR 蛋白啮齿类细胞中加入一种环腺苷酸(cAMP)激动剂,$EC_{50}$ 为 $(100 \pm 47)$ nmol/L;然而,在缺乏 cAMP 激动剂时本品不增加 IT。在表达 G551D-CFTR 蛋白的人支气管上皮细胞中加入一种 $EC_{50}$ 为 236nmol/L 的 cAMP 激动剂后,本品也增加 IT。在单通道膜片钳实验中用来自啮齿动物表达 G551D-CFTR 蛋白膜片钳本品增加 G551D-CFTR 蛋白开放概率与加入 PKA 和 ATP 相比为 10 倍。

【药代动力学】 健康成年志愿者和 CF 患者间本品的药代动力学相似。

健康志愿者在饱腹状态口服单剂量 150mg 后,$t_{max}$ 约为 4h,AUC 和 $c_{max}$ 分别为 $(10600 \pm 5260)$ ng·h/ml 和 $(768 \pm 233)$ ng/ml。每 2 小时给药,在第 3～5 天达到稳态血浆浓度,与积蓄比值范围 2.2～2.9。

**吸收** 当与含脂肪食物同时服用,暴露增加约 2～4 倍。所以,本品应与含脂肪食物给药。含脂肪食物包括蛋、黄油、花生黄油和奶酪比萨。在饱腹状态,$t_{max}$ 中位数(范围)约 4.0(3.0;6.0)h。

**分布** 约 99% 结合至血浆蛋白,主要是 α1-酸性糖蛋白和白蛋白,不结合至人红细胞。

健康受试者和 CF 患者在饱腹状态单剂量给予本品 275mg 后,平均表观分布容积相似。健康志愿者在饱腹状态下每 12 小时口服 150mg 共 7d,表观分布容积为 $(353 \pm 122)$ L。

**代谢** 本品在人体中被广泛地代谢。在体外和临床研究表明本品主要是被 CYP3A 代谢。M1 和 M6 是本品在人中的两个主要代谢物;M1 的效力约本品的 1/6,被认为有药理学活性;M6 低于本品效力的 1/50,而不认为其有药理学活性。

**消除** 口服给药后,大部分本品 (87.8%)在粪中代谢后消除。主要代谢物 M1 和 M6 约占总剂量的 65%,22% 以 M1 被消除,43% 为 M6。以原型药在尿中排泄量可忽略不计。单剂量后表观末端半衰期约 12h。健康受试者和 CF 患者中本品的平均表观清除率(CL/F)相似,健康受试者 150mg 剂量 CL/F(SD)为 17.3(8.4)L/h。

**特殊人群** ①肝受损:中度受损肝功能 (Child-Pugh B,评分 7 至 9)患者与人口统计指标匹配的健康受试者比较有相似的 $c_{max}$,但 $AUC_{0-\infty}$ 增加约 2 倍。所以,建议对有中度肝受损患者减小剂量,每天 1 次。未曾研究轻度肝受损(Child-Pugh A)对本品药代动力学的影响,但本品的 $AUC_{0-\infty}$ 增加预计不到 2 倍。所以,对轻度肝受损患者无需调整剂量。未曾研究严重肝受损(Child-Pugh C,评分 10～15)对本品药代动力学的影响。在这些患者中增加的暴露量未可知,但预计大大高于中度肝受损患者观察值。当获益预计胜过风险,严重肝受损患者应谨慎使用本品,每天 1 次或更少,推荐使用剂量为 150mg。

②肾受损:尚未在轻度、中度或严重肾受损患者(肌酐清除率≤30ml/min)或肾病末期患者中研究本品。对轻度和中度肾受损患者无需调整剂量,因为在尿中本品及其代谢物消除可忽略不计(一项人药代动力学研究中,尿中仅回收 6.6% 总放射性);然而,严重肾受损或肾病终末期患者给予本品建议谨慎。

③性别:用来自群体药代动力学临床研究数据评价性别对本品药代动力学的影响。无需根据性别调整剂量。

【临床研究】 目前对本品进行且已完成的临床研究共 3 项,分别是在 CFTR 基因上存在单拷贝 G551D 突变的 CF 患者中进行的名为 ENVISION 和 STRIVE 的 III 期临床研究,以及在 CFTR 基因上存在双拷贝 F508del 突变的 CF 患者中进行的名为 DISCOVER 的 II 期临床研究。STRIVE 研究有 161 名 12 岁或以上的 CF 患者参加,其被随机分为本品(150mg)治疗组(n=83)和安慰剂组(n=78)。主要考察指标为给 24 周后第 1 秒用力呼气容积（FEV1）与给药前相比的绝对改善平均值。结果显示：本品治疗组患者的肺功能得到快速改善，24 周时 FEV1 绝对改善程度达 10.6%，48 周时改善程度仍保持为 10.5%；其与安慰剂组相比的相对改善程度在 48 周时为 16.9%。

此外，本品治疗组患者的其他关键次级指标也均获得明显改善。例如，很多 CF 患者因肺功能降低、营养不良、慢性感染等多种因素，难以增加和保持体重；而该试验显示：本品治疗组患者在整个试验结束后体重增加，与给药前相比，48 周时体重平均增加3.1kg，而安慰剂组患者仅增加 1.8kg。肺病加重期为患者体征恶化的时期，此时必须增加抗生素的使用，在 STRIVE 研究中，本品治疗组进入肺病加重期的患者比例比安慰剂组低 55%；48 周时，两组病情未加重的患者比例分别为 67% 和 41%。汗液中氯化物含量升高是 CF 的一项诊断标准，其正常值低于40mmol/L，而在 CF 患者中的含量比正常值高60mmol/L；同时，汗液中氯化物也是 CFTR 蛋白功能不全的标记物，因此，其含量的降低也被视作 CFTR 功能改善的标志。该研究中，本品治疗组患者汗液中氯化物浓度迅速且显著降低：在给药后第 2 周，该组患者汗液中氯化物含量平均降低 45mmol/L，且持续至 48 周，48 周内平均绝对降低值为 48.1mmol/L（$P < 0.0001$），而安慰剂组患者 48 周内仍维持在给药前水平（约100mmol/L）。除上述指标外，采用修订版 CF 调查量表（CFQ-R）进行的分析数据显示：与安慰剂组相比，本品治疗组患者的呼吸症状也得到显著改善，48 周后，本品治疗组和安慰剂组呼吸症状较给药前分别改善5.9 和 -2.7 分。

STRIVE 研究显示：本品治疗组中发生率比安慰剂组高 5% 以上的不良反应包括头痛、上呼吸道感染、鼻塞、皮疹、眩晕及痰中带菌。此外，本品治疗组和安慰剂组最常见的严重不良反应为肺部症状加重（13% vs 33%）、咯血（1% vs 5%）和低血糖（2% vs 0%）；本品治疗组因严重不良反应退出试验的患者比例低于安慰剂组（1% vs 5%）。

【适应证】 用于治疗一种囊性纤维化跨膜转导调节因子（CFTR）基因 G551D 突变引起的罕见型囊性纤维化（CF），适合年龄 6 岁及以上患者使用。

【不良反应】 常见对本品药物不良反应（在 CFTR 基因中发生 ≥8% 有一种 G551D 突变 CF 患者）是头痛、口咽痛、上呼吸道感染、鼻充血、腹痛、鼻咽炎、腹泻、皮疹、恶心和头晕。

【药物相互作用】 CYP3A 抑制剂：当与强 CYP3A 抑制剂共同给药时，减低本品剂量至150mg，一周 2 次（如酮康唑）。当与中度 CYP3A 抑制剂共同给药时（如氟康唑）减低本品剂量至150mg，每天 1 次。避免与柚子汁或橘子同食。

【用法与用量】 ①年龄 6 岁及以上儿童和成年患者：每 12 小时与含脂肪食物同服 1 片；②在有中度和严重肝受损患者中减小剂量；③当与中度或强 CYP3A 抑制剂药物共同给药时减小剂量。

【生产厂家】 美国 Vertex 制药公司

【性状】 本品是一种白色或淡白色粉末，几乎不溶于水（$< 0.05\mu g/ml$）。

【制剂规格】 片剂：150mg

【储存条件】 贮存在 20 ~ 25℃（68 ~ 77℉）；外出时允许 15 ~ 30℃（59 ~ 86℉）。

参 考 文 献

[1] 秦铭泽,宫平. Ivacaftor[J]. 中国药物化学杂志, 2012,22(3):254.
[2] 邢爱敏. 囊性纤维化治疗药 Ivacaftor[J]. 药学进展,2011,11:521-522.

# Linagliptin
# 利拉利汀

$C_{25}H_{28}N_8O_2$  472.54

【商品名】　Tradjenta

【别名】　Ondero；Bi1356

【化学名】　8-[（3R）-3-Amino-l-piperidinyl]-7-（2-butvnyl）-3，7-dihydro-3-methyl-l-[（4-methyl-2-quinazolinyl）　methyl]-1H-purine-2，6-dione

【CAS】　668270-12-0

【类别】　降血糖药

【研制单位】　德国勃林格殷格翰制药公司

【上市时间】　2011 年 5 月 2 日

【作用机制】　本品是一种二肽基肽酶Ⅳ（DP-4）抑制剂,二肽基肽酶是一种降解肠降糖激素（incretin）胰高血糖素样肽-1（GLP-1）和葡萄糖依赖性促胰岛素多肽（GIP）的酶。本品可增加肠内降糖素激素的浓度,以依赖葡萄糖方式刺激胰岛素释放和降低胰高血糖素水平,从而有效地控制血糖。

【药理作用】　DPP-4 是最新的抗糖尿病靶点之一,通过抑制 GLP-1 及 GIP,经血浆 DPP-4 降解及减少餐后血糖波动而发挥抗糖尿病作用。这种 DPP-4 的抑制作用可使血液循环中活性 GLP-1 和 GIP 的水平提高 2～3 倍,从而降低促胰岛素浓度,增加葡萄糖依赖性胰岛素从胰岛 B 细胞中的分泌。胰岛素水平升高及促胰岛素水平降低可降低餐后葡萄糖的浓度及减少葡萄糖的游离。

本品是一种口服有效的具有高选择性的 DPP-4 抑制剂,与其他 DPP-4 抑制剂相比,其体外活性更高（$IC_{50}$ 约为 1nmol/L）,而同类药 Sitagliptin、Vildagliptin、Saxagliptin、Alogliptin 的 $IC_{50}$ 分别为 19、62、50、24nmol/L;且本品对 DPP-4 的选择性高,其选择性是 DPP-8、DPP-9 选择性的 1 万倍以上;而与其他蛋白酶如脯氨酰寡肽酶、氨肽酶 N、氨肽酶 P、胰蛋白酶、纤维蛋白溶酶、凝血酶等几乎无相互作用。人体组织和动物模型的体外研究表明,DPP-4 抑制剂可改善 B 细胞功能,提高人体对胰岛素的敏感性。在啮齿类动物模型中,与 Sitagliptin、Vildagliptin、Saxagliptin 相比,本品对葡萄糖耐受显示出更持续的改善作用。

【药代动力学】　本品在 2 型糖尿病患者中的药代动力学特征通过一种二室模型评估。该模型中本品在中央室和外周室中的处置是一种目标介导的药物处置。试验中本品的给药剂量为每日 1～10mg,本品的吸收为剂量依赖,但与给药剂量呈非线性关系,超过治疗范围时,其吸收低于线性。本品在健康志愿者中的药代动力学特征见表 1。

本品在 2 型糖尿病患者中的吸收较快,在 5 和 10mg 给药剂量下,达稳态最大血浆浓度的中位时间分别为 1.5 和 1.3h;其终末半衰期分别为 131 和 130h。本品在体内绝大部分（约 90%）均通过粪便以型形排出体外,只有很少部分通过体内酶催化代谢失活而排出。

表1　健康成年志愿者与 2 型糖尿病患者口服本品 5、10mg(1 次/d) 后的药代动力学几何平均值

| 参与者 | 给药方案 | $c_{max}$/nmol·L | $AUC_\tau$/nmol·h·L | $t_{max}$/h | $t_{1/2}$/h | CL/F（ml/min） | CLR（ml/min） |
|---|---|---|---|---|---|---|---|
| 2 型糖尿病患者 | 5mg MD 12d | 11.1 | 158 | 1.5 | 131 | NA | 70 |
| | 10mg MD 12d | 13.6 | 190 | 1.3 | 130 | NA | 59.5 |
| 健康男性志愿者 | 5mg SD | 5.7 | 427[b] | 1.5 | 70 | NA | NA |
| | 10mg SD | 21.0 | 1 010[b] | 3.0 | 116 | NA | 15.1[c] |
| 日本健康志愿者 | 5mg SD | 9.0 | 159 | 6.0 | 105 | 231 | NA |
| | 5mg MD 12d | 12.0 | 193 | 2.3 | 143 | 913 | NA |
| | 10mg SD | 23.1 | 294 | 1.5 | 113 | 314 | NA |
| | 10mg MD 12d | 21.8 | 285 | 4.0 | 175 | 1 240 | NA |

SD:单剂量;MD:多剂量;a:中位值;b:零到无穷大时 AUC;c:0～4h CLR;$AUC_\tau$:给药间隔时间血药浓度-时间曲线下面积;$c_{max}$:最大血药浓度;CL/F:表观清除率;CLR:肾脏清除率;NA:未分析;$t_{max}$:到达最高血药浓度的时间;$t_{1/2}$:清除半衰期

虽然该药的丁炔基侧链通过水解和氧化可代谢为多种代谢产物，但大多数代谢物由于浓度很低较难测定。在血浆中无药理活性的CD1790占代谢后药物总浓度的10%以上，而在排泄过程中M489(1)的浓度最高。

84.7%的本品通过粪便排出，只有约5%通过肾脏排出。因此肾功能下降对本品的体内过程影响不大或无影响，在临床应用过程中无需监测患者的肾功能而对给药剂量进行调整，这是本品相对于其他DPP-4抑制剂的一大优势。

在一项研究中，比较了本品在正常志愿者(肌酐清除率＞80ml/min，$n=6$)及轻(肌酐清除率51~80ml/min，$n=6$)、中(肌酐清除率31~50ml/min，$n=6$)、重度(肌酐清除率＜30ml/min，$n=6$)肾功能损害及终末期肾病患者中的代谢。该研究还比较了2型糖尿病患者中肾功能完全($n=10$)和肾功能严重损害者($n=11$)的代谢，每组每天均给予本品5mg，健康志愿者和肾功能损害患者连续给药7d，肾功能正常者连续给药10d。结果发现本品的代谢只在严重肾功能损害的糖尿病患者中有微小改变，由此进一步证实肾功能下降对本品清除的影响很小。而同类药物Sitagliptin的给药剂量需根据患者的治疗情况、肾功能及疗效作适当调整。

【毒性】 在一项为期2年的研究中证实本品在6、18和60mg/kg剂量下不增加雄性和雌性大鼠的肿瘤发生率。基于AUC暴露量计算，最高剂量60mg/kg接近临床剂量5mg/d的418倍。同时，在一项为期2年的研究中证实本品在25mg/kg(雄性小鼠)和80mg/kg(雌性小鼠)剂量下不增加大鼠的肿瘤发生率；基于AUC暴露量计算，该剂量接近临床剂量的35和270倍。当在雌性小鼠在较高剂量(80mg/kg)下，本品增加淋巴瘤发生率；基于AUC暴露量计算，该剂量约为临床剂量的215倍。

在人淋巴细胞中进行有或无代谢激活的Ames细菌致突变性试验和一种体内微核试验中，证明本品无致突变性。

在大鼠生育力研究中，至最高剂量240mg/kg(基于AUC暴露计算，接近临床剂量的943倍)，本品对早期胚胎发育、交配、生育力和有幼崽鼠无不良效应。

【临床研究】 迄今为止，已有约5000名2型糖尿病患者参与本品的临床研究。对本品的临床研究包括单用及与二甲双胍、磺酰脲、噻唑烷二酮类抗高血糖药联用。

其中单用情况如下。在一项为期24周的多中心、随机、平行、安慰剂控制的Ⅲ期临床试验中，通过测定试验前、后的糖化血红蛋白($HbA_1c$)水平，对本品在2型糖尿病患者中的作用及安全性和有效性进行了评价。该项试验共有11个国家的66个试验中心参与。

将18~80周岁、体重指数≤40kg/m²的2型糖尿病患者随机分为本品治疗组(5mg/d，$n=336$)和安慰剂组($n=167$)，受试者的肾功能正常($eGFR ≥ 90ml/min/1.73 m²$，43.1%)或轻度损害($eGFR 60~90ml/min/1.73 m²$，49.3%)，试验前2组平均基线$HbA_1c$均为8%，与安慰剂相比，单独使用本品24周后，治疗组$HbA_1c$的平均改变量为-0.69%(与基线平均值相比)；本品和安慰剂组的$HbA_1c$差异随时间的延长而增大，试验后6和24周分别下降0.46%和0.69%($P$均＜0.0001)；当基线$HbA_1c$超过9.0%时，$HbA_1c$的下降最为显著，可达0.86%。本品治疗组的$HbA_1c$平均下降量从试验6周后的0.46%一直持续到24周0.69%($P＜0.0001$)。同时，空腹和餐后2h血糖浓度的调整改变量分别为-1.3mmol/L和-3.2mmol/L($P＜0.0001$)。由于血糖的控制，标志着B细胞功能的胰岛素原与胰岛素的比值(HOMA-B)及处置分数(DI)均有很好的改善。

基线$HbA_1c$值大于7.0%的患者经过24周治疗后，治疗组和安慰剂组$HbA_1c$水平降至7.0%以下的患者比例分别为25.2%(77/306)

和 11.6%（17/147）（$P = 0.0006$）；且 HbA$_1$c 下降幅度大于 0.5% 的患者所占比例分别为 47.1% 和 19.0%（$P < 0.0001$）。同时，本品的血浆浓度较稳定，在 12 周和 24 周血浆浓度的几何平均数分别为 6.4 和 6.5nmol/L。

在另一项为期 12 周的本品与安慰剂对比试验中，分别给予 2 型糖尿病患者本品 5mg（$n = 159$）、10mg（$n = 160$）及安慰剂（$n = 80$）。与安慰剂相比，单独使用本品 5、10mg 的基线 HbA$_1$c 平均改变量分别为 −0.87%（$P < 0.0001$）和 −0.88%（$P < 0.0001$）。同时，本品试验组空腹血糖浓度均得到很大改善。

在日本开展的一项为期 26 周、47 个中心的与伏格列波糖的疗效对比试验中，比较本品与安慰剂及伏格列波糖对 HbA$_1$c 的降低作用和评价本品的长期安全性。441 例 20～80 周岁、基线 HbA$_1$c 水平在 7.0%～10.0% 的 2 型糖尿病患者在经过 4 周的药物清除期后，分别给予安慰剂（$n = 63$）、本品 5mg（$n = 126$）、10mg（$n = 126$）及 0.2mg 伏格列波糖（3 次/日，$n = 126$）。与伏格列波糖组相比，本品 5、10mg 治疗组的平均基线 HbA$_1$c 水平分别下降 0.32%（$P = 0.0003$）和 0.39%（$P < 0.0001$），且本品 5、10mg 治疗组的空腹血糖浓度较伏格列波糖组有显著改善。

【适应证】 2 型糖尿病。

【不良反应】 在约 3800 名 2 型糖尿病患者参与的 8 项双盲临床试验中，本品的安全性和有效性得到证实。其主要不良反应包括：上呼吸道感染、流鼻涕、喉咙痛、肌肉痛和头痛等。

**低血糖** 由于 GLP-1 的葡萄糖浓度依赖性降糖作用，GLP-1 只有在血糖浓度高于正常水平时才会发挥降糖作用而使血糖回归至正常水平，发生低血糖的可能性较小。因此，不管是单用还是与二甲双胍或吡格列酮合用时，本品低血糖的总发生率与安慰剂相当。而当二甲双胍、磺酰脲及本品合用时，低血糖发生率为 22.7%，较安慰剂组（14.8%）高，但临床试验中均未见严重低血糖病例的报道。

**体重增加** 大多数抗糖尿病药在使用时均可产生体重增加的副作用。由于 GLP-1 具有减轻体重的作用，故 DPP-4 抑制剂所导致的 GLP-1 增高可能使体重减轻。但 DPP-4 抑制剂在单独或联合其他药物使用时均未出现体重明显变化的案例。而本品不管是单用还是与吡格列酮或磺酰脲联用时均未发现其导致的体重变化。

**其他不良反应** 本品的安全性良好，最常见的不良反应为轻微的感染（如鼻咽炎、尿路感染及上呼吸道感染等）和头痛。但研究资料显示，在单用时，其不良反应总发生率与安慰剂相比无明显差异，且该类不良反应在其他 DPP-4 抑制剂中也常见。

【禁忌证】 对本品有超敏反应史患者禁忌，如荨麻疹、血管水肿或支气管超敏性。本品不能用于 1 型糖尿病患者或血中/尿中酮体升高（糖尿病酮酸症）的患者。

【药物相互作用】 体外研究表明，本品是 CYP3A4 底物，由于本品是 CYP3A4 弱的竞争性抑制剂，因此其抑制通过 CYP 系统代谢药物的可能性较小。研究表明，在成年健康女性中本品具有不改变炔雌醇和左炔诺孕酮的稳态药代动力学特征；在健康成年志愿者中，本品具有不改变地高辛、华法林、辛伐他汀、格列苯脲、吡格列酮和二甲双胍的稳态动力学特征。

【用法与用量】 口服，单独使用时的推荐剂量为 5 或 10mg/d。当与其他抗高血糖药合用时推荐剂量为 5mg/d。

【生产厂家】 德国勃林格殷格翰制药公司

【性状】 圆形、双凸、浅红色薄膜包衣片，一侧凹有"D5"字样，另一侧凹有 Boehringer Ingelheim 标识。

【制剂规格】 片剂：5mg；30 片/瓶；90 片/瓶；1000 片/瓶

【储存条件】 室温（25℃）储存，若外出可储存在 15 ~ 30℃条件下。

### 参考文献

[1] 唐启东编译. 利拉利汀(linagliptin)[J]. 中国药物化学杂志,2011,**21**(5):408.

[2] 余志清. 抗糖尿病新药 Linagliptin 的临床研究进展[J]. 中国药房,2012,**23**(22):2086 – 2089.

# Liraglutide
# 利拉鲁肽

$$C_{172}H_{265}N_{43}O_{51} \quad 3\ 751.20$$

【商品名】 Victoza

【别名】 NN-2211

【化学名】 Arg34Lys26-( $N$-$\varepsilon$-( $\gamma$-Glu( $N$-$\alpha$-十六酰基)))-GLP-1[7-37]

【CAS】 204656-20-2

【类别】 降血糖药

【研制单位】 丹麦诺和诺德公司

【上市时间】 2009 年 7 月

【作用机制】 当葡萄糖浓度升高时,本品与胰腺 GLP-1 受体结合,与受体偶联的 G 蛋白被激活,腺苷酸环化酶活化,诱导 B 细胞内第二信使 cAMP 合成增加,进而激活 cAMP 依赖的蛋白激酶 A( proteinkinase A, PKA),使相关蛋白磷酸化,提高 B 细胞内胰岛素基因的转录水平;cAMP 升高的同时致细胞膜 K 通道关闭,细胞膜去极化,诱发电压依赖的 $Ca^{2+}$ 通道开放,$Ca^{2+}$ 内流,刺激胰岛 B 细胞分泌胰岛素,增加肝脏、肌肉和脂肪组织对葡萄糖的利用,降低餐后血糖水平;抑制胰岛 A 细胞分泌胰高血糖素,抑制糖原异生,减少肝糖原释放,降低空腹高血糖;增强中枢性饱食感及延迟胃排空,导致主动进食量减少而降低血糖活化。当血糖浓度降低时,胰岛素分泌减弱并接近正常水平。

【药理作用】 利用重组 DNA 技术将内源性 GLP-1 第 34 个氨基酸精氨酸替换为赖氨酸,会使利拉鲁肽分子具有更高的选择性,易在注射部位形成七聚体延长其作用时间。另一个分子结构上的改变是在 26 位上的赖氨酸连接 16 个碳原子的脂肪酸侧链,从而使本品在循环系统中可以与白蛋白进行可逆性的结合。以上结构的改变使本品对 DPP-4 的敏感性降低,相对内源性 GLP-1 生物半衰期仅为 1 ~ 2min,本品的半衰期延长至 13h。

本品与 GLP-1 具有 97% 的同源性。在 64 名健康男性受试者中进行的随机、双盲、8 个不同剂量每日一次皮下注射的研究中显示本品具有 24h 的降糖作用。采用高葡萄糖钳夹技术研究 11 名 2 型糖尿病患者使用本品或安慰剂的研究显示,本品具有葡萄糖依赖的促进胰岛素分泌作用,且血糖水平越高促进胰岛素分泌作用越强,提示本品降低血糖的同时不会导致低血糖的发生。

【药代动力学】 72 例健康志愿者分为 8 个剂量组,分别单次皮下注射本品 1.25 ~ 20.0mg/kg,$t_{max}$ 约为 9 ~ 12h,$t_{1/2}$ 为 11 ~ 15h,表观分布容积($V_d$)为 0.07L/kg,平均 $t_{1/2}$ 为 8.1h。

另一项试验结果显示,健康志愿者皮下注射本品 $2.5 \sim 25mg/kg$,药代动力学呈线性。单剂量 $20mg/kg$, $c_{max}$ 为 $20nmol/L$,平均 $t_{max}$ 为 $10h$,平均 $AUC_{0-\infty}$ 为 $523nmol \cdot h/L$。上臂、腹部和大腿的 $t_{max}$ 和 $t_{1/2}$ 相似,腹部和大腿 $AUC_{0-\infty}$ 相同,3 个注射部位可互换。本品血浆蛋白结合率高( $>98\%$ ),皮下给药绝对生物利用度约为 $51\% \sim 55\%$,3d 后达到稳态浓度。倍剂量 7d 后有蓄积(蓄积率为 $1.4 \sim 1.5$), $V_d$ 为 $0.07 \sim 0.40L/kg$,本品通过 DPP-4 降解,比天然 GLP-1 代谢缓慢,经尿和粪便排泄,在尿或粪便中仅有少量本品和相关代谢物排泄(分别为 $6\%$ 和 $5\%$),有 3 种小的非母体代谢产物。大多数代谢产物在前 $6 \sim 8d$ 被排泄,清除率为 $0.006 \sim 0.019L \cdot h/kg$。

LEAD-6 研究中,464 例患者皮下注射本品 $1.8mg$( qd )或艾塞那肽 $10\mu g$( bid )。利拉鲁肽易与白蛋白结合,仅 $1\% \sim 2\%$ 游离,24h 内血糖不产生大幅度变化。24h 后,保持稳态浓度,平均 $c_{max}$ 和 $c_{min}$ 分别为 17.0 和 $6.7nmol/L$,平均 AUC 为 $282.1nmol \cdot h/ml$,而艾塞那肽注射后迅速到达峰浓度,$10 \sim 12h$ 后下降到最低值(早晨 $c_{max}$ 为 $138.2pmol/L$, $c_{min}$ 为 $27.4pmol/L$,AUC 为 $707.9pmol \cdot h/ml$;下午 $c_{max}$ 为 $155.1pmol/L$, $c_{min}$ 为 $35.3pmol/L$,AUC 为 $1125.8pmol \cdot h/ml$ )。

## 【毒性】

**遗传毒性**　遗传毒性研究数据显示,本品对人体没有特殊危害。

**生殖毒性**　动物研究并未显示出本品会对生育力产生直接伤害作用,但是在最高剂量下会轻度增加早期胚胎的死亡率。孕中期给予本品可以导致母体动物体重下降,胎仔生长减慢,并伴有意义不明的大鼠肋骨及家兔骨骼变异。大鼠接受本品后,新生仔鼠的生长减慢,且高剂量组在断乳期后此效应仍然存在。尚不清楚新生仔鼠生长减慢是因为直接 GLP-1 效应导致新生仔摄取母乳量减少,或者因为热量摄取减少导致母乳产量下降所致。

**致癌性**　在大鼠和小鼠为期 2 年的致癌性试验中观察到非致死性的甲状腺 C 细胞肿瘤。在大鼠中,未观察到不良反应的剂量水平。猴在接受 20 个月给药后未观察到这些肿瘤。在啮齿类动物中的这些发现系一种非遗传毒性的、GLP-1 受体介导的特定作用所致,啮齿类动物对该作用尤为敏感。此作用与人体的相关性可能较低,但是不能完全排除。

**【临床研究】**　本品 III 期临床试验即 LEAD 研究用于验证该药物适用于 2 型糖尿病不同发展阶段的患者这一假设,并探讨本品单药治疗或联合其他降糖药物治疗效果。第一阶段研究了本品与格列美脲单药治疗效果比较,52 周的研究结果显示:格列美脲降低糖化血红蛋白(HbA₁c) $0.5\%$,而本品每日 1 次 $1.2mg$ 和 $1.8mg$,降低 HbA₁c 分别为 $1.2\%$ 和 $1.6\%$ ( $P < 0.01$ )。利用 HOMA-IR 指数评价胰岛素抵抗,两剂量组均减轻胰岛素抵抗( $P < 0.05$ ),而格列美脲组则使 HOMA-IR 指数增加,HOMA-β 和空腹胰高糖素水平两药相当。本品治疗组在血糖控制更好的情况下轻微低血糖发生率反而更低,格列美脲组低血糖发生率为 $24\%$,而 $1.2mg$ 和 $1.8mg$ 本品组发生率为 $12\%$ 和 $8\%$。值得一提的是,$1.2mg$ 和 $1.8mg$ 本品组患者体重分别下降了 2.1 和 $2.5kg$,格列美脲治疗组患者体重增加了 $1.1kg$。

LEAD 其他阶段的研究也支持本品与二甲双胍、磺脲类以及噻唑烷二酮类药物联合使用,与二甲双胍的协同增效作用也已经被证实。$1.8mg$ 本品联合二甲双胍治疗能够使 HbA₁c 降低 $1.0\%$,再联合噻唑烷二酮药物后 HbA₁c 降低 $1.5\%$,而低血糖的发生率与基线时或安慰剂相当。当本品联合磺脲类药物时低血糖发生率增加。$1.8mg$ 本品能够使体重降低 $28kg$,且能够改善胰岛细胞功能,还能减少收缩压2.3 ~ $6.6mmHg$( $1mmHg = 0.133 kPa$ )。

这些数据提示:糖尿病患者早期使用本品比先使用其他降糖药物的患者降血糖作用更加明显,提示 2 型糖尿病患者在胰岛细胞功能严重衰竭前使用本品可最大限度地恢复胰岛细胞分泌内源性胰岛素的能力。

【适应证】 2 型糖尿病。

【不良反应】 常见的不良反应有恶心、呕吐、腹泻、上呼吸道感染、头疼等。胃肠道反应常见于治疗的第 1 周,腹泻和恶心发生频繁,多数可耐受,并与其剂量相关。

【禁忌证】 有胰腺炎史患者慎用;饮酒和胆结石患者尽量避免使用本品;甲状腺髓样癌(MTC)个人或家族史或 2 型多发性内分泌肿瘤综合征患者禁用。

【药物相互作用】 本品不改变胃内 pH 值,但可延迟胃排空时间,影响同服药物的吸收。健康志愿者皮下注射本品(1.8mg),同时服用下列某个药物(阿托伐他汀 40mg、灰黄霉素 500mg、赖诺普利 20mg 或地高辛 1mg)。本品可使赖诺普利和地高辛 $AUC_{0-72h}$ 分别减少 15% 和 16%,而灰黄霉素和阿托伐他汀 $AUC_{0-72h}$ 未受影响。阿托伐他汀、赖诺普利、地高辛的 $c_{max}$ 分别减少 38%、27% 和 31%,$t_{max}$ 延迟 1.25h、2.0h 和 1.12h。而灰黄霉素 $c_{max}$ 升高 31%,$t_{max}$ 未受影响。在相似的研究中,本品(1.8mg)与对乙酰氨基酚合用,可使对乙酰氨基酚 $c_{max}$ 降低 0.69%,$t_{max}$ 延迟 15min。

另外,本品(1.8mg)皮下注射可使口服避孕药炔雌醇和左炔诺孕酮的 $c_{max}$ 分别降低 12% 和 13%,$t_{max}$ 延迟 1.5h。但本品对炔雌醇 $AUC_{0-\infty}$ 无影响,而左炔诺孕酮的 $AUC_{0-\infty}$ 则增加了 18%。

本品与促胰岛素分泌药物(如磺酰脲类)合用时,可能发生低葡萄糖血症,必须合用时应减少促胰岛素分泌药物的用量。

【用法与用量】 推荐起始剂量为 0.6mg,皮下注射,qd。超过 1 周后,可增至 1.2mg,qd。2 周后依据临床反应可增加到 1.8mg,qd。合用磺酰脲类药物治疗(单独或联合二甲双胍)时,应考虑减少磺酰脲类药物的剂量,降低低血糖反应风险。

【生产厂家】 丹麦诺和诺德公司

【性状】 无色或几乎无色的澄明等渗液。

【制剂规格】 预填充注射笔:3ml(18mg)

【储存条件】 本品不可冷冻,应冷藏于 2 ～ 8℃冰箱中(勿接近冰箱的冷冻室)。

首次使用后,应在 2～8℃冰箱中贮藏或冷藏,盖上笔帽避光保存。应当告知患者在每次注射后按照当地的要求丢弃注射针头,这可以避免污染、感染和渗漏,同时能确保给药准确。

参 考 文 献

[1] 杜燕京,封宇飞,傅得兴.利拉鲁肽的药理及临床研究进展[J].中国新药杂志,2010,**19**(23):2115 -2119.

[2] 侯永春,郭绍来.GLP-1 类似物利拉鲁肽研究进展[J].中国药物应用与检测,2012,**9**(1):50-52.

# **Lomitapide Mesylate**
# 洛美他派甲磺酸盐

$C_{39}H_{37}F_6N_3O_2$　789.83

【商品名】 Juxtapid

【别名】 Lojuxta

【化学名】 *N*-(2,2,2-Trifluoroethyl)-9-｛4-｛4-[4′-(trifluoromethyl)[1,1′-biphenyl]-2-carboxamido]piperidin-1-yl｝butyl｝-9*H*-fluorene-9-carboxamidemesylate

【CAS】　202914-84-9

【类别】　微粒体甘油三酯转移蛋白抑制剂

【研制单位】　Aegerion's 公司

【上市时间】　2012 年 12 月 21 日

【作用机制】　本品直接结合和抑制微粒体甘油三酯转移蛋白（MTP），它驻留在内质网的腔内，阻止肠上皮细胞和肝细胞内含脂蛋白载脂蛋白 B-的组装和分泌，抑制乳糜微粒和 VLDL 的合成。VLDL 合成的抑制作用导致血浆 LDL-C 减低的水平。

【药代动力学】　单次口服 60mg 时，本品在健康受试者中达峰时间约为 6h，绝对生物利用度约为 7%。与健康受试者相比，轻度肝损害者（Child-Pugh A）的 AUC 和 $c_{max}$ 分别增加 47% 和 4%，中度肝损害者（Child-Pugh B）的 AUC 和 $c_{max}$ 分别增加 164% 和 361%，终末期肾脏疾病并接受透析患者的 $AUC_{0-\infty}$ 和 $c_{max}$ 分别增加 40% 和 50%。单次口服本品 10 ~ 100mg，其药代动力学呈线性动力学特征。本品的平均稳态分布容积为 985 ~ 1292L，血浆蛋白结合率为 99.8%，主要在肝脏代谢，参与代谢的酶有 CYP3A4、1A2、2C8、2B6、2C19，CYP3A4 酶为主要的代谢酶，主要代谢产物为无活性的 M1 和 M3。约 52.9% ~ 59.5% 剂量从尿中排泄，含 M1 较多；33.4% ~ 35.1% 剂量从粪便排泄，其中以原型药物居多。平均终末半衰期为 39.7。从药效学角度看，在正常人单次口服 60mg 的峰浓度 23 倍时，本品并不延长 QT 间期。

【临床研究】　23 名患者接受为期 78 周的关键治疗，其中 19 名患者被招募进入此项 Ⅲ 期研究，在维持剂量下，继续接受本品为期 126 周的治疗后，其中 17 名（89%）患者达到该临床试验的主要终点。该临床试验的主要终点是 126 周疗程中，低密度脂蛋白胆固醇（LDL-C）从基线的下降率。在临床试验开始时，基线被确立。在 0 ~ 6 周，患者接受其他降脂疗法以使其稳定。在为期 26 周的关键治疗阶段，患者保持一个稳定的降脂治疗。26 周后调整降脂治疗，以进行扩展研究。治疗 126 周，LDL-C 平均从基线下降 45.5%（356 ± 127mg/dl $vs$ 189 ± 120mg/dl；$P < 0.001$）。Apo B、non-HDL-C、和总胆固醇也呈现相似的降低率。在研究过程中至少一个时间点，13 名（68%）患者的 LDL-C 达到 100mg/dl，3 名（47%）患者的 LDL-C 达到 70mg/dl。

【适应证】　本品是一种微粒体甘油三酯转移蛋白抑制剂，适用于在有纯合子家族性高胆固醇血症（HoFH）患者作为对低脂肪膳食和其他降脂治疗，包括能得到 LDL 血液分离，辅助减低低密度脂蛋白胆固醇（LDL-C）、总胆固醇（TC）、载脂蛋白 B 和非高密度脂蛋白胆固醇。

【不良反应】　最常见不良反应（发生率 ≥ 28%）是腹泻、恶心、呕吐、消化不良和腹痛。

【禁忌证】　①妊娠；②与强或中度 CYP3A4 抑制剂同时使用；③中度或严重肝受损或活动性肝病包括不能持续异常肝功能检验。

【药物相互作用】　（1）CYP3A4 抑制剂增加对本品暴露。服用本品患者禁忌与中度、强度 CYP3A4 抑制剂共用；必须避免柚汁；当同时使用弱 CYP3A4 抑制剂，包括阿托伐他汀（Atorvastatin）和口服避孕药，本品每天不超过 30mg。

（2）华法林（Warfarin）　本品增加华法林的血浆浓度。定期监测国际标准化比值（INR），特别是本品剂量调整时。

（3）与本品共用后，辛伐他汀（Simvastatin）和洛伐他汀（lovastatin）暴露量增加，因此当与本品共同给药应限制剂量。

（4）P-糖蛋白（P-gp）底物　P-gp 底物应减低剂量，因为本品有增加吸收的可能性。

（5）胆酸螯合剂　分开本品给药至少 4h。

【用法与用量】

（1）患者使用本品前要测量体内丙氨酸氨基转移酶（ALT）、天冬氨酸氨基转移酶（AST）、碱性磷酸酯酶和总胆红素等水平。

（2）初始剂量为 5mg/d，每天 1 次，不与食物同服，晚餐至少 2h 后用水送服，不可嚼碎。在患者耐受性较好的基础上，2 周后可增加至 10mg/d；然后至少间隔 4 周可增至 20,40mg/d，直至最大推荐剂量 60mg/d。

（3）本品须在饭后 2h 服用以减少胃肠道反应，同时保证食物中包含必需的维生素 E、亚油酸、亚麻酸、二十碳五烯酸、二十二碳六烯酸。

（4）透析的肾病终末期患者或有轻度肝损伤（Child-Pugh A）在使用本品时，剂量不应超过 40mg/d。

**【生产厂家】**　Aegerion's 公司

**【制剂规格】**　胶囊：5mg,10mg,20mg

**参 考 文 献**

[1] 白金英，翟鑫. 洛美他派甲磺酸盐[J]. 中国药物化学杂志,2013,**23**(3):250.

[2] 靳松,李春杏,朱珠. 治疗家族性高胆固醇血症新药——洛美他派[J]. 中国药学杂志,2013,**22**:1972 –1974.

# Lorcaserin Hydrochloride
# 盐酸氯卡色林

$$C_{11}H_{15}Cl_2N \cdot 0.5H_2O \quad 241.16$$

**【商品名】**　Belviq

**【别名】**　APD356；UNII-OQJF08GDPE

**【化学名】**　(R)-8-Chloro-1-methyl-2,3,4,5-tetrahydro-1H-3-benzazepinehydro chloridehemi-hydrate

**【CAS】**　846589-98-8；616202-92-7（游离碱）

**【类别】**　减肥药；选择性 5-羟色胺 2C（5-HT2C）受体激动剂

**【研制单位】**　Arena 制药公司

**【上市时间】**　2012 年 6 月 27 日

**【作用机制】**　本品能够选择性的激活具有降低食欲的位于下丘脑阿片黑皮质素前体神经元的 5-羟色胺 2C（5-HT2C）受体，使患者食量减少，却有饱腹感，确切的作用机制尚不清楚。

**【药代动力学】**

**吸收**　口服剂量下，本品从胃肠道被吸收，血浆浓度峰值出现在 1.5～2h。本品的绝对生物利用度还没有检测，其血浆半衰期约为 11h，每天两次服药后 3d 内即可达到稳定状态，估计蓄积量接近 70%。12 名成人志愿者（6 名男性和 6 名女性）在快变状态下服用 10mg 口服剂量的本品，并且服药后食用高脂肪餐（膳食总热焓的约 50%）和高热量餐（约 800～1000cal）在进餐情况下，$c_{max}$ 增加了约 9%，暴露量增加了约 5%，$t_{max}$ 延迟了约 1h。本品可空腹或与食物一起服用。

**分布**　在人体中，本品分布于脑脊髓液和中枢神经系统，本品的盐酸化物适度地结合于人血浆蛋白（约 70%）。

**代谢**　本品通过多种酶途径在肝脏中广泛代谢。口服给予本品后，主要的循环代谢产物是氯卡色林氨基磺酸盐（M1），血浆 $c_{max}$ 超过本品的 1～5 倍。N-氨基甲酰葡萄糖醛酸氯卡色林（M5）是尿液中的主要代谢产物，M1 是次要代谢产物，约 3% 在尿中排泄，其他较少的代谢产物确定为氧化代谢产物的葡萄糖醛酸或硫酸轭合物。主要的代谢产物对血清素受体没有药理学活性。

**消除**　本品在肝中被广泛代谢，代谢产物经尿排出。在一项人质量平衡研究中，健康受试者摄入放射性标记的本品，94.5% 放射性物质被收回，其中 92.3% 在尿中，2.2% 在粪便中。

**【临床研究】**

**对肥胖受试者的短期疗效**　一项为期 12 周随机、双盲、安慰剂、对照的平行组研究，对本品在肥胖患者中的有效性和安全性进行了评估。该研究排除了有需要治疗的慢性疾病的患者[稳定的高血压和(或)血脂异常的治疗者除外],排除患糖尿病、焦虑和抑郁量表12分(总分34分)、有减重手术史、既往使用过芬氟拉明或右芬氟拉明以及4周内饮食与活动发生显著变化的受试者。该研究纳入469例年龄在18～65岁之间,体重指数(BMI)在30～45kg/m²的肥胖受试者,随机分为4组,分别服用本品10mg qd,15mg qd、10mg bid和安慰剂,治疗期间维持平时的饮食和活动。治疗12周后,与安慰剂组相比,本品组的减重效果显著,各组体重分别下降1.8、2.6和3.6kg,而安慰剂组仅下降0.3kg。此外,本品组的受试者体重较基础体重下降达到5%的比例分别是12.8%、19.5%和31.2%,而安慰剂组仅为2.3%。

BLOOM研究　为期2年的多中心、安慰剂对照的BLOOM(Behavioral Modification and Lorcaserin for Overweight and Obesity Management)研究评估了本品联合生活方式改变对超重和肥胖患者体重减轻和体重减轻的维持方面的疗效和安全性。该研究选择年龄18～65岁,BMI在30～45或27～45kg/m²合并一个危险因素(高血压血脂异常心脏病糖耐量降低和呼吸暂停综合征)的受试者3182例,以1:1的比例随机分为两组,分别给予本品(10mg)或安慰剂,bid。所有的受试者均给予饮食和运动的咨询,进行生活方式的干预52周后,本品组和安慰剂组分别有55.4%和45.1%的受试者继续参加后续研究,本品组体重下降5%的比例是47.5%,显著高于安慰剂组的20.3%,两组体重下降10%的比例分别是22.6%和7.7%,本品组平均减轻体重5.8kg,显著高于安慰剂组的2.2kg。52周后安慰剂组继续原治疗方案,本品组按2:1的比例随机分为本品组和安慰剂组继续研究1年。在第1年减重5%的本品组受试者中继续本品治疗者,在第2年体重减轻维持的比例为

67.9%,而第2年改为安慰剂的受试者该比例为50.3%。第1年的研究数据显示,本品组受试者的腰围、BMI、收缩压、舒张压、总胆固醇甘油三酯较安慰剂组均有显著改善。

BLOOM-DM研究　BLOOM-DM(Behavioral Modification and Lorcaserin for Obesity and Overweight Management in Diabetes Mellitus)评估了本品联合生活方式改变对超重和肥胖的糖尿病患者体重减轻的疗效和安全性。为期52周的随机双盲安慰剂对照平行组研究,入选者为2型糖尿病患者,口服二甲双胍或1种磺脲类药物,或是两者联合治疗,年龄在18～65岁,BMI在27～45kg/m²,糖化血红蛋白在7%～10%,并且可参加中等强度的锻炼项目。主要的排除标准包括任何形式的胰岛素使用,艾塞那肽或普兰林肽的使用,减重手术史,3个月内体重变化超过5kg等。604例受试者按1:1:1随机分组,分别给予本品10mg qd、本品10mg bid或安慰剂,所有的受试者均给予饮食和运动的咨询,进行生活方式的改变。91.7%受试者使用二甲双胍,50.2%受试者使用1种磺脲类降糖药。52周后,各组减重5%的比例分别是44.7%、37.5%和16.1%,各组体重平均减轻5.0、4.5和1.5kg,各组糖化血红蛋白分别下降1.0%、0.9%和0.4%,上述指标本品组与安慰剂组之间均有统计学差异。

BLOSSOM研究　BLOSSOM(Behavioral Modification and Lorcaser in Second Study for Obesity Management)是另一项为期52周的多中心临床试验,考察了本品联合生活方式改变对超重和肥胖的患者体重减轻和心血管危险因子的作用和安全性。该研究纳入年龄在18～65岁,BMI在30～45或27～29.9kg/m²合并1个危险因素(高血压血脂异常心脏病糖耐量降低和呼吸暂停综合征)的受试者,排除近期发生心血管事件,接受较大手术、糖尿病、收缩压大于150mmHg、舒张压大于95mmHg等。4008例受试者按2:1:2比例随机分为3组:分

别给予本品 10mg bid、本品 10mg qd 和安慰剂,各组均给予饮食和运动的咨询指导。52 周后,各组体重较基线减轻至少 5% 的比例分别为 47.2%、40.2% 和 25.0%,体重平均下降比例分别为 5.8%、4.7% 和 2.8%,体重减轻至少 10% 的比例分别为 22.6%、17.4% 和 9.7%。本品组的腰围和 BMI 较安慰剂组有显著下降,各组体重对生活质量的影响(impact of weight onqualityof life,IWQOL-Lite)的问卷评分均有上升,本品组与安慰剂组比较上升更显著。

【适应证】　本品作为针对在肥胖成年患者当中低卡热量饮食和增加体育运动的一种补充品,用于最初的 BMI 为 $30kg/m^2$ 或更高(肥胖),或者至少伴随一种与体重相关的疾病(如高血压、血脂异常、2 型糖尿病)时 BMI 值为 $27kg/m^2$ 或更高(超重)的肥胖成年患者。

【不良反应】　本品在非糖尿病患者中最常见的不良反应( >5% )有头痛、头晕、疲劳、低血糖、口干和便秘;在糖尿病患者中的不良反应有低血糖、头痛、背痛、咳嗽和疲劳。

【禁忌证】　本品为妊娠用药 X 级,妊娠期妇女禁用;本品是否经乳汁分泌尚不可知,哺乳期妇女使用该药需权衡利弊;本品不推荐用于儿童。

【药物相互作用】　基于本品的作用机制与 5-羟色胺综合征的机制可能类似,本品与可能影响 5-羟色胺能神经递质系统的药物联合使用时应格外谨慎,包括曲普坦类单胺氧化酶抑制剂、选择性 5-羟色胺再摄取抑制剂、选择性 5-羟色胺和去甲肾上腺素再摄取抑制剂、三环类抗抑郁药、安非他酮、右美沙芬、锂、曲马多和圣约翰草等。此外,当本品与 CYP2D6 的底物合用时需谨慎,因为本品可增加该类药物的暴露量。

【用法与用量】　每次 1 片,每天 2 次,如果服用 12 周后体重减轻不到 5%,应停止用药。

【生产厂家】　美国 Arean 制药公司

【性状】　本品盐酸盐半水化物是一种白色至类白色粉末,水中溶解度大于 400mg/ml。

【制剂规格】　片剂:10mg

【储存条件】　冰箱储存。

### 参 考 文 献

[1] 石卫峰,归成,李晓宇,等. 治疗肥胖的新药氯卡色林[J]. 中国新药杂志,2014,23(2):127,129 – 133.

[2] 高天勤,焦岩,刘越,等. 新型减肥药——Belviq[J]. 齐鲁药事,2012,10:619 – 620.

# Lurasidone Hydrochloride
## 盐酸鲁拉西酮

$C_{28}H_{36}N_4O_2S$　492.68

【商品名】　Latuda

【别名】　SM13496

【化学名】　(3aR,4S,7R,7aS)-2-{(1R,2R)-2-[4-(1,2-Benzisothiazol-3-yl)piperazin-1-ylmethyl]cyclohexylmethyl}hexahydro-4,7-methano-2H-isoindole-1,3-dione hydrochloride

【CAS】　367514-88-3

【类别】　抗精神病药

【研制单位】　日本住友制药公司

【上市时间】　2010 年 10 月 28 日

【作用机制】　本品属于苯并异噻唑类衍生物。本品作为第 2 代抗精神病药物,是多巴胺 $D_2$ 与 $5-HT_{2A}$ 受体的完全拮抗剂;同时,本品与 $5-HT_7$ 有较高的亲和力,且为 $5-HT_{1A}$ 受体的部分拮抗剂,这可能与本品改善认知和情绪的作用相关。临床试验考察本品对认知和情绪的影响,结果显示本品对 $\alpha_{2C}$ 受体有中度亲和力,而对 $\alpha_1$ 受体的亲和力很弱,这提示本品对患有直立性低血压的精神分裂症患者的治疗风险较低,由于本品与胆碱 $M_1$ 受体的亲和力较弱,故较少发生抗胆碱能不良反应。此外,本品与5-HT$_{2C}$受体的亲和力较弱且与组胺 H$_1$受体无亲和力,因此不会引起肥胖。通过克隆人的受体或获取动物组织的膜组分来考察本品的药效,所得结果可能与药物在患者体内的生理活性存在一些差异,因此根据药物与特定受体的亲和力来预测药物效应可能也会得出错误结果。例如镇静作用通常是由 H$_1$受体或 α$_1$ 受体介导产生的生物效应,但据研究发现本品的镇静作用是由于拮抗 5-HT$_7$ 受体而产生。

正电子发射断层照相术考察药物的受体占据率的结果显示:健康男性受试者口服本品 10、20、40、60、80mg/d 后,其 D$_2$ 受体占据率分别为 41.3% ~ 43.3%、51.0% ~ 54.8%、63.1% ~ 67.5%、77.4% ~ 84.3%、72.9% ~ 78.9%。基于此,为达到本品的有效治疗需有 60% ~ 80% 的 D$_2$ 受体受阻断,由此推测本品的初始给药剂量应为 40mg/d。

【药理作用】 受体结合试验结果显示,本品对多巴胺 D$_2$ 受体、5-HT$_7$ 受体、5-HT$_{2A}$ 受体、5-HT$_{1A}$ 受体和 α$_{2C}$-肾上腺素受体均具有高亲和力,$K_i$ 分别为 1.68、0.495、2.03、6.75 和 10.8nmol/L;而相比于其他抗精神病药,本品对 α$_1$-肾上腺素受体的亲和力较低,$K_i$ 为 47.9nmol/L,对组胺 H$_1$ 受体的 IC$_{50}$ 大于1000 nmol/L,对 5-HT$_{2C}$ 受体无亲和力;本品对 D$_2$ 受体的亲和力与氟哌啶醇、利培酮相近,比氯丙嗪、奥氮平和氯氮平高,但对 5-HT$_{2A}$ 受体的亲和力低于利培酮,高于奥氮平、氯氮平、氯丙嗪和氟哌啶醇。

在将本品与表达人 D2L 受体的中国仓鼠卵巢(CHO)细胞共培养时,本品可对抗多巴胺诱导的 cAMP 蓄积抑制作用,EC$_{50}$ 为 3.0nmol/L,与氟哌啶醇效果相近;而在体外培养的纹状体片中,本品逆转奎吡罗诱导的[$^3$H]-乙酰胆碱释放作用(EC$_{50}$ = 280nmol/L)却不及氟哌啶醇(EC$_{50}$ = 8.3nmol/L)。大鼠经口给予本品(1 ~ 30mg/kg)后,额叶皮质、纹状体、丘脑、下丘脑和海马中多巴胺代谢产物3,4 二羟基苯乙酸和香草醛酸水平升高。

在对大鼠进行足底电击训练前1h,经口给予本品和其他抗精神病药,次日进行被动回避试验。结果显示,氟哌啶醇(0.3、1mg/kg)和本品(1 ~ 30mg/kg)对足底电击或回避试验的步入潜伏期(step-through latency)均无影响;合用本品和东莨菪碱,可剂量依赖性地缓解因单独使用东莨菪碱而造成的认知功能障碍;经口给予非典型抗精神病药氯氮平(10、30mg)、奥氮平(3、10mg/kg)、喹硫平(30mg/kg)、阿立哌唑(10mg/kg)和利培酮(3mg/kg),可显著缩短试验中的潜伏期,而本品则无此作用;训练前给大鼠经口给予本品(1、3mg/kg)后,几乎可完全逆转皮下注射 MK-801(0.05mg/kg)引起的潜伏期缩短和记忆障碍,而经口给予喹硫平(10mg/kg)、氯氮平(0.3、1mg/kg)和利培酮(1mg/kg)只有部分逆转作用,氟哌啶醇(0.3、1mg/kg)、奥氮平(0.3 ~ 1mg/kg)或阿立哌唑(0.3 ~ 1mg/kg)则无逆转作用。

行为研究试验结果显示:经口给予本品可抑制甲基苯丙胺诱导的大鼠多动症(ED$_{50}$ = 0.9 mg/kg)以及阿扑吗啡引起的小鼠攀爬行为(ED$_{50}$ = 4.9mg/kg),亦可抑制大鼠的条件性回避反应(ED$_{50}$ = 4.7mg/kg),而对逃避反应几乎无效;此外,本品还可有效抑制 5-HT 受体介导的行为,如对色胺诱导的大鼠阵挛发作和氯苯丙胺诱导的大鼠高热的 ED$_{50}$ 为 3.0 ~ 5.6mg/kg。

一项研究发现,大鼠经口使用本品(0.3 ~ 6mg/kg)后,可剂量依赖性地显著缓解条件性恐惧应激所致的僵滞行为,与抗焦虑药地西泮和抗抑郁药地昔帕明、丙咪嗪的作用相似,而氯氮平、利培酮、利坦色林(Ritanserin)和酮色林(Ketanserin)也有此作用,但比本品弱,氟哌啶醇、氯丙嗪、硫利达嗪(Thioridazme)、莫沙帕明(Mosapramine)或硫必利

(Tiapride)则无此作用。

**【药代动力学】**　研究表明,本品在体内可被迅速吸收,达峰时间约为1~3h,半衰期为18h。本品40mg的表观分布容积为6173L,表观清除率约为3902ml/min。本品的AUC与$c_{max}$在口服剂量为20~160mg范围内呈线性增加,且在7d时达稳态。本品与白蛋白和$\alpha_1$糖蛋白的结合率高达99.8%。本品在肝脏被CYP3A4代谢,因此在药物治疗时要避免与CYP3A4的强诱导剂和强抑制剂合用。本品的主要代谢途径有:$N_2$-脱烷基氧化、庚烷环羟基化以及S-氧化。在其主要活性代谢产物中,ID-14283含量最多,约占母药的25%,药理学性质与母药相似但半衰期较短,约为1.5~10h。采用$^{14}$C标记本品后,发现在粪便和尿液中放射性物质的回收率为分别80%和9%,说明其主要通过粪便排泄。

　　与齐拉西酮相同,本品的吸收也受食物影响,但热量阈值低于齐拉西酮。有临床研究考察食物对本品的影响,结果显示不同热量食物组的精神分裂症患者体内本品的AUC接近,约为空腹服药组的2倍,$c_{max}$为空腹组的3倍,达峰时间提前0.5~1.5h。对于其代谢产物ID-14283、ID-14326与ID-11614,食物脂肪含量基本上对食物效应的大小无影响。

　　在20mg/d剂量下老年患者的血药浓度与青年患者相近,故不需对老年患者的给药剂量进行调整。研究还表明不需因性别或种族差异对患者的给药剂量进行调整。而与健康受试者进行比较,肝肾损伤患者体内本品的血药浓度明显高于健康对照组,故有中度或重度肝肾损伤的患者其给药剂量不得超过40mg/d。此外,当与CYP3A4的中度抑制剂(如地尔硫䓬)合用时,本品的剂量不得超过40mg/d。

**【毒性】**　非临床毒理学。

　　**癌发生**　在ICR小鼠和SD大鼠中进行终生致癌性研究。本品被口服给予剂量30、100、300、650mg/(kg·d)(在雄性中从1200最高剂量减低)至ICR小鼠和3、12、36mg/(kg·d)(高剂量从50减低)至SD大鼠。

　　在小鼠研究中,在雌性所有剂量恶性乳腺肿瘤和垂体腺腺瘤的发生率增加;最低受试剂量AUC人接受最大推荐人剂量(MRHD)80mg/d的2倍。在雄性小鼠中直至最高受试剂量,AUC为MRHD的15~25倍,未见肿瘤增加。

　　在雌性大鼠中,两个较高剂量显示乳腺癌发生率增加;无效应剂量(3mg/kg)的AUC约为MRHD的0.7倍。在雄性大鼠中,直至最高受试剂量,AUC约为MRHD的10倍,未见肿瘤增加。

　　啮齿类慢性给予抗精神药物后曾观察到乳腺和垂体中增殖和(或)新生物变化,被认为是催乳素介导的。啮齿类中催乳素介导的垂体或乳腺肿瘤发生率增加与人风险的关联是未知的。

　　**突变发生**　在Ames试验中,体外染色体畸变试验在中国仓鼠肺(CHL)细胞或体内小鼠骨髓微核试验本品无遗传毒性。

　　**生育力的损伤**　交配前、交配期间直至怀孕第7天给雌性大鼠灌胃给予本品,剂量0.1、1.5、15或150mg/(kg·d),连续15d。在1.5mg/kg和以上见到动情周期不规则;无效应剂量为0.1mg/kg,根据体表面积约为MRHD 80mg/d的0.01倍,仅在最高剂量时生育力减低。这个减低生育力无效应剂量是15mg/kg,根据体表面积为MRHD 1.8倍。

　　交配前连续64d用本品口服处理雄性大鼠和交配期间剂量直至150mg/(kg·d)(根据体表面积MRHD 12倍)不影响生育力。

**【临床研究】**　20名健康男性受试者单剂量口服本品10~80mg,并采用静脉注射$^{11}$C标记的雷氯必利,然后进行正电子发射体层显像(PET)的方法测定本品对$D_2$受体的占据率。结果显示,在本品血药浓度呈剂量依赖性升高的同时,其对$D_2$受体的平均占据率也呈剂量依赖性升高,给药剂量为60mg时达到峰值,且同时对壳核、尾状核和腹侧纹状体中的 $D_2$ 受体占据率也升高。原型药物及主要代谢物的血浆浓度与 $D_2$ 受体占据率有关：给药剂量为 10mg 时，平均血浆浓度为 $3.36\mu g/ml$，受体占据率约为 40%；给药剂量为 60mg 时,受体占据率达最大值，为 75%～85%；给药剂量为 80mg 时,受体占据率为 70%～80%。

在美国进行的两项为期 6 周的随机、双盲Ⅱ期临床研究评价了本品对按 DSM IVVT 准诊断患有急性加重症状的精神患者的治疗效果。其中一项研究共有来自 22 个中心的 180 名患者参加，受试患者每日使用本品 40、80 和 120mg，并根据精神病阳性与阴性症状量表（positive and negative syndrome scale, PANSS）的总分值和临床疗效总评量表病情严重程度（clinical global inpression-severity, CGI-S）分值进行评价。结果表明，本品80mg 的疗效显著优于安慰剂,且在用药 3d 后即观察到显著疗效,并在整个治疗过程中都能较好地维持；本品治疗前后受试者 PANSS 总值、PANSS 阳性和阴性分值、PANSS 认知和抑郁分值、简明精神病量表（brief psychiatric rating scale, BPRS）息值、Montgomery-A sbery 抑郁量表（Montgomery-A sberg Depression Rating Scale, MADRS）分值及 CGI-S 分值的变化与安慰剂组均有显著差异。在另一项研究中，有 132 名患者参加了本品治疗过程,结果显示,42d 后本品 40 和 120mg/d 剂量组 BPRS 分值改善的疗效显著优于安慰剂。本品安全性、耐受性良好。

最大耐受剂量（MTD）是通过对病情稳定的精神病患者进行 2 项相关的研究确定的。最初的一项研究是对 23 名患者进行单盲单剂量对照试验，选取本品剂量为 120、140、160mg，与空白对照组进行比较。随后的研究是对患者进行为期 7d 的双盲对照试验，选取本品剂量为 160、200、240、280、320、400、520mg，另将单独一批患者随机分到剂量滴定组进行为期 8d 的试验，其间本品的剂量由

200mg/d 增至 600mg/d。该试验确定 MTD 为 400mg/d，患者在本品 520mg/d 剂量下常发生中度到重度不良反应，其中有 5 名患者出现静坐不能，3 名患者出现镇静。2 名患者出现坐立不安。在 120～160mg 剂量范围内最常见的不良反应包括焦虑、失眠、坐立不安与疲乏。服用后没有出现临床相关的异常心电图生命体征，体格检查无明显异常。

【适应证】　精神分裂症。

【不良反应】　常见的不良反应（发生率≥5% 且发生率为安慰剂组的两倍）为嗜睡、静坐不能、恶心、帕金森病和激动，其中前两种不良反应为剂量依赖型。其他不良反应包括脑血管不良反应（包括脑卒中）、神经阻滞剂恶性综合征、迟发性运动障碍、高血糖、糖尿病、白细胞减少症、中性粒细胞减少症、粒细胞缺乏症、直立性低血压、晕厥、认知和运动功能障碍、体温调节、自杀、吞咽困难以及眼睛、消化道和皮肤等方面。

【禁忌证】　本品禁用于对其或其中任何成分过敏的患者，禁与 CYP3A4 酶强效抑制药和诱导药合用。

本品慎用于有惊厥史或患有降低惊厥阈疾病的患者。本品还可能导致认知和运动功能不全，损害判断、思维和运动能力。除非已确认无不利影响，患者在操作危险的机器包括机动车时应注意。另外，精神疾病存在自杀倾向的可能性，治疗过程中应仔细监测。

【药物相互作用】　研究显示，本品在肝脏经 CYP3A4 代谢。研究结果显示，合用 CYP3A4 的强抑制剂酮康唑时，精神病患者体内本品的 AUC 与 $c_{max}$ 分别增加 9 和 7 倍。合用 CYP3A4 的中度抑制剂地尔硫䓬时，健康受试者体内本品的 AUC 与 $c_{max}$ 约增加 2 倍。合用 CYP3A4 强诱导剂利福平时，健康受试者体内本品的 AUC 与 $c_{max}$ 约减少 85%。同时本品自身对 CYP3A4 具有较弱的抑制作用，当与 CPY3A4 的底物咪达唑仑合用时，本品可使咪达唑仑血药浓度稍

有增加。药品标签提示本品可使咪达唑仑的 $c_{max}$ 和 AUC 分别增加 21% 和 44%。

研究显示,本品不是 P-gp 底物,P-gp 转运体不参与其体内转运。但是研究者在考察本品与 P-gp 底物地高辛的体内相互作用时,发现本品可使地高辛的 $c_{max}$ 和 AUC 分别增加约 9% 与 13%。

抗精神病治疗中合用本品与锂盐不会发生相互作用。此外,40 名健康女性受试者在合用本品时,其体内避孕药炔雌醇和诺孕曲明的血药浓度无显著变化。

【用法与用量】　本品推荐初剂量为 40mg/d,饭后服用。

【生产厂家】　日本住友制药公司

【性状】　本品盐酸盐是一种白至淡白色粉。

【制剂规格】　片剂:40mg,80mg

【储存条件】　在 25℃ 条件下储存;外置温度为 15~30℃。

### 参考文献

[1] 汪超编译. 盐酸鲁拉西酮( Lurasidone hydrochloride) [J]. 中国药物化学杂志,2011,**21**(3):248.

[2] 戴立波,方平飞,李焕德. 新型非典型抗精神病药——鲁拉西酮[J]. 中国医院药学杂志,2011,**31**(16):1374 – 1376.

[3] 杨臻峥编译. 抗精神病药 Lurasidone Hydrochloride [J]. 药学进展,2009,**33**(2):91 – 93.

[4] 曹运莉,朱珠. 新型抗精神分裂症病药物鲁拉西酮[J]. 药物流行病学杂志,2011,**20**(5):257 – 259.

# Macitentan
# 马西替坦

$$C_{19}H_{20}Br_2N_6O_4S \quad 588.28$$

【商品名】　Opsumit

【别名】　ACT-064992

【化学名】　N-[5-(4-Bromophenyl)-6-[2-(5-bromopyrimidin-2-yloxy) ethoxy] pyrimidin-4-yl]-N'-propylsulfamide

【CAS】　441798-33-0

【类别】　内皮素受体拮抗剂

【研制单位】　瑞士 Actelion 公司

【上市时间】　2013 年 10 月 18 日

【药理作用】　本品的 $pK_a$ 为 6.2,因此与其他内皮素受体拮抗剂相比,在 pH 7.4 的生理环境中更易以电离形式存在。本品在体内主要代谢为活性产物 ACT-132577,两者均可抑制 ET-1 与细胞膜上过度表达的 ETA、ETB 受体特异性结合。本品的半衰期为 2h,而 ACT-132577 的半衰期则长达 2d。

在中国仓鼠稳定过表达 ETA、ETB 受体的卵巢细胞微粒体中,对本品及其主要代谢产物与 ET 受体的亲和力进行了研究。结果显示:本品可以分别阻止 125I-ET-1 与 ETA、ETB 受体结合,其平均 $IC_{50}$ 分别为(0.5±0.2)和(391±182)nmol/L( n = 17);同时还可以减缓各种不同细胞中由 ET-1 诱导的钙动员,其抑制常数在纳米范围内。Wistar 大鼠在体实验表明,本品可显著降低高血压模型大鼠的平均动脉压,并呈剂量相关性,而对心率无影响。在大鼠肺动脉高压模型中,本品可明显抑制模型大鼠肺动脉压的升高,还可减轻其右心室的肥大,显著提高模型大鼠的生存率。若长期给予糖尿病大鼠本品,可以降低模型大鼠的血压、尿蛋白含量,还可防止其终末器官的损伤。

【药代动力学】　本品口服吸收后,经过 CYP3A4 代谢,代谢产物主要有 ACT-132577 和 ACT373898,最后经粪便和尿液排出,其中尿液排泄途径更为重要。健康男性志愿者单次服用本品 10mg 后,血药浓度达峰时间( $t_{max}$ )平均为 8~10h,半衰期( $t_{1/2}$ )为 13h。活性代谢产物 ACT-132577 的平均 $t_{max}$ 为48h，$t_{1/2}$ 为44h。

本品和 ACT-132577 的血药浓度在不同程度肝功能障碍者中普遍低于健康受试者，但试验中并未发现临床相关性差异，不同程度肝损伤患者应用本品时不必调整药物用量。一项在重度肾功能损伤患者中进行的临床试验结果显示，本品和 ACT-132577 的 $c_{max}$、$t_{max}$、$t_{1/2}$ 均与健康者无明显差异，虽然无活性代谢产物是健康者的 7.3 倍，但试验过程中受试者耐受性良好，除了无临床相关性的血压下降外，生命体征和心电图未见改变，故此，重度肾功能损伤患者应用本品时不需要调整用药剂量。

研究者通过一项关于环孢素（CYP3A4 抑制剂）和利福平（CYP3A4 诱导剂）对本品及其活性代谢产物的药代动力学作用的临床试验（AC055111），发现同时服用环孢素和本品，本品和 ACT-373898 的 AUC 分别增加了 10% 和 7%；同时服用利福平和本品时，则分别减少 79% 和 64%，ACT-132577 在这两个试验中血浆浓度变化不明显。试验过程中无死亡和严重不良反应发生。本品报道最多的不良反应是头痛。基于此研究，临床用药时需要考虑利福平对本品药效的减弱作用。另外一项关于酮康唑对本品的药代动力学影响的试验显示，本品血浆浓度增加约 2 倍，其活性代谢产物 ACT-132577 则减少约 26%。试验过程中受试者耐受性良好，未观察到与此项试验相关的安全参数差异。研究者认为虽然抑制 CYP3A4 影响本品的代谢，但与 CYP3A4 抑制剂同服时并不需要调整本品的剂量，但应避免与强效 CYP3A4 诱导剂或抑制剂同用。

【临床研究】

**Ⅰ期临床** 本品在 76 名健康受试者参加的Ⅰ期临床试验中表现出良好的耐受性和安全性。Ⅰ期临床研究包含对本品单一剂量和多剂量累积的安全性评估。在双盲、安慰剂对照试验中，6 名男性患者口服本品 0.2 ~ 600mg，另 6 名男性患者口服本品 1 ~ 30mg，每天 1 次，连用 10d，两组患者均顺利完成了试验。另有试验表明，本品不受食物影响。所有参与Ⅰ期临床试验的患者均未出现心率、血压、心电图的改变，头疼是最常见的不良反应。

**Ⅱ期临床** 在澳大利亚、加拿大、法国等 12 个国家由 178 名 IPF 患者参与的随机、双盲、安慰剂对照试验中对本品的临床疗效、安全性以及耐受性进行了考察。参与该试验的患者接受安慰剂或本品 10mg/次，1 次/日，平均治疗时间大于 14 个月，最长为 24.6 个月。结果显示，两组患者肝酶升高水平没有显著性差异。接受本品治疗的患者较安慰剂组患者更易发生体液潴留和血红蛋白降低等不良反应，然而这些不良反应并未被认为是临床相关事件。

在 379 例原发性高血压患者中进行的Ⅱ期临床试验，降低用药后 24h，患者血压方面本品组明显优于安慰剂组和依那普利组，同时耐受性良好，不良反应发生率与安慰剂组患者相当。

**Ⅲ期临床** 在非洲、亚洲、太平洋、欧洲等地进行的 1 项随机、安慰剂对照的Ⅲ期临床试验对本品的耐受性和临床疗效进行了研究，该试验包括 742 例 PAH 患者，初级终末点为患者的发病率和病死率。结果显示，治疗期间给予患者本品 3、10mg/d，1 次/日，较安慰剂组患者发病率和病死率的风险分别降低 30%、45%，且患者耐受性良好。研究还表明：本品可以降低由于 PAH 导致的患者住院率和病死率，与安慰剂相比，3mg 剂量组可将这种风险降低 33%，10mg 剂量可降低 50%。此外，对于患者的生存质量进行评估，与安慰剂组相比虽无差异，但是本品 10mg 可将患者的全因病死率降低 36%；接受本品 10mg，1 次/日治疗的患者相关临床功能也有所改善，以安慰剂校正的基线显示,接受本品治疗 6 个月,可使患者 6min 平均步行距离增加 23 m。

2012 年 12 月,Actelion 公司在加拿大、保加利亚、意大利等多个国家进行了 1 项随机、双盲、安慰剂对照的Ⅲ期临床试验,旨在研究本品对于艾森门格综合征患者运动功能恢复的疗效。主要考察 6min 步行距离的变化,该试验涉及 220 名患者,年龄 12～70 岁,具体试验结果还未公布。

此外,一项双盲、平行作业、前瞻性、多中心、安慰剂对照的Ⅲ期临床试验正在美国进行,由 285 名与系统性硬化症有关的缺血性溃疡患者参与,旨在评估本品 3、10mg/d,1 次/日的临床疗效、安全性及耐受性。

【适应证】 心血管疾病如肺动脉高压(PAH)、特发性肺纤维化(IPF)。

【不良反应】 379 例轻度高血压患者中进行的Ⅱ期临床试验表明,本品(0.3、1、3、10mg)显示良好的耐受性,4 个剂量组总体不良反应发生率与安慰剂组无统计学差异。5 例服用本品的患者发生肝酶升高(>3 倍正常上限),这些均匀分布在 4 个剂量组的患者。其他不良反应还有贫血、血红蛋白病、头痛、鼻咽炎、水肿等。

【禁忌证】 妊娠禁用;避免与强效 CYP3A4 诱导剂或抑制剂同用。

【药物相互作用】 有研究表明,本品可以增强紫杉醇在小鼠卵巢癌介导的细胞毒作用,紫杉醇可以减轻小鼠卵巢癌的质量以及腹水体积,联用本品可降低肿瘤的发病率,并能进一步增强紫杉醇的作用。单独给予本品仅能降低肿瘤质量,对于肿瘤发病率以及动物腹水体积则无影响。

【用法与用量】 本品的推荐剂量是每日 1 次,每次口服 10mg。

【生产厂家】 Actelion 公司

【性状】 白色至类白色结晶性粉末。

【制剂规格】 片剂:10mg

【储存条件】 储存温度 −20℃。

参 考 文 献

[1] 潘晓菲,谭初兵,时丽丽,等. 新型肺动脉高压治疗药物马西替坦[J]. 中国新药杂志,2014,23(1):3−5.
[2] 金盛飞,程卯生. Macitentan(Opsumit)[J]. 中国药物化学杂志,2014,24(2):166.
[3] 金玉洁,肖桂芝,王文倩,等. 新型内皮素受体拮抗剂马西替坦[J]. 现代药物与临床,2013,28(3):405−408.

# Minodronic Acid
## 米诺膦酸

$C_9H_{12}N_2O_7P_2 \cdot H_2O$　340.16

【商品名】 Bonoteo/Recalbon

【别名】 Ono-5920;YH-529;YM-529

【化学名】 [1-Hydroxy-2-(imidazo[1,2-a]pyridin-3-yl)ethylidene]bisphosphonic acid monohydrate

【CAS】 180064-38-4

【类别】 骨质疏松症治疗药

【研制单位】 日本 Astellas 制药株式会社、日本小野药品工业株式会社

【上市时间】 2009 年 4 月 7 日

【作用机制】 本品在破骨细胞内阻止焦磷酸法尼酯(Farnesyl pyrophosphate)合成酶,抑制破骨细胞的骨吸收功能,从而降低骨代谢。

【药理作用】 本品通过其对破骨细胞的抑制作用来完成抗骨吸收作用,并以此抑制骨质疏松症模型动物的骨密度及骨强度的降低。

抗骨吸收作用 在兔子破骨细胞培养中抑制来自骨骼的Ⅰ型胶原交联 C 末端肽游离。

在骨质疏松症动物模型中的作用 在卵巢摘除鼠模型中抑制尿脱氧吡啶诺啉(deoxy-pyridinoline)浓度升高,抑制骨密度及骨强度

的降低。在卵巢摘除食蟹猴(Macaca fascicularis)模型中抑制尿中Ⅰ型胶原交联C末端肽及脱氧吡啶诺啉浓度升高,且抑制骨密度及骨强度的降低。在鼠甾族化合物诱导模型中抑制制尿脱氧吡啶诺啉浓度升高,抑制骨密度及骨强度的降低。

**对骨石灰化的影响** 在正常小鼠中,用量达到让骨量增加所需药量的100倍,仍未影响骨石灰化。在卵巢摘除小鼠及食蟹猴模型中未见类骨质宽度增大。

**【药代动力学】** 健康高龄男女各10例(65~79岁)及非高龄男女各10例(20~31岁),接受空腹时单次口服米诺膦酸水合物1mg,结果表明,高龄组的$c_{max}$、AUC及给药后24h的尿中原型排泄率分别比非高龄组高2.1、2.4、2倍,证实本品的吸收率与年龄成正比。健康成年男子6例,接受1日1次、1次2mg连续给予米诺膦酸水合物,血药浓度最迟至给药第7天达到稳定状态。连续给药的第7天的$c_{max}$、AUC分别是给药首日的1.1和1.3倍。健康成年男子29例,接受空腹时单次口服米诺膦酸水合物1mg,给药后1.2h血药浓度达到峰值(0.39ng/ml),半衰期为9.7h。

**【毒性】** 对禁食12h的1组7周龄Fischer 344(F344)大鼠进行单剂量灌胃给药,雌雄各半,每组5只。雄性动物在200mg/kg以上给药量下出现死亡,雌性动物在283mg/kg以上给药剂量时出现死亡。

**【临床研究】** 一项由各类骨质减少的受试者(包括绝经后、卵巢切除及其他闭经女性以及BMD小于骨质峰值-215SD的男性)参加的多中心、开放标记Ⅱ期临床试验考察了米诺膦酸(0.05、0.5和1.5mg/d,持续24周)的疗效,其间所有受试者还同时服用乳酸钙补剂。结果显示:24周后,各剂量组受试者BMD分别增加1.53%、3.76%和7.82%,且受试者体内尿吡啶啉、脱氧吡啶啉和羟脯氨酸水平显著降低并呈剂量依赖性,血清骨碱性磷酸酶和N末端骨钙素水平也有所降低,而血清钙、磷酸盐、25(OH)D以及1,25(OH)₂和24,25(OH)₂D水平在整个试验过程中均无改变。

在352名确诊为骨质疏松症的绝经后日本妇女中进行的一项多中心、随机、安慰剂对照试验验证了本品(0.5、1和115mg/d,持续36周)的有效性和安全性,其间所有受试者同时使用乳酸钙补剂(0.8g)。结果显示:与安慰剂组相比,36周后,本品各剂量组受试者第2~4腰椎骨的BMD显著增加(105.65%、106.42%和105.93% vs 100.72%);本品治疗组受试者4周后的尿脱氧吡啶啉/肌酸酐和Ⅱ型胶原交联N末端肽/肌酸酐比值以及12周后的血清骨特异性碱性磷酸酶水平均显著降低;虽未发现严重不良反应,但本品各剂量组的不良反应发生率均高于安慰剂组(23.3%、22.9%和27.3% vs 13.2%),其中胃肠道不良反应发生率分别为12.6%、6.3%和11.1%,而安慰剂组患者中未见该副作用。

**【适应证】** 骨质疏松症。

**【不良反应】** 截至批准时,调查的1108例中有206例(18.6%)确认了不良反应(含临床检查值异常)发生,主要不良反应为胃、腹部不适35例(3.2%),腹痛27例(2.4%),血中钙减少22例(2%),胃炎15例(1.4%)等。

**【禁忌证】** 食道狭窄,又称食道迟缓不能症等一些食道有延迟障碍的患者;服用的时候上身不能坐起,时间长达30min以上的患者;有对包含本药剂成分在内的其他双聚羧酸乙基次膦类药剂过敏的患者;有低钙血症的患者(血清钙的数值低下且有低钙血症的症状恶化的情况)。

**【用法与用量】** 成人每日1次,1次1mg,于起床时与足量(约180ml)的水(或温水)一起服下。服药后至少卧床30min,并避免摄入食物(水除外)及其他口服药物。

**【生产厂家】** 日本Astellas公司

**【性状】** 白色或微红白色的结晶或结晶性

粉末。

【制剂规格】　薄膜包衣刻痕片剂:1mg

【储存条件】　温室保存。

### 参考文献

[1]　姚文瑾编译.治疗骨质疏松症的新药米诺膦酸[J].药学进展,2009,**33**(11):526-527.

[2]　赵丽嘉,王利华,胡雅萍.米诺膦酸水合物[J].药物评价研究,2010,**33**(6):479-484.

# Ofatumumab
# 奥伐单抗

【商品名】　Arzerra

【别名】　HuMax-CD20

【化学名】　$IgG1_k$人源单克隆抗体

【CAS】　679818-59-8

【类别】　抗肿瘤药物

【研制单位】　美国 Genmab 公司

【上市时间】　2009 年 10 月 26 日

【作用机制】　CD20 分子结合正常 B 淋巴细胞和恶性 B 淋巴细胞表面的 CD20 抗原,使得这些细胞更容易被免疫系统攻击,本品能与小型和大型的 CD20 分子上的小环抗原靶向结合。CD20 在 B 细胞表面的表达非常稳定,在与抗 CD20 抗体结合以后不易脱落与陷入。本品的作用机制是与 CD20 抗原结合以后促使细胞溶解,包括通过抗体依赖性(ADCC)、补体依赖性细胞毒性反应(CDC)和细胞介导细胞毒反应等作用专一性灭 B 淋巴瘤细胞,而对其他正常组织无不良影响。

【药理作用】　CD20 分子在正常 B 淋巴细胞(包括尚未成熟以及成熟的 B 淋巴细胞)以及 B 细胞 CLL 中均有表达。本品能与 CD20 分子细胞外大小环同时结合,分子不会从细胞表面脱落及与抗体结合后内化。本品的 $F_{ab}$ 区域与 CD20 分子结合,其 $F_c$ 区域通过调节免疫因子的功能而导致体外 B 细胞裂解。体外试验表明 B 细胞裂解机制可能包括补体依赖抗体细胞毒性、抗体依赖以及细胞介导的细胞毒性。

【药代动力学】　本品药代动力学参数是基于对 146 例顽固性 CLL 患者的临床研究。所有受试对象均接受标准给药方案,第 8 剂后 $c_{max}$ 和 AUC 比第 4 剂后分别高 40% 和 60%。平均稳态分布容积($V_{ss}$)1.7~5.1L。本品清除率随着治疗的延续大幅减小,介于第 4 剂和第 12 剂用药后的平均清除率约为 0.01L/h,平均半衰期($t_{1/2}$)约 14d(范围 2.3~61.5d)。

**特殊群体**　对个体患者多样性进行交叉研究分析,CLL 患者 162 例,均接受本品多次治疗,剂量 100~2000mg。评估因素包括体质量、身高、体表面积、年龄、性别、基线肌酐清除,以此数据评估其对本品药代动力学参数的影响。

**体质量**　体质量对本品分布容积和清除率无临床显著意义,故而本品应用剂量不必考虑体质量因素。

**年龄**　本品药代动力学参数在 21~86 岁范围内差异无显著性,本品在儿科病例中应用的药代动力学参数尚无资料记录。

**性别**　男性与女性比例分别为 41% 和 59%,发现性别因素对本品的药代动力学参数有适度影响(女性患者的清除率和分布容积比男性患者低 14%~25%),而此变化对临床意义大,故不必调整剂量。

**肾功能不全**　本品在肾功能不全患者中有适度肌酐清除率,范围为 33~287ml/min,因基线位肌酐清除率无临床重要意义,故不必调整剂量。

【毒性】　本品可导致长期(≥10 周)的严重的中性粒细胞和血小板减少,应该在治疗期间常规监测全血细胞计数和血小板计数,对于出现 3~4 级的血细胞减少症患者要增加监测频率。本品可导致进行性多灶性白质脑病,对于新发 PML 患者或已有神经系统症状和体征发生改变的患者要及时停用本品;乙型肝炎病毒反应包括爆发性肝炎和死亡曾出现在其他直接抑制 CD20 的单克隆抗体治疗中,因此使用本品前要评估患者乙型肝炎病毒感染风险,密切监测乙肝病毒携带者在治疗中和治疗后 6～10 个月是否有乙肝活动迹象。本品治疗可导致肠梗阻,如果治疗中怀疑梗阻需要停药并进一步诊断评估。目前尚无本品对人致癌和致突变的研究。

【临床研究】 一项多中心的临床试验共包括 154 例患者,其中 93% 曾接受过烷化剂治疗,59% 接受过利妥昔单抗治疗,所有患者均接受过氟达拉滨和阿仑珠单抗治疗。结果显示应用氟达拉滨和阿仑珠单抗难治而用本品治疗后总体有效率为 42%(99% CI:26%～60%),中位反应时间为 6.5 个月(95% CI:5.8～8.3 个月),本品 500mg 剂量组中完全缓解率为 32%,1000mg 组中完全缓解率为50%;500mg 剂量组总体响应率为 77%,1000mg 组中总体响应率为 73%。试验中没有意外不良反应事件,本品作为一线药物使用的试验获得肯定性结果。

【适应证】 本品适用于经氟达拉滨和阿仑珠单抗治疗无效的慢性淋巴细胞白血病(CLL)的治疗。

【不良反应】 本品最常见不良反应(10%)为中性粒细胞减少症、肺炎、发热、咳嗽、腹泻、贫血、疲乏、呼吸困难、皮疹、恶心、支气管炎和上呼吸道感染。最常见的严重不良反应包括肺炎、败血症、中性粒细胞减少症和发热。

**输液反应** 本品第 1 剂(300mg)使用当天,输液反应发生率为 44%,第 2 剂(2000mg)使用当天,输液反应发生率为 29%,以后各次给药过程中输液反应发生率更低。

**感染** 研究发现所有受试对象中,108 例(70%)发生细菌、病毒或真菌感染。其中 45 例程度 3 级,19 例死亡,此项与接受氟达拉滨和阿仑珠单抗的病死率相当。

**中性粒细胞减少** 所有受试对象中 108

例中性粒细胞计数正常,45 例发生 3 级中性粒细胞减少症,20 例发生 4 级中性粒细胞减少症,其中大多发生在用药超过 2 周时。

**免疫原性** 研究发现本品 24 周治疗期间,经酶联免疫吸附测定法(ELISA)测定 CLL 患者血清样本,46 例应用本品 8 剂和 33 例应用本品 12 剂后结果均为阴性。

**进行性多病灶脑白质病** 应用本品可见进行性多病灶脑白质病(PML),包括致命性PML,因此应用本品时如发现可疑 PML,应中断治疗并请神经科会诊,进行脑部 MRI 并行腰椎穿刺术加以评估。

**乙型肝炎(乙肝)病毒复制** 本品能引起乙肝患者乙肝病毒的复制,包括急性重型肝炎和死亡,所以高危患者在治疗之前应当进行乙肝筛查,乙肝病毒携带者在治疗过程中和结束治疗的 0.5～1.0 年内应该严密监测以防病毒的活动性复制。

【禁忌证】 孕妇及哺乳期妇女慎用。目前尚无本品在儿童、老年患者以及肝、肾功能受损患者中研究资料。

【用法与用量】 推荐给药方案为 12 次给药:第 1 周为初始剂用量 300mg;之后 7 周,每周 1 次,每次 2000mg(第 2～8 剂);间歇 4 周后,每 4 周给药 1 次,每次 2000mg(第 9～12 剂)。本品全剂量溶解于 0.9% 氯化钠注射液 1000ml 中,输注应严格控制滴速,每 30min 调整 1 次,每次给药开始后时间段分别为 0～30min,～60min,～90min,～120min,>120min,调整滴速详细数据如下:第 1～2 剂:12、25、50、100、200ml/h;第 3～12 剂:25、50、100、200、400ml/h,整个输注过程应全程观察并根据输液反应具体程度决定中断治疗或间歇治疗。

前驱用药:每次使用本品 0.5～2.0h 前口服对乙酰氨基酚 1000mg,口服或静脉注射抗组胺药(西替利嗪 10mg)和静脉注射糖皮质激素(泼尼松龙 100mg)。在本品第 1,2 剂和第 9 剂时不可减少糖皮质激素的用药量。在第1,2剂用药过程中未见严重不良输液反应时,可减少本品第3~8剂前的糖皮质激素的用药量。在本品第9剂用药过程中未见严重不良输液反应时,可减少本品第10~12剂前的糖皮质激素的用药量。

【生产厂家】 葛兰素史克公司/Genmab 公司

【性状】 无菌、无色、无防腐剂的供静脉注射用液体药剂。

【制剂规格】 注射剂:100mg/5ml,1000mg/50ml,使用时需稀释

【储存条件】 储存温度:-20℃。

### 参考文献

[1] 雷兵团,胡跃民,李岩峰. 全人源化靶向抗 CD20 单克隆抗体 ofatumumab[J]. 医药导报,2010,29(9):1189 – 1191.

[2] 王彦妮. 抗慢性淋巴细胞白血病新药 ofatumumab [J]. 生物医药前沿,2012,21(1):31 – 35.

[3] 慢性淋巴细胞白血病治疗药 ofatumumab[J]. 医药导报,2012,33(3):189.

# Omacetaxine Mepesuccinate
# 高三尖杉酯碱

$C_{29}H_{39}NO_9$    545.63

【商品名】 Synribo

【别名】 美琥他辛;高粗榧碱;BRN5687925;Cax-635;NSC144633

【化学名】 4-Methyl(2R)-2-hydroxyl-2-(4-hydroxyl-4-methylpentyl)butanedioate

【CAS】 26833-87-4

【类别】 蛋白质合成抑制剂

【研制单位】 Teva 公司

【上市时间】 2012 年 10 月 26 日(美国)

【药理作用】 本品是从三尖杉属植物提出的有抗癌作用的生物酯碱,能抑制真核细胞蛋白质的合成,使多聚核糖体解聚,干扰蛋白核体糖功能。本品对细胞内 DNA 的合成亦有抑制作用。有体外实验显示,本品对 $G_1$、$G_2$ 期细胞杀伤作用最强,而对 S 期细胞作用较小。本品与阿糖胞苷、巯嘌呤等无交叉耐药性。

【药代动力学】 在一项单组实验中,给 21 名 CML 患者皮下注射本品(1.25mg/m²,bid),持续 14d。结果显示:本品于 30min 后即达最大血药浓度;11d 时,本品稳态分布容积($V_{ss}$)达 (141 ±93.4)L,血浆蛋白结合率不超过 50%。本品在体内主要通过血浆酯酶水解,但目前尚不清楚本品的主要消除途径;其 15% 以原型药形式经尿液排泄,平均半衰期约为 6h。

【临床研究】 两项分别在 76 名慢性期 CML 患者和 35 名加速期 CML 患者中进行的临床试验评价了本品的疗效,所有患者均曾接受过至少 2 种 TKI 治疗,且对达沙替尼和尼罗替尼耐药或不耐受。其中,符合以下情况之一的即视为耐药:治疗 12 周后无完全血液学应答(CHR,即每升血液中中性粒细胞数不低于 $1.5 \times 10^9$ 个,血小板数不低于 $1.0 \times 10^{11}$ 个,骨髓白血病细胞比例低于 5%,无髓外病变);治疗 24 周后无细胞遗传学应答,即 Ph 染色体阳性(Ph⁺)率为 100%;治疗 52 周后无主要细胞遗传学应答(MCyR),即 Ph⁺ 率为 35% 以上;进展性白细胞增多。出现以下情况的则视为对药物不耐受:3~4 级非血液毒性,经充分干预仍不能缓解;持续 7d 以上的 4 级血液毒性;任何不能为患者忍受的 2 级以上的毒性。根据纽约心脏协会(NYHA)确定的分级标准为 3 或 4 级心脏疾病、心肌缺血或其他不可控心脏疾患的患者均不予入组。试验中,受试患者接受皮下注射本品(1.25mg/m²,bid),持续 14d;28d 后,对治疗产生应答者继续接受本品(1.25mg/m²,bid),持续 7d,28d 为 1 个疗程,可持续 24 个疗程。对慢性期 CML 患者的疗

效考察指标为 MCyR,对加速期 CML 患者的疗效考察指标则为 MCyR 和主要血液学应答[MaHR,包括 CHR 和无白血病依据(NEL,骨髓白血病细胞比例低于 5%)]。结果显示:慢性期 CML 患者中获得 MCyR 的占比 18.4%,其于 3.5 个月后即起效;且疗效持续时间中位数为 12.5 个月,而获得完全细胞遗传学应答(Ph$^+$率为 0%)和部分细胞遗传学应答(Ph$^+$率为 0% ~ 35%)的患者比例分别为 7.9% 和 3.9%;加速期 CML 患者中获得 MaHR 的人占 14.3%,其中,达到 CHR 和 NEL 指标的患者比例分别为 11.4% 和 2.9%,且均于 2.3 个月后起效,疗效持续时间中位数为 4.7 个月,但无 1 例获得 MCyR。

【适应证】 本品用于对 2 种及以上酪氨酸激酶抑制剂(TKIs)有抗药性或不耐受的慢性期(CP)或加速期(AP)慢性粒细胞性白血病(CML)成人患者的治疗。

【不良反应】 本品在临床研究中最常见的不良反应为血小板减少、贫血、中性粒细减少和中性粒细胞减少性发热、腹泻、恶心、全身无力、疲劳、注射部位反应和淋巴细胞减少。

【禁忌证】 孕妇及哺乳期妇女禁用;严重或频发的心律失常及器质性心血管疾病患者禁用。

【药物相互作用】 本品与其他可能抑制骨髓功能的抗肿瘤药物或放疗法合并应用时应调节剂量与疗程。蒽环类抗生素有心肌毒性,老年患者及已反复采用阿霉素或柔红霉素等蒽环类抗生素治疗的患者应慎用本品,以免增加心脏毒性。

【用法与用量】 成人常用量:静脉滴注,每日 1 ~ 4mg(1 ~ 4 支),加 5% 葡萄糖注射液 250 ~ 500ml,缓慢滴入 3h 以上,以 4 ~ 6 日为一个疗程,间歇 1 ~ 2 周再重复用药。

小儿常用量:静脉滴注,每日按剂量 0.05 ~ 0.1mg/kg,以 4 ~ 6 日为一个疗程。

【生产厂家】 杭州民生药业集团有限公司

【性状】 本品为无色的澄明液体。

【制剂规格】 皮下注射剂:1mg/ml

【储存条件】 遮光,密闭,在阴凉处保存。

参 考 文 献

[1] 王琳,胡春. 高三尖杉酯碱(Omacetaxine mepesuccinate)[J]. 中国药物化学杂志,23(2):165.

[2] 慢性粒细胞性白血病治疗药 Omacetaxine Mepesuccinate[J]. 药学进展,2012,36(12):569.

# Ospemifene
## 奥培米芬

C$_{24}$H$_{23}$ClO$_2$  378.9

【商品名】 Osphena

【别名】 FC-1271a

【化学名】 Z-2-[4-(4-Chloro-1,2-diphenylbut-1-enyl)phenoxy]ethanol

【CAS】 128607-22-7

【类别】 选择性雌激素受体调节剂

【研制单位】 美国 QuatRx 公司

【上市时间】 2013 年 2 月 26 日

【药理作用】 本品浓度为 0.1 ~ 10μmol/L 时,不能显著增加雌激素依赖性或抑制雌二醇刺激的人乳腺癌 MCF7 细胞的生长,仅在最高浓度(10μmol/L)时使雌二醇刺激的细胞生长减少 30%。对雌激素依赖性人乳腺癌 ZR-75-1 细胞所进行的研究也得出相似的结果。另一项体外研究发现:当本品或其主要代谢物的浓度为 0.1 ~ 10μmol/L 时能抑制 MCF7 细胞的生长,并以浓度相关方式降低受雌激素调节的基因 pS2(一种雌激素活性指示剂)的表达,但本品对雌激素受体(ER)阴性的人乳腺癌 MDA-MB-231 细胞的生长无作用。

动物实验结果表明:本品 1、10、50mg/(kg·d) ig 给药 4 周,以剂量相关方式抑制二甲基苯并蒽(DMBA)诱导的大鼠乳房肿瘤的产生和生长;剂量为 10、50mg/(kg·d) 时可使肿瘤数分别减少为对照组的 31% 和 5%。在随后的 6 周,高剂量组大鼠肿瘤数仍显著少于对照组,仅为对照组的 35%。采用 DMBA 诱导的小鼠乳房肿瘤模型,比较了本品、他莫昔芬和雷洛昔芬的化学保护作用。结果显示:除雷洛昔芬外,本品和他莫昔芬均能显著减少乳房肿瘤的产生。给无胸腺的去卵巢小鼠异种移植人 MCF7 肿瘤细胞的第 51、58 天,灌胃给予本品 10、25、50、100mg/(kg·d),共 7d,能显著抑制肿瘤细胞的生长。

本品对 MDA-MB-231 细胞的生长无体内抑制作用。给大鼠灌胃给予他莫昔芬 45mg/(kg·d),共 2 周,给小鼠他莫昔芬[灌胃给予或 sc 50mg/(kg·d),共 28d;或灌胃给予 50、100、200mg/(kg·d),共 7d]和本品[灌胃给予 45mg/(kg·d),共 2 周;ig 或 sc 50mg/(kg·d),共 28d;或灌胃给予 50、100、200mg/(kg·d),共 7d],结果发现他莫昔芬能诱导肝脏中 DNA 加合物的形成,而本品组未发现动物肝脏中有这一致癌物。

【药代动力学】 两项 I 期临床试验测定了本品的药代动力学参数。其中一项在 28 名健康男性中进行,以单剂量递增(10 ~ 800mg,po)方式给药,结果本品的 $t_{max}$、$c_{max}$、$t_{1/2}$ 的平均值分别为 1.3 ~ 4.0h、15.0 ~ 494.3 ng/ml 及 (24.8 ± 7)h。另一项试验在 40 名绝经期妇女中进行,重复给药(25 ~ 200mg/d,po)12 周,结果在第 6 周,$t_{max}$ 和 $c_{max}$ 分别为 1.9 ~ 2.6h 和 295 ~ 1043 ng/ml;第 12 周时,$t_{max}$ 和 $c_{max}$ 分别为 2.5 ~ 2.9h 和 251 ~ 1211 ng/ml。所有剂量下 $t_{1/2}$ 的平均值均为 (29.7 ± 1.5)h,且剂量与 $c_{max}$、AUC 呈线性关系。这两项研究均表明本品耐受性良好。

【毒性】

**癌发生** 在雌性小鼠 2 年致癌性研究中,给予本品 100、400 或 1500mg/(kg·d) 被很好耐受。雄小鼠未进行致癌性评价。在根据 AUC 人暴露为 4 和 5 倍时肾上腺包膜下细胞腺瘤,和在人暴露 5 倍时肾上腺皮质肿瘤显著增加,在卵巢中,还见到性索间质瘤、细管间质瘤、颗粒层细胞肿瘤和黄体瘤增加。这些发现发生在剂量根据 AUC 人暴露 2 ~ 5 倍,而且可能与本品在小鼠中雌激素/抗雌激素作用有关。

一项在大鼠 2 年致癌性研究中,给予本品 10、50 或 300mg/(kg·d) 被很好耐受。对雄性记录胸腺瘤显著增加和对雌性胸腺瘤在所有本品剂量水平,或根据 AUC 人暴露的 0.3 ~ 1.2 倍。在肝脏中,记录对雌性在所有本品剂量水平肝细胞肿瘤增加。

**突变发生** 体外在鼠伤寒沙门氏菌株的 Ames 试验或在小鼠淋巴瘤 L5178Y 细胞在没有和存在代谢激活剂系统的胸苷激酶(tk)位点。在体内试验,在标准小鼠骨髓微核试验或在大鼠肝测定 DNA 加成物,本品没有遗传毒性。

**生育能力受损** 没有直接评价本品对生育能力的影响。在雌性大鼠和猴中,当给予重复的每天口服剂量,观察到卵巢和子宫重量减轻,黄体数量减少,卵巢囊肿增加、子宫萎缩和中断周期。在雄性大鼠中,注意到前列腺和精囊萎缩。在动物中观察到对生殖器官影响与本品的雌激素受体活性和对生育能力受损潜能一致。

【临床研究】 一项由 160 名健康绝经期妇女参加的随机、双盲研究结果表明:口服本品 30、60、90mg/d 3 个月,短期服用不会增加患心血管疾病的风险。该研究中有 5 名受试者因出现药物不良反应而退出,其中 1 例在小剂量(30mg)时出现头痛,3 例在中剂量(60mg)时出现麻木、恶心及阿米巴原虫感染,还有 1 例在服用本品 90mg 时出现阿米巴原虫感染。

此外,有 2 名受试者因违背协议而退出研究。研究发现,所有受试者的总胆固醇水平、低密度脂蛋白(LDL)-胆固醇和氧化 LDL 水平均降低,而高密度脂蛋白(HDL)-胆固醇水平则升高,所有数据无统计学差异;90mg 剂量组参试者甘油三酯水平升高 11.3%。所有剂量组受试者内皮细胞标记物(如内皮素-1、亚硝酸盐、硝酸盐)和同型半胱氨酸无显著变化;60、90mg 剂量组受试者的血浆纤维蛋白原分别减少 8.7% 和 8.5%,未发现凝血酶生成和交联纤维蛋白 D-二聚体降解。另外,所有治疗组受试者子宫和颈动脉血流、24h 动态血压、基础胰岛素水平和 2h 糖耐量试验结果均未发生变化。

一项由 120 名健康绝经期妇女参加的、为期 12 周的随机、双盲研究比较了本品(30、60、90mg/d,po)与雷洛昔芬(60mg/d,po)的疗效。结果表明,本品 60 和 90mg/d 和雷洛昔芬对骨转换的作用均很小,本品30mg/d对骨转换则无作用。在为期 12 周的治疗期间内,本品 60 和 90mg/d 和雷洛昔芬能降低血清促性腺激素水平,升高血清性激素结合球蛋白(SH-BG)水平。所有治疗组的血清 LDL、HDL-胆固醇水平均无显著差异。尽管本品组受试者阴道和外阴细胞的宫颈涂片观察到雌激素效应,但 2 种药物对子宫内膜均无增生作用。根据 Kupperman 指数,与雷洛昔芬组相比,本品组受试者的更年期综合征症状有所缓解,且能降低阴道干燥程度。

在两项随机、双盲、安慰剂对照的 III 临床研究中,纳入 826 例绝经后阴道萎缩患者,参试者均完成了整个试验。本品 30mg 或 60mg +润滑剂持续治疗 12 周,结果分别将副底层细胞的比例从基线的 9% ~40% 降至 18% 和 9%,相比单用润滑剂,极大地改善了中、重度阴道干燥症状,而安慰剂 + 润滑剂组则上升到43%,且表面细胞水平升高,阴道 pH 值下降。本品耐受性良好,各组因不良反应的停

药率为 4% ~5%。

【适应证】 用于治疗女性绝经期外阴和阴道萎缩而引起的中至重度性交疼痛。

【不良反应】 不良反应($\geq$1%)包括:潮热、阴道排泄物、肌肉痉挛、多汗症。

【禁忌证】 ①未确诊的生殖器异常出血;②已知或怀疑雌激素-依赖性肿瘤;③活动性 DVT、肺栓塞,或这些情况史;④活动性动脉血栓栓塞病(例如,卒中和心肌梗死),或这些情况史;⑤已知或怀疑妊娠。

【药物相互作用】 ①不要与本品同时使用雌激素激动剂/拮抗剂;②不要与本品同时使用氟康唑(Fluconazole)。氟康唑增加本品的血清浓度;③不要与本品同时使用利福平(Rifampin),利福平减低本品的血清浓度。

【用法与用量】 每日餐时服用 1 次的药片,在阴道组织发挥类似激素的作用。

【生产厂家】 日本野义制药公司

【性状】 一种白色至类白色的结晶粉末,不溶于水,溶于乙醇。

【制剂规格】 片剂:60mg

【储存条件】 贮存在 20 ~25℃(68 ~77℉);外出允许至 15 ~30℃(59 ~86℉)。

### 参 考 文 献

[1] 赵丽嘉,孙歆慧,贺星,等. Ospemifene[J]. 现代药物与临床,2010,25(5):390 –393.

[2] 郝晨洲,赵冬梅. 奥培米芬(Ospemifene)[J]. 中国药物化学杂志,2013,23(4):340.

# Pazopanib Hydrochloride
## 盐酸帕唑帕尼

$C_{21}H_{23}N_7O_2S \cdot ClH$    473.99

【商品名】　Votrient

【别名】　GW786034

【化学名】　5-[[4-[(2,3-Dimethy-l 2H-indazo-l 6-yl) methylamino]-2-pyrimid inyl] am ino]-2-methylbenzenesulfonamide monohydrochloride

【CAS】　635702-64-6

【类别】　抗肿瘤药物

【研制单位】　葛兰素史克公司

【上市时间】　2009 年 10 月 19 日

【作用机制】　本品是抑制血管生成的多靶点酪氨酸激酶抑制剂。酪氨酸激酶是最常见的生长因子受体,大部分 RCC 患者由于 VHL 基因突变以及肿瘤组织异常生长造成缺氧诱导因子(HIF)相关的转录激活,使血管内皮生长因子(VEGF)、血小板衍生的生长因子(PDGF)、表皮生长因子(EGF)、转化生长因子 2A(TGF2A)过表达,并通过受体酪氨酸激酶自磷酸化的方式激活 Raf/MEK/ERK 和 PI3K/Akt/mTOR 通路,使细胞失控性分裂、增殖和转化,刺激新生血管,促进肿瘤生长和转移。本品能选择性地抑制 VEGFR-1、VEGFR-2、VEGFR-3、PDGFR-A、PDGFR-B 和 C-2Kit,通过阻断酪氨酸激酶可破坏肿瘤细胞的信号传递,进而抑制肿瘤细胞增殖和新生血管形成,从而达到抗肿瘤的目的。

【药理作用】　对肾细胞癌、非小细胞肺癌、肉瘤等多种肿瘤有抑制作用,口服生物利用度和药代动力学性质均较好,不良反应少,临床主要用于治疗晚期肾癌。

【药代动力学】　本品用于晚期肾细胞癌的推荐剂量为 800mg,qd,饭前至少 1h,或饭后 2h 服用。如漏服 1 剂,距下次服用时间不足 12h 不能补服。起始剂量 400mg,根据耐受情况以 200mg 的梯度递增或递减。中度肝损害者每日剂量降低 200mg,重度肝损害者无研究资料。

本品口服后 2 ~ 4h 血药浓度达峰值,800mg/d,AUC 1037$\mu$g·h/ml,$c_{max}$ 58.1$\mu$g/ml。

给予 400mg 压碎片,$AUC_{0-72h}$ 比整片吞服增加 48%,$c_{max}$ 大约增加 1 倍,$t_{max}$ 则缩短 2h。食物可增加本品全身暴露量,低高脂饮食均增加 AUC 和 $c_{max}$ 约 2 倍。本品的蛋白结合率超过 99%,体外研究显示本品是 P 糖蛋白和乳腺癌抵抗蛋白底物,本品主要由肝脏 CYP3A4 代谢,小部分由 CYPIA2 和 CYP2C8 代谢。服用 800mg 推荐剂量后,平均半衰期 30.9h,主要由粪便中排出,经肾脏排泄小于 4%。

【毒性】　本品对胎儿有危害,妊娠期间禁用。

【临床研究】　希佩尔·林道在透明细胞肾细胞癌(RCC)基因的失活导致缺氧诱导因子,转录因子调节血管内皮细胞生长因子和血小板衍生生长因子表达基因的过度表达。II 期临床试验是一个随机停止研究,但根据数据监测委员会的建议修订为标签公开研究(基于第 12 周缓解率为 38%,60 例患者)。使用本品 800mg,po,qd,纳入 225 例转移性肾癌患者,155 例(69%)未接受其他治疗,70 例(31%)曾接受细胞因子或含贝伐珠单抗的治疗方案。总体缓解率为 35%,有效持续时间中位数为 68 周,中位无进展生存期(PFS)为 52 周。东部肿瘤协作组体力评分为 0 和从诊断到治疗时间超过 1 年者 PFS 相应延长。本品一般耐受性良好,最常见的不良反应为腹泻、疲劳、头发脱色,最常见的实验室异常为 AST 和 ALT 升高。本品显示对肾癌患者持久的活性,且在该人群普遍耐受性良好。

III 期临床试验纳入了 435 名局部或转移晚期肾细胞癌患者,233 名患者未接受过系统治疗,202 名患者之前接受过 IL-2 或 INF-a 的基础治疗。患者中男性占 71%,中位年龄 59 岁,86% 高加索人,14% 亚洲人,其他人种不足 1%。42% 患者美国东部肿瘤协作组(ECOG)体力状态 0,58% 患者 ECOG 体力状态 1,基线常见转移位置:肺(74%)、淋巴结(56%)、骨(27%)及肝脏(25%)。患者(2:1)接受本品 800mg 或安慰剂治疗。结果显示,本品组 PFS

9.2 个月, 而安慰剂组 PFS 仅为 4.2 个月
( HR, 0.46; 95% CI, 0.34 ~ 0.62,
$P < 0.0001$ ), 分层分析显示此前从未采用过
任何药物治疗的患者用药后 PFS 可达到 11.1
个月 ( 11.1 $vs$ 2.8 个月; HR, 0.40; 95% CI,
0.27 ~ 0.60; $P < 0.0001$ ), 而曾使用免疫因子
疗法药物治疗的患者用药后 PFS 仅为 7.4 个
月。本品组应答率为 30%, 而安慰剂组为 3%
( $P < 0.001$ ), 应答持续时间超过 1 年。此外,
本品组与安慰剂组均未因服用药物而导致生
活质量降低。

本品在治疗其他肿瘤方面, 如非小细胞
肺癌、复发的卵巢癌, 也有一定的效果。

【适应证】 晚期肾细胞癌。

【不良反应】 常见的不良反应包括腹泻、高
血压、毛发颜色改变、恶心、食欲不振、呕吐、
疲劳、虚弱、腹痛及头痛等。其他不良反应包
括严重的肝脏问题、心律不齐、甲状腺功能减
退、蛋白尿等。

【禁忌证】 尚未在既往 6 个月内有咯血、脑
或有临床意义胃肠道出血史的患者不应使
用, 胃肠道穿孔或瘘管风险增加患者慎用。
本品对胎儿有危害, 妊娠期间禁用此药。

【药物相互作用】 避免同时使用 CYP3A4(细
胞色素 P4503A4 酶)抑制剂和诱导剂(如酮康
唑、利托那韦和利福平等)。

【用法与用量】 用于治疗晚期肾癌的推荐剂
量为 800mg(qd), 对于中等肝功能障碍的患
者, 服用剂量可调整至 200mg/d。

【生产厂家】 葛兰素史克公司 ( GlaxoSmith
Kline)

【性状】 白色至类白色粉末。

【制剂规格】 片剂:200mg,400mg

【储存条件】 −20℃, 避光防潮密闭干燥。

### 参 考 文 献

[1] 杨娜, 程卯生. 盐酸帕唑帕尼 ( pazopanib hydrochlo-
ride ) [ J ]. 中国药物化学杂志,2010,20(2):160.

[2] 李峰, 白秋江. 治疗肾细胞癌新药帕唑帕尼概述

[J]. 药物流行病学杂志,2010,19(12):706 – 706.

# Pegloticase
## 聚乙二醇重组尿酸酶

【商品名】 Krystexxa

【别名】 BLA125293

【CAS】 885051-90-1

【类别】 抗痛风药

【研制单位】 Savient 公司

【上市时间】 2010 年 9 月 14 日

【作用机制】 本品为聚乙二醇化的重组尿酸
酶, 由结肠埃希菌属产生, 通过遗传工程修饰
产生尿酸酶。尿酸酶的 cDNA 编码是基于哺
乳动物序列, 许多哺乳动物体内的尿酸酶能
催化尿酸, 使其被氧化为水溶性更高的嘌呤
代谢物尿囊素、$CO_2$ 和 $H_2O_2$, 随后尿囊素通过
肾脏排泄。但在人类进化期间, 失去了尿酸
酶的表达, 因此人类体内尿酸水平比其他动
物高 10 ~ 50 倍, 而通过人工合成的尿酸酶可
弥补这种缺陷尿酸酶再共价结合至单甲氧基
醚聚乙二醇(mPEG), 通过催化尿酸氧化为尿
囊素, 从而降低血清尿酸水平。

【药理作用】 在一项单剂量研究中, 痛风患
者静脉滴注 0.5、1、2、4、8 或 12mg,1h 后, 血清
尿酸水平随着本品剂量增加而降低, 血清尿
酸的抑制时间随剂量增加而延长。给予本品
8 ~ 12mg 能使血清尿酸水平维持在低于
6.0mg/ml 超过 300h。本品每 2 ~ 4 周静脉输
注 4 ~ 12mg 能使血清尿酸浓度降至 6.0mg/ml
以下, 而且明显减少尿酸的肾脏排泄。本品
静脉注射的生物利用度疗效和耐受性均优于
皮下注射。

【药代动力学】 24 例痛风患者分为 6 个组,
患者基线平均血清尿酸浓度为 10.9mg/dl, 单
次静脉给予本品 0.5 ~ 12mg, 根据尿酸酶的活
性测定本品在血清中水平。结果显示:6 个组
平均血清尿酸酶活性半衰期为 220h, $c_{max}$ 为
1.7 ~ 36 mU/ml ( 1 U 代 表 每 分 钟

1μmol 尿酸酶）。4～12mg 组血清尿酸盐浓度在 24～72h 内降低，平均血清尿酸盐浓度降低 11.1mg/ml，达到 1.0mg/ml，在第 21 天，平均血清尿酸盐浓度仍保持在 1.2～4.7mg/dl。其中，8mg 组患者输注后最大血清尿酸酶浓度为（2.6×10^7）U/ml，21d 后为（6.5×10^6）U/ml。本品平均血清半衰期为 300h。在给药的 24h 内，平均血清尿酸盐浓度降低 11.2mg/dl，并在 72h 内达到最低点 0.6mg/dl；在第 21 天，平均血清尿酸盐浓度保持在 2.0mg/dl，低于基线值 9.8mg/dl。本品表观分布容积为 5～10L，剂量与最大的血清尿酸酶活性以及 AUC 呈线性相关，年龄、性别、体重和肌酐清除率不影响本品的药代动力学。

另一项 40 例痛风患者参与的临床试验中，患者随机静滴本品 4mg（每 2 周 1 次）、8mg（每 2 周 1 次）、8mg（每 4 周 1 次）或 12mg（每 4 周 1 次），治疗 12 周后，本品的 $V_c$ 为 0.0449L/kg，CL 为 0.0615L·kg/m，消除半衰期为 404h，基线尿酸浓度为 10.7mg/dl。首次静滴本品和连续用药后平均消除半衰期分别为 289 和 268h。本品血清浓度与尿酸盐血清浓度呈负相关，所有患者静脉滴注本品后，血清尿酸盐水平快速降低。

【毒性】 未曾进行长期动物研究评价该药的致癌性。未曾评价该药的遗传毒性潜能。未曾在动物中进行生殖毒性研究。

【临床研究】 一项为期 12～14 周的 II 期临床研究，评价了本品对其他治疗失败的痛风患者的疗效、药代动力学和安全性，同时还检测了血清尿酸酶活性及血清尿酸盐水平等。41 例患者随机分为 4 组，分别静滴本品 4mg（每 2 周 1 次，$n=7$）；8mg（每 2 周 1 次，$n=8$）；8mg（每 4 周 1 次，$n=13$）或 12mg（每 4 周 1 次，$n=13$）。主要终点为在 80% 的治疗期间内血尿酸（PUA）水平降至 6mg/dl 以下的患者比例，第二终点包括没有高尿酸血症时间的百分比（如整个治疗期间时间的百分比

血清尿酸水平 <6mg/dl、平均血清尿酸盐水平及基线血清尿酸水平的降低。结果显示：15 例患者退出研究，8mg 组（每 2 周 1 次）无患者退出，共有 26 例患者完成了最终的研究。所有剂量组患者在 6h 内平均血清尿酸盐水平降到了 6mg/dl 以下，而且 8mg 组和 12mg 组患者在治疗期间一直维持疗效。在治疗过程中，所有患者的血清尿酸盐水平出现不同程度的升高，其中 4mg（每 2 周 1 次）组在治疗后期超过了 6mg/dl，其他治疗组血清尿酸盐水平均维持在小于 6mg/dl 水平，其中，8mg（每 2 周 1 次）组改善最为显著。所有意向人群（ITT）中，8mg（每 2 周 1 次）组 87.5% 的患者血清尿酸盐水平降至 6mg/dl 水平，而 4mg（每 2 周 1 次）组仅有 57.1% 的患者血清尿酸盐水平降至 ≤6mg/dl。由于样本量太小，各治疗组间疗效无显著差异。4mg（每 2 周 1 次）组、8mg（每 2 周 1 次）组、8mg（每 4 周 1 次）、12mg（每 4 周 1 次）组平均血清尿酸盐水平分别为 4.12、1.42、3.21 和 3.09mg/dl，与基线值相比，平均分别减少了 38%、86%、58% 和 67%。因此，确定 8mg（每 2 周 1 次）为最有效的剂量。在所有剂量组中，平均无高尿酸血症的时间占整个疗程的 75%，其中，8mg（每 2 周 1 次）组为最高（91.9%），各治疗组间无显著性差异。

另外 2 项随机、双盲、安慰剂对照的 III 期临床试验（gout outcome and urate therapy 1 和 2，简称 GOUT1 和 GOUT2）评价了本品用于痛风治疗失败（reatment failure gout，TFG）患者的疗效和安全性。该研究为期 6 个月，共纳入 212 例患者，这些患者有症状性痛风，在既往 18 个月内痛风至少发作 3 次或至少 1 个痛风石或痛风性关节炎，对别嘌呤醇禁忌或用别嘌呤醇在最大剂量下治疗至少 3 个月，尿酸仍未能降至正常水平（低于 6mg/dl）。患者随机分为 3 组：8mg（每 2 周 1 次）组（$n=85$）、8mg（每 4 周 1 次）组（$n=84$）或安慰剂组（$n=43$）。受试

者平均年龄 55 岁,男性占 82%。100% 患者有心血管疾病,包括高血压(72%)、动脉粥样硬化(17%)、心律失常(17%)、充血性心力衰竭和心肌病(13%)、高脂血症(19%)、慢性肾脏疾病(30%)、糖尿病(23%)。TFG 的定义为:过去 18 个月痛风发作至少 3 次,或者至少 1 个部位有痛风石或者痛风性关节病;血清尿酸水平大于 8.0mg/dl;使用别嘌呤醇最大剂量无效或者由于禁忌证无法使用别嘌呤醇的患者。受试者主要评价指标为在第 3 和 6 个月至少 80% 的时间伴血清尿酸小于 6.0mg/dl 的患者比例;次要指标为痛风石减少的情况、痛风发作频率、关节肿胀(SJ)、关节触痛(TJ)、通过 SF-36 躯体项目总分(physical component summary score)评价生活质量、HAQ-DI 评价功能障碍和安全性等。结果显示:GOUT1 试验中,8mg(2 周 1 次)组、8mg(每 4 周 1 次)组和安慰剂组有效率(血清尿酸水平降低到 6mg/dl 以下的患者比例)分别为 47%($P < 0.001$),20%($P = 0.044$)和 0。GOUT2 试验中,每 2 周 1 次组、每 4 周 1 次组和安慰剂组有效率分别为 38%($P < 0.001$)、49%($P < 0.001$)和 0%。痛风石溶解的患者中,22% 出现在用药后的 13 周内。所有治疗组的 SF-36、HAQ-DI 和 TJs 也较安慰剂组显著改善。治疗组在开始治疗后的最初 1~3 个月,更容易出现痛风发作,而在随后的 4~6 个月,痛风发作频率明显减少;8mg(每 2 周 1 次)组和安慰剂组痛风发生率分别为 41% 和 67%($P = 0.007$)。8mg(每 2 周 1 次)组、8mg(每 4 周 1 次)组至少有 1 处痛风石完全消退患者的比例分别为 40%($P = 0.002$)、21% 和 7%。

另一项开放的临床延长试验(OLE)进一步评价了使用本品长期治疗的疗效和安全性,为期 1 年。将 151 例完成 6 个月Ⅲ期临床研究的患者随机分组:每 2 周 1 次组($n = 82$)、每 4 周 1 次组($n = 67$)和安慰剂组($n = 2$)。48 例使用本品的患者Ⅲ期临床研究阶段血尿酸小于 6mg/dl 的患者中,有 43 例进入 OLE 试验后血尿酸仍小于 6mg/dl。Ⅲ期临床试验阶段治疗组至少 1 处痛风石完全消失者为 32 例,进入 OLE 后新增 20 例患者痛风石完全消失。关节肿胀、关节触痛、SF-36、HAQ-DI 评分持续改善。每 2 周 1 次组中 3 例患者在 RCT 和 OLE 阶段出现痛风石恶化。OLE 试验表明,本品可长期治疗痛风患者,并能维持症状改善及血尿酸降低。

**【适应证】**　对常规治疗无效的成年慢性痛风。

**【不良反应】**　本品临床试验最常见的严重不良反应是过敏反应:8mg(每 2 周 1 次)组和安慰剂组发生率分别为 6.5% 和 0%,输注反应发生率分别为 26% 和 5%。治疗最初 3 个月内,本品痛风发作比安慰剂更常见。

本品最常见的不良反应为痛风和输液反应,其次还有恶心(12%)、挫伤或瘀斑(11%)、鼻咽炎(7%)、便秘(6%)、胸痛(6%)、过敏反应(5%)和呕吐(5%)。与安慰剂组对比,治疗组在第 1~3 个月痛风发作频率较高,但在第 4~6 个月明显减少,每 2 周 1 次组、每 4 周 1 次组和安慰剂组痛风发生率分别为 77%、83% 和 81%,与安慰剂组比较无明显差异,出现输液反应的比例分别为 26%、41% 和 5%。停药原因主要由于输液反应。两个治疗组比安慰剂组在关节触痛方面明显减少,每 2 周 1 次组、每 4 周 1 次组和安慰剂组分别减少 7.4($P = 0.008$)、6.1($P = 0.024$)和 1.2,但没有出现关节肿胀。严重不良反应为痛风发作和输液反应,发生率分别为 24%、23% 和 12%。与安慰剂相比,治疗组 SF-36 和 HAQ-DI 评分明显改善。除Ⅲ期临床试验中本品 3 个月后痛风发作次数和频率持续减少外,延长试验出现的输液反应和严重不良事件与Ⅲ期临床试验相似。由于本品为酶制剂,因此,治疗中会出现抗聚乙二醇重组尿酸酶抗体(92%,而安慰剂组仅为 28%)。

41 例患者参与的Ⅱ期临床试验中,不良事件的发生率为93%,各个剂量组间的发生率无显著差异,最常见的不良事件为肾结石(15%)和关节痛(12%),其他还包括贫血、呼吸困难、头痛、肌肉痉挛、恶心、发热、背痛、腹泻、红斑、疲劳、过敏、瘙痒、皮疹、上呼吸道感染等。2 例因严重过敏反应和受感染的痛风而停药。

【禁忌证】　本品禁用于缺乏葡萄糖-6-磷酸脱氢酶患者,否则可发生溶血反应或高铁血红蛋白血症。

【药物相互作用】　未进行该药与其他药物的相互作用研究,抗聚乙二醇重组尿酸酶抗体可能结合至药物的 PEG 部分,因此存在结合至其他 PEG 化产品的潜能,不确定抗 PEG 抗体是否对其他含 PEG 的治疗药物产生影响。

【用法与用量】　成人患者一次 8mg,静脉滴注,每 2 周 1 次。每次滴注前应检查血清尿酸水平。

【生产厂家】　Savient 公司

【性状】　澄明、无色、无菌溶液。

【制剂规格】　静脉输注型注射剂:1ml 无菌浓缩液中含本品 8mg,以尿酸酶蛋白量表示

【储存条件】　已稀释药液应贮于 4℃冰箱,并于 4h 内用完。

## 参 考 文 献

[1] 韩莹,封宇飞. 聚乙二醇重组尿酸酶的药理和临床评价[J]. 中国新药杂志,2012,21(5):498 – 501.

# Perampanel
# 吡仑帕奈

$C_{23}H_{15}N_3O$　349.38

【商品名】　Fycompa

【别名】　E2007;ER155055-90;Perampanel-BC6

【化学名】　2-(1′,6′-Dihydro-6′-oxo-1′-phenyl[2,3′-bipyridin]-5′-yl)-benzonitrile

【CAS】　380917-97-5

【类别】　α-氨基-3-羟基-5 甲基-4-异唑丙酸(AMPA)受体拮抗剂

【研制单位】　日本卫材(Eisai)公司

【上市时间】　2012 年 10 月 23 日

【药理作用】　谷氨酸是中枢神经系统主要的兴奋性递质,涉及一系列过度兴奋的神经系统疾病。谷氨酸受体分为两类:一类为离子型受体,包括 N-甲基-天冬氨酸受体(NMDAR)、海人藻酸受体(KAR)和 α-氨基-3 羟基-5 甲基-4 异噁唑受体(AMPAR),它们与离子通道偶联,形成受体通道复合物,介导快信号传递;另一类属于代谢型受体(mGluRs),它与膜内 G-蛋白偶联,这些受体被激活后通过 G-蛋白效应酶、脑内第二信使等组成的信号转导系统起作用,产生较缓慢的生理反应。

本品是非竞争性 AMPA 型谷氨酸受体拮抗药,通过抑制谷氨酸活性,减少神经元的过度兴奋而起作用。用于辅助治疗癫痫部分发作,伴或不伴继发的全身性发作。

【药代动力学】　本品的药代动力学参数在健康志愿者与癫痫部分发作患者中相似,半衰期约为 105h,达稳态需 2 ~ 3 周,单剂量给予 0.2 ~ 12mg 和多次给药 1 ~ 12mg 后,剂量与 AUC 呈线性关系。口服吸收快速而完全,几乎没有首关效应。空腹服用 $t_{max}$ 0.5 ~ 2.5h,食物不影响吸收程度,但减慢吸收速度。进食后服用 $c_{max}$ 可降低 28% ~ 40%,$t_{max}$ 延迟 2 ~ 3h。体外实验表明:20 ~ 2000 ng/ml 范围内,蛋白结合率 95% ~ 96%,主要与白蛋白及 $α_1$ 酸性糖蛋白结合。

本品主要通过氧化及葡萄糖酸化进行代谢,氧化代谢主要由 CYP3A4 和(或)CYP3A4介导。给予放射性标记的本品,循环中原型

约74%～80%，仅有痕量的代谢产物。从尿中回收占放射性产物22%，粪便中48%。尿和粪便中主要为氧化产物和共轭代谢产物的混合物。清除率约为12ml/min。

轻度肝损害者暴露量约增加50%，中度肝损害者暴露量增加2.55倍，$t_{1/2}$延长至约300h。轻度肾损害者较健康志愿者清除率低27%，AUC升高37%，但无需调节剂量。目前尚无重度肾功能损害者研究报道。男性清除率（0.730L/h）大于女性（0.605L/h），无需根据性别调整剂量。

【临床研究】　多中心、双盲、安慰剂对照试验中，年龄≥12岁，使用1～3种抗癫痫药仍存在发作的388名患者，随机以1∶1∶1的比例接受安慰剂或本品8mg、12mg。6周的洗脱期后，患者开始为期13周的双盲试验，随后进入滴定期。经过治疗，3组平均癫痫发作频率分别下降21%、26.3%（$P < 0.05$）和34.5%（$P < 0.05$）。到支持期，50%响应率分别为26.4%、37.6%和36.1%。与治疗相关的不良反应常见头晕、激怒、嗜睡、头痛、跌倒、共济失调。试验认为与其他抗癫痫药合用可增加部分发作的控制率，不良反应患者可以耐受。

一项多中心、国际性、随机、双盲、安慰剂对照的Ⅲ期临床试验，研究了顽固性部分发作癫痫的有效性及安全性。纳入患者为使用两种以上抗癫痫药仍然发作的12岁以上癫痫患者，以1∶1∶1的比例随机接受本品8mg、12mg或安慰剂，qd。患者首先接受19周的双盲治疗，然后6周的滴定期，每周增加剂量2mg，最后为期13周的支持期。首要终点是反应率和治疗每28天时发作频率较基线降低的百分比。

386例患者中321例完成试验，安慰剂、本品8mg组、12mg组50%响应率分别为14.7%、33.3%和33.9%（$P$均$< 0.001$）。对于复杂性部分发合并部分性发作，降低发

作率分别为32.7%（8mg，$P < 0.001$）、21.9%（12mg，$P < 0.01$）和8.1%（安慰剂）。不良反应为头晕、疲乏及头痛，除头痛外，其他不良反应呈剂量依赖性。

在本品与其他抗癫痫药合用的安全性和有效性的试验中，纳入病例为部分发作、正在使用1～3种其他抗癫痫药仍发作的癫痫患者。706例患者经6周的洗脱期后，随机接受2、4、8mg/d本品和安慰剂，期间继续服用原来所用抗癫痫药。每周以2mg/d滴定本品的剂量，到维持剂量后，继续治疗13周。首要终点是发作频率降低百分率及50%反应率。623例完成试验，发作频率分别降低10.7%（安慰剂）、13.6%（2mg）、23.3%（4mg，$P < 0.01$）、30.8%（8mg，$P < 0.0001$），50%响应率为17.9%、20.6%、28.5%和34.9%。试验显示本品与其他抗癫痫药合用可有效降低发作频率。不良反应主要为头晕。

长期开放性Ⅱ期临床试验患者138例，经过4年治疗，未发现新的不良反应。

【适应证】　FDA此次批准的适应证为≥12岁、癫痫部分性发作患者的辅助治疗。

【不良反应】　Ⅲ期临床试验中，4、8、12mg/d剂量组因不良反应停药的比例分别为3%、8%和19%，安慰剂组为5%。常见不良反应为头晕、嗜睡、眩晕、攻击、易怒、共济失调、视物模糊及构音困难、体重增加，咳嗽、复视、视力模糊、恶心、呕吐及上呼吸道感染少见。

【禁忌证】　严重肝受损患者、严重肾受损或进行血液透析患者。

【药物相互作用】　本品轻度抑制CYP2C8、CYP3A4、UGT1A9和UGT2B7，对CYP1A2、CYP2A6、CYP2C9、CYP2C19、CYP2D6、CYP2E1、UGT1A1、UGT1A4及UGT1A6无抑制作用。轻度诱导CYP2B6（30μmol/L）、CYP3A4/5（≥3μmol/L）、UGT1A1（≥3μmol/L）和UGT1A4（30μmol/L），对CYP1A2没有诱导作用。作为CYP的诱导药，卡马西平增加本品的清除率。健

康志愿者给予卡马西平 300mg(bid),稳态后单次给予本品 2mg,$c_{max}$ 和 AUC 分别降低 26% 和 27% ,$t_{1/2}$ 从 56.8h 降低至 25h。

本品与奥卡西平或苯妥英合用,AUC 降低 50% ;联用托吡醋可使本品的 AUC 降低 20% 。与本品合用可影响卡马西平、氯巴占、拉莫三嗪及丙戊酸的清除,但最高剂量(12mg/d)也仅仅降低不到 10% 。单次给予 1mg 本品与酮康唑 400mg/d 同服,8d 后,本品 $t_{1/2}$ 延长 15% ,AUC 增加 20% 。与口服避孕药没有相互作用。本品可轻度降低咪达唑仑(CYP3A4 底物)的 AUC 13% 和 $c_{max}$15% 。

【用法与用量】 在不对酶-诱导抗癫痫药物患者中,开始剂量为睡前 2mg,每天 1 次,对酶-诱导抗癫痫药物患者 4mg。根据临床反应和耐受性,推荐剂量为睡前 2mg,每天 1 次,每周增量可增加至睡前剂量 4mg 至 12mg( qd)。发生剂量增加的频率不应高于每周间隔。最高推荐剂量为睡前 12mg,每天 1 次。老年患者:剂量增加最高频数是每 2 周。

轻度和中度肝受损患者:对轻度和中度肝受损患者每天最高推荐剂量分别为睡前 6 和 4mg,每天 1 次,剂量增加最高频数是每 2 周。

【生产厂家】 日本卫材公司

【性状】 晶体粉末。

【制剂规格】 片剂:2mg,4mg,6mg,8mg,10mg,12mg

【储存条件】 储存温度 25℃(77°F);外出允许 15℃~30℃(59°F~86°F)。

### 参考文献

[1] 史卫忠,徐春敏,韩容. 新型口服抗癫痫药吡仑帕奈[J]. 药物与临床,2012,9(29):33-37.

[2] 郑敏,白秋江,赵军. 抗癫痫新药吡仑帕奈[J]. 药物流行病学杂志,2013,22(7):397-398.

# Pomalidomide
# 泊马度胺

$C_{13}H_{11}N_3O_4$　273.24

【商品名】 Pomalyst

【别名】 CC-4047

【化学名】 3-Amino-$N$-( 2,6-dioxo-3-piperdyl) phthalimide

【CAS】 19171-19-8

【类别】 新型免疫调节剂

【研制单位】 美国 Celgene 制药公司

【上市时间】 2013 年 2 月 8 日

【药理作用】

**免疫调节作用** 骨髓瘤患者的免疫应答和免疫监视是有缺陷的。针对骨髓瘤患者抗原加工机制的研究显示患者的蛋白酶体亚基和肽转运载体在转录水平下的表达减少。抗原加工是免疫监视机制的一部分,研究结果提示骨髓瘤患者的抗原加工异常,导致免疫机制受损。本品具有 T 细胞共同刺激作用,激活 T 细胞特异性免疫反应。在结肠癌小鼠模型中,小鼠接受本品后,出现了 IL-2 和 IFN-γ 的增加伴随这些细胞因子分泌增加,进一步激活自然杀伤细胞( NK 细胞)及淋巴因子激活的杀伤细胞( LAK 细胞),增强后者对肿瘤细胞的细胞毒作用。体外试验中,本品剂量依赖性诱导骨髓瘤细胞株中 NK-介导的肿瘤细胞凋亡。本品还可以抑制调节性 T 细胞的功能和增殖。虽然在体外试验中没有验证本品有直接的细胞毒作用,但是在小鼠试验中本品可以减少调节性 T 细胞的数量。通过抑制调节性 T 细胞的功能,本品可以减少外周血单个核细胞( PBMCs)中由 IL-2 介导的调节性 T 细胞的生成。

**抗血管生成** 骨髓瘤患者骨髓中的血管

生成是由血浆细胞基质细胞和内皮细胞介导的。早期及晚期骨髓瘤患者的骨髓活检显示,在复发性骨髓瘤患者中,微血管的密度明显增加。由血浆细胞分泌的 VEGF 作用于基质细胞的同源受体,释放可溶性因子,以旁分泌的方式驱动血浆细胞的增殖。沙利度胺也具有抗血管生成的作用,可以明显减少有应答的骨髓瘤患者骨髓中微血管的密度。植入淋巴瘤的 SCID 小鼠在接受本品治疗后,与安慰剂对照组相比血管生成得到显著抑制,肿瘤细胞上的 CD31 减少。在一项人脐动脉移植试验中,本品表现出比来那度胺更好的对内皮细胞芽形成的抑制作用,并能在低氧和含氧量正常的条件下阻碍 VEGF 诱导的脐带血内皮细胞的形成。在低氧条件下,缺氧诱导因子(HIF)蛋白增加了血管生成,在内皮细胞培养中本品可以抑制 HIF-1。

**直接抑制骨髓瘤作用** 在体外和体内试验中,本品表现出显著的抑制骨髓瘤作用。通过 p21WAF 的激活作用,本品可以引起血浆细胞中的细胞周期停滞。通过诱导半胱氨酸蛋白酶 8 抗体(caspase 8)的激活并抑制 NF-κB 信号通路,本品诱导血浆细胞凋亡,其中 NF-κB 通路在骨髓瘤细胞中普遍被激活。因为地塞米松可以激活半胱氨酸天冬氨酸蛋白酶(caspase 3),从而对由本品所诱导的细胞凋亡起到协同作用,因此本品和地塞米松联用可以增强抗肿瘤效应。本品除了有直接诱导细胞凋亡的作用,还能抑制基质细胞的黏附和细胞因子(例如 IL-6)的分泌,因而可以促进肿瘤细胞的死亡。

**缓解骨病** 有高达 90% 的骨髓瘤患者在整个病程中都会出现骨骼异常。一项基于人群的回顾性队列研究发现,患者在被诊断出患有骨髓瘤后会比之前多出约 16 次的骨折,多数是椎骨和肋骨。有病理性骨折的患者生存能力都较弱。本品可以下调单核细胞分化至破骨细胞的前期转录因子 PU.1,抑制破骨细胞的生成和功能,在细胞因子的影响下抑制破骨细胞早期分化所必需的细胞谱系提交(lineage commitment),从而起到抑制破骨细胞分化的作用。破骨细胞分化的减少可以抑制骨吸收。此外,破骨细胞是能动的动态细胞,从再吸收阶段转换到非吸收阶段的表型转换依赖于肌动蛋白细胞骨架的调节。本品调节的 Rho 鸟苷三磷酸酶(Rho GTPases)作用于破骨细胞的肌动蛋白细胞骨架,从而增加细胞迁移和减少骨吸收。

**抗炎作用** 本品具有有效的抗炎作用,通过脂多糖(LPS)诱导的单核细胞激活,以及大剂量给药下引起的内毒素休克,本品可以显著减少肿瘤坏死因子-α(TNF-α)的生成。环氧合酶-2(COX-2)在骨髓瘤患者中有高表达,并且和较差的预后相关联。一项塞来昔布和沙利度胺联合用药的剂量递增试验显示在较高剂量的 COX-2 抑制剂治疗下,骨髓瘤患者的无进展生存和总体生存均有改善。本品也可以抑制 COX-2 的生成,降低在人体 LPS 刺激的单核细胞中的 COX-2 的水平和抑制前列腺素的生成。通过减少 COX-2 基因上 LPS 刺激的转录活性,本品对 COX-2 的抑制作用发生在基因转录水平下。

因为这种特定的作用,在其他 COX-2 抑制剂上所观察到的不良反应可以被安全避免。

【药代动力学】 单剂量口服本品 2~3h 后血药浓度达 $c_{max}$,AUC 与剂量呈正相关。多发性骨髓瘤患者接受本品单独给药 4mg/d 或与地塞米松联合用药,本品在稳态下的 AUC 为 400 ng·h/ml,$c_{max}$ 为 75 ng/ml,多次给药的蓄积率为 27%~31%。在稳态下本品的表观分布容积为 62~138L,在人体的血浆蛋白结合率为 12%~44%。本品在健康受试者中的消除半衰期约为 9.5h,在多发性骨髓瘤患者中约为 7.5h,平均总体清除率 7~10L/h。健康受试者口服[$^{14}$C]-本品(2mg)后,大约 73% 和 15%

的放射性剂量分别从尿液和粪便中排出。关于药物相互作用的体外研究发现,本品不会抑制或诱导 CYP450 酶或任何转运蛋白。本品主要被 CYP1A2 和 CYP3A4 代谢,同时也是P-糖蛋白(P-gp)的底物。本品与 CYP1A2 和 CYP3A4 强抑制剂药物(如酮康唑)或 P-gp 共同给药可能增加本品的暴露,所以应该避免。同时本品与 CYP1A2,CYP3A 的强诱导剂药物(如利福平)或 P-gp 共同给药可能减少本品的暴露,也应当避免。地塞米松作为一种较弱的 CYP3A 诱导剂,20～40mg 的地塞米松与4mg 本品联合给药治疗多发性骨髓瘤与本品单药相比,对本品的药代动力学没有影响。

## 【毒性】

**胚胎-胎儿毒性** 本品是沙利度胺类似物,妊娠期禁用。已知沙利度胺可导致人类畸胎,可导致重度出生缺陷或胚胎 – 胎儿死亡。育龄女性在启用本品治疗之前须经 2 次妊娠试验显示阴性。

育龄女性在本品治疗期间及治疗停止 4 周内须使用 2 种避孕方法或坚决杜绝异性性交。

**静脉血栓栓塞** 接受本品治疗的多发性骨髓瘤患者可发生深静脉血栓形成(DVT)和肺栓塞(PE)。临床试验中采取了预防性的抗血栓形成措施。可考虑预防性措施,事先必须评估个体患者的基础危险因素。

**血液学毒性** 最常报道 3/4 级不良事件是中性粒细胞减少。监视患者血液学毒性,尤其是中性粒细胞减少。

## 【临床研究】

**复发性骨髓瘤** 一项随机开放标签Ⅱ期临床研究(CC-4047-MM-002)评价了关于本品单药或与低剂量地塞米松联合用药治疗复发和难治性多发性骨髓瘤患者的疗效。共纳入221 例患者,先前都接受过包括来那度胺和硼替佐米的治疗,其中本品与低剂量地塞米松组(POM + LoDex)113 例,本品组(POM)108例两组之间的基线特征具有可比性,POM +

LoDex 组中 74% 的患者和 POM 单药组中76% 的患者先前接受过自体干细胞移植(ASCT),其余患者为老年患者( > 75 岁)或不适合 ASCT 两组患者平均接受了 5 个周期的治疗,平均治疗时间为 5 个月。研究发现,POM + LoDex 和 POM 组的部分缓解率(PR)分别为 34% 和 13%,其中完全缓解率(CR)每组各为 1%,轻微缓解率(MR)分别为 45% 和29%,平均应答持续时间(DOR)分别为 7.7和 8.3 个月,平均无进展生存期为 4.6 和 2.6个月。两组间的中位生存期(OS)具有可比性,分别为 14.4 和 13.6 个月。研究结果提示POM + LoDex 与 POM 单药组相比显示出更好的临床疗效,缓解率应答持续时间和无进展生存期均优于 POM 单药组,并且无不良反应的增加。

**难治性骨髓瘤** 一项包含了 34 例患者的Ⅱ期临床研究评价了本品对来那度胺难治性骨髓瘤的疗效。所有受试患者之前都接受过来那度胺的治疗,来那度胺难治性定义为在停止来那度胺治疗后的 60d 内疾病复发。该研究中,患者接受本品 2mg/d,治疗周期为 28d。在每个治疗周期的 d 1、8、15、22 分别口服 40mg 和20mg 低剂量地塞米松。平均随访期为 8.3 个月。研究结果显示,3 例(9%)患者出现非常好的部分应答(VGPR),8 例(23%)患者出现部分应答(PR),5 例(15%)患者出现轻微应答(MR),总应答率(ORR)为 47%。12 例(35%)患者疾病稳定(SD)所有患者的中位无进展生存期(PFS)4.8 个月,中位总体生存期(OS)为13.9 个月。

**来那度胺和硼替佐米治疗难治性骨髓瘤**

另一项多中心、随机、开放标签的Ⅱ期临床研究(IFM2009-02)中,84 例先前接受过硼替佐米和来那度胺治疗的复发性和难治性多发性骨髓瘤患者接受本品和地塞米松的治疗。84例患者随机分成两组,1 组中 43 例患者在 28d的治疗周期中接受本品 4mg 和地塞米松,治疗

21d,2 组中 41 例患者接受本品 4mg 和地塞米松持续治疗 28d。两组患者中有 21 例（37.5%）存在 17p 的缺失或 t(4;14)易位。研究结果显示,两组总体缓解率(ORR)分别为 34.9% 和 34.1%,其中分别包括 4.7% 和 7.3% 的 VGPR。所有 84 例患者中,40 例（47.6%）达 SD,3 例达完全缓解(CR),PFS 为 6.3 个月,两组的平均应答持续时间分别为 11.4 和 7.9 个月,总计 37.5% 的应答患者疾病稳定时间超过 1 年。两组平均疾病出现进展时间为 9.1 个月,平均中位生存期为 13.4 个月。本品在研究中耐受性较好,未出现血栓栓塞或者神经病变并发症的相关报道。研究结果提示,本品和地塞米松的联合用药对先前接受过治疗的病情严重的多发性骨髓瘤患者具有较好的疗效和耐受性。同时该研究也进一步证明本品与来那度胺无交叉耐药性,表明本品可以为接受过相关药物治疗后出现疾病复发的患者带来疗效收益。

【适应证】 治疗复发性及难治性多发性骨髓瘤。

【不良反应】 最常见的不良反应是中性粒细胞减少、疲乏、虚弱贫血、便秘、腹泻、血小板减少、上呼吸道感染、背痛发热。另外,该药还能引起血栓,且可能导致胎儿出现严重的出生缺陷。

【禁忌证】 当给予妊娠女性本品可能致胎儿危害。本品是沙利度胺类似物,其在大鼠和兔器官形成阶段时给药有致畸胎性。如妊娠期间使用该药或患者服药时妊娠,应忠告患者本药有危害胎儿潜能。

【药物相互作用】 未曾用本品进行正式药物相互作用研究。本品主要被 CYP1A2 和 CYP3A 代谢,本品也是 P-糖蛋白(P-gp)的底物。

**可能增加本品血浆浓度药物** CYP3A,CYP1A2 或 P-gp 抑制剂:本品与 CYP1A2,CYP3A 的强抑制剂药物(如酮康唑)或 P-gp 共同给药可能增加暴露,应避免。

**可能减低本品血浆浓度药物** CYP3A,CYP1A2 或 P-gp 诱导剂:本品的共同给药用药物是 CYP1A2,CYP3A 强诱导剂(如利福平)。

**吸烟** 吸烟由于 CYP1A2 诱导作用可能减低本品暴露,故应忠告患者吸烟可能减低本品的疗效。

**地塞米松** 对有多发性骨髓瘤患者 4mg 本品与 20~40mg 地塞米松(一种 CYP3A 的弱诱导剂)的多剂量共同给药与单独本品比较对本品药代动力学没有影响。本品可以和地塞米松联合给药。

【用法与用量】 推荐起始剂量为 4mg,在 28d 的给药周期中 d 1~21,qd,重复给药周期直至出现疾病进展。

【生产厂家】 美国塞尔基因(Celgene)公司

【性状】 白色粉末。

【制剂规格】 胶囊:1mg,2mg,3mg,4mg

【储存条件】 冷藏。

### 参 考 文 献

[1] 李海望,董金华. 泊马度胺(Pomalidomide)[J]. 中国药物化学杂志,2013,23(4):339.

[2] 郭跃龙,伏世建,程呈,等. 新型免疫调节药 pomalidomide[J]. 中国新药杂志,2013,22(20):2349-2352.

# Ponatinib
# 普纳替尼

$C_{29}H_{27}F_3N_6O$　532.56

【商品名】 Iclusig

【别名】 Ap-24534

【化学名】 3-(2-(Imidazo[1,2-b]pyridazin-3-yl)ethynyl)-4-methyl-N-(4-((4-methylpiperazin-1-yl)methyl)-3-(trifluoromethyl)phenyl)benzamide

【CAS】 943319-70-8

【类别】 多靶点酪氨酸激酶抑制剂

【研制单位】 Ariad 公司

【上市时间】 2012 年 12 月 14 日

【药理作用】 本品是 Ariad 公司利用其基于结构的计算机辅助药物设计平台而设计合成的高特异性 BCR-ABL 抑制剂。临床前研究显示，本品不仅能有效抑制野生型 BCR-ABL，在 40nmol/L 浓度下还可完全抑制包括 BCR-ABL$^{T315I}$在内的各种临床相关的 BCR-ABL 突变体，其对野生型 BCR-ABL 及其突变体的 $IC_{50}$均达低纳摩尔级水平；且先给小鼠静注表达 BCR-ABL$^{T315I}$的 Ba/F3 细胞后，再经口给予本品（10mg/kg，qd，持续19d），可显著延长小鼠的存活期；此外，本品亦能广泛抑制 FLT3、FGFR 和 VEGFR 等其他酪氨酸激酶家族，这些激酶普遍存在于各种肿瘤中，大多是重要的临床治疗靶点，提示本品具有潜在的广谱抗肿瘤作用，但本品对 Aurora 激酶几乎无抑制作用。

【药代动力学】 在一项小鼠实验中，小鼠经口单剂量接受本品 2.5 或 30mg/kg 后的第 2、6 和 24h，本品的血药浓度分别为 90、58 和 2nmol/L 或 782、561 和 8nmol/L。这一结果表明，本品以上述剂量经口给药后，其血药浓度维持在体外抑制 BCR-ABL 及突变体的 $IC_{50}$以上的时间可超过 6h。此外，小鼠实验还显示，本品以单剂量（30mg/kg）经口给予小鼠 6h 后，其脑和血浆药物浓度比达 1.60。而在目前上市的 CML/ALL 治疗药中，只有达沙替尼可透过人血 – 脑脊液屏障，其脑和血浆药物浓度比也仅达 0.05 ~ 0.28。因此表明，本品具有较高的血 – 脑脊液屏障穿透能力，对晚期 CML 发展为中枢神经系统 Ph$^+$白血病的患者的治疗极具潜在应用价值。

【毒性】

**骨髓抑制** 血小板减少、中性粒细胞减少贫血。

**胚胎 – 胎儿毒性** 可能致胎儿危害，劝告妇女对胎儿的潜在风险。

【临床研究】 在一项名为 PACE 的关键性 II 期临床试验中，给 444 名曾经其他酪氨酸激酶抑制剂治疗过的慢性期和晚期（包括加速期或急变期）CML 及 Ph$^+$ALL 患者口服使用本品（45mg，qd），主要考察指标分别是细胞遗传学疗效反应和血液学疗效反应。结果显示：在所有可评价的 267 名慢性期 CML 受试者中，有 54% 受试者（$n = 144$）产生主要细胞遗传学疗效反应（MCyR，即骨髓中期分裂细胞中 Ph$^+$细胞减少至 35% 以下），44% 受试者产生完全细胞遗传学疗效反应（CCyR，即 Ph$^+$细胞完全消失），且 93% 的受试者其疗效反应可持续达 1 年，这类受试者的随访期中值为 10.1 个月；而在其中 64 名携有 BCR-ABL$^{T315I}$突变体的慢性期 CML 受试者中，有 70% 受试者（$n = 45$）产生 MCyR，此外，在 19 名先前仅接受过一种其他酪氨酸激酶抑制剂治疗（13 名接受过 Imatinib 治疗，6 名接受过 Dasatinib 或 Nilotinib 治疗）的慢性期 CML 受试者中，有 84% 受试者（$n = 16$）产生 MCyR；在对其他酪氨酸激酶抑制剂耐药或不能耐受的 65 名加速期 CML 受试者和 48 名急变期 CML 或 Ph$^+$ALL 受试者中，分别有 60%（$n = 39$）和 35%（$n = 17$）的受试者产生主要血液学疗效反应（MaHR），34%（$n = 22$）和 27%（$n = 13$）受试者产生 MCyR，20%（$n = 13$）和 23%（$n = 11$）受试者产生 CCyR，而在携有 BCR-ABL$^{T315I}$的 18 名加速期 CML 受试者和 46 名急变期 CML 或 Ph$^+$ALL 受试者中，分别有 50%（$n = 9$）和 33%（$n = 15$）受试者产生 MaHR；本品安全性良好，常见不良反应包括血小板减少（35%）、皮疹（32%）、皮肤干燥（30%）、腹痛（22%）和头痛（18%），偶见血清脂肪酶升高疲劳和关节痛等副作用，而此前在本品 I 期临床试验中出现过的剂量限制性毒性反应胰腺炎的发生率也仅为 6%。

Ariad 公司已于 2012 年 3 季度启动一项以 Imatinib 为阳性对照在新诊断的 CML 患者中进行的本品Ⅲ期临床研究,约 500 名受试者将按 1:1 随机分组,口服本品(45mg,qd)或 Imatinib(400mg,qd),主要考察指标为治疗 12 个月后受试者的主要分子学反应[major molecular response,MMR,即依据国际评分(IS),骨髓细胞中 BCR-ABL 转录水平,小于或等于 0.1%],次级指标包括受试者12 个月后 CCyR 无恶化生存期和总生存期以及 3 个月后 BCR-ABL 转录水平降至 10%或以下的比例与 5 年后的 MMR 在上述 PACE 期临床试验中,可评价的 267 名慢性期 CML 受试者里,有 30% 的人( $n=79$ )产生 MMR,在其中携有 BCR-ABL$^{T315I}$ 的 64 名受试者中,有 50% 的人( $n=32$ )产生 MMR 基于 PACE 试验的阳性结果,Ariad 公司于 2012年 7 月向美国 FDA 递交了本品的新药申请,并也将很快在欧盟递交本品的上市申请。

【适应证】　用于治疗成人慢性髓细胞白血病(CML)和 Ph 染色体阳性急性淋巴细胞白血病(Ph$^+$ ALL)两种罕见白血病。

【不良反应】　最常见非-血液学不良反应(≥20%)是高血压、皮疹、腹痛、疲乏、头痛、皮肤干、便秘、关节痛、恶心以及发热。血液学不良反应包括血小板减少、贫血、中性粒细胞减少、淋巴细胞减少和白细胞减少。

【药物相互作用】　强 CYP3A 抑制剂:如果共同给药不能避免减低本品剂量。特殊人群中使用:未曾在小于 18 岁患者中试验本品的安全性和疗效。

【用法与用量】　45mg 有或无食物口服每天 1次;对血液学和非血液学毒性调整剂量或中断给药。

【生产厂家】　美国 Ariad 制药公司

【性状】　白色粉末。

【制剂规格】　片剂:15mg,45mg

**参 考 文 献**

[1] 唐文萍,胡春. Ponatinib hydrochloride[J]. 中国药物化学杂志,2013,**23**(3):247.

[2] 慢性髓细胞白血病和 Ph$^+$ 急性淋巴细胞白血病口服治疗药 Ponatinib[J]. 药学进展,2012,**36**(10):475－476.

# Pralatrexate
# 普拉曲沙

$C_{23}H_{23}N_7O_5$　477.47

【商品名】　Folotyn

【别名】　PDX;HSDB7786

【化学名】　(2S)-2-[[4-[(1RS)-1-[(2,4-Di-amin-opteridin-6-yl)methyl]but-3ynyl]benzoyl]amino]pentanedioic acid

【CAS】　146464-95-1

【类别】　抗肿瘤药物

【研制单位】　Allos Therapeutics 公司

【上市时间】　2009 年 9 月 26 日

【作用机制】　本品是一种叶酸类似物代谢抑制剂,它能够竞争性抑制二氢叶酸还原酶,这种抑制作用能够耗竭合成所依赖的胸腺嘧啶和其他生物分子,这些生物分子的合成依赖于单碳转移。

【药理作用】　本品对皮肤受累 T 细胞淋巴瘤/白血病患者作用的试验表明,成人 T 细胞淋巴瘤/白血病受累皮肤上本品诱导的糜烂为浸润到表皮上的肿瘤细胞的凋亡,而不是本品对角化细胞的细胞毒性。本品诱导的糜烂表明其治疗的有效性。对 1 例患有浆细胞样树突状细胞瘤,缺乏全身症状,服用 2 个疗程的环磷酰胺、阿霉素等化疗易复发的高加索女性患者给予本品治疗(30mg/m²),每周给药1次,同时服用维生素$B_{12}$和叶酸,结果显示明显的皮肤癌退化,提示选择本品作为治疗$CD4^+$及$CD56^+$皮肤血液/浆细胞样树状突细胞肿瘤具有意义。研究发现,本品抑制A549细胞的生长,$IC_{50}$为65.1nmol/L,而顺铂、紫杉醇和多西紫杉醇分别为22.4、108.7和23.6nmol/L。在建立了本品和厄洛替尼(Tarceva)单独与联合用药的最大耐受剂量(maximum tolerated dose,MTD)后,给予小鼠本品(ip,qd×5d,2个周期)、Tarceva(po,qd)或两者联合。结果显示50mg/kg厄洛替尼不能抑制A549的生长,然而50mg/kg厄洛替尼联合2mg/kg本品能显著抑制A549的生长,单独给药2mg/kg本品能抑制裸鼠A549移植瘤的生长。另有体外试验显示,本品和硼替佐米对T细胞淋巴瘤细胞系具有浓度、时间依赖的细胞毒性,且显示协同作用。本品与硼替佐米联合给药时对淋巴瘤细胞系也表现出很强的诱导细胞凋亡活性和激活半胱氨酸天冬氨酸蛋白酶作用。对正常外周血单核细胞的细胞毒性研究显示,二者联用不比单用时细胞毒性更强。Western Blot检测发现,二者联用能够显著调节p27(phospho-p27)、HH3(phosphorylated-histoneH3)、NOXA和RFC-1(reduced folate carrier-1)的表达。在转化的皮肤T淋巴细胞瘤重症联合免疫缺陷小鼠模型试验中,本品与硼替佐米联用与它们单用相比提高了疗效。另一项实验表明与甲氨蝶呤/阿糖胞苷的组合相比,本品和吉西他滨(Gemcitabine)组合表现出治疗活性提高,并带有给药方案依赖性。在诱导凋亡和激活caspase-3方面,本品和吉西他滨组合优于任何甲氨蝶呤和阿糖胞苷组合。体内试验表明,最好的治疗效果是按照本品→吉西他滨顺序。这些数据显示本品→吉西他滨组合在体内外试验中优于甲氨蝶呤/阿糖胞苷组合,而且诱导大B细胞淋巴瘤的细胞凋亡作用更强。

【药代动力学】

**吸收** 本品的药代动力学是通过10名外周T细胞淋巴瘤(PTCL)患者来评价的。单次剂量为30mg/m²,3~5min静脉推注,每周1次,持续6周,7周为一个周期。本品S-构型非对应异构体的总清除率为417ml/min,R-构型为191ml/min。本品终末半衰期为12~18h[变异系数CV=62%~120%,其总的全身分布(AUC)和血浆浓度最大值($c_{max}$)随剂量呈线性增加(剂量范围为30~325mg/m²,包括高剂量实体瘤临床研究的药代动力学数据)]。本品的药代动力学参数不会随治疗周期增加发生明显改变,也没观察到药物的蓄积。

**分布** 本品非对应异构体显示出比较稳定的分布容积,S-构型为105L,R-构型为37L。体外研究提示67%的本品能够与血浆蛋白结合。在体外研究中,使用MDR1-MDCK和Caco-2细胞系,本品既不是P-糖蛋白(P-gp)介导的转运的底物,也不抑制P-gp介导的转运。

**代谢** 体外实验中,使用人类肝细胞、肝微粒体及其S9部分、重组人类CYP450酶,结果显示本品不会被Ⅰ相肝CYP450同工酶和Ⅱ相葡萄糖醛酸糖苷酶显著代谢。体外研究提示本品诱导或抑制CYP450酶活性的潜在性很低。

**排泄** 一项质量平衡研究尚未进行。单次剂量为30mg/m²,3~5min静脉推注本品后,从尿中排泄的原型中,S-非对映体平均比例为31%(CV=47%),R-非对映体为38%(CV=45%)。

【毒性】 本品对骨髓功能有抑制作用,表现为血小板减少症、嗜中性粒细胞减少症和贫血。在每次给药之前须根据嗜中性粒细胞绝对计数和血小板计数调整剂量。本品可导致滑膜炎,如出现2级以上滑膜炎,需调整剂量。患者需补充叶酸和维生素以预防治疗相关的血液系统毒性和滑膜炎。本品可能引起肝功能指标异常,使用本品者如肝功能检查持续异常,可能提示肝毒性,须调整剂量,建议定期监测患者肝功能。

【临床研究】 一项针对复发/难治淋巴瘤的单中心Ⅰ~Ⅱ期临床试验初步结果显示,本品对T细胞淋巴瘤有一定疗效。在20例治疗患者(大多对以往治疗无效)中,10例获得客观缓解(9例CR),且部分患者可获得持久治疗反应。患者耐受性好,剂量限制性毒性为血小板减少和口腔炎。

本品的安全性和有效性是通过一项标签公开、单臂、多中心国际性试验来评价的,受试者包括115名复发或难治性PTCL患者。受试患者的平均年龄为59岁(年龄范围21~85岁),68%为男性,32%为女性。111名患者以单次剂量为30mg/m² 的本品治疗,3~5min静脉推注,每周一次持续6周,7周为一周期,直到疾病恶化或不能承受的毒性终止。在这111名患者中,109名患者符合有效性评估条件。

主要的有效性评价参照标准国际研讨会(IWC)评定的总应答率(完全反应、未经证实的完全反应、部分反应)。结果显示109例可评价的患者中有29例(27%)肿瘤体积缩小,其中大部分(66%)是在第一疗程治疗中取得的疗效。

【适应证】 治疗复发或难治性外周T细胞性淋巴瘤。

【不良反应】 最常见不良反应为激越或黏膜溃疡,如嘴唇、口腔、消化道溃疡;血小板计数减少、白细胞减少、发热、恶心和疲惫。观察发现本品对胎儿有危害。

【禁忌证】 试验中显示出胚胎毒性,孕妇或计划怀孕妇女在使用本品前,须知晓本品对胎儿的潜在危险。针对肾功能不全患者的研究报告尚未见报道,中度至严重肾功能不全患者建议谨慎使用,且在使用本品过程中建议定期监测肾功能并留意因药物暴露增加导致的系统性毒性。

【药物相互作用】 体外实验表明本品不是CYP450的底物、抑制剂或诱导剂,对CYP450发生药物之间相互作用的可能性很小。在Ⅳ期临床研究中考察了同时服用丙磺舒对本品药代动力学的影响,结果增加丙磺舒的剂量可导致本品清除的延迟,而增加其在体内的停留。由于肾的清除占本品总清除的约34%,故同时服用影响肾清除率的药物(如非甾体抗炎药、甲氧苄啶/磺胺甲噁唑)可延缓本品清除。

【用法与用量】 本品用于外周T细胞淋巴瘤,推荐剂量为30mg/m²,静脉推注,在3~5min内注射完。推荐方案为每周1次,连续6周,7周为一个周期。在第1次给予本品前10d,患者须口服低剂量叶酸(一日1.0~1.25mg),持续服用至末次给药后30天。患者还须补充维生素 $B_{12}$,在第1次给予本品前10周内或给药当天肌内注射1mg维生素 $B_{12}$,此后每8~10周1次。

【生产厂家】 Allos Therapeutics 公司

【制剂规格】 注射剂:浓度为 20mg/ml,有1ml 和2ml 两种规格

【储存条件】 避光于2~8℃(36~46℉)储存。

### 参 考 文 献

[1] 于海洲, 林娜, 都婧. 周围T-细胞淋巴瘤治疗药 Pralatrexate[J]. 齐鲁药事,2010,**29**(8):509-510.

[2] 戴一. 外周T细胞淋巴瘤治疗新药普拉曲沙的药理及临床评价[J]. 新药述评,2011,**20**(2):97-100.

[3] 复发性/难治性T细胞淋巴瘤治疗药 pratatrexate[J]. 世界临床药物,2011,**32**(12):762-763.

# Prasugrel
# 普拉格雷

$C_{20}H_{20}FNO_3S$ 373.44

【商品名】 Effient

【别名】 LY640315

【化学名】 5-[2-Cyclopropyl-1-(2-fluorophenyl)-2-oxoethyl]-4,5,6,7-tetrahydrothieno[3,2-c]pyridin-2-yl acetate

【CAS】 150322-43-3

【类别】 抗血小板药

【研制单位】 美国礼来公司/日本第一三共制药公司(Daiichi Sankyo)

【上市时间】 2009 年 7 月 9 日

【作用机制】 本品是一个前体药物,其活性代谢物与血小板 $P_2Y_{12}$ADP(二磷酸腺苷)受体不可逆结合,从而抑制血小板活化和聚集。

【药理作用】 本品是第 3 代抑制 ADP 激活的血小板聚集药物,与氯吡格雷相似,本品选择性、不可逆地抑制 ADP 诱导的血小板聚集,从而发挥抗血小板作用。本品通过抑制 ADP 与血小板膜上 $P_2Y_{12}$ 受体的结合,使血小板细胞膜糖蛋白上 Ⅱb/Ⅲa 受体不被暴露,从而抑制血小板聚集。本品本身无活性,其口服吸收后迅速转化为活性成分 R-138727。研究表明其可有效抑制 ADP 与 $P_2Y_{12}$ 受体的结合,抑制强度与剂量有关。进一步研究表明 R-138727 可与 $P_2Y_{12}$ 受体上半胱氨酸 97 和半胱氨酸之间的双硫键结合,使 $P_2Y_{12}$ 受体不可逆地失去功能。

【药代动力学】 本品是新型、强效的噻吩吡啶类前体药物,口服后几乎完全吸收,在体内经小肠与血浆中的人羧酯酶[human carboxylesterase 1,hCE1,简称酯酶(esterases)]迅速转变为活性产物的前体化合物 R-95913(M2)和两个次级产物 R-106583(M5)和 R-100932(M6),以及 20 余个无活性的噻吩酮类代谢产物。其中,约占口服剂量 55% 的硫内酯(thiolactone)R-95913 再经过 CYP3A4,2B6,2C9,2C19 等一系列代谢开环后变为有活性的含巯基化合物 R-138727(M3),即以二硫键与血小板 $P_2Y_{12}$ 受体不可逆地共价结合而抑制其活化与聚集,主要经肾排出(70%)。单剂量口服本品 15mg 的药代动力学参数见表 1。

本品的活性代谢物 R-138727 具有两个手性中心、4 个手性异构体,均具有抑制血小板活性作用。

【毒性】 尚无本品在孕妇中充分、良好的对照研究。在生殖和发育毒理学动物研究中,没有发现对胎儿有伤害的证据,在母体毒性剂量有轻微降低胎儿体重作用,但有结构畸形的发生。因此,仅当本品对母亲的潜在益处大于其对胎儿的风险时才可用于孕妇。

儿童用药的安全性和有效性尚未确定。

老年患者服用本品后,会增加出血的风险,同时由于 75 岁以上老人应用本品后作用的不确定性,因此不建议 75 岁以上老人使用,但伴有糖尿病、心肌梗死病史的高危人群可以考虑使用本品。

【临床研究】 在健康受试者中进行的药效学研究表明,本品在 LD/MD 为 20/5、30/7.5、40/10、60/15mg 范围内具有剂量依赖性的抗血小板作用,血小板凝集抑制(IPA)程度分别为 39%、53%、55%、60%,显著优于氯吡格雷 300/75mg(36%,$P < 0.05$)。

一项随机、双盲、平行对照研究显示,冠状动脉疾病患者接受本品(60/10mg)后各时

表 1  人体口服[$^{14}$C]Prasugrel 15mg(100μCi)的药代动力学平均参数

| 参数 | $^{14}$C | R-95913(M2) | R-138727(M3) | R-106583(M5) | R-119251(M7) |
|---|---|---|---|---|---|
| $AUC_{0-12h}$/(ng·h/ml) | 2412 | 117 | 122 | 604 | 103 |
| $AUC_{0-\infty}$/(ng·h/ml) | 6813 | 118 | 122 | 827 | 104 |
| $c_{max}$/(ng/ml) | 546 | 67 | 80 | 120 | 58 |
| $t_{1/2}$/h | 188 | 3.9 | 3.7 | 8.7 | 2.9 |
| $t_{max}$/h | 0.5 | 0.5 | 0.5 | 1.0 | 0.5 |

间点的最大血小板凝集（MPA）水平和血小板活性指数（PRI）均显著低于氯吡格雷（600/75mg）。这表明本品能够更快更强地抑制$P_2Y_{12}$受体介导的血小板凝集。两组的不良反应总发生率相似。本品组的出血相关事件（主要是静脉穿刺小出血和擦伤）发生率（32/55）较氯吡格雷组（13/55）高。没有受试者由于不良反应中断治疗。

另外一项大规模随机、双盲研究（TRITON-TIMI 38）中，中危至高危 UA 或 NSTEMI 患者及 STEMI 患者在进行 PCI 前分别接受本品 60/10mg 或氯吡格雷 300/75mg。分析结果显示，本品组的一级终点事件（心血管原因导致的死亡、非致死性心梗、非致死性卒中）发生率（9.9%），MI 发生率（7.4%）及 MI 引起心血管性死亡的发生率（0.4%）均显著低于氯吡格雷组（12.1%，9.7%，0.7%）。本品组的大出血发生率（2.4%）和危及生命的出血发生率（1.4%）均高于氯吡格雷组（1.8%、0.9%）。上述 3 项研究的受试者均同时接受阿司匹林治疗。

【适应证】 急性冠状动脉综合征。

【不良反应】 出血是本品最常见的不良反应（2%~5%）。其他不良反应还包括：严重的血小板减少、贫血、肝功能异常、过敏反应、血管性水肿、血栓性血小板减少性紫癜、高血压、高脂血症、头痛、呼吸困难、恶心、头昏、低血压、疲劳、非心性胸痛、心房颤动、心动过缓、白细胞减少、皮疹、发热、外周性水肿、指端疼痛、腹泻等。

【禁忌证】 本品属妊娠期用药安全性 B 类，孕妇与哺乳期妇女应权衡利弊后使用。

【药物相互作用】

**其他药物对本品的影响** 临床研究表明，CYP3A 抑制剂和诱导剂、其他 CYP450 诱导剂及 CYP3A4 底物对本品活性代谢物的药代动力学没有显著影响。合用升高胃 pH 值的药物（如雷尼替丁或兰索拉唑）时，本品活性代谢物的 $c_{max}$ 分别减少 14% 和 29%，但 AUC 和 $t_{max}$ 无变化，临床上可以合用。肝素、阿司匹林（150mg/d）、华法林（15mg/d）不影响本品活性代谢物的药代动力学及其血小板凝集抑制作用，可与其合用，但应警惕出血时间延长。

**本品对其他药物的影响** 体外实验证实，本品的主要循环代谢产物不会引起具有临床意义的 CYP1A2、CYP2C9、CYP2C19、CYP2D6、CYP3A 抑制或 CYP1A2、CYP3A 诱导作用。本品是弱的 CYP2B6 抑制剂，对主要由 CYP2B6 代谢药物的药代动力学预期没有显著影响。本品作为 P-糖蛋白底物的潜在作用尚未评价。本品对 P-糖蛋白无抑制作用，不改变地高辛的清除。

【用法与用量】 口服，推荐负荷剂量为 60mg，维持剂量 10mg，qd；75 岁及以上的老年人或体重 <60kg 的患者维持剂量可降至 5mg，qd。

【生产厂家】 美国礼来公司/日本第一三共制药公司（Daiichi Sankyo）

【性状】 白色粉末。

【制剂规格】 片剂：5mg，10mg

【储存条件】 保持贮藏器密封、储存在阴凉、干燥的地方。

### 参 考 文 献

[1] 孙忠实,朱珠. 第三代抗血小板药普拉格雷[J]. 新药杂志,2005,19(22):2023-2026.

[2] 宋建虹,杜小莉. 新型口服抗血小板活化和聚集药物——普拉格雷[J]. 中国药学杂志,2010,45(17):1357-1358.

[3] 黄震华. 新型抗血小板药物普拉格雷[J]. 中国新药与临床杂志,2010,29(11):801-805.

# Regorafenib
# 瑞戈非尼

$C_{21}H_{15}ClF_4N_4O_3 \cdot H_2O$    500.83

【商品名】 Stivarga

【别名】 BAY73-4506

【化学名】 4-[4-({[4-Chloro-3-(trifluorom-ethyl)phenyl]carbamoyl} amino)-3-fluorophe-noxy]-N-methylpyridine-2-carboxamide mono-hydrate

【CAS】 835621-07-3

【类别】 抗肿瘤药;新型口服多靶点磷酸激酶抑制剂

【研制单位】 Bayer 医疗保健制药公司和 Onyx 制药有限公司

【上市时间】 2012 年 9 月,转移性结直肠癌;2013 年 2 月,进展期胃肠间质瘤

【作用机制】 体外和体内临床前研究显示,本品具有广泛的抗肿瘤活性。作为多靶点的激酶抑制剂,其靶向作用涉及肿瘤血管生成和肿瘤细胞增殖的多个蛋白激酶,这些激酶包括:①与肿瘤血管生成相关的血管内皮生长因子受体-1(vascular endothelial growth fac-tor receptor-1,VEGFR-1)、VEGFR-2、VEGFR-3、酪氨酸蛋白激酶受体-2(Tie-2);②与肿瘤细胞增殖相关的原癌基因 c-Kit、酪氨酸蛋白激酶受体 RET、原癌基因 c-RAF、丝氨酸/苏氨酸蛋白激酶 B(BRAF)、丝裂原激活的蛋白(mitogen-activated protein,MAP)激酶 p38;③与肿瘤微环境相关的血小板衍生生长因子受体-β(platelet derived fac-tor receptor-β,PDGFR-β)、成纤维细胞生长因子受体-1(fibroblast growth factor receptor-1,FGFR-1)。本品通过阻断和抑制上述激酶的活性,发挥阻断肿瘤血管生成和抑制肿瘤细胞增殖的多重抗肿瘤作用。

本品与索拉非尼结构相似,区别仅为本品的中央苯环上增加了一个氟原子,这使得两个药物既相似又有着不同的生化特性。体外生化分析显示,相对于索拉非尼,本品对 VEGFR-2、PDGFR-β、FGFR-1 和 c-Kit 的抑制作用更强。同时,本品还能抑制 Tie-2,具有更广泛的抗血管生成作用。在抑制肿瘤细胞增殖方面,本品和索拉非尼均靶向 c-RAF、野生型 BRAF 和 BRAF$^{V600E}$,并干扰肿瘤发生时异常激活的 MAP 激酶胞内信号传导通路。其中,抑制 MAP 激酶 p38 是本品独有的特征。由此可见,与索拉非尼相比,本品靶向的激酶范围更广,在药理学上具有更强的作用,是一个颇有前景的抗肿瘤药物。

【药代动力学】 单剂量口服本品 160mg 后 $t_{max}$ 为 4h,平均 $c_{max}$ 为 2.5μg/ml,平均 AUC 为 70.4μg·h/ml。本品达到稳态时,平均 $c_{max}$ 为 3.9μg/ml,平均 AUC 为 58.3μg·h/ml。AUC 和 $c_{max}$ 的个体间变异率为 35%~44%,平均相对生物利用度为 69%~83%。本品体内代谢经肝肠循环,由 CYP3A4 和 UGT1A9 参与,主要代谢产物为 M2(N-氧化代谢物)和 M5(N-氧化和 N-去甲基代谢物),在体外表现出与原型药物相似的药理学活性和稳态浓度。

【临床研究】

### 结直肠癌

Ⅰ期临床研究 1 项在进展期实体瘤患者中进行的剂量递增性Ⅰ期临床研究结果显示,本品的耐受性良好,同时初步研究发现其对结直肠癌有抗肿瘤活性。为此,Strumberg 等又开展了 1 项针对转移性结直肠癌的扩展队列(extension cohort)Ⅰ期研究,在 38 例难治性转移性结直肠癌患者(先前接受的中位治疗线数为 4)中,26 例接受本品单药治疗(160mg/d,用药 3 周,停药 1 周,4 周为 1 周期),结果显示本品的耐受性良好,疾病控制率(DCR)为 74%,无进展生存时间(PFS)为 107d(95%CI:66~161d)。

在临床试验设计阶段,研究者努力探寻本品在与化疗药物联合治疗中是否发挥了

最大潜力。本品联合标准化疗方案一线或二线药物治疗结直肠癌的Ⅰ期临床研究结果显示,本品具有良好的耐受性和疗效。标准化疗方案分别为改良 FOLFOX6(FOL-FOX)或 FOLFIRI 方案。给药剂量为160mg/d,第4~10天和第18~24天给药,4周为1周期。主要不良反应为3~4级中性粒细胞减少,其他毒性反应与本品单药治疗相似。

Ⅱ期临床研究 本品与细胞毒化疗药物联合治疗时,不良反应可能会叠加。目前正在开展一些本品联合细胞毒化疗药物的Ⅱ期研究。CORDIAL 试验是本品联合改良FOLFOX6 方案用于一线治疗转移性结直肠癌的非随机Ⅱ期临床研究。

在转移性结直肠癌患者中,K-Ras 突变状态能够预测抗表皮生长因子受体(EG-FR)单克隆抗体靶向药物的疗效。有关 K-Ras 突变状态能否预测多靶点激酶抑制剂(如本品)的疗效也备受关注。目前正在开展一项Ⅱ期临床试验 NCT01298570,观察本品联合 FOLFIRI 方案治疗先前接受 FOL-FOX 方案治疗的 K-Ras 或 BRAF 突变的转移性结直肠癌的疗效和安全性。

Ⅲ期临床研究(CORRECT 研究)CORRECT 研究是一项国际性、多中心、随机、安慰剂对照的Ⅲ期临床试验,旨在评价经标准治疗失败后的转移性结直肠癌患者接受本品单药治疗的疗效和安全性。来自16 个国家的 114 个中心参与该研究,共 760例转移性结直肠癌患者入组,入组标准为接受标准治疗且最后一次标准治疗期间或治疗后 3 个月内疾病进展,或因不良反应停止标准治疗的患者。标准治疗包括以氟尿嘧啶、奥沙利铂、伊立替康为基础的化疗,抗VEGF 贝伐珠单抗治疗,抗 EGFR 西妥昔单抗或帕尼单抗治疗(K-Ras 野生型肿瘤)。

入组患者按2:1 比例随机分配至本品组(160mg/d,用药3 周,停药 1 周,4 周为 1 周期)($n = 505$)或安慰剂组($n = 255$)。研究的主要终点为总生存时间(OS),次要终点包括 PFS、肿瘤客观缓解率、DCR 及安全性。中期分析显示,本品相对于安慰剂,中位 OS明显延长(6.4 个月 vs 5.0 个月;HR =0.77,95% CI:0.64 ~ 0.94,$P = 0.0052$),中位 PFS 明显改善(1.9 个月 vs 1.7 个月;HR= 0.49,95% CI:0.42 ~ 0.58,$P < 0.0001$),DCR(41% vs 15%,$P < 0.001$)和客观缓解率(1.0% vs 0.4%,$P = 0.19$)提高。中位OS 尽管只延长了 1.4 个月,但 HR 为 0.77意味着对于这类预后极差的患者,本品可以降低 23% 的死亡风险。Ⅲ期随机 COR-RECT 研究首次证实本品在难治性转移性结直肠癌中能使总生存延长。基于这项研究,本品于 2012 年 9 月获得美国 FDA 批准,用于治疗既往接受过以氟尿嘧啶、奥沙利铂和伊立替康为基础的化疗以及抗VEGF、EGFR 治疗(K-Ras 野生型)的转移性结直肠癌。

Van Cutsem 等则对 CORRECT 研究的不同年龄亚组进行了分析。本品组中 <65岁患者 309 例,≥65 岁患者 196 例。在 <65 岁亚组中,本品组和安慰剂组的中位 OS分别为 6.7 个月和 5.0 个月(HR = 0.72,95% CI:0.56 ~ 0.91);≥65 岁亚组分别为6.0 个月和 5.6 个月(HR = 0.86,95% CI:0.61 ~ 1.19)。CORRECT 研究的年龄亚组与中位 OS 分析显示无交互作用($P = 0.405$),本品治疗的 OS 获益在 <65 岁和 ≥65 岁人群之间相近。同时,两个年龄组中本品的安全性和耐受性相似。

Jeffers 对 CORRECT 实验进行了探索性生物标记物亚组研究,从肿瘤组织和基线时血浆样本中分离出 DNA 进行突变分析。亚组相关性分析显示,无论是 K-Ras 野生型还是突变型亚组,本品较安慰剂均有 OS 获益的趋势(K-Ras 野生型: HR = 0.67,95% CI: 0.41 ~ 1.08;K-Ras 突变型: HR = 0.81,95% CI: 0.61 ~ 1.09;交互作用的 $P$ 值为 0.561)。对 PIK3CA 野生型和突变型亚组的 OS 分析也得出相似的结果(PIK3CA 野生型: HR = 0.75, 95% CI: 0.57 ~ 0.99;PIK3CA 突变型: HR = 0.84,95% CI: 0.47 ~ 1.50;交互作用的 $P$ 值为 0.723)。上述结果提示本品在所有被评估的突变基因分析中均显示临床获益趋势。

**胃肠间质瘤**(gastrointestinal stromal tumor,GIST) GIST 是最常见的胃肠道起源肉瘤。虽可早期切除,但是超过 40% 的 GIST 在术后发生复发和转移。分子病理学明确 GIST 是基因突变所致的肿瘤,主要为 Kit 和 PDGFRA 基因的突变。激酶抑制剂靶向治疗的发展,为 GIST 的治疗选择和临床转归带来革命性变化。伊马替尼是目前转移性或无法切除 GIST 的一线治疗药物,但易产生耐药而导致疾病进展。对于伊马替尼治疗后进展的 GIST,美国 FDA 推荐使用舒尼替尼二线治疗。同样,舒尼替尼治疗 1 年内通常会出现疾病进展和耐药。对于经标准治疗失败的 GIST 患者,Ⅱ期临床研究显示索拉非尼对这部分患者有一定作用,DCR 为 60% ~ 70%,中位 PFS 为 5 个月;再次提示多靶点的激酶抑制剂可能对伊马替尼耐药的 GIST 患者有益。本品在上述激酶抑制剂中具有最广泛的抑制作用,靶向多个异常的信号调节通路,因而引发了研究者的兴趣。

**Ⅱ期临床研究** 一项Ⅱ期多中心临床研究观察了本品治疗伊马替尼和舒尼替尼治疗失败的转移性或不可切除的 GIST 患者。入组患者接受本品 160mg/d,用药 3 周,停药 1 周,4 周为 1 周期。33 例患者接受至少了 2 个周期(2 ~ 17 周期)的治疗。主要研究终点是临床获益率(CBR),根据 RECIST1.1 标准将达到完全缓解(CR)、部分缓解(PR)和稳定(SD)超过 16 周定义为 CBR。结果显示,CBR 为 79%(95% CI: 61% ~ 91%),其中 4 例获 PR,22 例获 SD;次要研究终点为中位 PFS 达 10.0 个月;最常见的治疗相关 3 级不良反应包括高血压(36%)、手足皮肤反应(24%)和低磷血症(15%);肿瘤基因型分析显示,相较于 Kit 外显子 9 突变,Kit 外显子 11 突变患者的 PFS 更长。该项Ⅱ期临床研究显示,本品对伊马替尼和舒尼替尼治疗失败的进展期 GIST 患者有明确作用。

**Ⅲ期临床研究(GRID 研究)** 基于上述Ⅱ期临床研究以及有关本品对抗 Kit 耐药突变的临床前研究,开展了Ⅲ期临床试验 GRID 研究。GRID 研究是关于本品治疗进展期 GIST 的一项国际性、多中心、随机、安慰剂对照的Ⅲ期临床试验,评价了伊马替尼和舒尼替尼治疗转移性或不可切除 GIST 失败后应用本品的疗效和安全性,17 个国家的 57 家医院参加了该研究。

患者均为经病理组织学证实的转移性或不可切除的 GIST,且既往应用伊马替尼和舒尼替尼治疗失败,共 199 例患者入组,以 2∶1 比例随机分配至本品组($n = 133$;160mg/d,用药 3 周,停药 1 周,4 周为 1 周期)或安慰剂组($n = 66$),两组均给予最佳支持治疗。结果显示,本品相对于安慰剂,主要终点中位 PFS 延长 3.9 个月(4.8 个月 vs 0.9 个月;HR = 0.27,95% CI: 0.19 ~ 0.39,$P < 0.0001$),次要终点 OS 的差异无统计学意义(HR = 0.77,95% CI: 0.42 ~ 1.41,$P$ = 0.199),DCR 显著提高(52.6% vs 9.1%,$P < 0.0001$)。本项研究中本品与安慰剂

OS 的差异无统计学意义,可能与疾病进展时安慰剂组较多患者(56 例,85%)交叉至本品组治疗有关。即使之前应用安慰剂,后续使用本品同样可以使这些患者获益,进而使 OS 延长。对 GRID 研究中入组患者的基线特征进行亚组分析,针对不同性别、年龄、原发 GIST 的细胞分裂指数、既往伊马替尼、舒尼替尼的治疗时间和既往抗肿瘤治疗线数的分析显示,本品在各亚组中均能延长 PFS。基因突变状态的亚组分析也显示,Kit 突变状态与伊马替尼和舒尼替尼的治疗时间有关,本品在各基因突变亚组的 PFS 均提高,临床获益不受 Kit 突变状态的影响。

GRID 研究提示:对于标准治疗后疾病进展的转移性或不可切除 GIST 患者,本品较安慰剂可显著改善 PFS,使难治性患者群获益。基于 GRID 研究结果,2013 年 2 月美国 FDA 批准本品用于伊马替尼和舒尼替尼治疗失败的进展期 GIST 治疗。该研究亦提示观察伊马替尼和舒尼替尼治疗失败后应用本品治疗 GIST 的分子机制是未来研究的方向:将肿瘤基因型作为预测性肿瘤生物标志物,并分析肿瘤分子亚型与本品作用活性的相关性。

### 其他临床研究

二线治疗中晚期肝细胞癌(HCC)　索拉非尼是晚期 HCC 的一线治疗药物,一项多中心开放 II 期研究评估了本品作为二线治疗药物在索拉非尼一线治疗失败的中晚期 HCC 患者中的安全性和疗效。结果显示:本品安全性良好,72%(26/36)的患者疾病得到控制,中位疾病进展时间(TTP)为 4.3 个月,中位 OS 为 13.8 个月,对索拉非尼一线治疗进展的中晚期 HCC 具有抗肿瘤活性。在此基础上,研究者又设计了 III 期临床试验 RESORCE 研究,观察索拉非尼治疗后疾病进展的 HCC 患者应用本品的疗效和安全性。该研究拟纳入 530 例患者,随机分配至本品组(160mg/d,用药 3 周,停药 1 周,4 周为 1 周期)或安慰剂组。主要终点为 OS,次要终点为 TTP、PFS、可评价客观疗效者(OTR)和 DCR。该项研究预计于 2016 年 10 月完成。

转移性结直肠癌的亚洲研究(CONCUR 研究)　CONCUR 研究是一项目前在亚洲患者中进行的本品用于治疗转移性结直肠癌的研究。这项随机、双盲、安慰剂对照的 III 期研究,旨在评估本品(160mg/d,用药 3 周,停药 1 周,4 周为 1 周期)在标准治疗后疾病进展的转移性结直肠癌亚洲患者中的疗效和安全性。主要终点为 OS,次要终点为 PFS、达到 CR 或 PR 的患者比例、DCR 和安全性。

原发灶和肝转移灶切除术后结直肠癌的辅助治疗　正在进行中的 COAST 研究是一项随机、双盲、安慰剂对照的 III 期临床研究,用以观察 IV 期结直肠癌原发灶和肝转移灶根治性切除术后本品辅助治疗的疗效和安全性。患者随机分配至本品组(160mg/d,用药 3 周,停药 1 周,4 周为 1 周期)或安慰剂组,同时完成所有计划的化疗。该研究的主要终点为无病生存期 DFS,次要终点为 OS,预计 2018 年 3 月完成。

【适应证】　本品作为一种激酶抑制剂,适用于既往曾使用氟嘧啶、奥沙利铂和伊立替康进行抗-VEGF 治疗或抗-EGFR 治疗的转移性结直肠癌(CRC)。

【不良反应】　最常见不良反应(≥30%)是乏力/疲乏、食欲减低和食物摄入量、手足皮肤反应(HFSR)[掌足红肿(PPE)]、腹泻、口腔黏膜炎、体重减轻、感染、高血压和发音困难。

早期 I 期临床试验观察到本品最常见

的不良反应是皮肤毒性(手足皮肤反应、皮疹、脱屑、脱发)、疲劳、高血压、黏膜炎、腹泻和甲状腺功能障碍,与其他类似的口服多靶点激酶抑制剂的不良反应相似。大多数不良反应为轻、中度,可以经过临床处理得到控制。对于转移性结直肠癌患者,CORRECT 试验显示的本品组和安慰剂组治疗相关不良反应的发生率分别为 93% 和 61%。本品相关的最常见 3 级及以上不良反应为手足皮肤反应(17%)、疲劳(9%)、腹泻(7%)、高血压(7%)和皮疹或脱屑(6%),与早期临床试验结果相似。此外,Grothey 等分析了 CORRECT 试验中本品不良反应发生的时间特征,3 级及以上不良事件手足皮肤反应、疲劳、高血压和皮疹或脱屑的发生率在治疗第 1 周期达到高峰,之后发生率逐渐降低至相对稳定的低水平状态。腹泻的发生率在整个治疗期间相对恒定。该分析结果显示,本品治疗最为常见的不良反应通常发生在治疗的早期,因此早期应密切监测不良反应。

对于 GIST 患者,GRID 研究显示,本品组和安慰剂组治疗相关不良反应的发生率分别为 98% 和 68%。本品相关的最常见 3、4 级不良反应为高血压(23%)、手足皮肤反应(20%)和腹泻(5%),可通过调整剂量进行处理。

【药物相互作用】 避免与强 CYP3A4 诱导剂或强 CYP3A4 抑制剂同时使用。

【用法与用量】 推荐剂量:口服,160mg/d,每天 1 次,用药 3 周,停药 1 周,4 周为 1 周期。与低脂早餐共服。

【生产厂家】 德国拜耳医药公司

【性状】 本品为类白色粉末,其水合物为粉红色至浅褐色固体粉末,微溶于乙醇、甲醇、乙腈、乙酸乙酯,几乎不溶于水。

【制剂规格】 片剂:40mg

【储存条件】 遮光,密封保存。

### 参 考 文 献

[1] 李进. 新型口服多激酶抑制剂瑞戈非尼治疗癌症的研究进展[J]. 临床肿瘤学杂志,2014,19(5):385 – 390.

# Retigabine
# 瑞替加滨

$C_{16}H_{18}FN_3O_2$    303.33

【商品名】 Potiga

【别名】 D23129

【化学名】 N-[2-Amino-4-(4-fluoro-benzyl-amino)phenyl]carbamic acid ethyl ester

【CAS】 150812-13-8(二盐酸盐);150812-12-7(游离碱)

【类别】 抗癫痫药

【研制单位】 葛兰素史克公司(GSK)

【上市时间】 2011 年 6 月 10 日

【作用机制】 本品是神经元钾通道开放剂,其抗癫痫的作用机制尚未完全阐明。体外研究表明本品增强由 KCNQ(Kv 7.2 ~ 7.5)离子通道家族介导的跨膜钾电流。本品被认为通过激活 KCNQ 通道,稳定静息膜电位并减低脑兴奋性。体外研究提示本品也可能通过 GABA-介导电流的增强发挥治疗作用。

【药理作用】 在健康受试者中评价本品的 QTc 延长风险。一项随机、双盲、阳性及安慰剂控制的对照平行组研究中,120 例健康受试者(各组 40 例)参与实验。一组服用本品,给药剂量逐渐递增至最终剂量 400mg/次,tid。另外两组分别服用安慰剂、安慰剂和莫西沙星(在第 22 天)。给药后第 22 天,受试剂量达到 1200mg/d,在给药后 3h 观察,根据一项 Fridericia 校正方法,基线和安慰剂校正 QTc 间隔(QTcF)最大均数(上限单侧,95% CI)的增加是 7.7 ms(11.9 ms)。本品到对心率、PR 或 QRS 间隔无影响。

【药代动力学】 在有癫痫患者中,每天剂量在 600 和 1200mg 间的药代动力学曲线接近线性。重复给药后无非期望积蓄。本品在健康志愿者和有癫痫患者中的药代动力学相似。

**吸收** 在单次和多次口服给药后,本品被迅速吸收,达峰中位时间($t_{max}$)为 0.5~2h 之间。本品的口服绝对生物利用度是静脉给药的 60%。根据血浆 AUC 值,高脂肪饮食不影响本品被吸收的程度,但增加 $c_{max}$ 接近 38%,延迟 $t_{max}$ 约 0.75h。

**分布** 来自体外研究资料表明:本品和本品的 N-乙酰化代谢物 NAMR 分别有接近 80% 和 45% 结合至血浆蛋白。预计没有通过从血浆蛋白取代其他药物发生相互作用。静脉给药后本品的稳态分布容积是 2~3L/kg,提示本品充分分布在机体内。

**代谢** 本品在人体中主要通过葡萄苷酸化作用和乙酰化作用被广泛代谢。本品部分被转换为无活性 N-葡萄糖醛酸苷,它是在人体中的主要循环代谢物。本品也被代谢为其 N-乙酰化代谢物(NAMR),它随后也被葡糖醛酸化。NAMR 有抗癫痫活性,但在动物癫痫发作模型中比本品效力较低。本品的次要代谢物为其 N-葡萄糖化产物和 NAMR 的环化产物。使用人体生物材料的体外研究表明,本品的 N-乙酰化主要由 N-乙酰转移酶(NAT2)催化,而葡萄苷酸化作用主要由 UDP-葡萄糖苷酸基转移酶 1A4(UGT1A4)催化,同时也有 UGT1A1、UGT1A3 和 UGT1A9 参与。

**消除** 物料平衡研究结果提示,对于本品和 N-乙酰化代谢物(NAMR),肾排泄是主要消除途径。在尿中回收约 85% 剂量,原型药物和 NAMR 分别占给药剂量的 36% 和 18%,原型药物和 NAMR 的总 N-葡萄糖醛酸苷占给药剂量的 24%。在粪中回收接近 14%,原型药物占总剂量 3%。给药后 240 小时内尿液和粪便中二者平均总回收量接近 98%。

【毒性】

**致癌性** 在一项为期 1 年的小鼠研究中(在产后第 8 和 15 天 2 次单剂量口服给予直至 96mg/kg),在雄性小鼠中观察到剂量相关性肺肿瘤[细支气管肺泡癌和(或)腺癌]频数增加。大鼠口服给予本品后[经口灌胃剂量至 50mg/(kg·d)]2 年未观察到致癌性证据。血浆暴露(AUC)至本品在最高测试剂量低于在人中最大推荐人用剂量(MRHD)1200mg/d。

**致突变性** 高纯度本品在体外 Ames 试验、体外中国仓鼠卵巢(CHO)Hprt 基因突变试验以及体内小鼠微核试验中呈阴性。本品在人淋巴细胞和体外染色体畸变试验中呈阳性。本品的主要循环代谢物 NAMR 在体外 Ames 试验中呈阴性,但在 CHO 细胞在体外染色体畸变试验呈阳性。

**生育力受损** 雄性和雌性交配直至妊娠第 7 天,给予雄性和雌性大鼠 46.4mg/(kg·d)本品(本品血浆暴露量低于在人体中 MRHD 时暴露量),结果显示,本品对生育力、一般生育行为或早期胚发育无影响。

【临床研究】 3 项多中心、随机、双盲、安慰剂对照研究验证了 1239 例成年患者在癫痫部分发作中本品作为辅助治疗药物的疗效。主要终点由双盲治疗期癫痫发作从基线变化百分率组成。

纳入研究中的患者有癫痫部分发作、有或无演变成继发性全身发作和是不适宜对照有 1 至 3 种同时抗癫痫药(AEDs)、有或无同时迷走神经刺激。超过 75% 的患者服用 2 种或以上 AEDs。在 8 周基线期时,患者平均经受至少 4 次癫痫部分发作,每 28 天无癫痫期超过 3~4 周。患者平均患癫痫时间为 22 年。

跨越 3 项研究,中位基线癫痫发作范围为每月癫痫发作 8～12 次。

患者被随机分为 3 组,各组每日总剂量维持在 600mg/d、900mg/d 和 1200mg/d,每天给药 3 次,每次剂量相同。3 组给药剂量均递增调整,治疗开始剂量为 300mg/d(每次 100mg,每日 3 次),之后每周调整一次剂量,每次调整递增 150mg 直至目标维持剂量。

图 1 显示跨所有 3 项研究在 28d 癫痫发作降低中位百分率(基线至双盲期)与安慰剂比较。本品 600mg/d(研究 1),900mg/d(研究 1 和 3)和 1200mg/d(研究 2 和 3)与安慰剂相比具有显著差异。

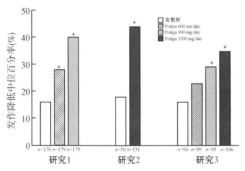

**图 1　3 项研究中,瑞替加滨对受试者 28 天癫痫发作降低中位百分率**

\* $P < 0.05$ *vs* 安慰剂组

图 2 显示跨越 3 项临床试验整合分析中,按用本品和安慰剂治疗的患者分类在 28d 中总癫痫部分发作频数从基线变化。患者其癫痫发作增加被显示在左侧为"更坏",患者癫痫发作减低被显示为 5 个类别。

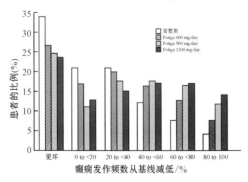

**图 2　跨越所有 3 项双盲试验对瑞替加滨和安慰剂按癫痫发作类别患者的比例**

【适应证】　与成人癫痫相关的惊厥发作的辅助治疗。

【不良反应】　最常见不良反应(发生率 ≥ 4%,接近安慰剂的 2 倍)为头晕、嗜睡、疲乏、混乱状态、眩晕、震颤、异常协调、复视、注意障碍、记忆障碍、虚弱、视力模糊、步态不稳、失语症、构音障碍和平衡障碍。

【药物相互作用】　同时给予苯妥英(Phenytoin)或卡马西平(Carbamazepine)时,本品的 $c_{max}$ 可能降低。当添加苯妥英或卡马西平时应考虑增加本品的剂量。

本品的 N-乙酰代谢物可能抑制地高辛的肾清除率,地高辛是 P-糖蛋白的底物。

【用法与用量】　初始剂量应是 100mg/次,3 次/天(即 300mg/d),共 1 周。本品应以周为单位逐渐增加剂量,每次的增加剂量不能超过 150mg/d,直到增加至维持剂量 200～400mg/次,每天 3 次(即 600～1200mg/d),维持剂量应根据患者个人情况而定。

当终止服用本品时,应逐渐减低剂量,至少 3 周以后停药。

【生产厂家】　葛兰素史克公司

【性状】　50mg 片为紫色圆形包衣片,一侧印有"RTG50";200mg 片为黄色椭圆形包衣片,一侧印有"RTG200";300mg 片为绿色椭圆形包衣片,一侧印有"RTG300";400mg 片为紫色椭圆形包衣片,一侧印有"RTG400"。

【制剂规格】　速释包衣片:50ng,200ng,300ng,400ng

【储存条件】　贮存在 25℃ 条件下;外出允许在 15～30℃ 范围内。

**参 考 文 献**

[1] 左莉编译. 依佐加滨(ezogabine)[J]. 中国药物化学杂志,2011,21(6):505－506.

# Rilpivirine
## 利匹韦林

$$C_{22}H_{18}N_6 \quad 366.42$$

【商品名】　Edurant

【别名】　TMC278；R-278474

【化学名】　4-[[4[[4[(1E)-2-Cyanoethe-nyl]-2,6-dimeth-ylphenyl]amino]-2-pyrimidi-nyl]amino]benzonitrile

【CAS】　500287-72-9

【类别】　抗感染药

【研制单位】　美国强生公司

【上市时间】　2011年5月20日

【作用机制】　本品是1-型人类免疫缺陷病毒（HIV-1）的非核苷反转录酶抑制剂（NNRTI）。它通过HIV-1反转录酶（RT）的非竞争性抑制作用抑制HIV-1的复制。本品不抑制人类细胞DNA聚合酶α、β和γ。

【药理作用】　利用MT-4细胞进行的MTT试验结果表明，本品对野生型HIV-1（LAI，ⅡB；$EC_{50} = 0.5$ nmol/L）以及单突变和双突变的HIV-1病毒株都具有较高的抗病毒活性。体外试验表明，本品抗HIV-1活性显著强于Ne-virapine、Efavirenz和Dapivirine，它们对野生型病毒株ⅡB的$EC_{50}$分别为0.4、81、1.4和1.2 nmol/L，对单突变病毒株L100I的$EC_{50}$分别为0.4、597、35和11 nmol/L，对单突变病毒株K103N的$EC_{50}$分别为0.3、2879、28和2 nmol/L，对单突变病毒株Y181C的$EC_{50}$分别为1.3、10 000、2和7 nmol/L，对单突变病毒株Y188L的$EC_{50}$分别为2、10000、78和37 nmol/L，对单突变病毒株G190S的$EC_{50}$分别为0.1、1000、275和2 nmol/L，对双突变病毒株K103N + Y181C的$EC_{50}$分别为1、10000、37和54 nmol/L。本品具有良好的选择性指数（$CC_{50}/EC_{50} = 25000 \sim 60000$）。

对转染了野生型HIV-1的MT-4细胞进行的试验显示，使用同样为非核苷类反转录酶抑制剂的Efavirenz 6d后，出现病毒剧增，而使用本品30d后，仍无病毒剧增现象，且在使用本品40或200nmol/L的30d里，未发现耐药病毒出现。此外，针对单突变病毒株Y181C或K103N进行的试验显示，虽然本品使用剂量为40和200nmol/L时，无病毒剧增，但当剂量降低为10nmol/L时，却发生病毒剧增；而对双突变病毒株K103N + Y181C使用各种浓度的本品后，均会出现病毒剧增。

针对取自HIV感染病人体内的约1200株重组临床分离株进行的一项研究显示，本品也具高抗病毒活性，其在$EC_{50} < 1$nmol/L下，对此分离株的抑制率为81%，而Nevirap-ine、Efavirenz和Dapivirine在$EC_{50}$浓度（$\leqslant 1$nmol/L）下的抑制率仅分别为18%、69%和79%。

【药代动力学】　体外研究显示，本品在人、大鼠和小鼠的肝细胞中以缓慢的谷胱甘肽依赖性结合方式代谢，而在狗、兔、猴的肝细胞中则先经氧化代谢，再经硫酸盐结合或O-葡糖苷酸化，其中在兔体内的主要代谢途径是N-葡糖苷酸化；本品在人、狗、大鼠和小鼠体内的代谢产物相同，仅有少量细胞色素P-450（CYP）依赖性氧化代谢产物；本品对在大肠埃希菌中表达的CYP3A4、CYP2C9和CYP2D6的$IC_{50}$分别为4.6、5和大于10μmol/L。

药代动力学试验显示，给大鼠、狗、兔和猴分别静脉注射溶于PEG 400的本品4、1.25、1.25和1.25mg/kg时，AUC分别为3.1、8.7、44和1.4mg·h/L；本品的半衰期范围从4.4h（大鼠）到31h（狗）；本品在组织与血浆中的分布比为0.47~3.4，在大鼠脑与血浆中的分布比为0.5。大鼠和狗经口给予溶于PEG 400的本品，其半衰期分别为2.8和39h，而口服生物利用度均约为 30%。

3 项共有 90 名健康男性受试者参加的随机、安慰剂对照研究考察了本品单次给药 (12.5~300mg,po) 和多次给药 (25~150mg,po,qd,持续14d) 的药代动力学。结果显示：本品口服吸收良好，在 200mg 剂量以内其血药浓度与剂量成比例递增；平均半衰期为 34~55h；在 50mg 剂量下，平均 $c_{max}$ 和 $AUC_{0-\infty}$ 分别为 247μg/L 和 7720μg·h/L；14d 后，本品 $AUC_{0-\infty}$ 增加 2.8 倍，表明其有效 $t_{1/2}$ 为 38h。

一项在 47 名未接受过抗反转录病毒治疗的 HIV 感染受试者中进行的随机、双盲、安慰剂对照Ⅲa期临床试验也考察了本品 (25,50,100,150mg/d,po,qd,持续7d) 的药代动力学。结果显示：所得药代动力学参数值与剂量几乎不成比例；在第 1 和第 7 天时，本品吸收迅速，给药 3~4h 后即达 $c_{max}$；从第 1 天到第 7 天血药浓度增加了 2~3 倍，其间各时间点的血药浓度均高于靶浓度 (13.5μg/L)；最后一次给药后 168h 仍能在大部分受试者的血浆中检测到本品。

## 【毒性】

**致癌性** 通过持续 104 周对小鼠和大鼠灌胃给药，以评价本品的致癌性。小鼠每天的给药剂量为 20、60 和 160mg/kg，大鼠每天的给药剂量为 40、200、500 和 1500mg/kg。在大鼠中不因给药而产生肿瘤。在小鼠中，本品对肝细胞肿瘤检查呈阳性；在小鼠中观察到肝细胞肿瘤可能是啮齿类的特异性所致。在致癌性研究中，相对于人类的推荐剂量 (25mg,qd)，观察到最低测试剂量时对本品全身暴露 (基于 AUC) 分别为全身暴露的 21 倍 (小鼠) 和 3 倍 (大鼠)。

**致突变性** 实验证明本品不具有致突变性。

**生育力损伤** 本品对生育力影响还无人类资料可供参考。在大鼠中进行的一项研究中，用本品 400mg/(kg·d) 对交配或生育力无影响。

## 【临床研究】

上述Ⅲa期临床试验还考察了本品 (25、50、100、150mg/d,po,qd,持续7d) 的短期抗病毒疗效，结果显示，本品治疗组受试者的血浆病毒载量显著降低 1.199 (lg 拷贝数/ml)，而安慰剂对照组反增加 0.002 (lg 拷贝/ml)，本品治疗组中血浆病毒载量降低 1.0 (lg 拷贝数/ml) 以上的受试者明显多于安慰剂组 (25/36 vs 0/11)；本品治疗组中有 4 人体内病毒载量低于 400 拷贝/ml，且未出现病毒载量反弹；两组的常见不良反应均为胃肠道紊乱和头痛；本品各剂量组的抗病毒活性和安全性无明显差异；治疗期间未发现与耐抗反转录病毒药物相关的病毒基因型变化。

一项有 368 名未接受过抗反转录病毒治疗的 HIV 感染患者参加的随机、阳性对照 (依法韦仑)、剂量考察的临床试验比较了本品 (25、75、150mg/d,qd) 与依法韦仑 (600mg/d,qd) 的有效性、安全性和耐受性，其中分别有 76% 和 24% 的患者加用齐多夫定 (AZT)/拉米夫定 (3TC) 和替诺福韦酯/恩曲他滨 (FTC)。结果显示，48 周后，本品和依法韦仑组的抗病毒活性无明显差异；各治疗组均有 77%~81% 的患者其病毒载量低于 50 拷贝/ml，81%~83% 的患者病毒载量低于 400 拷贝/ml，HIV-1 RNA 水平比给药前平均下降 2.63~2.65 (lg 拷贝数/ml)；本品和依法韦仑组的常见不良反应包括恶心 (发生率分别为 35.1% 和 29.2%) 和头痛 (发生率分别为 18.3% 和 15.7%)，而相对于依法韦仑组，本品组较少出现神经系统不良反应。

该项试验还报告了本品与依法韦仑对体内物质代谢的影响数据，本品 3 个剂量组受试者体内物质的代谢参数无显著差异；但与给药前相比，本品组各参数的平均变化值显著小于依法韦仑组，其中包括总胆固醇水平 [ (+5±30) vs (+31±30) mg/dl]、高密度脂蛋白胆固醇水平[HDL-C;(+5±9) *vs* (+12±10)mg/dl]、低密度脂蛋白胆固醇水平[LDL-C;(+1±25) *vs* (+15±23)mg/dl]和三酰甘油水平[(-10±79) *vs* (+18±66)mg/dl];尽管依法韦仑组患者 HDL-C 水平增加值较本品组明显更大,但两组的总胆固醇/HDL-C 比值无明显差异,且两组的血糖和胰岛素敏感性与给药前相比,仅有细微改变。

一项在未接受过抗反转录病毒治疗的 HIV 感染受试者中进行的 IV 期临床试验将比较本品和依法韦仑与替诺福韦酯+恩曲他滨或阿巴卡韦+拉米夫定联用的抗病毒疗效。

【适应证】　与其他抗病毒药联用,用以治疗未接受过治疗的成年 HIV-1 感染患者。

【不良反应】　本品常见不良反应:①胃肠道疾病:腹泻、腹部不适;②肝胆疾病:胆囊炎、胆石症;③代谢和营养疾病:食欲减退;④神经系统:嗜睡;⑤精神疾病:睡眠疾病、焦虑;⑥肾和尿疾病:膜性肾小球肾炎、系膜增生型肾小球肾炎。

【禁忌证】　本品不应与下列药物共同给药,由于 CYP3A 酶诱导作用或胃 pH 值增加可能明显降低本品的血浆浓度,从而导致本品丧失病毒学反应以及产生耐药性。

①抗癫痫药卡马西平、奥马西平、苯巴比妥和苯妥英;②抗分枝杆菌药利福布汀,利福平和利福喷汀;③质子泵抑制剂如艾美拉唑、兰索拉唑、奥美拉唑、泮托拉唑和雷贝拉唑;④全身糖皮质激素地塞米松;⑤圣约翰草 St John's wort(Hypericum perforatum)。

【药物相互作用】　临床试验结果表明:本品与替诺福韦酯+恩曲他滨无药代动力学相互作用,阿托伐他汀对本品药代动力学也无影响,因此在联用时不需调整剂量;而本品与洛匹那韦/利托那韦或与酮康唑之间均有药代动力学相互作用,故联用药时需调整剂量。

【用法与用量】　口服,建议治疗方案为 qd,随进餐口服 25mg。

【生产厂家】　美国强生公司

【性状】　本品呈白至灰白色,圆形、膜衣片,呈双凸形,每片一侧凹陷印有"TMC",另侧凹陷印有"25"。

【制剂规格】　片剂,每片含有 27.5mg 盐酸利匹韦林,相当于含有 25mg 利匹韦林

【储存条件】　25℃下避光贮藏在原始瓶中,外出允许在 15~30℃下放置。

## 参 考 文 献

[1] 康银花编译.逆转录酶抑制剂——Rilpivirine[J]. 药学进展,2008,32(6):282-284.

[2] 何日才,郭长彬,周化,等.抗 HIV 新药利匹韦林的药理及临床评价[J].中国新药杂志,2012,21(9):947-951.

# Riociguat
# 利奥西呱

$C_{20}H_{19}FN_8O_2$　422.424

【商品名】　Adempas

【别名】　BAY 63-2521

【化学名】　Methyl-*N*-[4,6-Diamino-2-[1-[(2-fluorophenyl)methyl]-1*H*-pyrazolo[3,4-b]pyridin-3-yl]-5-pyrimidinyl]-*N*-methyl-carbaminate

【CAS】　625115-55-1

【类别】　呼吸系统用药,可溶型鸟苷酸环化酶激动剂。

【研制单位】　德国拜耳先灵制药公司

【上市时间】　2013 年 10 月 8 日(美国)

【药理作用】　本品的作用靶点为内源性血管扩张剂 NO 受体——可溶性鸟苷酸环化酶

（sGC）。本品通过双重作用模式刺激内源性 sGC：①增强 sGC 对于 NO 的敏感性；②在 NO 水平极低甚至缺乏的条件下，直接激活 sGC。后者可避免类似有机硝酸盐和其他 NO 供体的缺点，如与其他生物分子发生非特异性相互作用。在体外试验中，当本品浓度为 $0.1 \sim 100\,\mu mol/L$ 时，可刺激 sGC 的活性，使其增至原来的 73 倍，并呈浓度相关性；本品与 NO 供体二乙胺有协同作用，使 sGC 活性增至后来的 112 倍。本品能够降低肺动脉高压动物模型肺动脉压，部分逆转心肌肥厚和血管重塑。

【药代动力学】 一项临床 I 期研究显示，本品吸收迅速，单剂量给药 1mg 时的 $t_{max}$、$c_{max}$ 和 $t_{1/2}$ 的平均值分别为 0.75h、$59.4\,\mu g/L$ 和 9.95h，单剂量给药 1.5mg 时的相应药代动力学参数分别为 0.50h、$119.4\,\mu g/L$ 和 11.65h。平均消除半衰期为 $5 \sim 10h$。本品血药浓度的个体差异大，表明在临床使用中需对个体进行剂量调整。

【毒性】

**致癌** 在小鼠中，每日灌胃给予本品（最高剂量：雄性 25mg/kg，雌性 32mg/kg），2 年内未见肿瘤发生。在最高剂量时，非结合本品的血浆暴露量（AUC）为人类暴露量 6 倍。

在大鼠中，每日灌胃给予本品（最高剂量：20mg/kg）2 年未见肿瘤发生。在最高剂量时，非结合本品的血浆暴露量（AUC）为人类暴露的 7 倍。

**致突变** 本品和其代谢物 M1 在体外致突变性检测（Ames）试验、中国仓鼠 V79 细胞染色体畸变试验或小鼠体内微核试验中均未显示具有遗传毒性。

**生育能力受损** 未观察到本品对大鼠的生育能力产生影响。雄性大鼠中，交配期前和交配期每日灌胃给予本品（最高剂量 30mg/kg）对生育能力无影响。

在雌性大鼠中，交配前至妊娠第 7 天每日持续灌胃给予本品（最高剂量为 30mg/kg），发现对生育能力无影响。根据体表面积推算，其不良反应的发生剂量为人类 37 倍。

【临床研究】 本品是有效治疗肺动脉高压（PAH）和慢性血栓栓塞性肺高压（CTEPH）的口服制剂。在一项公开标签、非对照临床 II 期试验中，纳入 75 例成年患者（42 例 CTEPH 患者和 33 例 PAH 患者，病情属 WHO 功能 II 或 III 级），以评价本品的安全性、耐受性及其对患者血流动力学、行走的运动能力和功能分类的影响。受试者每日口服本品 3 次，疗程为 12 周，每隔 2 周递增剂量（从每日 3 次、每次 1.0mg 递增至每日 3 次、每次 2.5mg）。结果显示，受试者的肺血管阻力从 709 $dyn \cdot s/cm^5$ 下降到 215 $dyn \cdot s/cm^5$；CTEPH 患者和 PAH 患者的步行距离分别在 390、337 m 基础上增加了 55、57 m；心输出量从 $(4.3 \pm 1.4)\,L/min$ 增加到 $(5.6 \pm 1.8)\,L/min$。本品 1、2.5mg 对患者平均动脉压、肺血管阻力、收缩压（SBP）和系统性血管阻力（SVR）均具有明显的下降作用，且程度相似，只是在 2.5mg 剂量组观察到患者心率明显增加。本品对 PAH 或 CTEPH 患者的疗效相似，增加心脏指数的作用明显，均优于 NO（由于给药技术问题，长期使用 NO 受到限制，而中断或停止 NO 吸入，会发生致命性肺高压反弹）。本品的血药浓度与平均动脉压、SBP、肺血管阻力和 SVR 的下降明显相关。本品 1.0、2.5mg 虽引起强烈的血管扩张作用，但均未损害气体交换或换气-灌注的匹配。

75 例患者中完成临床 II 期研究的 68 例患者（CTEPH 患者 41 例、PAH 患者 27 例）被纳入多中心、公开标签、无对照的 II 期扩大研究。结果显示，12 周内患者 6 分钟步行距离（6MWD）改善的疗效持续 15 个月，且本品耐受性好。此外，III 期多中心临床研究包括大规模的随机、双盲、安慰剂对照的关键试验，即 CHEST（慢性血栓性肺高压 sGC 激动剂试验）-1 和 PATENT（肺动脉高压 sGC 激动剂试验）-1，以及公开标签的扩大试验（CHEST-2

和 PATENT-2）。CHEST-1 试验用以评价不宜手术的 CTEPH 患者或手术后复发/持续性肺高压患者口服本品的疗效和安全性。完成 CHEST-1 试验的患者将进入 CHEST-2。CHEST-2 是一项长期、多中心国际研究，旨在观察本品对 CTEPH 患者疗效的持久性和长期安全性。

【适应证】 慢性血栓栓塞性肺高压（CTEPH）和肺动脉高压（PAH）。

【不良反应】 在一项对 PAH、CTEPH 和间质性肺部相关性肺高压患者的急性血流动力学研究结果显示，当本品剂量递增至 5mg 时，1 例患者发生无症状低血压，因此以后试验用量未超过 2.5mg；而剂量不超过 2.5mg 时，肺高压患者不良反应发生率与安慰剂组相比无显著差异。在另一项为期 12 周的多中心、公开标签、非对照临床Ⅱ期研究中，42 例（56%）PHA 患者服用本品后出现消化不良、头痛和低血压等不良反应。在与吸入 NO 对照的临床试验中，本品不良反应轻微，在剂量递增阶段（0.5mg→2mg）与药物可能有关的不良反应为脸部潮红；在单剂量用药时，可能与药物有关的不良反应为头晕和鼻充血。

【禁忌证】 ①妊娠；②与任何形式的硝酸盐或一氧化氮供体联合使用；③与磷酸二酯酶（PDE）抑制剂联合使用。

【药物相互作用】 ①对接受强 CYP 和 P-gp/BCRP 抑制剂患者，考虑开始治疗剂量 0.5mg，1 日 3 次，监视低血压；②与抗酸药分开给药，间隔至少 1h。

【用法与用量】 ①开始治疗剂量为 1mg，一日 3 次；②对不能耐受本品的降血压作用的患者，考虑开始治疗剂量为 0.5mg，一日 3 次；③若收缩压持续高于 95mmHg，而无高血压症状，可将剂量以每次 0.5mg 逐步递增至最高剂量 2.5mg（每次递增间隔不小于 2 周），一日 3 次。

【生产厂家】 德国拜耳（Bayer）公司

【性状】 本品为白色或淡黄结晶，非吸潮性物质。

【制剂规格】 片剂：0.5mg，1mg，1.5mg，2mg，2.5mg

【储存条件】 冷藏。

### 参 考 文 献

[1] 蔡亲福. Riociguat[J]. 现代药物与临床，2011，26（2）：149 – 152.

[2] 高娜娜，董金华. Riociguat（Adempas）[J]. 中国药物化学杂志，2014，24（2）：165.

# Roflumilast
# 罗氟司特

$C_{17}H_{14}Cl_2F_2N_2O_3$    403.21

【商品名】 Daliresp

【别名】 BY-217

【化学名】 N-(3,5-Dichloropyridin-4-yl)-3-cyclopropylmethoxy-4-difluromethoxy-benzamide

【CAS】 162401-32-3

【类别】 呼吸系统用药

【研制单位】 Forest Pharmaceuticals

【上市时间】 2011 年 2 月 24 日

【作用机制】 环磷酸腺苷（cAMP）和环磷酸鸟苷（cCMP）是细胞内重要的第二信使，在各种细胞外信号包括激素、自体活性物质和神经递质引起的生物学反应中起重要作用。磷酸二酯酶（PDE）具有水解细胞内 cAMP 或 cCMP 的功能，从而终结这些第二信使所传导的生化作用。PDE 家族有 11 个不同的成员（PDE1～PDE11），在不同的组织和细胞中有不同的表达。它们在结构、生物化学和药理特性上互不相同。PDE4 主要分布于肺组织，是 cAMP 代谢的主要调节者,炎症和免疫细胞的主要 PDE 同工酶,也是 PDE 家族中最大的一群。PDE4 有 4 个亚型(PDE4A,B,C,D)。每一亚型来源于 1 个不同的基因。并包含多种变异体。PDF4 分子有 3 个高度同源的区域:水解催化部位位于中心到 C 端的区域,以及两个上游保守区(up-stream conserved regions,UCR1 和 UCR2)。PDE4 与多种炎性细胞的 cAMP 水解有关。由于 cAMP 可导致支气管平滑肌松弛和肺部炎症反应,因此抑制 PDE4 可减少炎症介质的释放,进而抑制如慢性阻塞性肺病(COPD)和哮喘等呼吸道疾病对肺组织造成的损伤。

【药理作用】 本品及其活性代谢物(罗氟司特 N-氧化物)是 PDE4 的选择性抑制剂,可抑制 PDE4,导致细胞内的 cAMP 蓄积,从而发挥治疗作用,使支气管平滑肌得以松弛。

本品可能通过以下药理作用而使 COPD 症状缓解:①抑制内皮细胞、嗜中性粒细胞和平滑肌细胞的自由基生成;②抑制肺动脉平滑肌增殖;③抑制成纤维细胞;④抑制黏液分泌,提高纤毛摆动率。

【药代动力学】 每日口服本品 500μg,连续 4 周,可使 COPD 患者痰中的嗜中性粒细胞和嗜酸性细胞分别减少 31% 和 42%。本品绝对生物利用度约 80%,空腹服药后 1h 左右(0.5～2h)达到 $c_{max}$,但其 N-氧化物在 8h 达到峰值。进餐不影响药物总吸收量,但可使达峰时间延迟 1h,$c_{max}$ 降低 40%,而其 N-氧化物的 $c_{max}$ 及 $t_{max}$ 不受影响。

本品及其 N-氧化物的血浆蛋白结合率分别为 99% 和 97%。单次口服 500μg,分布容积约为 2.9L/kg,动物实验表明本品很少通过血-脑脊液屏障。

本品主要通过两种方式代谢:CYP450 和结合反应,本品的 N-氧化代谢产物是人体代谢的主要产物。尿中尚未检测到本品,仅检测到痕量的 N-氧化代谢物。其他的结合产物包括其葡萄糖醛酸 N-氧化物和 4-氨基-3,5-二氯吡啶 N-氧化物,可在尿中测得。

本品的 N-氧化代谢物抑制 PDE4 的作用比原型药物强 3 倍,但原型药物血浆 AUC 却为其 N-氧化代谢物 AUC 的 10 倍。

短期内静脉注射本品,血浆清除率为 9.6L/h,口服后本品及其 N-氧化物半衰期分别为 17 和 30h,达到稳态时间分别为 4 和 6d,约 70% 的药物从尿中排出。

轻至中度肝损害者(Child-Pugh 分级 A 级、B 级各 8 人)给予本品 250μg,一日 1 次,连用 14d。Child-Pugh A 级患者罗氟司特及其代谢产物的 AUC 分别增加 51% 和 24%,$c_{max}$ 分别增加 3% 和 26%;Child-Pugh B 级患者 AUC 分别增加 92% 和 41%,$c_{max}$ 分别增加 26% 和 40%。上述受试者未进行 500μg 剂量的临床研究,医生在对轻度肝功能受损者使用本品时应权衡利弊,不推荐用于中至重度肝功能受损者。

肾功能受损者、老年人无需调整剂量,也不必根据人种、性别以及吸烟与否调整剂量。

【临床研究】 一项双盲、随机、非劣效性临床试验(non-inferiority trial)中,499 例 1 秒用力呼气量(FEV$_1$)为预计值 50%～85% 的患者,随机分组,其中 250 例接受本品 500μg,一日 1 次,249 例接受丙酸倍氯美松吸入剂 200μg,bid。治疗 12 周后本品组和丙酸倍氯美松组的 FEV$_1$ 分别提高 12%(P < 0.0001)和 14%(P < 0.0001)。

1513 例严重 COPD 患者(GOLD 评级为Ⅲ和Ⅳ级)中,760 例口服本品 500μg,753 例接受安慰剂,一日 1 次。52 周后本品组较安慰剂组支气管扩张后 FEV$_1$ 增加 39ml(P = 0.001),平均恶化率分别为 0.86 vs 0.92。常见不良反应为腹泻、恶心及头痛,随治疗进程延长而减轻。

在一项针对 40 岁以上的中重度 COPD 患

者的试验中,给予本品500μg(n=466)或安慰剂加沙美特罗(n=467),一日1次,共24周;另外一项试验中,371例患者接受本品,372例患者接受安慰剂加用噻托溴铵。结果本品组较沙美特罗组支气管扩张前的$FEV_1$提高49ml(P<0.0001),比单用噻托溴铵组提高80ml(P<0.0001)。

在交叉试验中,38例63.1±7.0岁的COPD患者,支气管扩张前$FEV_1$为预计值的(61.0±12.6)%,随机接受本品500μg或安慰剂,一日1次,共4周。试验开始前、开始后2周、4周分别留取痰液样本检测。结果显示,本品能显著降低每克痰液中嗜中性粒细胞和嗜酸性细胞的数量,较安慰剂分别降低35.5%(95% CI 15.6%~50.7%,P=0.002)和50.0%(95% CI 26.8%~65.8%,P<0.001)。本品组痰中可溶性白细胞介素-8、中性白细胞弹性蛋白酶、嗜酸细胞阳离子蛋白、a2-巨球蛋白及血细胞中释放的TNF-α等,也明显较安慰剂组降低(P均小于0.05)。本品组支气管扩张后$FEV_1$较安慰剂组增加68.7ml(95% CI 12.9~124.5,P=0.018)。

一项旨在评价本品安全性和有效性多中心、双盲、随机、安慰剂对照的临床Ⅲ期试验中,1411例非住院COPD患者随机接受本品250μg(n=576)、500μg(n=555)或安慰剂(n=280),一日1次,共24周。1157(82%)例患者完成试验,安慰剂组32例患者(11%),250μg组100名患者(17%),500μg组124例患者(22%)退出试验。试验结果显示,250μg组治疗后支气管扩张后$FEV_1$增加了(74±18)ml,而500μg组增加了(97±18)ml(与安慰剂组比较,P均<0.0001)。

【适应证】 严重COPD频繁发作或症状恶化。

【不良反应】 常见不良反应有恶心、腹泻。临床发现的中度不良反应包括头痛、背痛、感冒、失眠、眩晕及食欲降低。不能确定是否与药物有关的严重不良反应有:腹泻、房颤、肺癌、前列腺癌、急性胰腺炎和急性肾衰。少见不良反应:腹痛、消化不良、胃炎、呕吐、鼻炎、鼻窦炎、下呼吸道感染、肌肉痉挛、震颤、焦虑及抑郁。

【禁忌证】 中度至严重肝受损(Child-Pugh分级B级或C级)。

【药物相互作用】 本品主要代谢途径是通过CYP3A4和CYPIA2进行N-氧化,生成罗氟司特N-氧化物。

强效CYPP450诱导药可降低本品的全身暴露量,从而降低疗效,因此不推荐与强效CYPP450诱导药(如利福平、苯巴比妥、卡马西平及苯妥英等)合用。

本品500μg与CYP3A4抑制药或CYP3A4和CYPIA2抑制药(如红霉素、酮康唑、氟伏沙明、依诺沙星及西咪替丁)合用,可升高本品全身暴露量,增加不良反应,合用应慎重考虑利弊。

本品500μg与炔雌醇、乙基羟基二降孕二烯炔酮等口服避孕药合用,可使本品全身暴露量增加,增加不良反应。

【用法与用量】 推荐剂量为每天1片(500μg),饭前饭后均可。

【生产厂家】 Forest制药公司

【性状】 本品为白至灰白色非吸湿性粉末,以白色至灰白色圆片供应,一侧刻有"D"和另侧刻有"500"。

【制剂规格】 片剂:500μg

【储存条件】 冰箱冷藏。

## 参 考 文 献

[1] 樊学东,白秋江. 治疗慢性阻塞性肺疾病新药罗氟司特[J]. 药物流行病学杂志,2011,20(11):609-611.

[2] 封宇飞. 磷酸二酯酶4抑制剂罗氟司特的药理与临床研究新进展[J]. 中国新药杂志 2011,20(14):1257-1260.

# Saxagliptin
# 沙格列汀

$C_{18}H_{25}N_3O_2$    315.19

【商品名】 Onglyza

【别名】 BMS-477118

【化学名】 （1$S$,3$S$,5$S$）-2-（（2$S$）-Amino（3-hydroxytricyclo（3.3.1.13.7）dec-1-yl）acetyl）-2-azabicyclo（3.1.0）hexane-3-carbonitrile

【CAS】 361442-04-8

【类别】 影响血糖的药物

【研制单位】 百时美施贵宝/阿斯利康公司

【上市时间】 2009 年 7 月 31 日（美国）

【作用机制】 本品为二肽基肽酶Ⅳ（DPP-4）抑制剂,可升高进餐后胰高血糖素样肽-1（GLP-1）和葡萄糖依赖性促胰岛素多肽（GIP）的血浆浓度,从而促进胰岛素以葡萄糖依赖方式从胰岛 B 细胞中释放,且数分钟内不被 DPP-4 灭活。GLP-1 还可降低促胰岛素从胰岛 A 细胞中分泌,减少肝脏产生葡萄糖的水平。在 T2DM 患者中,GLP-1 的浓度虽然下降,但 GLP-1 的肠促胰岛效应依旧存在,在 T2DM 患者中,本品可减慢胰岛素的灭活,以葡萄糖依赖方式降低空腹和餐后的葡萄糖水平并增加胰岛素在血液中的浓度。

【药理作用】 在 T2DM 患者中,本品抑制DPP-4 酶活性长达 24h。在口服葡萄糖或进餐后,本品对 DPP-4 的抑制作用导致 GLP-1和 GIP 的活性水平增加 2～3 倍,并且能降低胰高血糖素浓度,葡萄糖依赖性地增加胰岛 B细胞分泌胰岛素。

【药代动力学】 本品及其活性代谢物 5-羟基-沙格列汀在健康受试者及 T2DM 患者体内的药代动力学特征相似。在 2.5～400mg 剂量范围内,本品及其活性代谢物的浓度-时间曲线下面积（AUC）和最大血药浓度（$c_{max}$）与剂量呈正相关。健康受试者单剂量口服本品5mg 后,本品及其活性代谢物的平均 AUC 分别为 78、214 ng·h/ml,相应的血浆 $c_{max}$ 分别为24、47 ng/ml,二者的 AUC 和 $c_{max}$ 平均变异系数均低于 25%。

本品在上述剂量范围内一日 1 次连续口服,本品及其活性代谢物均未见明显蓄积作用;连续使用 14d 以上,发现本品及其活性代谢物的清除率无剂量或时间依赖性。

**吸收** 一日 1 次服用本品 5mg 后,本品及其活性代谢物平均达峰时间（$t_{max}$）分别为2、4h;高脂饮食与空腹比较,本品的 $t_{max}$ 升高约 20min。餐时服用本品与空腹比较,AUC 约增加 27%。本品可就餐时服用或单独服用。

**分布** 本品及其活性代谢物在人血清中与血浆蛋白的体外结合作用很小,可忽略不计。因此,在各种疾病状态下,如肾或肝功能损害时,血浆中蛋白水平的改变不会影响本品的分布。

**代谢** 本品主要由细胞色素 P4503A4/5（CYP 3A4/5）代谢,其主要的代谢物也是一种DPP-4 抑制剂,活性约为本品的一半。因此,强效 CYP3A4/5 抑制剂或诱导剂将改变本品及其活性代谢物的药代动力学。

**消除** 本品主要通过肾、肝途径消除。单次口服 $^{14}$C 标记的沙格列汀 50mg 后,尿中检出本品及其活性代谢物及总放射量分别为总剂量的 24%、36%、75%。本品的平均肾清除率（230ml/min）高于估计的平均肾小球过滤率（120ml/min）,提示部分活性代谢物经肾消除。在粪便中检测有约 22% 总标记量的物质存在,提示本品部分经胆汁和（或）从胃肠道以未吸收的形式消除。健康受试者单剂量口服本品 5mg 后,本品及其活性代谢物的平均血浆半衰期（$t_{1/2}$）分别为 2.5、3.1h。

## 【毒性】

**重复给药毒性** 大鼠经口给予本品 2、20、100mg/kg 连续 6 个月,剂量超过 20mg/kg 时可见脾脏重量增加,伴有淋巴样增生,肺组织细胞增多症;雌性动物中出现眼腺的单核细胞浸润。犬经口给予本品 1、5、10mg/kg 连续 12 个月,5、10mg/kg 剂量下可见胃肠道毒性,中央静脉周围轻度混合性肝脏浸润/炎症(中性粒细胞、嗜酸性粒细胞、淋巴细胞和巨噬细胞),动物足垫表皮出现极轻度至轻度的糜烂。1mg/kg 剂量下本品及其代谢产物(BMS-510849)的 AUC 分别为最大推荐日剂量(MRHD)时的 4 倍和 2 倍。猕猴经口给予本品 0.03、0.3、3mg/kg 连续 3 个月,3mg/kg 剂量下可见动物足部和(或)尾部发生多灶性皮损/瘢痕,多组织轻度单核细胞浸润以及脾脏、胸腺和(或)骨髓淋巴组织轻度增生。上述均为可逆性改变。0.3mg/kg 剂量下本品及其代谢产物 AUC 为 MRHD 时的 1～3 倍。

**遗传毒性** 本品在 Ames 试验、体外人淋巴细胞遗传学试验、大鼠外周血淋巴细胞在体/体外染色体畸变试验、大鼠微核试验及大鼠在体 DNA 修复试验中结果均为阴性。主要代谢产物 BMS-510849 的 Ames 试验结果为阴性。

**生殖毒性** 雄性大鼠从交配前 2 周、交配期直至处死持续经口给予本品约 4 周;雌性大鼠自交配前至妊娠第 7 天持续经口给予本品 2 周。在暴露量(以 AUC 计)约为 MRHD(5mg)的 603 倍(雄性)和 776 倍(雌性)时,未见对生育力的影响。在给药剂量为引起母体毒性的更高剂量(约为 MRHD 的 2069 倍和 6138 倍)时,胎仔骨吸收增加。在剂量为 MRHD 的 6138 倍时,大鼠动情周期延长、生育力降低、黄体数和着床数减少。

大鼠经口给予本品 240mg/kg 后可见骨盆闭合不完全、发育迟缓,该剂量下的暴露量约为 MRHD 时暴露量(以 AUC 计)的 1503

倍、活性代谢物暴露量的 66 倍。在剂量为 MRHD 下本品暴露量的 7986 倍、活性代谢物暴露量的 328 倍时,可见母体毒性且胎仔体重降低。本品在家兔中出现母体毒性的剂量为 200mg/kg,其暴露量约为 MRHD 暴露量的 1432 和 992 倍,可见骨骼变异。大鼠联合给予二甲双胍和本品(MRHD 的 21 倍)后未见畸形。二甲双胍和更高剂量的本品(MRHD 的 109 倍)合用后,可见同一个母体的两个胎仔发生颅脊柱裂(罕见的神经管缺陷,表现为头骨和脊柱闭合不全)。上述试验中二甲双胍的暴露量相当于人 2000mg/d 时暴露量的 4 倍。雌性大鼠在妊娠第 6 天至哺乳第 20 天给予本品,在母体毒性剂量(相当于 MRHD 下暴露量超过 1629 倍,活性代谢物暴露量的 53 倍)时可见子代体重降低,未见子代功能性或行为毒性。

**致癌性** 小鼠 2 年致癌性试验中,每日经口给予本品 50、250 和 600mg/kg,大鼠 2 年致癌性试验中,每日经口给予沙格列汀 25、75、150 和 300mg/kg,均未见肿瘤发生率增加。小鼠最高剂量暴露量(以 AUC 计)分别约相当于人 MRHD 时的 900 倍和 1210 倍,雄性和雌性大鼠最高剂量的暴露量约相当于人 MRHD 时的 370 倍和 2300 倍。

## 【临床研究】

对关于本品单独使用及与二甲双胍、格列本脲以及噻唑烷二酮类(TZD,如吡格列酮和罗格列酮)合用已有多项临床试验,与胰岛素的合用目前未见文献报道。

在一项由 4148 例 T2DM 患者参加的 6 项评价本品的安全性和血糖控制效果的双盲、对照试验中,总共有 3021 例患者使用本品。其中,患者的平均年龄为 54 岁,71% 为白种人,16% 为亚洲人,4% 为黑人,9% 为其他人种。另外 423 例患者中,有 315 例使用本品,但参加的是安慰剂对照、剂量变化、为期 6～12 周的研究。

在这 6 项试验中,本品的使用剂量多数为一日 1 次,每次 2.5、5mg。其中有 3 项试验使用剂量为 10mg,一日 1 次,但 10mg 剂量的疗效并不比 5mg 好。在所有试验剂量下,与对照组比较,本品均产生临床相关性,并在标准的口服葡萄糖耐量试验(OGTT)中,各检测指标血红蛋白 A1c(简称 A1c)、空腹血糖(FPG)、2h 餐后血糖(PPG)等均有显著改善,并在从性别、年龄、种族等方面建立的各亚组中均出现 A1c 水平降低。与安慰剂组比较,本品使用后基础体重或空腹血脂水平未见明显变化。

【适应证】 本品为 DPP-4 抑制剂,作为饮食和运动的辅助手段,主要用于改善成人 T2DM 患者的血糖控制。本品不适用于 1 型糖尿病或糖尿病酮症酸中毒的治疗,其与胰岛素的联合应用尚未见文献报道。

【不良反应】 与安慰剂比较,本品发生率超过 5% 的不良反应有上呼吸道感染、尿道感染和头痛。与噻唑烷二酮类(TZD)联合使用,本品常见的不良反应有低血糖。此外,本品常见的不良反应还有过敏性反应(如荨麻疹和面部水肿等)。

【禁忌证】 对二肽基肽酶-4(DPP-4)抑制剂有严重超敏反应史(如速发过敏反应、血管性水肿)的患者。本品不能用于 1 型糖尿病或糖尿病酮症酸中毒的患者。

**肾功能不全** 本品用于中重度肾功能不全患者的临床试验数据有限,不推荐用于这类人群。

**肝功能受损** 本品用于中度肝功能受损患者需谨慎,不推荐用于重度肝功能不全的患者。

尚未在孕妇中开展充分且良好对照的研究,不推荐孕妇使用。

【药物相互作用】 本品与强效 CYP3A4/5 抑制剂(如酮康唑)合用时可明显升高本品的血药浓度,故在此情况下使用时推荐剂量减少为 2.5mg,一日 1 次。

在对健康受试者进行的研究中,本品与二甲双胍、格列本脲、吡格列酮、地高辛、斯伐他汀、地尔硫䓬或酮康唑合用,不会明显改变上述合用药物的药代动力学特征。除酮康唑外,上述药物及利福平、奥美拉唑、氢氧化铝、法莫替丁等与本品合用也不会改变本品的主要药代动力学特征。

【用法与用量】 本品推荐剂量为一日 1 次,每次 2.5 或 5mg,餐时服用或单独服用均可。中、重度肾功能损害者或晚期肾病者(肾肌酐清除率 CrCl ≤ 50ml/min)日推荐剂量为 2.5mg。因此,在使用本品前应对患者的肾功能进行检查,用药后再定期进行复查。对于同时服用强效 CYP3A4/5 抑制剂如酮康唑的患者,日推荐剂量为 2.5mg。

【生产厂家】 百时美施贵宝/阿斯利康

【性状】 沙格列汀单盐酸盐为亮黄色或亮棕色非吸湿性晶体粉末。

2.5mg:微黄色至浅黄色薄膜衣片,除去包衣以后显白色。

5mg:粉红色薄膜衣片,除去包衣以后显白色。

【制剂规格】 片剂:2.5mg,5mg

【储存条件】 30℃ 以下保存。

### 参 考 文 献

[1] 刘萍,周箐,杨小军. 治疗 2 型糖尿病新药——Saxagliptin[J]. 中国药房,2010,**21**(1):80 - 82.

[2] 陆菊明. 2 型糖尿病治疗新药沙格列汀的药理及临床评价[J]. 中国新药杂志,2011,**20**(21):2039 - 2042.

# Sofosbuvir
# 索非布韦

$C_{22}H_{29}FN_3O_9P$    529.45

【商品名】 Sovaldi

【别名】　PSI7977,PSI-7977

【化学名】　Isopropyl（2$S$）-2-[[[（2$R$,3$R$,4$R$,5$R$）-5-（2,4-dioxopyrimidin-l-yl）-4-fluoro-3-hydroxy-4-methyl-tetrahydrofuran-2-yl］methoxy-phenoxy-phosphoryl］amino］propanoate

【CAS】　1190307-88-0

【类别】　抗微生物药;抗病毒药

【研制单位】　Gilead Sciences 公司

【上市时间】　2013 年 12 月 6 日

【药理作用】　本品代谢产物为 GS-331007,为丙型肝炎病毒（HCV）特异性 NS5B 聚合酶的核苷抑制剂。其作用靶点是 HCV 特异性 NS5B 聚合酶高度保守的活化位点。核苷类似物在宿主肝细胞内磷酸化后成为有活性的三磷酸核苷,并与 HCV RNA 复制所用的核苷竞争,从而使 HCV 基因组复制中止。

【药代动力学】

**吸收**　本品口服给药后,0.5～2h 血药浓度达到峰值。GS-331007 在 2～4h 血药浓度达到峰值。根据基因 1～6 型 HCV 感染受试者利巴韦林（有/无聚乙二醇干扰素）共同给药的群体药代动力学分析,稳态索非布韦（$n$ =838）和 GS-331007（$n$ = 1695）的 $AUC_{0-24}$ 分别为 828 ng·h/ml 和6790 ng·h/ml。

**分布**　本品的人体血浆蛋白结合率为 61%～65%,与药物浓度无关;药物浓度的范围为 1～20μg/ml。在人血浆中 GS-331007 的蛋白结合率很小。

**代谢**　本品在肝脏中被广泛地代谢成具有药理学活性的核苷酸类似物三磷酸尿苷形式（GS-461203）。

**消除**　单次口服本品 400mg,平均总回收率大于 92%。在尿、粪和废气中分别回收约 80%、14%、2.5%。在尿中回收形式大都是 GS-331007（78%）,仅 3.5% 为原药。这表明 GS-331007 主要消除途径是肾清除。索非布韦和 GS-331007 的半衰期分别是 0.4h 和 27h。

【毒性】

**致癌、致突变、遗传毒性**　在细菌致突变性试验、人外周血淋巴细胞染色体致畸试验和体内小鼠微核试验中,本品没有显示出遗传毒性。

在雄性动物生育能力方面,利巴韦林可诱发可逆性睾丸毒性,而聚乙二醇干扰素可能损害雌性生育能力。在大鼠中给予本品主要循环代谢物 GS-331007,AUC 暴露量约为人推荐临床剂量的 8 倍（评价最高剂量）时,对胚胎或胎鼠生存能力或生育能力无影响。

【临床研究】　吉利德公司开展了 4 项临床Ⅲ期试验评价本品,即 FISSION、POSITRON、FUSION、NEUTRINO 试验。

**FISSION 试验**　一项在国际多地区开展的随机、开放、非劣效性临床Ⅲ期试验（NCT01497366）,针对早期未接受治疗的 HCV GT2 和 HCV GT3 患者,并将其分成接受本品联合利巴韦林给药 12 周的治疗组（256 例）,和接受聚乙二醇干扰素联合利巴韦林给药 24 周的对照组。对于 HCV GT2 感染患者,上述两组持续病毒应答率（sustained virologic response,SVR）分别为 97.1% 和 77.6%。对于 HCV GT3 感染患者,SVR 分别为 55.7%、62.5%。常见的不良反应有疲劳、恶心、头痛、失眠和贫血等,治疗组发生率比对照组低。试验数据表明,本品联合利巴韦林治疗方案可有效改善 HCV GT2 持续病毒应答率。而 HCV GT3 的治疗方案需进一步研究,如再加入一种其他作用机制的抗病毒药物或延长给药时间。

**POSITRON 试验**　一项在国际多地区开展的随机、开放、非劣效性临床Ⅲ期试验（NCT01542788）,针对不宜使用干扰素的 HCV GT2、HCV GT3 感染患者,治疗组病例数分别为 109 和 98 例,安慰剂组病例数为 71 例。治疗组采用本品联合利巴韦林给药 12 周,与安慰剂组比较 12 周后持续病毒应答率（12 weeks sustained virologic response,SVR12）,分别为 92.7%、61.2% 和 0%。不宜使用干扰素的患者主要为预先得知患有精神疾病(57.0%)或自身免疫系统疾病(19.0%)的患者。数据分析显示,HCV GT2 的 SVR12 高于 HCV GT3。在受试者中,无肝硬化者的 SVR12(81%)与肝硬化者的 SVR12(61%)相比更高。常见的不良反应包括疲劳、恶心、头痛、失眠、瘙痒等。

**FUSION 试验** 一项在全球多地区开展的随机、开放、非劣效性临床Ⅲ期试验(NCT01604850),针对早期接受治疗但无应答的 HCV GT2 和 HCV GT3 患者,本品联合利巴韦林 12 周治疗组($n = 103$)的 SVR 明显低于本品联合利巴韦林 16 周治疗组($n = 98$)。HCV GT2 的 SVR 分别为 86.1% 和 93.8%;HCV GT3 的 SVR 分别为 29.7% 和 61.9%。通过数据分析,HCV GT2 和 HCV GT3 的 SVR 有明显升高。无肝硬化患者的 SVR 从 61.0% 提高到 76.0%,而肝硬化患者的 SVR 从 31.0% 提高到 66.0%。针对早期接受治疗但无应答的 HCV GT2 和 HCV GT3 患者,采用本品和利巴韦林的联合给药方案是有效的,并且 16 周的治疗疗效更优于 12 周的疗效。16 周给药方案针对 HCV GT2 和无肝硬化的患者疗效显著,并且延长给药时间更有利于 HCV GT3 患者的治疗。

**NEUTRINO 试验** 一项非比较性、美国国内多中心的临床Ⅲ期试验(NCT01641640),针对早期未接受治疗的 HCV GT1、GT4、GT5、GT6 感染患者($n = 327$),采用本品、聚乙二醇干扰素、利巴韦林联合治疗 12 周后,总 SVR12 为 90.2%,其中 GT1a、GT1b 和 GT4~6 亚型的 SVR12 分别为 91.6%、81.8% 和 97.1%。无肝硬化患者和有肝硬化患者的 SVR 分别为 92.0% 和 80.0%。本试验证明,本品对 HCV GT1~6 都有疗效。

【适应证】 慢性丙型肝炎病毒(HCV)感染。

【不良反应】 本品与利巴韦林联用最常见的不良反应是疲劳和头痛。本品与聚乙二醇干扰素和利巴韦林联用最常见的不良反应是疲劳、头痛、恶心、失眠和贫血。

【禁忌证】 当本品与聚乙二醇干扰素和利巴韦林或单独与利巴韦林联用时,禁忌证同聚乙二醇干扰素和(或)利巴韦林。利巴韦林可能引起胎儿先天畸形或死胎,因此本品联合聚乙二醇干扰素和利巴韦林或本品单独联合利巴韦林在孕妇和伴侣已怀孕的男性中禁用。

【药物相互作用】 本品为转运 P-糖蛋白(P-gp)和乳腺癌耐药蛋白(BCRP)的底物,而其代谢产物 GS-331007 不是。本品与强效 P-gp 诱导药(如利福平或圣约翰草)合用,可显著减少本品的血药浓度并降低本品的治疗效果。

本品与 P-gp 或 BCRP 抑制剂合用,可能增加本品血药浓度,而不增加 GS-331007 血药浓度。本品和 GS-331007 均不是 P-gp 和 BCRP 抑制剂,因此不会增加转运蛋白底物的药物浓度。本品可与 P-gp 和(或)BCRP 抑制剂合用。

本品的胞内代谢激活途径一般通过低亲和高容量水解酶和核苷酸磷酸化途径,不受联用药物的影响。抗癫痫药(如卡马西平、苯妥英钠、苯巴比妥、奥卡西平),抗结核药(如利福布汀、利福平、利福喷汀)和 HIV 蛋白酶抑制药(如替拉那韦、利托那韦)与本品合用可降低本品和 GS-331007 的浓度,影响本品的疗效,因此不宜合用。

【用法与用量】 每片 400mg,口服给药,一日 1 片,可以空腹或与食物一起服用,应与利巴韦林联用,或与聚乙二醇干扰素和利巴韦林联用治疗慢性丙型肝炎(CHC)。HCV 单独感染和 HCV/HIV-1 共同感染患者,建议的联合治疗方案见表 1。

表 1 索非布韦给药方案

| 基因型 | 给药方案 | 用药时间 |
| --- | --- | --- |
| 基因型 1 或 4 | 索非布韦 + 聚乙二醇-干扰素 + 利巴韦林 | 12 周 |
| 基因型 2 | 索非布韦 + 利巴韦林 | 12 周 |
| 基因型 3 | 索非布韦 + 利巴韦林 | 24 周 |

【生产厂家】 Gilend Science 公司

【性状】 白色固体粉末。

【制剂规格】 片剂:400mg

【储存条件】 干燥通风,室温不超过28℃。

**参 考 文 献**

[1] 蔡巍,陈斌,田宁.FDA批准抗丙型肝炎新药索非布韦(sofosbuvir)上市[J].药物评价研究,2014,**37**(3):285-288.

[2] 吴叶红,刘海净,刘欢.治疗慢性丙型肝炎新药Sofosbuvir[J].中国药师,2014,**17**(7):1224-1226.

[3] 邢丽妍,胡春.索非布韦[J].中国药物化学杂志,2014,**24**(4):330-333.

# Spinosad
# 多杀菌素

$C_{41}H_{65}NO_{10}$   731.96

【商品名】 Natroba

【别名】 a83543a;LY232105;Lepicidina

【化学名】 2-[6-Deoxy-2,3,4-tri-O-methyl-α-L-mannopyranosyl) oxy]-13-[6-( dimethylamino) tetrahydro-6-methy]-2H-pyran-2-yl) oxy]-9-ethyl-2,3,3a,5a,5b,6,9,10,11,12,13,14,16a,16b-tetradecahydro-14-methyl-1H-as-indaceno(3,2-d)oxacyclododecin-7,15-dione

【CAS】 131929-60-7

【类别】 杀虫剂

【研制单位】 Parapro Pharms 公司

【上市时间】 2011年1月18日

【作用机制】 头虱是一种寄生在人体头部、眉毛和睫毛上的无翅昆虫,以人血为食。主要通过直接接触传播。本品对昆虫具有快速触杀和摄食毒性,可使昆虫神经系统兴奋,导致无意识的肌肉收缩,伴随颤抖、麻痹而衰竭。

【药理作用】 两项多中心、随机、有效性-对照研究证实0.9%本品外用混悬液的安全性和有效性。552例受试者接受了本品10min治疗,如一周后发现活头虱则进行第2次治疗。最后一次治疗后14d,无头虱患者比例高达86%,而对照组相应指标仅为44%。

【药代动力学】 一项在14名4~15岁儿童头虱感染患者中进行的为期7天的公开标签、单中心临床试验研究了1.8%本品的药代动力学行为。试验中,所有患者头皮局部使用1.8%本品10min,试验后洗去药物,对受试者进行抽血检测。通过LC/MS/MS分析血样,结果证明所有血样中的本品低于检测限(3ng/ml),试验未对本品混悬制剂中的苯甲醇进行检测,故制剂中苯甲醇的生物利用度未知。

【毒性】 在本品对小鼠经口致癌性研究中,连续18个月在饮食中分别给予CD-1小鼠0.0025%,0.008%和0.036%的多杀菌素(大致相当于雄鼠每日3.4,11.4,50.9mg/kg,雌鼠每日4,2,13.8,67,0mg/kg)。研究中未见与本品相关的小鼠致癌性报道直至试验最高剂量(雄鼠每日50.9mg/kg,雌鼠每日13.8mg/kg),雌鼠每日67.0mg/kg剂量组由于动物死亡率高,故未做致癌性评价。

在本品对大鼠经口致癌性研究中,连续24个月在饮食中分别给予Fischer344大鼠0.005%,0.05%和0.1%的本品(大致相当于雄鼠每日2.4,9,5,24.1,49.4mg/kg,雌鼠每日3.0,12.0,30.1,62.8mg/kg)。研究中未见与本品相关的大鼠致癌性报道直至试验最高剂量(雄鼠每日24.1mg/kg,雌鼠每日30.1mg/kg),试验中的最高剂量组由于动物死亡率高而未做致癌性评价。

在4项体外遗传毒性检测(Ames分析、小鼠淋巴瘤细胞L5178Y突变试验、中国仓鼠卵巢细胞染色体畸变试验、大鼠肝细胞非程序性 DNA 合成试验) 和一项体内遗传毒性检测 (小鼠骨髓细胞微核试验) 中, 没有证据显示本品有诱导突变和导致染色体畸形的作用。

在大鼠交配、怀孕、分娩和哺乳全程经口给予本品(最高剂量为每日 10mg/kg) 未显示出对生长、生殖或者繁殖方面的影响。

**【临床研究】** 在 1038 例 6 个月以上头虱感染患者的两项多中心、随机、单盲、对照研究中, 共 552 例患者接受本品局部混悬剂的治疗。为了评价药效, 每个家庭中最小的患者作为该家庭参加试验的首要对象, 家庭的其他成员在试验中作为次要对象, 并参与所有的安全性评价。在试验 1 中, 91 例首要对象随机接受本品局部混悬剂, 89 例首要对象随机接受 1% 百灭宁 (Permethrin); 在试验 2 中, 分别有 683 和 84 例首要对象随机接受本品局部混悬剂或 1% 百灭宁。患者第 0 天接受治疗, 若第 7 天检查发现仍有活虱存在, 将在第 7 天时进行第 2 轮药物治疗; 第 7 天未发现活虱的患者, 将在第 14 天再次接受检查。接受 2 次药物治疗的患者将在第 14 天和第 21 天分别进行检查。试验以治疗后 14 天未检出活虱的患者比例作为药效评价的指标。结果显示, 在试验 1 中, 本品局部混悬剂和 1% 百灭宁的有效率分别为 84.6% (77/91) 和 44.9% (40/89); 在试验 2 中, 本品局部混悬剂和 1% 百灭宁的有效率分别为 86.7% (72/83) 和 42.9% (36/84)。

**【适应证】** 4 岁以上儿童及成年人头虱感染。

**【不良反应】** 临床Ⅲ期试验表明, 与 1% 苄氯菊酯相比, 本品混悬剂不良反应较少, 最常见不良反应为应用部位和眼睛发红或刺激。

**【禁忌证】** 本品混悬剂因含苯甲醇, 所以不建议新生儿和 6 个月以下婴儿使用。

**【用法与用量】** 仅限局部使用: 本品不可用于口腔、眼科或阴道内。

使用前先摇瓶, 根据头发的长度, 倒出足够的量, 覆盖头发干燥处及头皮干燥处。

10min 后, 用温水洗净。如果第 1 次治疗后 7d 仍有活虱存在, 则继续第 2 次治疗。避免接触眼睛。

**【生产厂家】** Parapro Pharms 公司

**【性状】** 本品是一种略微不透明、浅橙色的黏性液体。

**【制剂规格】** 混悬剂: 含量 9%, 120ml/瓶

**【储存条件】** 室温(25℃)储存, 若外出可在 15～30℃ 条件下。

参 考 文 献

[1] 多杀菌素(spinosad)[J]. 中国药物化学杂志, 2011, **21**(4): 328.

# Tapentadol
# 他喷他多

$C_{14}H_{23}NO$　221.34

**【商品名】** Nucynta

**【别名】** BN200; CG5503

**【化学名】** (－)-(1R,2R)-3-(3-Dimethylamino-1-ethyl 2-methylpropyl) phenol hydrochloride

**【CAS】** 175591-09-0

**【类别】** 镇痛药

**【研制单位】** 美国强生公司

**【上市时间】** 2009 年 6 月

**【作用机制】** 本品一方面作用于阿片 L-受体, 通过改善疼痛感觉和情感因素, 抑制疼痛在脊髓中的传递, 从而影响和控制感知疼痛的大脑皮层部位的活动; 另一方面对去甲肾上腺素的重摄取具有抑制作用, 抑制其重吸收进入神经细胞, 从而提高大脑中的去甲肾上腺素水平, 起到镇痛作用。

**【药理作用】** 本品为人工合成的、作用于中

枢神经系统的口服镇痛剂。其疗效与抑制去甲肾上腺素再摄取和激活阿片受体相关。

本品单剂量给药后(禁食),绝对生物利用度平均约为32%。给药后约1.25h达血药峰浓度($c_{max}$)。在高脂、高热量早餐后服用本品,本品血药浓度-时间曲线下面积(AUC)和$c_{max}$分别上升25%和16%。口服给药后,本品平均消除半衰期为4h。总清除率为(1530±177)ml/min。本品在体内广泛分布,静脉给药后,本品分布容积($V_z$)为(540±98)L。本品血浆蛋白结合率低,约为20%。本品在人体中广泛代谢(约97%),主要代谢途径为与葡萄糖醛酸结合生成葡萄糖苷酸物。本品及其代谢产物主要经肾排泄(99%),其代谢产物无镇痛作用。

**【药代动力学】** 本品多是一个纯对映异构体。多种动物模型显示,本品口服吸收迅速($t_{max}=0.5\sim1h$)。因首关效应广泛,狗和大鼠灌胃给药的绝对生物利用度较低,仅分别为3%和8%,比人生物利用度(32%)低得多。雄性大鼠 iv 7mg/kg 的血浆平均半衰期为0.5h,但灌胃300mg/kg半衰期却比较长(>2h),静脉注射清除率是228ml/(min·kg),分布容积是10.4L/kg。狗静脉注射和灌胃平均终末分布半衰期分别是0.87h和3.7h,静脉注射分布容积是10.9L/kg,而清除率总计145ml/(min·kg)。与所有动物血浆蛋白结合较少,与兔血浆蛋白结合率为11%,与大鼠血浆蛋白结合率为19%,与人血浆蛋白结合率为19%。

雄性大鼠经口给予[$^{14}$C]标记的本品150mg/kg,在尿液和粪便回收的放射性剂量分别是69%和26%,在48h内完全消除。在雌性大鼠中,经尿和粪便排出的放射性标记物分别约94%和5%,提示吸收的剂量在69%~94%之间。雄性小猎犬灌胃20mg/kg,48h内在尿液回收剂量占81%,而粪便回收剂量是18%。

在动物和人中,本品的主要代谢途径是第二相的葡萄苷酸化,而第一相的生物转化较少。研究显示,本品 O-葡糖苷酸代谢产物与 MOR、NE 转运蛋白或任何其他靶点均无亲和力,且在静脉或脑室内注射的小鼠甩尾试验中也未见任何活性。这就是本品与其他阿片类药物[如可卡因(Codeine)或替利定(Tilidine)以及曲马多]的明显差别,这些药依赖代谢活化作用,或吗啡被转换为效力更强的吗啡-6-葡糖苷酸。因为本品的镇痛活性存在于亲代分子,CYP2D6 酶类不需要转化活性代谢产物,因此减少了对本品镇痛反应个体差别大的可能性。体外研究表明,本品与细胞色素 P450 酶未见相互作用,对人肝细胞也没有抑制或诱导作用。

**【毒性】** 急性毒性研究是在大鼠和小鼠静脉注射和灌胃给药完成的。临床毒性症状包括兴奋性过度,不规则的呼吸活动和抽搐。小鼠灌胃本品的 $LD_{50}$ 约为350mg/kg,而大鼠则大于1000mg/kg;这两种动物静脉注射本品 $LD_{50}$ 大约为45mg/kg。多次剂量毒性研究以静脉注射和灌胃方式给药,狗和大鼠分别进行2和4周。此外,毒物学研究以狗13和52周、大鼠26周的长期治疗评估,具有特征性治疗相关的临床征兆是中枢神经系统相关行为失常,例如恐惧、兴奋或较大剂量时的镇静。仅观察到狗在最大耐受剂量水平偶发的一次抽搐和呕吐,且未见这两种动物特有的器官毒性征候。

**【临床研究】** 一项安慰剂、阳性对照、多剂量随机双盲临床研究中,囊肿切除术后疼痛患者随机接受本品 50、75、100mg,安慰剂或羟考酮治疗。研究结果显示,与安慰剂相比,本品各剂量均能显著减轻急性疼痛。48h 内,本品100mg 组疼痛程度至少减轻30%的患者比例达79%,而羟考酮15mg 组的比例为78%。

针对膝关节炎疼痛患者的临床研究结果表明,本品 50、75mg 的疗效与羟考酮10mg 相似,但胃肠道不良反应发生率低。

【适应证】　中度和慢性疼痛。

【不良反应】　本品最常见不良反应(发生率高于10%)为:恶心、头晕、呕吐和嗜睡。在研究中,因药物不良反应而停药的常见不良反应为头晕(本品组2.6%,安慰剂组0.5%)、恶心(2.3% *vs* 0.6%)、呕吐(1.4% *vs* 1.2%)、嗜睡(1.3% *vs* 0.2%)和头痛(0.9% *vs* 0.2%)。

【禁忌证】　在无监控情况下或无救生设备下,呼吸抑制显著的患者、急性或严重支气管哮喘和高碳酸血症患者禁用本品。本品禁用于麻痹性肠梗阻或疑似患者。本品禁用于正在使用或14d内使用过单胺氧化酶抑制剂(MAOD)的患者。

有癫痫病史的患者,或有可能引发其癫痫发作的任何情况下,应慎用本品。中度肝损伤患者应慎用本品,不推荐重度肝损伤患者使用本品。本品可引起Oddi括约肌痉挛,胆道疾病(包括急性胰腺炎)患者应慎用本品。

【药物相互作用】　本品与其他药物间的相互作用可能性小。潜在的药物间相互作用和药物与血浆蛋白结合的程度有关。人血浆体外分析显示,本品仅20%与血浆蛋白结合,主要与血浆白蛋白结合,表明该药与血浆蛋白结合比率稍低于经典阿片类药物(吗啡为20%~35%,羟考酮为45%)。因此这些临床前数据进一步证实本品潜在的药物间相互作用风险小。口服后吸收和排泄均迅速,因而不会发生全身性蓄积。而且,本品的主要代谢途径是高容量葡萄糖苷酸化,不可能发生代谢饱和,尤其是迄今未发现强UDP-葡萄糖苷酸转移酶抑制剂,所以药物间相互作用可能不大。

【用法与用量】　本品应实施个体化给药方案,根据疼痛严重程度、先前类似药物的用药经验以及患者自我调控能力等而定。根据疼痛剧烈程度,本品每4~6小时给药50、75或100mg。给药第1天,若服用第1剂药物后疼痛未得到有效缓解,应在1h后尽快服用第2剂。之后每4~6小时剂量为50、75、100mg;可增减剂量,在耐受性良好情况下以维持足够的镇痛作用。本品可与食物同服。

轻至中度肾损伤患者以及轻度肝损伤患者无需调整本品剂量。中度肝损伤患者应慎用本品,初始剂量为50mg,给药间隔不应小于8h(24h内最多给予3剂)。在随后的治疗中,通过缩短或延长给药间隔,在可接受的耐受度下维持镇痛作用。由于老年患者可能存在肝肾功能下降,应考虑给予较低的初始治疗剂量。

【生产厂家】　美国强生公司

【性状】　粉末状。

【制剂规格】　速释片:50mg;75mg;100mg

【储存条件】　干燥通风保存,室温不超过28℃。

### 参 考 文 献

[1] 李洪爽. 他喷他多(tapentadol hydrochloride)[J]. 中国药物化学杂志,2009,19(3):161.

[2] 赵绪韬. 镇痛药他喷他多速释片(tapentadol IR)[J]. 2012,33(7):S19.

[3] 刘肖平. 双重功效镇痛药他喷他多的药理学研究与临床应用[J]. 实用疼痛学杂志, 2008,4(4):293-298.

# Tebipenem Pivoxil
# 泰比培南酯

$C_{22}H_{31}N_3O_6S_2$　497.63

【商品名】　Orapenem

【别名】　L-084

【化学名】　(1*R*,5*S*,6*S*)-6-[1(*R*)-Hydroxyethyl]-1-methy-2-[1-(2-thiazolin-2-yl)azetidin-3-yl-sulfanyl]-1-carba-2-penem-3-carboxylic acid piv-aloylo-xymethyl ester

【CAS】　161715-24-8

【类别】　抗微生物药;抗生素类药

【研制单位】　日本明治制药株式会社

【上市时间】　2009 年 8 月 26 日

【作用机制】　本品是泰比培南的前药,是一种对呼吸道、泌尿道具有高效、广谱的新型口服碳青霉烯抗生素。本品口服后被酯酶水解释放出母体药物泰比培南,与细菌青霉素结合蛋白(PBP)结合,抑制细菌细胞壁的合成。

【药理作用】　给大鼠灌胃给予泰比培南和本品的生物利用度分别为 38.1% 和 0.8%。与其他 $\beta$-内酰胺类抗生素相比,泰比培南对肺炎链球菌显示了高效的抗菌活性。对青霉素易感菌株、青霉素中度敏感菌株以及耐青霉素菌株的 $MIC_{90}$ 分别为 0.002、0.004 ~ 0.016 和 0.063μg/ml,且对耐药菌株也显示了杀菌活性。

在体外实验中,泰比培南对厌氧菌的抗菌活性和亚胺培南、头孢妥仑酯、阿莫西林/克拉维酸和克拉霉素进行了比较,在所有抗微生物药物试验中,泰比培南均显示了最好的活性,分离株的 $MIC_{90}$ 小于 0.03 ~ 2μg/ml(不包括痤疮丙酸杆菌、艰难梭菌、狄氏拟杆菌),对消化链球菌属、芽孢杆菌属、梭杆菌属和韦荣球菌属的临床分离株的抗菌活性高比亚胺培南高 2 ~ 16 倍。接种体大小对泰比培南的活性有很小的影响,它对脆弱杆菌产生的 $\beta$-内酰胺酶稳定。

在泰比培南对临床分离株(包括耐万古霉素的金黄色葡萄球菌)的体外活性试验中,将其对青霉素结合蛋白的亲和力与头孢托仑和其他抗菌药物进行了比较,在所有菌体试验中,泰比培南也表现出良好的活性($MIC_{90}$ = 0.025 ~ 6.25μg/ml),除了对耐万古霉素的尿肠球菌($MIC_{90}$ = 100μg/ml)。泰比培南对各类青霉素结合蛋白(PBPs)的抑制机制与亚胺培南相似,但是其中 PBP2 和 PBP3 有所不同,泰比培南对耐甲氧西林金黄色葡萄球菌的 PBP2 和大肠埃希菌中的 PBP3 的活性分别比亚胺培南高 10 倍和 5 倍。

【药代动力学】　本品在呼吸道感染的小鼠肺和血清中的 $c_{max}$、AUC 和 $t_{1/2}$ 分别为(9.03μg/g, 51.24μg/ml, 6.18h)和(31.0μg·h/ml, 142.2μg·h/ml, 3.88h)。灰鼠的临床前研究显示,本品 $c_{max}$ 为 7.2μg/ml,$t_{max}$ 为 0.67h,$t_{1/2}$ 为 0.43h。

通过大腿和肺部感染的小鼠对本品的药代特性进行了研究。在大腿和肺部感染模型试验中,AUC/MIC、$c_{max}$/MIC 和 $t_{1/2}$/MIC 均表现出了良好的相关性,特别是 AUC/MIC 和 $c_{max}$/MIC。这些 PK/PD 结果在 112 例患耳鼻疾患的患者临床 Ⅱ 期治疗中得到了证实。

健康男性受试者单剂量服用本品 25 ~ 200mg,多剂量服用 100mg 或 200mg,每天 3 次,服用 7d。在单剂量研究中,AUC 与剂量呈线性关系,服用剂量在 150mg 以下剂量时,$c_{max}$ 与剂量成比例关系,$t_{max}$ 和 $t_{1/2}$ 均大约为 30min。药物吸收不受食物影响。通过尿液排泄的药物占剂量的 54% ~ 73%。多剂量药代动力学参数与单剂量药代动力学参数大致相同,只是有部分代谢(占剂量的 10%)。本品具有好的耐受性。

【毒性】　对大鼠和小鼠的研究证实,本品对盲肠菌群具有很小的影响。体外试验显示,本品对盲肠内容物稳定,但是其活性代谢物被大鼠的盲肠内容物水解。

【临床研究】　临床结果显示,本品在不考虑剂量的情况下可去除全部的肺炎链球菌和 85.7% 的流感嗜血球菌。本品对急性中耳炎有效,以 500mg 的剂量治疗急性鼻窦炎,有效率为 93.8%。未见严重不良事件发生。

【适应证】　细菌感染,如肺炎、中耳炎、鼻窦炎。

【不良反应】　常见不良反应为腹泻和便溏（一般发生在 500mg/d 剂量下）。可能出现的不良反应有过敏性休克样症状，如气喘、头晕、耳鸣、出汗等，或中枢神经系统症状意识障碍，以及抽搐、腹痛、频繁腹泻、肾功能衰竭等。

在 440 例儿童患者中进行安全性评价，观察到不良反应 101 例（23.0%），其中最主要的是腹泻（19.5%）。此外，在 432 例临床试验中进行安全性评价，发现异常变化如血小板计数增加（1.6%）。

【禁忌证】　禁用于有休克史的患者。癫痫病患者慎用，对药物中任何组分过敏者慎用。

【用法与用量】　正常情况下，儿童服用本品每日 2 次，每次 4mg/kg，饭后口服。必要时可增至一次 6mg/kg。

【生产厂家】　美国辉瑞公司

【性状】　结晶性粉末。

【制剂规格】　颗粒剂：100mg/g

【储存条件】　室温保存。

## 参 考 文 献

[1] 张文君,吴文芳,冯小龙. 新型口服碳青霉烯类抗菌药物——泰吡培南酯[J]. 河北医药,2010,**32**(18)：2596 – 2599.

# Telaprevir
# 替拉瑞韦

$C_{36}H_{53}N_7O_6$　679.85

【商品名】　Incivek

【别名】　LY 570310；LY-570310；LY570310；MP 424；MP-424；VX 950；VX-950

【化学名】　（1S，3aR，6aS）-2-[（2S）-2-({（2S）-2-Cyclohexyl-2-[（pyrazin-2-ylcarbonyl）amino]acetyl} amino）-3,3-dimethylbutanoyl]-N-[（3S）-1（cyclopropylamino）-1,2-dioxohexan-3-yl]-3,3a,4,5,6,6a-hexahydro-1H-cyclopenta[c]pyrrole-1-carboxamide

【CAS】　402957-28-2

【类别】　抗微生物药；抗病毒药

【研制单位】　弗特克斯药品有限公司；美国礼来公司

【上市时间】　2011 年 5 月 23 日

【作用机制】　HCV 是一种单股正链 RNA 病毒，有 6 种基因分型和至少 50 种亚型。HCV 基因组在一个单独开放读码框里，约有9600 个核苷酸，翻译后产生 1 个约由 3000 个氨基酸组成的多聚蛋白，这个多聚蛋白被病毒感染的细胞和 HCV 编码的蛋白酶加工处理为 3 个结构蛋白（包括病毒核心蛋白、包膜糖蛋白 E1、E2）和 7 个非结构蛋白。NS3/4A 丝氨酸蛋白酶加工处理 HCV 多聚蛋白，从而导致病毒蛋白成熟。NS3/4A 之所以作为新的抗病毒靶分子，是因为它包含蛋白酶、RNA 螺旋酶、核苷酸三磷酸腺酶 3 种活性，这些酶对于病毒复制都非常重要，它不仅裂解 HCV 多聚蛋白的 4 个下游区位点，产生 N 端的 NS4A、NS4B、NS5A、NS5B，而且通过抑制干扰素（IFN）-α 调控因子 3，使宿主对 IFN-α 抗病毒反应迟钝，同时通过抑制 Toll 样受体 3 和可诱导维 A 酸基因因子 1，裂解和阻止宿主蛋白 Trif 和 Cardif。目前已知 HCV 基因型中约 80% 的 NS3/4A 序列是一致的，其关键的残基具有高度保守性。所以，靶向抑制 NS3/4A 丝氨酸蛋白酶，既可阻止病毒复制，又能通过对干扰素介导路径的重建而更有效地控制 HCV 感染。

【药理作用】　本品是 HCV NS3/4A 蛋白酶口服抑制剂，能直接攻击 HCV，阻断其复制，是第一代的 HCV 蛋白酶抑制剂之一。本品能提高治疗效果,并在病毒动力学方面发挥重要作用。此外,蛋白酶抑制剂增强了约25%持续病毒学应答(sustained virological response, SVR)。本品迅速而全面地抑制病毒复制,使快速病毒学应答转化成更高的SVR。在体外,本品能依赖浓度和时间降低HCV RNA和蛋白数量:将本品与病毒共同孵育48h后,检测到对病毒RNA的半数抑制浓度($IC_{50}$)为0.35μmol/L,$IC_{95}$为0.83μmol/L;72h或120h的共同孵育后,$IC_{50}$分别能达到0.210、0.139μmol/L。当含有40%人血白蛋白时,其抑制浓度的数值能够增加10倍左右。本品有高选择性,在浓度为30μmol/L时,对新鲜分离的人外周血单核细胞无毒。

【药代动力学】 在一项有25名健康志愿者参加的临床试验中,受试者分别口服本品450、750、1250mg,每天3次,连续5d。测得的血药浓度峰值($c_{max}$)分别为1.92、1.72、2.15mg/L;AUC分别为9.28、9.48、13.9μg·h/ml;半衰期($t_{1/2}$)为2~6h。在一项有34例HCV基因1型的患者参加的随机、双盲、安慰剂对照的临床试验中,患者分别服用本品450、750、1250mg,结果发现HCV RNA的量减少较快,其平均稳态血药浓度分别为781.1、1054.6、675.5 ng/ml,半衰期与健康受试者接近。

【毒性】 在细菌致突变性试验、体外哺乳动物染色体畸变试验和小鼠体内微核试验中未观察到本品具有遗传毒性。本品潜在的致癌性未作检验。

【临床研究】 已有4个临床Ⅰ期试验和3个临床Ⅱ期试验验证了本品治疗慢性丙型肝炎(CHC)的有效性,近期又有3个临床Ⅲ期试验进一步验证了本品的疗效。

临床Ⅰ期试验主要观察本品的安全性、对不同剂量的耐受性(450~1250mg/8h)及对病毒载量的作用。所有入组患者排除肝硬化、乙肝及HIV联合感染。试验结果显示,本品的有效剂量为750mg,不过在几天到几星期

内会发生耐药和病毒学突破,但对本品耐药的病毒仍然对标准治疗敏感,所以联合抗病毒治疗是有必要的,尽管有1例报道单独使用本品后也达到了SVR。

临床Ⅱ期试验PROVE(蛋白酶抑制剂对病毒的疗效评估)1、2、3已经证实,标准治疗联合本品会提高SVR。PROVE 1和2试验针对既往未经治疗的患者,PROVE 3针对既往标准治疗无效或治疗后复发的患者。PROVE 1是平行、随机、双盲、安慰剂对照试验,包括3组本品(治疗时间12周)联合不同治疗时间的PEG-IFNα和利巴韦林(RBV),对照组使用标准治疗48周。T12PR24组的SVR明显比标准治疗组高。在T12PR24组和T12PR48组之间没有明显的统计学差异,T12PR12组的SVR最低。

PROVE 2试验是随机、部分双盲试验,包括3组本品治疗12周联合不同治疗时间的PEG-IFNα和RBV,第4组是本品联合PEG-IFNα,无RBV,前3组的研究在治疗开始10个星期为双盲,第4组为非盲试验。所有4组均与PR48对照。仅有T12PR24组的SVR明显比PR48组高,有统计学意义,其他组的平均SVR虽比PR48组高,但结果无统计学意义。没有使用RBV的试验组抗病毒效果差。

PROVE 3试验是随机、部分安慰剂对照、部分双盲试验,针对既往标准抗病毒治疗没有达到SVR、基因型为1a或1b的患者,给予本品治疗12或24周并联合标准治疗。该试验分为4组,其中17%的患者有肝硬化。使用本品治疗组患者的SVR比标准治疗组的高。既往经标准治疗出现复发的患者比既往治疗无效患者的SVR高。研究者建议T12PR24治疗优于T24PR48,因为两组的SVR相似,但使用本品24周的患者停药率会更高。

临床Ⅲ期试验包括ADVANCE、REALIZE、ILLUMINATE试验。这些研究包括不同基因型的既往未治疗或已治疗的CHC患者,

用以发现最有效的治疗疗程和 SVR 率。

ADVANCE 试验研究了 1088 例未经过治疗的 HCV 基因 1 型患者予以标准治疗联合本品,对本品的疗效及安全性进行评价。试验包括 3 组,第 1 组患者在标准治疗基础上加用本品,疗程为 12 周。如果该组患者在 4 周和 12 周时出现快速病毒学应答(即不能检出 HCV RNA),则停用本品并继续进行标准治疗 12 周,总疗程为 24 周。不符合上述条件的,则延长标准治疗至 36 周,总疗程为 48 周。第 2 组患者接受本品和标准治疗 8 周,序贯安慰剂 + 标准治疗 4 周;根据患者对治疗的病毒学应答情况,与第 1 组一样再进行 12 周或 36 周的标准治疗。第 3 组为对照组,接受安慰剂 + 标准治疗 12 周,随后为标准治疗 36 周,总疗程为 48 周。结果显示,第 1 组和第 2 组分别有 75% 和 69% 的患者出现早期病毒学应答(EVR),治疗时间比平常减少了一半,而且较少发生复发,本品给药组之间的复发率相同,均为 9%,低于对照组 28% 的复发率。对于出现 EVR 患者而言,24 周的总疗程已经足够。相比之下,对照组仅 44% 的患者出现 EVR。

ILLUMINATE 是开放试验,纳入 540 例患者,是观察引导式反应的治疗,即 12 周本品联合标准治疗后序贯 24 周或 48 周标准治疗之间的疗效对比。对于本品和标准治疗出现 EVR 的患者被随机分入标准治疗 24 或 48 周组中,以评估 48 周治疗是否会出现更多的益处。未产生 EVR 的患者接受 48 周标准治疗。试验整体 SVR 为 72%,在非洲裔美国人、西班牙、拉丁美洲或肝硬化患者中 SVR 为 60% ~ 67%。对于出现 EVR 的患者接受 48 周序贯标准治疗后,没有更多的益处。本品给药组的复发率与 ADVANCE 研究试验中类似。

REALIZE 研究试验纳入 662 例既往标准治疗未达到 SVR 的患者,以明确本品能否引起该组患者产生 SVR。患者包括既往标准治疗无应答、部分应答或出现病毒学反弹

的,该研究也调查在予以本品治疗前使用标准治疗 4 周的益处,在这项研究中,病毒学反弹患者的 SVR 为 86%,比先前治疗部分应答或无应答的患者都高(SVR 分别为 57% 和 31%)。本品治疗前使用标准治疗非显示出任何优势。

【适应证】　丙型肝炎。

【不良反应】　最常见的不良反应是皮疹和贫血,此外还可能出现瘙痒、疲劳、头痛、恶心、失眠、腹泻、流感样症状和发热。

在 PROVE 1 试验中,口服本品的患者中轻度到中度皮疹的发生率为 52%,重度皮疹的发生率为 7%。在 PROVE 2 和 PROVE 3 试验中,本品组中出现瘙痒和斑丘疹样皮疹的情况更为常见,这些反应常常出现在治疗后 7 ~ 28d 之间,在这两项研究中,重度皮疹的发生率为 5%,PROVE 2 试验中 7% 的患者和 PROVE 3 中 5% 的患者因为皮疹停止使用本品。在 ADVANCE 和 ILLUMINTE 试验中药物的不良反应与 Ⅱ 期临床试验相类似,在 Ⅲ 期临床试验中,大多数皮疹予以药物治疗后好转,但是,仍有约 13% 的患者因为其他不良反应而停止本品治疗。

本品联合 RBV 治疗会加重贫血的情况。在 PROVE 3 试验中,出现贫血的发生率在 T12PR24 和 T24PR48 中为 27%,与之对照的 PR48 和 T24P24 中为 8%。在 PROVE 2 中,所有 4 个治疗组中血红蛋白较基线水平至少下降约 3g/dl。在 T12PR12 组中血红蛋白下降最明显,约为 3.9g/dl。

但是目前试验中也发现,对于先前已接受标准治疗失败的或未接受任何治疗的 CHC 患者而言,使用本品治疗的安全性相似。

【禁忌证】　对聚乙二醇干扰素 α 和利巴韦林的禁忌也适用于本品。以下情况禁忌本品联合治疗:①孕妇或可能妊娠的妇女;②伴侣可能怀孕的男性。

【药物相互作用】　本品是一种 CYP3A 的抑

制剂。本品与主要被 CYP3A 代谢的药物共同给药,可能导致这类药物血浆浓度增加,因而增加或延长其治疗效应和不良反应。本品还是一种 P-gp 的抑制剂。本品与作为 P-gp 转运底物的药物共同给药,可能导致这类药物血浆浓度增加,因而增加或延长其治疗效应和不良反应。

【用法与用量】　口服:一日 3 次,1 次 2 片。

【生产厂家】　弗特克斯药品有限公司;美国礼来公司

【性状】　紫色、薄膜包衣、胶囊形片,一侧凹有字符"V 375"。

【制剂规格】　薄膜包衣片:375mg

【储存条件】　密闭贮存于 25℃;外出允许在 15～30℃范围内。开盖后 28 天内使用。

### 参 考 文 献

[1] 王莹莹,龚莉,王成港,等. 丙型肝炎治疗新药替拉瑞韦[J]. 药物评价研究,2011,**34**(6):482－486.

[2] 王媛媛,聂青和,高禄化. BILN2061、telaprevir 和 boceprevir 治疗慢性丙型肝炎临床疗效比较[J]. 传染病信息,2012,**25**(2):117－121.

[3] 李元元,徐向升,于双杰. Telaprevir 联合治疗慢性丙型肝炎新进展[J]. 肝脏,2012,**17**(7):521－523.

# Telavancin
# 替拉万星

$$C_{80}H_{106}Cl_2N_{11}O_{27}P \quad 1\ 755.63$$

【商品名】　Vibativ

【别名】　Arbelic

【化学名】　*N3″*-[2-(Decylamino)ethyl]-29-[[(phosphonomethyl)amino]methyl]vancomycin

【CAS】　372151-71-8

【类别】　抗微生物药;抗生素类药

【研制单位】　日本 Astellas 制药公司

【上市时间】　2009 年 9 月 11 日

【作用机制】　本品一方面抑制糖苷转移酶和转肽酶,阻碍肽聚糖合成与交联,该作用是万古霉素的 10 倍;另一方面药物分子在细菌细胞膜表面浓聚,引起该部位细胞膜快速去极化,胞内 ATP 分子和钾离子外漏。后一种作用机制仅针对细菌细胞膜,不影响哺乳动物细胞膜。与万古霉素相比,本品更多地作用于细胞膜而非细胞壁,快速杀菌作用更强。

【药理作用】　一系列体外研究表明,本品对金黄色葡萄球菌(ATCC13709)、耐甲氧西林的金黄色葡萄球菌(MRSA)(ATCC33591)和抗万古霉素的肠球菌(VRE)(ATCC51575 和 KPB-01)均有良好的抗菌作用,其 MIC 分别为 0.6、0.8、1.6 和 6.3mg/L;本品的抗菌活性优于万古霉素,如本品对 MRSA、耐万古霉素金黄色葡萄球菌、肺炎双球菌和 VanA 基因型肠球菌的 $MIC_{90}$ 分别为 1、2、0.008 和 8mg/L,而万古霉素分别为 4、>128、0.5 和 >128mg/L;本品对 128 种 MRSA 临床分离株的抗菌活性强于万古霉素、替考拉宁、利奈唑胺和苯唑西林,其 $MIC_{90}$ 分别为 1、2、4、4 和 >64mg/L,而对 47 种甲氧西林敏感金黄色葡萄球菌(MSSA)临床分离株的抗菌活性,本品也强于万古霉素、替考拉宁和利奈唑胺,其 $MIC_{90}$ 分别为 1、2、2 和 2mg/L;本品对上述临床分离株有快速杀菌功效,并产生 4～6h 的抗生素后效应,而万古霉素的抗生素后效应仅为 1h;本品对 401 种革兰阳性菌分离株(包括 MSSA、MR-

SA、甲氧西林敏感和耐药表皮葡萄球菌、溶血性葡萄球菌、肠球菌、链球菌、单核细胞增多性李斯特菌和乳酸杆菌)的抗菌活性等同或优于万古霉素、替考拉宁、利奈唑胺、奎奴普汀/达福普汀、莫西沙星、氨苄西林、青霉素和苯唑西林,对 90% 菌株的 MICs ≤ 1mg/L,对 VRE 和乳酸杆菌的 MIC 为 0.5 ~ 16mg/L(万古霉素的 MIC > 64mg/L),且未见与其他受试药物产生交叉耐药性;本品对 268 种厌氧革兰阳性菌及 31 种棒状杆菌临床分离株的 $MIC_{90}$ 均 ≤ 2mg/L,优于万古霉素,其中对放线菌、艰难梭状芽孢杆菌、多枝梭状芽孢杆菌、无害梭状芽孢杆菌、真杆菌、乳酸杆菌、丙酸杆菌、消化链球菌和棒状杆菌的 $MIC_{90}$ 分别为 0.25 和 1、0.25 和 1、1 和 4、4 和 16、0.25 和 2、0.5 和 4、0.125 和 0.5、0.125 和 0.5 及 0.03 和 0.5mg/L,但万古霉素对梭状芽孢杆菌的抗菌活性优于本品,其 $MIC_{90}$ 分别为 1 和 8mg/L,且奎奴普汀/达福普汀除了对梭状芽孢杆菌及干酪乳杆菌的抗菌活性较本品强 3 ~ 5 倍外,对其他大多数分离株的抗菌活性二者相近,而本品对放线菌、多枝梭状芽孢杆菌、迟缓真杆菌和植物乳酸杆菌的抗菌活性优于达托霉素(MICs > 4mg/L),对多枝梭状芽孢杆菌、艰难梭状芽孢杆菌和乳酸杆菌的抗菌活性也优于利奈唑胺(MICs > 4mg/L);本品对 15 种炭疽杆菌菌株也具有抗菌活性,表明可用作炭疽感染治疗药物,其对炭疽杆菌菌株 RA3R 的最低杀菌浓度为 0.12mg/L(等同于 MIC),且其对大多数实验菌株的抗菌活性优于万古霉素、达托霉素及头孢曲松,近似于替考拉宁,但弱于青霉素、环丙沙星和多西环素。

抗菌作用机制研究表明,本品可特异性有效抑制所有金黄色葡萄球菌细胞中肽聚糖的生物合成($IC_{50}$ = 0.14μmol/L)和金黄色葡萄球菌细胞提取物中糖基转移酶的活性($IC_{50}$ = 0.6μmol/L);高浓度本品作用于细菌细胞时,不仅可引起细胞膜通透性发生改变,还可使膜电位逐渐消散,最终导致细胞活力丧失,提示本品的抗菌活性由多重机制介导。一项对万古霉素敏感肠球菌(VSE)和 VRE 进行的实验显示,本品可抑制这两种菌的细胞壁合成,16μmol/L 浓度下即可明显降低细胞膜电位,8μmol/L 浓度下可改变膜通透性,致使细胞活力丧失。相比之下,万古霉素虽也能抑制细胞壁合成,但即使在浓度高达 43μmol/L 时也不会影响膜电位及通透性。

一项 MRSA 诱导的大鼠肺炎模型实验显示,大鼠在接种感染 24h 后开始静脉注射本品(40mg/kg,bid),其使肺 MRSA 滴度降低的疗效优于静脉注射万古霉素(80mg/kg,bid)或利奈唑胺(110mg/kg,bid)。在治疗 24h 后,本品、万古霉素、利奈唑胺及安慰剂对照组大鼠肺 MRSA 滴度分别为(4.4 ± 0.7)、(7.0 ± 1.8)、(7.6 ± 1.6)及(8.4 ± 0.2)lg CFU/g,且各组动物存活率分别为 100%、88%、88% 和 38%。

另一项 MRSA 或万古霉素致耐药金黄色葡萄球菌(VISA)诱导的家兔主动脉瓣心内膜炎模型实验也显示,同样是持续 4d 静注治疗(30mg/kg,bid),本品疗效明显优于万古霉素。与安慰剂对照组相比,本品给药后,家兔 MRSA 和 VISA 增殖体滴度明显降低[(2.66 ± 3.08)vs(7.35 ± 0.20)lg CFU/g 和(1.15 ± 2.57)vs(6.73 ± 0.46)lg CFU/g],而万古霉素组仅有倾向性降低。

【药代动力学】 大鼠实验显示,单剂量静脉注射本品 50mg/kg 后其分布与清除特性均优于癸胺乙基万古霉素类似物 THXR-689909,给药 24h 后,本品的肝、肾分布及尿清除率分别为 5%、2% 和 40%,而 THXR-689909 分别为 16%、13% 和 12%。

一项在健康男性受试者中进行的随机、双盲、安慰剂对照、单剂量(0.25 ~ 15mg/kg,

30min 静脉输注）及多剂量[7.5～15mg/（kg·d），30min 静脉输注，持续7d]临床试验显示，本品 $t_{1/2}$ 的药代动力学参数均几乎呈线性。而多剂量给药的第3天，血药浓度即达稳态，稳态下，本品 $t_{1/2}$ 和分布容积分别约为9h和0.1L/kg；给药第7天与第1天相比，其 AUC、$c_{max}$ 及 $t_{1/2}$ 均无明显改变，仅有少量药物蓄积现象，$c_{min}$ 略有升高；7.5、12.5 和15mg/kg剂量组第7天的 $c_{max}$ 和 $AUC_{ss}$ 分别为 97、151 和 203mg/L 及 700、1033 和 1165mg·h/L。

一项在71例男女健康受试者中进行的旨在考察本品（7.5 或 15mg/kg，qd，30min 静脉输注，持续3d）药代动力学和安全性的临床试验显示，71名受试者的药代动力学参数均呈线性，且无明显性别差异，7.5mg/kg剂量组中男性和女性受试者的 $c_{max}$ 分别为（89.0±9.1）和（88.2±10.0）mg/L，$AUC_{ss}$ 分别为（619±58.2）和（588±83.1）mg·h/L；15mg/kg剂量组中男性和女性受试者的 $c_{max}$ 分别为（188±27.1）和（183±281）mg/L，$AUC_{ss}$ 分别为（1331±171）和（1194±229）mg·h/L；两种性别受试者的 $t_{1/2}$ 均为 6.6～8.9h。高剂量组常见不良反应有轻度味觉紊乱、恶心及头痛；其他不良反应还有呕吐、头晕及输液反应；而女性受试者中胃肠道反应和注射部位反应尤为多见；实验室检查指标包括肾、肝及血液系统功能均未见显著变化。

一项在16例肾功能正常的平均年龄为71岁的健康老年男性和女性受试者中进行的单剂量（10mg/kg，60min 静注）临床试验，将本品的药代动力学特性与在年轻受试者中进行的另一项单剂量（7.5mg/kg，60min 静注）试验进行了比较，结果显示，年龄并不影响本品清除率[均为 12ml/（h·kg）]，但老年受试者的体内药物分布更广（$V_{dss}$ = 167ml/kg vs 100ml/kg）及消除半衰期更长（11h vs 7h）；药代动力学参数均无性别差异；不良反应轻度而短暂，包括2例味觉紊乱、1例潮红伴有体位性低血压、2例头痛、1例头晕及1例咽喉感觉异常，提示肾功能正常的老年患者使用本品无需调整剂量。

而在轻、中、重度肾功能障碍受试者（肌酐清除率分别为 51～80、30～50 及 <30ml/min）中进行的一项临床试验考察本品单剂量（7.5mg/kg，60min 静脉输注）药代动力学时发现，本品耐受性良好，只有1例出现了轻度红人综合征（瘙痒、斑丘疹）；其中9名受试者的临床数据与来自使用相同剂量本品的健康受试者的临床试验结果比较显示，患中或重度肾损伤的受试者接受本品治疗时可能需要调整剂量，与健康受试者比较，具中、重度肾损伤的受试者使用本品后其 AUC 略有升高（628，773mg·h/L vs 606mg·h/L）、清除率降低[9，6ml/（h·kg）vs 11ml/（h·kg）]及 $t_{1/2}$ 延长（13.2，17.9h vs 7.2h）。由此可见，具有肾损伤的受试者其本品清除率与肌酐清除率之间存在明显相关性。

【毒性】　本品可干扰监测凝血的某些试验，如可能延长凝血酶原时间（PT）和活化部分凝血激酶时间（APTT），因而在使用本品前应进行 PT 和 APTT 监测。

应用本品时须在治疗前、治疗期间（治疗 48～72h 或更频繁，视临床情况而定）和治疗后密切监测肾功能。如果出现肾功能下降，应根据具体情况决定是否继续使用、中途停用或改用其他药物。

【临床研究】　一项涉及160例健康受试者的随机、双盲、安慰剂对照、平行组临床试验，考察了本品（7.5 或 15mg/kg，qd，60min 静脉输注，持续3d）对心脏复极化（即 $QT_c$ 间期）的影响，其间以莫西沙星（400mg/kg，qd，60min 静脉输注，持续3d）为阳性对照药物。结果表明，本品只对 $QT_c$ 间期延长产生极小的影响，两个剂量组受试者心率矫正的 $QT_c$ 间期平均变化分别为 4.1 和 4.5 ms，而莫西沙星组为 9.2 ms。可见，本品并不会引起心电图参数发生有临床显著变化,QT$_c$ 间期的改变也与本品血药浓度无关联。

另一项涉及 167 例并发革兰阳性菌致皮肤和软组织感染患者的多中心、随机、双盲和安慰剂对照临床试验,比较了本品与标准治疗药(即 ST,抗葡萄球菌的青霉素或万古霉素)的疗效和安全性。所有患者至少接受了一个剂量的治疗,每组约有 5% 的患者因不良反应而中止治疗,本品组严重不良反应的发生率少于 ST 组,但两组总不良反应发生率相似,两组中均有少数患者的血清肌酐浓度有轻微升高,本品组中少部分患者还出现暂时性血小板减少症;本品组中金黄色葡萄球菌和 MRSA 感染患者的治愈率分别为 80% 和 82%,而 ST 组则分别为 77% 和 69%;本品组中 MRSA 感染患者的微生物根除率为 84%,而 ST 组为 74%。

另一项涉及 201 例革兰阳性菌致并发皮肤和皮肤结构感染(cSSSIs)患者的多中心、随机、双盲临床试验(FAST2)获得类似的阳性结果。本品组(10mg/kg)和 ST 组病人的总不良反应发生率相似,两组可评价病例的治愈率分别为 96.1% 和 93.5%,本品组中 MRSA 感染病例的治愈率明显高于 ST 组(92.3% vs 68.4%)。

【适应证】 耐甲氧西林金黄色葡萄球菌造成的皮肤感染。

【不良反应】 本品耐受性良好,其不良反应发生率与对照组相仿,大多轻微且停药后短期内可恢复正常,未见严重不良事件报道。在临床Ⅲ期试验(ATLAS 1,2)中,本品治疗 929 例,万古霉素治疗 938 例,两组因为不良反应中止治疗的患者分别为 8% 和 6%。两组出现不良事件的种类和严重程度均相似,常见的不良反应有味觉改变(26% vs 14%)、呕吐(13% vs 7%)、泡沫尿(12% vs 3%)、瘙痒(6% vs 12%)和输液反应(2% vs 6%)。

本品组出现血肌酐值升高至基准值 1.5 倍以上的比率高于万古霉素组(15% vs 7%),肾脏不良事件(肾损害)的发生率也较高(3.4% vs 1.2%)。但血肌酐值多为一过性轻微升高值,停药后可自行恢复,小于 1% 的患者因本品的肾脏不良反应中停。

临床Ⅲ期试验中,本品组有 1 例受试者,万古霉素组有 2 例受试者出现 QT$_c$ 间期延长超过 500 ms,两组均没有出现与 QT$_c$ 延长相关的心脏不良事件。

【禁忌证】 肾功能减退的患者需要调整剂量,患者肌酐清除率为 30 ~ 50ml/min 时,每 24 小时静脉滴注 7.5mg/kg;10 ~ 29ml/min 时,每 48 小时静脉滴注 10mg/kg,使用本品无需监测血药浓度。本品属妊娠期 C 类药物。

【药物相互作用】 与其他药物同时使用可能导致 QT 间期延长,可能会干扰凝血试验和一些尿蛋白测试。

【用法与用量】 对肝肾功能正常的患者,本品的推荐剂量为 10mg/kg,静脉滴注60min,每 24 小时给药 1 次,疗程 7 ~ 14d,可根据感染的部位和严重程度适当增减疗程。

【生产厂家】 美国 Theravance 公司

【性状】 白色粉末。

【制剂规格】 单次使用小瓶(含 250 或 750mg),冻干粉供应

【储存条件】 配置好的溶液在室温下应在 4h 内使用,2 ~ 8℃ 下应在 72h 内使用。输液袋中已稀释的溶液应在室温下 4h 内或 2 ~ 8℃ 下 72h 内使用。

**参 考 文 献**

[1] 秦晓华摘译. 替拉万星(telavancin):一种新型脂糖肽类抗菌药[J]. 中国感染与化疗杂志,2011,11(4):313.

[2] 张鸽编译. 注射用杀菌性糖肽类抗生素 Telavancin[J]. 药学进展,2007,31(4):188 - 190.

[3] 陈春辉,李光辉. 新型脂糖肽类抗生素:特拉万星[J]. 中国感染与化疗杂志,2011,12(2):153 - 157.

# Teriflunomide
## 特立氟胺

$C_{12}H_9F_3N_2O_2$　270.2091

【商品名】　Aubagio

【别名】　A-771726

【化学名】　(Z)-2-Cyano-3-hydroxy-N-[4-(trifluoromethyl)phenyl]but-2-enamide

【CAS】　108605-62-5

【类别】　口服嘧啶类合成酶抑制剂和免疫调节剂,复发型多发性硬化症治疗药

【研制单位】　赛诺菲-安万特(Sanofi Aventis)公司

【上市时间】　2012年9月12日(美国)

【作用机制】　本品能够通过多种机制调节免疫功能。最主要的机制是选择性地抑制二氢乳清酸脱氢酶(DHODH),发挥抑制增殖和抗炎作用。DHODH是嘧啶从头合成的限速酶,本品抑制DHODH进而抑制自身反应型B细胞和T细胞的增殖,导致细胞周期停滞在$G_1$期,减少DNA的合成。除此之外,本品也可诱导脂质信使生成受损以及细胞表面分子的功能障碍,进一步调节免疫功能。

本品也能够抑制酪氨酸蛋白激酶的活性。其通过减少T细胞增殖,减少白细胞介素-2的产量,抑制钙动员以及阻断免疫球蛋白$G_1$的产生,来减少酪氨酸的磷酸化抑制酪氨酸蛋白激酶的活性。此外,本品能够抑制B细胞和T细胞的增殖。本品能够抑制T细胞依赖性抗体的产生,调节T细胞和B细胞的相互作用,还能直接抑制T细胞,干扰T细胞和抗原呈递细胞相互作用,导致T细胞迁徙能力的受损以及暴露的T细胞单核细胞能力的减弱。

【药代动力学】　在11项对健康受试者和1项对MS患者的研究中显示,本品口服吸收迅速,空腹时其单剂量使健康受试者的血药浓度平均达峰时间为1~2h,生物利用度接近100%。饭后服药会延迟本品的吸收,但是空腹和饭后服用本品的血药浓度相似。剂量7~100mg/d时符合线性药代动力学特征,重复给予本品7mg或14mg,其AUC蓄积因子约为30,并在20周内达到稳态水平。

本品血浆蛋白结合率为99.3%,表观分布容积约为11L,少量能够透过血-脑脊液屏障,平均消除半衰期为10~18d。本品主要经肝代谢,通过原药的形式经胆汁(37.5%)以及通过4-三氟甲基苯胺羧酸代谢物的形式,经肾脏排泄(22.6%),另外23.1%主要通过粪便排出。本品有肝肠循环,正常情况下血浆清除率很低(约为0.05L/h),平均8个月血药浓度会降至0.02μg/ml。由于个体差异,某些患者的消除会达2年之久。

本品的药物代谢数据来自11项健康受试者和1项MS患者的药代动力学研究。因前体药物来氟米特在肠黏膜和血浆中迅速转化为有活性的本品,故两者药代动力学十分相近,可以作为参考。

**吸收**　本品口服后1~4h血药浓度达峰值,口服生物利用度可达100%,进食会延迟药物的吸收。

**分布**　本品的蛋白结合率高,药物在体内99%以上分布于血浆,分布容积约为0.13L/kg。

**代谢**　本品通过肝酶CYP4503A代谢,半衰期约为2周,合用消胆铵可缩短半衰期至1d。因存在肠肝循环,本品的血浆清除十分缓慢。停药后平均需8个月使血药浓度低至0.02mg/L,个体差异甚至可以使清除期长达2年。

**排泄**　本品主要经胆汁排泄。研究证实本品无法通过血液透析或腹膜透析清除。必

要情况需快速清除血浆中本品时,可以停服本品并采取以下措施:①服用消胆铵(阴离子交换树脂)8g,每日3次,持续11d,如果8g的剂量不能耐受,可改为每次口服4g,时间和次数同前;②服用活性炭粉末50g,每日2次,持续11d。11d后,血浆中98%的本品被清除。但需注意的是,如果患者的病情控制依赖本品,药物的加速清除可能导致疾病进展。

【毒性】

**致畸性** 本品有潜在的致畸性,可降低附睾精子数,并可从男性精液中检出。尽管未表现出对后代出生率的影响,但孕妇及未采取有效避孕措施的育龄期患者禁用。服药患者若计划培育下一代需停用药物并清除药物血浆浓度至低于0.02mg/L。

**致癌性** 目前临床研究提示本品没有明显增加肿瘤的风险,但本品作为一种潜在的免疫抑制药物,它的安全性有待更大型和长期研究来证实。

**药物过量的毒性** 药物过量的毒性反应目前没有完整数据,研究报道每日服用70mg,持续14d仍能被人体耐受,如果发生药物过量,需加速血浆药物清除。

【临床研究】 本品已经进入临床Ⅲ期试验阶段,已经完成的临床Ⅲ期试验有本品应用于MS的试验(the teriflunomide multiple sclerosisoral trial,TEMSO)。

TEMSO是由1088例MS患者参与的随机、双盲、安慰剂对照的临床Ⅲ期试验,试验为期2年。受试者来自21个国家,年龄为18~55岁,扩展残疾状态量表评分(expanded disability status scale,EDSS)≤5.5分,且在入组前1年内至少复发1次或入组前2年内至少复发2次,平均EDSS评分2.5分,排除伴有其他系统疾病、怀孕或配合欠佳者。试验以年复发率(annualized relapse rate,ARR)和EDSS衡量的残疾进展时间为指标。结果显示,本品高、低剂量组较安慰剂组显著改善了患者的年复发率、3个月内残疾进展时间和大脑磁共振成像病灶容积,差异均有统计学意义。对试验结果的进一步分析提示,在高剂量组中EDSS超过3.5分的患者ARR更高,且差异均有统计学意义。本品改善了多项反映病情活动性的磁共振成像指标,表现为T1加权像病灶减少和孤立性活动病灶减少,并显示出明显的剂量依赖性。

同时,TEMSO试验证明患者对本品有良好的耐受性,3组间腹泻、恶心、头发稀疏等的不良反应发生率相近,程度均较轻,无剂量效应,且发生率与受试者的年龄、性别、地域、发病类型、EDSS、早期使用的免疫调节剂等因素无关。3组中严重感染发生率相近;本品组的氨基转移酶升高发生率高于安慰剂组,但3组中氨基转移酶升达正常上限3倍以上的发生率相近;中性粒细胞和淋巴细胞数量减少更倾向于发生在高剂量组,易发生在服药后前3个月,且不再进展;有3例受试者的中性粒细胞减少症有出现进展,其中2例在继续试验后自行恢复正常,另1例在中断试验即停药后也恢复正常,无死亡报告。进行中的临床Ⅲ期试验有TENERE、TOWER、TERACLES和TOPIC。

TENERE是为期2年、324例MS患者参与的随机、三盲、INF-β1a对照的临床Ⅲ期试验。受试者分为3组,受试人数分别为109,111,104,给药剂量分别为本品7mg/d,本品14mg/d和INF-β1a(8.8~44μg,根据不同区域当地的治疗标准选择剂量,每周2次,皮下注射)。初期结果在2011年6月公布,试验证明两种剂量的本品与INF-β1a在减少ARR和降低残疾进展风险方面差异无统计学意义,也证明了受试者对本品有良好的耐受性。后续试验中对照组受试者可选择性进入两种剂量的本品组,试验预计于2015年完成。TOWER是随机、双盲、安慰剂对照的试验,预计有1110名受试者参与,将于2015年完成。近日,TOWER初期的主要结果已经宣布,目前正对试验数据进行分析,结果将在即将召开的科学会议上公布。TERACLES 是 1455 例患者参与的随机、双盲、安慰剂对照试验,评估本品辅助 INF-β 治疗 MS 的疗效。TOPIC 是 618 例受试者参与的随机、双盲、安慰剂对照的试验,于 2013 年 6 月完成试验。

另外,有一项为期 6 个月的临床 II 期试验证实本品辅助 INF-β 治疗 MS 比单用 INF-β 降低了 MS 的活动性,且 T1-Gd(钆剂增强的 T1 加权像)的降低比 ARR 的降低更显著,差异有统计学意义。

【适应证】　用于治疗成人复发性多发性硬化症。

【不良反应】　本品安全性好,目前已有临床 II 期试验研究证实口服本品可耐受的长期安全性达 8 年以上,因治疗剂量的本品和来氟米特代谢产生的血浆药物浓度相同,也可以参考服用来氟米特的风湿患者的安全性数据。常见的治疗相关不良反应有腹泻、恶心、氨基转移酶活性升高、头发稀疏、皮疹等,程度较轻。某些发生率低但情况严重或对患者影响重大的不良反应仍应注意。

**肝损害**　服用来氟米特的类风湿患者曾有报道发生严重肝损伤,包括致死性肝衰竭,建议在服用本品前 6 个月内监测氨基转移酶和胆红素水平,用药后每月监测丙氨酸氨基转移酶水平,持续至少 6 个月。如果疑有药物导致的肝损伤,立即停药并加速体内药物清除。患者伴有急慢性肝病者或者血清丙氨酸氨基转移酶超过正常上限 2 倍者不建议应用常规剂量的本品。

**严重感染**　本品临床试验中药物组和安慰剂组的严重感染率相近,但致命的感染有报道发生在服用来氟米特的类风湿患者,需引起注意。

**结核感染**　服用来氟米特的类风湿患者曾有报道发生肺部结核感染,建议在服用本品前进行结核菌素试验。目前没有活动性结核的患者服用本品的临床研究,其安全性不可预知,建议结核患者在服用本品前需进行规范的抗结核治疗。

**疫苗**　服用本品的患者注射疫苗的安全性和有效性目前不可预知。服药期间不建议注射活性疫苗,建议在停药 6 个月以后注射疫苗。

**外周神经病**　如果患者服药期间出现持续的周围神经炎表现,可以停药并加速血浆药物清除。注意 60 岁以上的老人或糖尿病患者或同时服用其他神经毒性药物是发生周围神经炎的高危因素。

**急性肾衰竭**　临床试验中服药患者未报道有肾衰竭的症状,早期血清有肌酐和尿酸代谢异常者多能恢复正常。但药物组比安慰剂组高血钾的发生率高,如有高血钾表现或急性肾衰竭者,应对患者进行严密的血钾监测。

**血压升高**　血压升高为本品不良反应之一,早期收缩压较舒张压升高更为显著,服药 2~4 周后即可监测到收缩压异常,因此服药期间需定期监测血压。

**其他不良反应**　少数类风湿患者服用来氟米特期间发生皮肤 Stevenjohnson 综合征、上皮神经炎间质性肺炎,因此服用本品的患者需警惕,有以上症状需进一步检查明确原因或者考虑停药并加速药物血浆清除。

【禁忌证】　有急慢性感染或者免疫缺陷的患者不推荐使用本品,因为药物有免疫抑制作用,可能加重感染或者诱发感染。新生儿和年龄大于 65 岁的患者以及肝损害和肾损害患者的药物调整剂量目前不可知。慢性肾功能不全患者的药物代谢与正常人相差不大,但是药物游离分数约为正常的 2 倍,因此服药时应加以注意。

【药物相互作用】　本品在体内的代谢过程包括氧化、水解、磷酸化,涉及多种细胞色素氧化酶和 N-乙酰转移酶,一相反应经 CYP4503A

代谢,对此酶活性有影响。

**对肝酶 CYP4502C9 抑制**　研究提示本品在治疗剂量即可抑制肝酶 CYP4502C9,受此影响代谢的药物有非甾体抗炎药、华法林、苯妥英钠等。在同时服用本品和上述药物时,注意可能引起药物半衰期延长。临床已经观察到本品合用华法林时会增加出血风险性,因此合用时需紧密监测 INR。

**对 CYP2C8 的抑制和对 CYP1A2 的诱导**
本品对 CYP2C8 有抑制作用,对 CYP1A2 有轻微诱导作用,因此合用经 CYP2C8 代谢的药物时,如瑞格列奈、匹格列酮,需监测以防血药浓度过高,合用经 CYP1A2 代谢的药物时,如度洛西汀、茶碱、阿洛司琼、替托尼定等需加大药物剂量,以免达不到有效浓度。

【**用法与用量**】　每日口服 1 次。在美国推荐剂量为 7mg 或 14mg;在欧洲推荐剂量为 14mg,可与食物同时服用,如果胃肠不适尽量饭后服用。

本品治疗 MS 前和治疗期间需监测患者丙氨酸氨基转移酶和胆红素水平、全血细胞计数、血压。使用本品 6 个月内至少每月监测 1 次丙氨酸氨基转移酶水平,注意观察患者是否有感染症状。此外,治疗前应检查患者是否存在潜伏性结核感染。

轻中度肝功能不全或严重肾功能不全患者服药后,本品的药代动力学特征无显著变化,因此轻中度肝功能不全和肾功能不全患者无需调整剂量。

【**生产厂家**】　美国健赞公司

【**性状**】　本品为白色粉末,可溶于丙酮,微溶于乙醇,不溶于水。

【**制剂规格**】　片剂:7mg;14mg

【**储存条件**】　储存温度 -20℃。

### 参 考 文 献

[1] 石琳.特立氟胺(Teriflunomide)[J].中国药物化学杂志,2013,**23**(2):162.
[2] 徐鲁杰,鲜文颖,邵华.多发性硬化症的治疗新药-特立氟胺[J].药学与临床研究,2014,**22**(2):158-161.
[3] 陈海丝,杨欣,黄锦海.治疗多发性硬化症的新型口服药物特立氟胺的研究进展[J].医学综述,2013,**19**(21):3961-3964.

# Tesamorelin
# 替莫瑞林

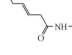

NH—Tyr-Ala-Asp-Ala-Ile-Phe-Thr-Asn-Ser-Tyr-Arg-Lys-Val-Leu-Gly-Gln-Leu-Ser-Ala-Arg-Lys-Leu-Leu-Gln-Asp-Ile-Met-Set-Ser-Arg-Gln-Gln-Gly-Glu-Ser-Asn-Gln-Glu-Arg-Gly-Ala-Arg-Ala-Arg-Leu-NH$_2$

$$C_{221}H_{366}N_{72}O_{67}S \quad 5\ 135.9$$

【**商品名**】　Egrifta

【**别名**】　p-INNList-96,2006;r-INNList-58,2007

【**化学名**】　(3E)-Hex-3-enoylsomatoliberin (human GHRH)

【**CAS**】　218949-48-5

【**类别**】　激素类药

【**研制单位**】　加拿大 Theratechnologies 公司

【**上市时间**】　2010 年 11 月 10 日

【**作用机制**】　在体外,本品具有内源性 GRF 相似效力,结合和刺激人 GRF 受体。

生长激素释放因子(GRF),也称为生长激素-释放激素(GHRH),是一种下丘脑合成并分泌的多肽,作用于生长激素分泌细胞,刺激内源性生长激素(GH)的合成和脉冲释放,它兼有合成代谢和分解脂肪的作用。GH 通过与各种靶细胞(包括软骨细胞、成骨细胞、心肌细胞、肝细胞和脂肪细胞)上特异性受体相互作用,产生一系列药效作用。上述效应大都由肝和周边组织产生的 IGF-Ⅰ所介导。

【**药理作用**】　本品是 GRF 的合成类似物。与内源性 GRF 作用相似,其在体外通过结合并激活 GRF 受体发挥作用。

【**药代动力学**】　健康成人皮下注射本品 2mg 后,绝对生物利用度小于 4%。无脂肪代谢障碍的健康人群和 HIV 感染患者皮下注射单剂量 2mg 后,血药浓度-时间曲线下面积(AUC)分别为(634.6 ± 72.4)和(852.8 ± 91.9)pg·h/ml,血药峰浓度($c_{max}$)分别为(2874.6 ± 43.9)和(2822.3 ± 48.9)pg/ml,达峰时均为 1.5h,表观分布容积分别为(9.4 ± 3.1)和(10.5 ± 6.1)L/kg,连续应用 14d 后的平均消除半衰期($t_{1/2}$)分别为 26 和 38min。尚无该药在人体的代谢研究。

【毒性】 本品在啮齿类中未曾进行致癌性研究。在一组包括在细菌中诱导基因突变的试验(Ames 试验)、体外培养的哺乳动物细胞(仓鼠 CHO K1 细胞)基因突变试验和整体动物(小鼠中骨髓细胞)染色体损伤试验结果揭示本品无潜在致突变性。在大鼠中给予本品 0.6mg/kg(约等于临床暴露量),雄性大鼠给药 28d、雌性大鼠给药 14d 后对生育力无影响。在大鼠 26 周毒性研究中,雌性大鼠给药剂量约 16 和 25 倍临床剂量时,更易处于间情期。

【临床研究】 有两项在伴有脂肪代谢障碍和腹部脂肪蓄积的 HIV 感染患者中进行的多中心、随机、双盲、安慰剂对照试验,均分为两个阶段:主要阶段(26 周)和延伸阶段(26 周)。本品剂量为皮下注射 2mg,每天 1 次。主要终点为从基线至 26 周的内脏脂肪组织的变化率,采用计算机断层(CT)扫描腰椎 L4-L5 进行评估。次要终点包括患者的临床指标如体形、甘油三酯水平、总胆固醇和高密度脂蛋白胆固醇比值、IGF-Ⅰ水平和安全性指标相对基线值的变化。

在主要阶段(基线至 26 周),研究 1 和研究 2 分别有 412 和 404 例患者随机分配至本品组(研究 1:273 例,研究 2:270 例)和安慰剂组(研究 1:137 例,研究 2:126 例),分别有 80% 和 74% 的患者完成该阶段研究。结果表明,与基线相比,研究 1 和研究 2 的本品组的内脏脂肪组织分别减少 18% 和 14%,安慰剂组分别增加 2% 和减少 2%;本品组的 IGF-

Ⅰ分别增加 107 和 108 ng/ml,安慰剂组分别减少 15 ng/ml 和增加 3 ng/ml;本品组的躯干脂肪分别减少 1.0 和 0.8kg,安慰剂组分别增加 0.4 和 0.2kg。本品组和安慰剂组之间均有统计学差异($P < 0.05$)。男性和女性间内脏脂肪组织变化率和 IGF-Ⅰ变化水平无统计学差异。通过对腹部外观苦恼程度的评估结果表明,多数患者已得到了改善。

在延伸阶段(26 周至 52 周),研究 1 和研究 2 分别有 207 例和 177 例患者随机分配至本品组(研究 1:154 例,研究 2:92 例)和安慰剂组(研究 1:50 例,研究 2:85 例),分别有 83% 和 81% 的患者完成该阶段研究。结果表明,与 26 周相比,研究 1 和研究 2 的本品组内脏脂肪组织分别减少 0% 和 5%,安慰组分别增加 22% 和 16%;本品组的躯干脂肪分别增加 0.1kg 和减少 0.5kg,安慰剂组分别增加 1.4 和 1.09kg。本品组和安慰剂组之间均有统计学差异($P < 0.05$)。另外,两项研究表明,本品不引起脂类和皮下脂肪组织方面的不良反应,也不影响抗反转录病毒药物的效应。

【适应证】 用于有脂肪代谢障碍的 HIV-感染患者减少腹部脂肪。

【不良反应】 常见不良反应有生长激素效应(如关节痛、外周性水肿、高血糖症)引起的过敏反应如皮疹和荨麻疹,注射部位可出现红斑、瘙痒、疼痛、荨麻疹和出血等。为了减少注射部位不良反应的发生率,建议在腹部变换注射区域。

【禁忌证】 本品禁用于因垂体切除术、垂体功能减退、垂体瘤等导致下丘脑垂体轴破坏的患者,活动性恶性肿瘤患者和对该药过敏的患者。

【药物相互作用】 CYP450 酶介导代谢的药物:与 CYP3A4 酶底物辛伐他汀合用时,本品不显著影响其在健康人群中的药代动力学特征,表明该药可能不影响 CYP3A 的活性。尚未评价该药与其他 CYP450 同工酶的相互作用。已有研究显示,GH 可调节 CYP450 对安替比林的清除,表明 GH 可能改变 CYP450 酶介导代谢的药物[如甾体类(包括性激素)、抗惊厥类、环孢素]的清除率。由于本品促进 GH 分泌,应密切监测其与其他经 CYP450 酶代谢的药物合用。

$\beta$-羟基类固醇脱氢酶Ⅰ型(11βHSD-Ⅰ):可的松和泼尼松经 11βHSD-Ⅰ 转化为活性代谢产物,GH 抑制 11βHSD-Ⅰ 的活性。由于本品促进 GH 分泌,肾上腺减退者开始应用时需增加糖皮质激素替代治疗的维持剂量。

【用法与用量】　推荐剂量为皮下注射 2mg,每日 1 次。推荐注射部位为腹部。使用前按照说明书进行复溶,复溶后应立即使用。

【生产厂家】　加拿大 Theratechnologies 公司

【性状】　无菌,白色或类白色冻干粉;复溶液应澄清、无色且无可见颗粒。

【制剂规格】　注射剂,每小瓶中含 1mg 冻干粉

【储存条件】　避光密闭,冷藏于 2～8℃ 条件下。注射器和针头应该在室温 20～25℃ 下保存。复溶后未及时用完的复溶液应扔掉,不应冻存或置于冰箱储存。

### 参 考 文 献

[1] 曹运莉,朱珠. 治疗 HIV 感染患者脂肪代谢障碍引起的腹部脂肪过多的新药——替莫瑞林[J]. 中国药学杂志,2011,46(19):1535－1536.

# Ticagrelor
# 替卡格雷

$C_{23}H_{28}F_2N_6O_4S$　522.57

【商品名】　Brilinta

【别名】　Azd 6140;AR-C 126532XX

【化学名】　(1$S$,2$S$,3$R$,5$S$)-3-(7-(1$R$,2$S$)-2-(3,4-Difluorophenyl)cyclopropylamino)-5-propylthio-3$H$-[1,2,3]triazolo[4,5-d]pyrimidin-3-yl)-5-(2-hydroxye-thoxy)cyclopentane-1,2-diol

【CAS】　274693-27-5

【类别】　抗血栓药

【研制单位】　阿斯利康公司

【上市时间】　2011 年 7 月 20 日

【作用机制】　本品通过阻滞 P2Y$_{12}$ 受体而抑制 ADP 诱发的血小板聚集,与氯吡格雷的作用机制相似。但不同的是,本品对 P2Y$_{12}$ 受体的抑制作用是可逆的,停药后 1～3d 血小板的功能就可恢复,此对需要进行冠状动脉旁路移植术(CABG)或其他手术的患者十分重要,因为这能减少输血引起的血栓效应,明显降低心血管疾病患者的病死率。

本品的具体作用机制尚未明确,目前提出的一种假说是:本品是一种腺苷前体,口服后会在体内转变为腺苷,增加血液中腺苷的含量。腺苷是一种重要的内源性小分子,能激活 4 种糖蛋白偶联腺苷受体 A$_1$、A$_{2A}$、A$_{2B}$ 和 A$_3$,从而调节机体组织的功能,改善心血管疾病的临床症状。

【药理作用】　本品能可逆地作用于血管平滑肌细胞上的嘌呤 2 受体(purinoceptor 2,P2)亚型 P2Y12,不需要代谢激活,对二磷酸腺苷(ADP)引起的血小板聚集有明显的抑制作用,且口服后起效迅速,能有效改善急性冠心病患者的症状。因为本品的抗血小板作用是可逆的,所以对于那些需在先期进行抗凝治疗后再行手术的患者尤为适用。

氯吡格雷为不可逆的噻吩并吡啶 AD-PP2Y12 受体拮抗剂,非竞争选择性地与血小板膜表面 ADP 受体结合,使与 ADP 受体相偶联的血小板糖蛋白 GP Ⅲb/Ⅱa 受体的纤维蛋

白原结合位点不能暴露,导致纤维蛋白原无法与该受体结合,从而抑制血小板相互聚集。而本品能更有效、更完全地作用于血小板受体,在降低急性冠状动脉综合征患者的卒中和心脏病风险方面优于氯吡格雷。

在一项由18624名急性冠脉综合征患者参与的多中心、双盲、随机试验中,科研人员对本品与氯吡格雷做了比较。结果在12个月中,服用本品的患者死于心肌梗死、卒中等心血管疾病的患者的风险要小于氯吡格雷,且没有增加出血风险。

**【药代动力学】**　本品口服后血药浓度达到峰值的时间为 1.3 ~ 2h,其活性代谢物 AR-C124910XX 血药浓度达到峰值的时间为 1.5 ~ 3h。两者的最大血药浓度($c_{max}$)、生物利用度($AUC_{0 \sim \infty}$)与服用剂量均呈线性关系,其中本品在体内的 $c_{max}$ 是 AR-C124910XX 的 3 ~ 4 倍,$AUC_{0 \sim \infty}$ 是 AR-C124910XX 的 2 ~ 3 倍。本品在体内的半衰期($t_{1/2}$)约为 7.1 ~ 8.5h,AR-C124910XX 的半衰期约为 8.5 ~ 10.1h,均与给药剂量无关。因此,患者仅需每天服药2次。

**【毒性】**

　　**致癌性**　本品对小鼠致癌剂量为每日 250mg/kg,对于雄性大鼠则为每日 20mg/kg。子宫癌、子宫腺癌和肝细胞腺瘤主要出现在雌性大鼠中,剂量为每日 180mg/kg。而每日 60mg/kg 的剂量对于雌性大鼠没有致癌性。

　　**致突变性**　在 Ames 细菌致突变试验、小鼠淋巴瘤试验和大鼠微核试验中,本品并未显示遗传毒性。

　　**生殖毒性**　本品对人生育能力没有影响(男性剂量达每日 180mg/kg,女性剂量达每日 200mg/kg)。当剂量超过每日 10mg/kg时,雌性大鼠的持续发情周期有不规律性增加。

**【临床研究】**　在一项名为 DISPERSE 的多中

心Ⅲa期试验中,200名患有稳定型动脉粥样硬化的患者被随机给予本品(50,100 或 200mg,bid,或 400mg,qd)或氯吡格雷(75mg,qd),上述药物均与阿司匹林(75 ~ 100mg,qd)联合用药,用药时间为 28d。结果表明,与氯吡格雷相比,本品(100mg 或以上,bid)的起效更快、更持久、对血小板凝集的抑制作用更强(90% *vs* 60%),且所有使用本品的患者对该药都能很好地耐受;本品造成的出血事件大多不甚严重,只有在最大用药量(400mg,qd)时,出现 1 例较大的出血事件;本品组有呼吸困难的情况发生,且发生率呈剂量依赖性;50 和 100mg(bid)组的发生率为 10%;200mg(bid)组为 16%;400mg(qd)组则为 20%,但情况并不严重,亦未发生与心力衰竭、支气管痉挛等相关的症状。因不良反应而导致的停药率呈剂量相关,随着本品的剂量从 50mg(bid)上升到 400mg(qd)停药率从 2.5% 增加到 8.6%,而氯吡格雷的停药率为 2.7%。

在上述 DISPERSE2 试验中也对本品的临床疗效(包括对心肌梗死发病率的作用)进行了评价,将所有的死亡事件、心血管意外、卒中、严重心肌缺血和反复发作的心肌缺血的发生率合并作为本试验的复合指标,而药物对血小板的抑制作用也同时被作为测定指标。结果发现,本品组(尤其是 180mg 剂量组)可以降低心肌梗死发病率:本品 90mg 组、180mg 组和氯吡格雷组的心肌梗死发病率分别为 3.6%、2.5% 和 4.6%。虽然从数据上看,本品高剂量(180mg)组的复合指标值较低,但因为临床事件的总发生数量较少,组间并没有明显差异。另外,DISPERSE2 试验还对 3 组患者用药前和用药 4 周后的体内炎症标记物(C 反应蛋白、CD40 配体、髓过氧化物酶和白介素-6)的水平进行了测定。结果显示,各组用药前后几乎没有变化,且本品组和氯吡格雷组也没有明显不同,提示本品只有抗凝作用,而没有抗炎机制。

在未接受过任何治疗（包括氯吡格雷治疗）的急性冠脉综合征患者中，本品表现出更快速、更持久、更强的抑制血小板凝集的作用：本品 90mg 和 180mg 剂量组的抗凝疗效率分别为 63% 和 70%，而氯吡格雷组为 28%；此外，已经使用过氯吡格雷治疗的患者在接受了本品治疗后仍起效迅速，并且血小板凝集作用被进一步抑制。值得注意的是，先期使用氯吡格雷治疗并不影响本品的血药浓度及其药效作用时程。

【适应证】 减少急性冠脉综合征（ACS）患者血栓形成性心血管事件的发生率。

【不良反应】 在一项名为 DISPERSE2 试验中，对本品的安全性和耐受性进行了研究。该项实验由 14 个国家的 990 例罹患非 ST 段抬高的急性冠脉综合征（NSTE-ACS）的患者参加，分别用本品（90 或 180mg，bid）或用氯吡格雷（初始剂量为 300mg，维持剂量为 75mg，qd）治疗 12 周。本品组中半数患者的初始用药剂量为 270mg，而所有患者每天还加用阿司匹林 75～100mg。结果显示，与氯吡格雷组相比，本品组的总出血发生率与之相似，本品 90mg 组、180mg 组和氯吡格雷组的出血发生率分别为 6.2%、8% 和 7.8%。但是，此后的一项分析发现，本品组中与剂量相关的轻微出血事件稍多一些。总体上说，该药能被较好地耐受。3 组的停药率相近（本品 90mg 组、180mg 组和氯吡格雷组分别为 6%、7% 和 6%）。另外，与氯吡格雷组相比，本品组的呼吸困难的发生率较高：本品 90mg 组和 180mg 组的发生率分别为 10.5% 和 15.8%，而氯吡格雷组仅为 6.4%。

【禁忌证】 有颅内出血史、活动性出血以及严重肝功能障碍的患者禁用。

【药物相互作用】 本品主要由 CYP3A 代谢，部分被 CYP3A5 代谢。本品能抑制 CYP3A4/5 和 P-糖蛋白转运。

CYP3A 抑制剂 避免使用 CYP3A 的强抑制剂（如酮康唑、伊曲康唑、伏立康唑、克拉霉素、奈法唑酮、利托那韦、沙奎那韦、奈非那韦、茚地那韦、阿扎那韦和泰利霉素）。

CYP3A 诱导剂 避免使用 CYP3A 的强诱导剂（如利福平、地塞米松、苯妥英、卡马西平和苯巴比妥）。

阿司匹林 阿司匹林维持剂量超过 100mg 时会降低本品的药效。

辛伐他汀、洛伐他汀 本品会导致辛伐他汀和洛伐他汀的血药浓度升高，因为这些药物被 CYP3A4 代谢。服用本品时，避免辛伐他汀和洛伐他汀的剂量大于 40mg。

地高辛 由于本品抑制 P-糖蛋白转运，在本品治疗期间应监控地高辛水平的变化。

【用法与用量】 初始治疗期间服用本品负荷剂量 180mg（90mg/片），后续治疗期间为每次 90mg，每天 2 次。

本品须与阿司匹林共同用药。初始治疗期间服用阿司匹林负荷剂量（325mg）后，阿司匹林的维持剂量为每日 75～100mg。

【生产厂家】 阿斯利康公司

【性状】 圆形、双凸、黄色包衣片，一侧印有"90T"字样。

【制剂规格】 片剂：90mg/片。

【储存条件】 室温下（25℃）储存，外出时允许温度范围为 15～30℃

### 参 考 文 献

［1］梁大伟编译. 替格瑞洛（ticagrelor）［J］. 中国药物化学杂志，2011，21（6）：509.

［2］霍韶伟，郭晔堃，钟静芬，等. 新型抗血小板药替卡格雷［J］. 上海医药，2012，33（3）：21－23.

［3］徐颂，于鹏，赵丽嘉，等. 盐酸替卡格雷［J］. 现代药物与临床，2010，25（1）：64－66.

［4］杨臻峥编译. 抗凝血药替卡格雷［J］. 药学进展，2008，32（9）：425－427.

# Tofacitinib Citrate
# 枸橼酸托法替尼

$C_{16}H_{20}N_6O$　312.37

【商品名】　Xeljanz

【别名】　CP 690550-10

【化学名】　3-[(3R,4R)-4-Methyl-3-[methyl(7H-pyrrolo[2,3-d]pyrimidin-4-yl)amino]piperidin-1-yl]-3-oxopropanenitrile

【CAS】　477600-75-2

【类别】　新型口服 JAK 抑制剂

【研制单位】　美国辉瑞公司

【上市时间】　2012 年 11 月 6 日(美国)

【作用机制】　类风湿性关节炎(RA)是一种以慢性、对称性和进行性多关节炎为主要表现的全身性自身免疫病,并以慢性侵蚀性关节炎为特征。早期表现为关节滑膜出现慢性炎症,随后关节滑膜增生形成血管翳侵犯关节软骨,对关节软骨、骨和关节囊造成破坏,最终可导致关节强直和畸形,功能严重受损。同时,RA 还可引起关节外病变,如对皮肤、眼、肺、肝、肾、血液和心血管系统等造成破坏,已成为世界公认的难治性疾病之一。RA在世界各地各个种族均有发病,无明显地域性差异。RA 在我国的发病率为 0.26% ~ 0.5%,可发生于任何年龄,但在 40 ~ 50 岁更为常见,女性多发,且有明显的家族遗传特点。我国有 500 多万名类风湿性关节炎患者,全球范围内患者人数甚至高达 2370 万。

目前,RA 的病因及发病机制均未得到明确证实,一般认为与遗传、环境、感染等因素密切相关。研究表明,某些抗原对于具有相应遗传特征的人群具有刺激敏感性,从而引发此类人群的免疫应答反应,进而导致机体发生病理性改变,这也被认为是引起 RA 的一种可能。T、B 淋巴细胞和免疫分子(细胞因子、自身抗体等)会在 RA 患者的滑膜组织中出现异常增多现象,说明这些物质可能与 RA 的发生和发展有关。

目前治疗 RA 的药物主要用来控制症状,一线药物为非甾体类抗炎药(non-steroid anti-inflammatory drugs,NSAIDs);二线药物为改善病情的抗风湿药(disease modifying antirheumatic drugs,DMARDs)、生物制剂、糖皮质激素、植物药制剂等。其中,改善病情的抗类风湿药中使用广泛的有甲氨蝶呤(Methotrexate,MTX)、来氟米特(Leflunomide,LEF)、柳氮磺胺吡啶(Salicylazosulfapyriding,SASP)等。生物制剂类畅销药物包括依那西(Etanercept)、英夫利西单抗(Infliximab)、阿达木单抗(Adalimumab)等。

与多数 RA 治疗药物主要作用于细胞外靶点不同的是,本品以细胞内信号转导通路的蛋白激酶为靶点,作用于细胞因子网络的核心部分。JAK/STAT 信号通路可以为多种细胞因子提供信号传导通路,使其参与细胞的增殖、分化、凋亡以及免疫调节等重要的生物学过程。本品能有效地选择抑制 JAK3,同时对 JAK1、JAK2 也有抑制作用,从而在细胞因子水平异常的体系中阻断 JAKs 介导的一系列细胞因子信号通路,抑制异常免疫信号的传导,有效控制 RA 病程,而对其他酪氨酸激酶抑制作用微弱,能减小不良反应发生范围。

【药代动力学】　本品为口服 JAKs 抑制剂,体外抑制激酶 JAK1、JAK2、JAK3 的半数有效浓度($IC_{50}$)分别为 3.2、4.1、1.6nmol/L,且在细胞实验中选择性抑制 JAK3 的能力比 JAK2 高10 倍以上。本品能与激活 T 细胞所必需的细胞因子 IL-2、4、7、9 等受体的 γ 共链相结合。本品对心脏移植小鼠动物模型有效,体现了 T细胞在移植排斥方面起着至关重要的作用。

此外,本品作用于人单核细胞和滑膜细胞,能抑制 TNF、IFN-γ、减少 IL-6 和趋化因子生成、T 细胞 CD4 的增殖。动物实验表明,该药治疗佐剂诱导的关节炎大鼠模型和胶原诱导的关节炎小鼠模型可使关节肿胀明显减轻,同时滑膜炎症和软骨破坏均较对照组有显著改善。本品能降低鼠血清中 IL-6、IL-8 的水平,减少滑膜炎入侵软骨,起到抗炎及骨保护作用。在灵长类异体肾移植排斥反应模型中,本品能使动物平均生存期显著延长,且延长作用与给药剂量正相关。给药组动物体内自然杀伤细胞、$CD4^+$ 和 $CD8^+$ T 细胞数量显著下降,血糖、血压正常,没有发现癌变症状。高剂量给药组伴有贫血、肾炎和尿钙盐沉积等现象。

本品在佐剂型关节炎鼠模型中血浆浓度半衰期是 0.9h,对 P450 代谢酶基本无抑制或诱导效应,在体外药物浓度达到 25μmol/L 以上才能观察到诱导效应,而用于体内治疗时的血药浓度小于 1μmol/L。药物相互作用研究表明,本品与甲氨蝶呤联用时在体内代谢没有显著差异,与氟康唑同服出现血药浓度升高。体内毒性研究表明本品在代谢、血压、淋巴细胞增殖等方面无显著异常症状,但有与剂量相关的贫血等血液方面的不良反应,这可能与同时抑制 JAK2 有关,因为 JAK2 通路与造血因子密切相关。

【临床研究】　辉瑞公司于 2009 年启动了本品治疗 RA 的一组双盲、安慰剂对照临床Ⅲ期研究,覆盖了 35 个国家地区,用以研究单独使用本品治疗成人中至重度 RA 的疗效。研究纳入约 611 例对缓解病情的抗类风湿关节炎药物无应答患者,随机分成 5、10mg 组及安慰剂组,每天服药 2 次。3 个月后 ACR20 响应率(美国风湿学会的量表评分与基线比较改善 20%)分别为 59.8%、65.7%、26.7%,ACR50 响应率分别为 31.1%、36.8%、12.5%。安全性方面与临床Ⅱ期研究结果一致。

在日本开展的一项双盲研究中,考察了本品对 MTX 无应答 RA 患者的疗效。140 例患者随机分为本品 1、3、5、10mg 组及安慰剂组,每天服药 2 次。根据美国风湿学会标准 ACR20,响应率在本品各剂量治疗组都有明显改善。不良反应多数轻微至中度,常见不良反应有胃痛、鼻咽炎、氨基转移酶及血脂升高等。

另一项临床Ⅱ期研究考察了 190 多例患有中至重度斑块银屑病患者使用本品的治疗情况。到第 12 周,对银屑病损面积与严重程度指数(psoriasis area and severity index,PASI)降低 75% 的应答率在本品 2、5、15mg(bid)治疗组中分别是 25.0%、40.8% 及 66.7%,而安慰剂组只有 2%,治疗组银屑病症状得到明显改善。

【适应证】　类风湿性关节炎、银屑病、胰腺病、白血病、骨髓增生异常综合征、强直性脊柱炎、移植排斥。

【不良反应】　上呼吸道感染、头痛、腹泻和鼻咽炎等。

【禁忌证】　在活动性感染期间(包括局部感染及严重感染)禁用;淋巴瘤和其他恶性病患禁用;胃肠道穿孔患者谨慎使用;不应与活疫苗同时使用;严重肝受损患者不建议使用。

【药物相互作用】　体外试验证实,本品在高于稳态 $c_{max}$ 185 倍的浓度下,不会对主要的肝药酶(CYP1A2、CYP2B6、CYP2C8、CYP2C9、CYP2C19、CYP2D6 和 CYP3A4)产生抑制或诱导作用,并且在治疗浓度下,对转运体如 P-糖蛋白、有机阴离子或阳离子转运蛋白也没有抑制作用。

体内试验中,RA 患者口服本品的清除不随时间变化,说明患者 CYP 酶的活性未改变,因此合用 CYP 酶底物(如咪达唑仑),不会影响其药代动力学特征及临床效应,此结果与体外试验相一致。

由于本品主要由 CYP3A4 和 CYP2C19 代谢,因此与 CYP3A4 的抑制剂或诱导剂合用时会产生相互作用。如与 CYP3A4 强效抑制剂酮康唑合用时,本品的剂量需减量至 5mg,qd。与 CYP3A4 强效诱导剂利福平合用时,可能会增强本品的疗效。

【用法与用量】　本品用于治疗成人 MTX 反应不佳或不能耐受的中至重度活动性 RA。可以单独用药,也可以和 MTX 或非生物类 DMARDs 联合用药,但不与生物类 DMARDs 或免疫抑制剂(如咪唑硫嘌呤、环孢霉素)合用。推荐剂量为 5mg,po,bid。

【生产厂家】　美国辉瑞有限公司

【性状】　本品是一种白色至灰白色粉末,易溶于水。

【制剂规格】　薄膜包衣片剂:5mg

【储存条件】　储存温度 −20℃

### 参 考 文 献

[1] 王铁英.托法替尼柠檬酸盐(Tofacitinib)[J].中国药物化学杂志,2013,23(2):166-167.

[2] 王澳轩,刘冰妮,刘颖,等.抑制 JAK3 激酶的免疫抑制剂托法替尼[J].药物评价研究,2014,37(2):169-172.

# Trametinib Dimethyl Sulfoxide
# 二甲基亚砜曲美替尼

$$C_{26}H_{23}FIN_5O_4 \cdot C_2H_6OS$$

【商品名】　Mekinist

【别名】　GSK1120212;JTP74057

【化学名】　Acetamide, $N$-[3-[3-cyclopropyl-5-[(2-fluoro-4-iodophenyl)amino]-3,4,6,7-tetra-hydro-6,8-dimethyl-2,4,7-trioxopyrido[4,3-d]pyrimidin-1(2$H$)-yl]phenyl]-, compound with 1,1′-sulfinylbis[methane](1:1)

【CAS】　1187431-43-1

【类别】　抗肿瘤药

【研制单位】　葛兰素史克(GSK)公司

【上市时间】　2013 年 5 月 29 日

【作用机制】　本品是一种促分裂原活化细胞外信号调节激酶 1(MEK1)和 MEK2 激动和活性的可逆抑制剂。MEK 蛋白是胞外信号相关激酶(ERK)通路的上游调节器,促进细胞增殖。BRAF V600E 突变导致 BRAF 通路基本激活,包括 MEK1 和 MEK2 本品在体内外均抑制 BRAF V600 突变的黑色素瘤细胞的生长。

【药代动力学】　在实体瘤和 BRAF V600 突变阳性的转移性黑色素瘤患者中,单独重复口服给药后,本品的药代动力学(PK)具有如下特征。

**吸收**　口服给药后,血药浓度达到峰值的中位时间 $t_{max}$ 为服药后 1.5h。单次口服本品 2mg 的平均绝对生物利用度是 72%。当单次口服剂量在 0.125~10mg 之间时,$c_{max}$ 的增加与剂量成正比,而 AUC 的增加大于剂量的比例性增加。每天重复服用 0.125~4mg 后,$c_{max}$ 和 AUC 均随剂量成比例地增加。稳态 AUC 和 $c_{max}$ 的个体差异分别为 22% 和 28%。

与空腹情况相比,随高脂肪高热量食物一起服用单剂量本品后,AUC 降低 24%,$c_{max}$ 降低 70%,$t_{max}$ 延迟了近 4h。

**分布**　本品与人血浆蛋白的结合率为 97.4%,其分布的表观容积为 214L。

**代谢**　体外,本品主要通过去乙酰化和(或)单氧化作用或结合葡萄苷酸化生物转化途径进行代谢。脱乙酰作用由水解酶(如羟基酯酶类或酰胺酶类)介导。服用单剂量 $^{14}$C 标记的本品后,约 50% 本品以原型化合物的形式存在于血浆中。然而,重复给予本品后,血浆中 75% 的药物相关物质为原型化合物。

**消除**　根据人体药代动力学模型,评估的本品消除半衰期为 3.9 ~ 4.8d,表观清除率为 4.9L/h。口服给予 $^{14}$ C 标记的本品后,超过 80% 的放射性物质存在于粪便中,而小于 20% 的放射性物质存在于尿液中,并且原型化合物的排泄量不足 0.1%。

**【毒性】**

**致癌、致突变、生育能力受损**　尚未进行本品致癌性研究。在细菌回复突变、哺乳动物细胞染色体畸变和大鼠骨髓微核评价中,本品没有遗传毒性。

在人体中,本品可能损害生育能力。在大鼠和犬的毒性研究为 13 周,对雄性生殖组织未观察到药物的影响。在雌性大鼠中,给予本品直至 13 周,在剂量超过每日 0.016mg/kg(根据 AUC 约为推荐剂量时人暴露的 0.3 倍)时,观察到滤泡囊增加、黄体减少。

**【临床研究】**

**BRAF V600E 或 V600K 突变的不可切除或已经转移的黑色素瘤**　322 例有 BRAF V600E 或 V600K 突变,不可切除或转移性黑色素瘤患者参与了一项国际、多中心、随机(2:1)、公开标签、阳性对照试验(试验 1)。这些患者之前针对疾病进展或转移进行过不超过 1 次的化疗,未使用 BRAF 抑制剂或 MEK 抑制剂进行治疗。疗效主要通过无进展生存(PFS)来评价。患者随机接受本品 2mg,

每天口服 1 次( $n = 214$ )或进行化疗( $n = 108$ )。化疗组采用达卡巴嗪( $1000mg/m^2$ )静脉注射每 3 周 1 次,或紫杉醇( $175mg/m^2$ )静脉注射,每 3 周 1 次。治疗直至疾病进展或发生不可接受毒性。

根据对疾病进展或转移之前是否接受化疗以及乳酸脱氢酶水平是否高于正常上限随机分组,对肿瘤组织中的 BRAF 突变进行评价。肿瘤样本来自 289 例患者(196 例用本品治疗,93 例进行化疗),这些肿瘤样本也回顾性地用一种 FDA 批准伴侣诊断测试——THx-ID$^{TM}$-BRAF 分析测试。

受试患者的中位年龄为 54 岁,54% 为男性,超过 99% 为白种人,而所有患者治疗前的 ECOG 评分均为 0 或 1。患者中有转移疾病的占 94%,处于 M1c 阶段的占 64%,有 LDH 升高的占 36%,无脑转移史的占 97%,之前接受过化疗的进展或转移的占 66%。BRAF V600 突变的分布为 BRAF V600E(87%),V600K(12%),或二者兼有( < 1%)。用本品治疗患者的随访中位时间是 4.9 个月,用化疗治疗患者为 3.1 个月。化疗组 51 例(47%)出现疾病进展时改用本品治疗。

试验 1 表明,使用本品治疗的无进展生存期在统计学上有显著增加(表 1 和图 1)。

表 1　研究者评估的无进展生存期和证实的客观反应结果

| 项　目 | | 本品治疗组( $n = 214$ ) | 化疗组( $n = 108$ ) |
| --- | --- | --- | --- |
| PFS | 事件数(%) | 117(55%) | 77(71) |
| | 进展性疾病 | 105(50%) | 70(65%) |
| | 死亡 | 10(5%) | 7(6%) |
| | 中位时间,月(95% CI) | 4.8(4.3,4.9) | 1.5(1.4,2.7) |
| | HR$^a$(95% CI) | 0.47(0.34,0.65) | |
| | $P$(时序检验) | $P < 0.0001$ | |
| 确证的肿瘤反应 | 目标反应率 | 22% | 8% |
| | 95% CI | (17,28) | (4,15) |
| | CR, $n$(%) | 4(2%) | 0 |
| | PR, $n$(%) | 43(20%) | 9(8%) |
| 反应时间 | 中位数,月(95% CI) | 5.5(4.1,5.9) | NR(3.5,NR) |

注: $^a$Pike 估计;CI:置信区间;CR:完全缓解;HR:危害比;NR:未达到;PR:部分缓解;PFS:无进展生存

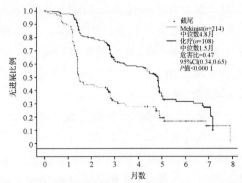

图1　研究者评估的无进展生存期 Kaplan-Meier 曲线（ITT 人口）

根据独立的放射学审查委员会评估的支持性分析,PFS 结果与主要疗效分析的结果一致。

**在转移黑色素瘤中 BRAF 抑制剂治疗后缺乏临床活性**　在 40 例有 BRAF V600E 或 V600K 突变,不可切除或转移的黑色素瘤患者中的一项单组、多中心、国际试验（试验 2）中,受试者曾接受 BRAF 抑制剂治疗。本品使用剂量为 2mg,每天口服 1 次,直至疾病进展或不可接受毒性。

受试患者中位年龄为 53 岁,57% 为男性,超过 99% 为白种人,66% 受试者治疗前的 ECOG 评分为 0,而 BRAF V600 突变的分布为:V600E（85%）,V600K（15%）。在试验 2 中,没有患者病情达到部分或完全缓解。

【适应证】　用于晚期或不可切除黑色素瘤的治疗。

【不良反应】　本品最常见不良反应（≥20%）包括皮疹、腹泻和淋巴水肿。

【禁忌证】　本品不适用于曾经接受 BRAF 抑制剂治疗的患者。

【药物相互作用】　尚未有正式临床研究用以评价人细胞色素 P450（CYP）酶-介导药物相互作用。

【用法与用量】　①开始用本品治疗前确证在肿瘤标本存在 BRAF V600E 或 V600K 突变;②推荐剂量是 2mg,每天口服 1 次,餐前至少 1h 或进餐后至少 2h。

【生产厂家】　葛兰素史克（GSK）公司

【性状】　本品为白色至几乎白色粉末,不溶于 pH 2~8 的水介质。

【制剂规格】　片剂:0.5mg;1mg;2mg

【储存条件】　贮存在冰箱 2℃~8℃,不要冻结。在原装瓶中避潮和避光保存。

### 参 考 文 献

[1] 黄振忠. 黑色素瘤治疗新药——Mekinist[J]. 药学研究,2013,32(8):495-496.

[2] 张佳,许佑君. 曲美替尼[J]. 中国药物化学杂志,2014,24(1):81.

# Ulipristal Acetate
# 醋酸乌利司他

$C_{30}H_{37}NO_4$　475.62

【商品名】　EllaOne

【别名】　CDB2914

【化学名】　17$\alpha$-Acetoxy-11$\beta$-(4-$N$,$N$-dimethylaminophenyl)-19-norpregna-4,9-diene-3,20-dione

【CAS】　126784-99-4

【类别】　避孕药

【研制单位】　法国 Labora-toire HRA Pharma 公司

【上市时间】　2010 年 8 月 13 日

【作用机制】　本品在排卵前服用,可以推迟卵泡的破裂。本品的主要作用机制可能是抑制或延迟排卵;然而,子宫内膜的改变可能影响着床,也许是产生疗效的原因。

【药理作用】　本品属于选择性孕酮受体调节剂,对孕酮受体有拮抗和部分激动作用（孕激素激动剂/拮抗剂）。它与人孕激素受体结合并阻止孕酮与其受体结合。

本品的药效依赖于月经周期中给药的时间。在卵泡中期给药产生抑制滤泡生成和减低雌二醇浓度的作用。在促黄体激素峰时给药可延迟卵泡破裂5~9d。在黄体早期给药虽不能明显延迟内膜成熟,但可减低内膜厚度(0.6±2.2)mm。

【药代动力学】

**吸收** 在空腹条件下,20例妇女单剂量给予本品和其单去甲基活性代谢物的最高血浆浓度分别在0.9和1h达到176和69ng/ml。

本品与高脂早餐共同服用,原品和其单去甲基代谢物的平均$c_{max}$比空腹状态给药时低40%~45%,延迟$t_{max}$(从中位数0.75h延迟至3h),且平均$AUC_{0-\infty}$高20%~25%。这些差别预期不会损害本品的有效性或安全性,因此,本品可与食物一起服用。

**分布** 本品与血浆蛋白结合率高(>94%),包括高密度脂蛋白、α-1-酸性糖蛋白和白蛋白。

**代谢** 本品可被代谢为单去甲基和双去甲代谢物。体外数据表明主要由于CYP3A4的介导,单去甲基代谢物具有药理学活性。

**排泄** 单剂量给予本品30mg后血浆中的末端半衰期估算是(32.4±6.3)h。

【毒性】 由于缺乏人及动物药动学数据,因此无充分的生殖毒性资料。本品对大鼠、兔(重复剂量高达1mg/kg时)以及猴产生胚胎致死效应,人类胚胎的安全性则仍未知,但本品在剂量低至足以维持动物妊娠状态时,未观察到其致畸胎性。

【临床研究】 本品用于18岁以上妇女紧急避孕的效力和安全性已经得到2项Ⅱ期(1项非对照和1项与左炔诺孕酮对照)试验及两项Ⅲ期(1项非对照和1项与左炔诺孕酮对照)试验的严格评价。其中,Ⅲ期非对照试验属前瞻性、开放性、单组研究,共入选了1533例18岁以上妇女,她们在无保护性交后48~120h内一次性服用本品30mg,研究的主要终点为实际妊娠率和预计妊娠率之比,即妊娠风险比。对修正后意向治疗人群(1241例,主要排除了35岁以上妇女)数据的分析结果显示,实际妊娠率为2.10%,显著低于5.53%的预计妊娠率。对意向治疗人群(包括35岁以上妇女,共1533例)数据的分析也显示,实际妊娠率为2.17%,而预计妊娠率是5.64%,结果与对修正后意向治疗人群数据的分析结果一致。研究还发现,在无保护性交后48~120h内,本品的紧急避孕效力不会随药时间延迟而下降。

Ⅲ期对照试验属多中心、随机、非劣性研究,共入选了1899例16岁以上妇女,她们在无保护性交后120h内分别一次服用本品30mg或左炔诺孕酮1.5mg。结果证实,两组间的实际妊娠率无显著差异(本品组为1.6%,左炔诺孕酮组为2.6%,$P>0.05$)。不过,对Ⅱ期对照和Ⅲ期对照试验的合并荟萃分析揭示,本品在妇女无保护性交后24、72和120h内用药的紧急避孕效力均显著优于左炔诺孕酮。

【适应证】 女性避孕。

【不良反应】 在对本品进行的Ⅲ期非对照试验中,发生至少一种不良反应的受试妇女比例为61%,其中最常见不良反应是轻至中度的头痛(发生率18%)、恶心(12%)和腹痛(12%)等;在Ⅲ期对照试验中,本品和左炔诺孕酮两组的不良反应及严重程度相似,最常见不良反应都是轻至中度的头痛(19% vs 19%)、痛经(13% vs 14%)、恶心(13% vs 11%)、疲劳(6% vs 5%)、腹痛(5% vs 7%)、头晕(5% vs 5%)和上腹部疼痛(3% vs 4%)。

在服用本品的妇女中,其经期长短改变也甚常见,Ⅲ期试验中观察到经期平均延长2.9d,这与此药的作用机制——抑制排卵有关。总体而言,在接受本品治疗的妇女中,约75%妇女的下一经期发生时间在预计日期前后 7d 内,另有约 6% 受试者提前超过 7d,约 9% 受试者滞后超过 7d。但所有受试妇女的经期出血量均没有显著变化。

【禁忌证】 已知或怀疑妊娠者禁用本品。如妊娠期间无意使用药物,必须告知服用者本品对胎儿的潜在危害。

【药物相互作用】 药物或草药产品若诱导某些酶例如 CYP3A4,可能减低本品的有效性。

【用法与用量】 应在无保护措施性交后尽早或已知/怀疑避孕失败后 120h (5d) 内口服本品一片,可与食物同服。

如服用本品后 3h 内发生呕吐,应考虑再次服用相应剂量。月经周期内任何时间均可服用本品。

【生产厂家】 法国 Laboratoire HRA Pharma 公司

【性状】 白色或类白色,圆形刻痕片,片剂两面均刻"ella"标识。

【制剂规格】 片剂:30mg

【储存条件】 储存温度 2~8℃。

参 考 文 献

[1] 董江萍. 2010 年美国 FDA 批准的紧急避孕药埃拉(Ella)[J]. 药物评价研究,2010,33(5):396 – 399.

[2] 马培奇. 新型紧急避孕药醋酸乌利司他[J]. 上海医药,2010,31(7):315 – 316.

# Vandetanib
# 凡德他尼

$C_{22}H_{24}BrFN_4O_2$    475.35

【商品名】 Caprelsa

【别名】 ZD6474,Zactima™,AZD-6474

【化学名】 4-(4-Bromo-2-flueroanilino)-6-methoxy-7-[(1-methylpiperidin-4-yl)methoxy]quinazoline

【CAS】 443913-73-3

【类别】 抗肿瘤药物

【研制单位】 阿斯利康公司(美国)

【上市时间】 2011 年 4 月 6 日

【作用机制】 本品是一种抑制包括血管内皮生长因子受体-2(VEGFR-2)、表皮生长因子受体(EGFR)和转染重排(RET)酪氨酸激酶活性的新型多靶激酶抑制剂。抑制 VEGFR-2 可阻滞与 VEGF 相关的所有重要表型反应,包括内皮细胞增殖、迁徙和存活与血管通透性等。EGFR 信号在促使包括非小细胞肺癌(NSCLC)等各种类型实体瘤的生长和存活过程中起着关键作用,并且研究证明肿瘤相关血管内皮细胞表达 EGFR。RET 信号导致 Ras/有丝分裂因子激活蛋白激酶(MAPK)和磷脂酰肌醇-3 激酶(PI3K)/Akt 通道的激活,在细胞生长、分化和存活中起着关键作用,并与遗传性甲状腺髓样癌(MTC)的发展有关。与阻滞单通道相比,抑制肿瘤生长中涉及的这些不同通道将导致更明显的抗肿瘤活性。

【药理作用】 本品是一种合成的苯胺喹唑啉化合物,为口服小分子多靶点酪酸激酶抑制剂(TKI),可同时作用于肿瘤细胞 EGFR、VEGFR 和 RET 酪氨酸激酶,还可选择性的抑制其他酪氨酸激酶,以及丝氨酸/苏氨酸激酶,多靶点联合阻断信号传导,因此是一种多通道肿瘤信号传导抑制剂。

体外研究表明,本品除了高效抑制 VEGFR-2 激酶活性($IC_{50} = 40nmol/L$)和 EGFR 酪氨酸激酶($IC_{50} = 500nmol/L$)外,还对 VEGFR-3(Flt-4)激酶活性($IC_{50} = 108nmol/L$)具有抑制作用,但对 VEGFR-1(Flt-1)($IC_{50} = 1600nmol/L$)的活性明显低。与像 PDGFR 和 c-kit 等其他结构相关的受体酪氨酸激酶及其他家族的激酶相比,本品对 VEGFR-2 具有良好的选择性。与其对 VEGFR-2 的活性一致,本品还有效地抑制 VEGF 刺激的人脐静脉血内皮细胞(HUVEC)增殖($IC_{50} = 60nmol/L$),但对EGF刺激的HUVEC增殖($IC_{50} = 170nmol/L$)的抑制能力仅为其抑制VEGF刺激的HUVEC增殖能力的1/3。与之相比,用本品抑制碱性成纤维细胞生长因子(bFGF)刺激的HUVEC增殖($IC_{50} = 800nmol/L$)或基底HUVEC增殖($IC_{50} = 3000nmol/L$)需要的剂量要大得多。这些数据表明,本品是VEGF刺激和EGF刺激细胞增殖的选择性抑制剂。

在用人结直肠癌LoVo细胞荷瘤裸鼠评价本品对VEGFR2和EGFR表达水平的研究中,服用本品(25mg/kg)2h后,小鼠的平均血药浓度为1497 ng/ml。用Westernblot法检测,VEGFR2和EGFR水平比对照组分别降低70.7%($P = 0.0004$)和56.7%($P = 0.0072$)。免疫组化分析显示,用本品12.5mg/kg或50mg/kg治疗1~5d,肿瘤的pEGFR表达分别降低48.7%($P = 0.0019$)和72.8%($P < 0.0001$);Calu-6人肺癌小鼠在用50mg/(kg·d)本品治疗后其肿瘤pEGFR表达降低81.7%($P < 0.0001$)。这些研究表明,本品在体内对VEGF和EGFR具有活性。

【药代动力学】 本品口服吸收缓慢,延长分布广泛,与血浆蛋白结合,体内代谢呈二室模型。健康志愿者终末半衰期为10d,患者的药物代谢比健康志愿者更慢,终末半衰期约20d。本品清除较慢,主要通过粪便和尿液排出,21d从体内清除69%。进食对药物代谢无明显影响。

【毒性】 本品不良反应与剂量相关,在每日剂量小于300mg时,患者耐受性良好,最大耐受剂量(MTD)为300mg。

【临床研究】

治疗晚期NSCLC(非小细胞肺癌) 研究比较了本品300mg/d和吉非替尼250mg/d对一线或二线化疗失败的168例晚期NSCLC患者的疗效。与吉非替尼相比,本品明显地增加了有效率(8% vs 1%),延长了疾病无进展生存时间(11.9周 vs 8.1周,$P = 0.011$)。在临床试验中如果患者病情进展或不能耐受毒性,允许其改变治疗方案。试验结果表明,用吉非替尼代替本品的患者疾病控制率为14%,而用本品代替吉非替尼的患者疾病控制率达到32%,预计中位总生存期由本品变更为吉非替尼的患者为6.1个月,而由吉非替尼变更为本品的患者为7.4个月。0007号研究正在进行中,目的是评价本品联合紫杉醇($200mg/m^2$) + 卡铂(AUC = 6)一线治疗ⅢB-Ⅳ期NSCLC的疗效。初步试验结果显示,本品可同时联合传统的化疗药物治疗NSCLC,没有明显增加3~4度的不良反应。

治疗晚期乳腺癌46例 既往接受紫杉醇 + 蒽环类化疗失败的转移性乳腺癌患者服用本品(100mg或300mg)后,在44例可评价的患者中未见客观疗效,2组患者中各有1例病情稳定超过24周,因此认为本品单药用于治疗复发耐药的乳腺癌疗效有限,但耐受性良好。

治疗晚期多发性骨髓瘤 18例化疗或造血干细胞移植治疗失败的多发性骨髓瘤患者口服本品(100mg)3~29.4周后,球蛋白或尿M蛋白未见改善,不良反应可耐受,常见的不良反应包括恶心、呕吐、腹泻、皮疹、皮肤瘙痒、感觉障碍等,但未见明确的QT间期改变。

治疗甲状腺癌 甲状腺髓样癌发病率低,具有遗传性,无论放射治疗、联合化疗或内分泌治疗效果不佳,预后差。0008号研究是一项进行中的、开放的Ⅱ期研究,评估本品对进展期遗传性甲状腺髓样癌的疗效和不良反应。11例可评价的患者(接受本品300mg/d,至少3个月)中,2例患者获得PR,9例患者病情稳定。另外,患者血浆肿瘤标志物降钙素和癌胚抗原分别较基线值下降了72%和25%。目前认为,本品治疗甲状腺髓样癌主要作用于编码肿瘤细胞膜受体酪氨酸激酶的原癌基因RET,RET可促进肿瘤细胞生长和存活,40% 散发性和 100% 遗传性甲状腺髓样癌有 RET 基因的过表达。

【适应证】　用于治疗那些不能进行手术切除的局部进展或转移的甲状腺髓样癌患者。

【不良反应】　最常见不良反应有腹泻、皮疹、痤疮、恶心、高血压、头痛、疲劳、食欲不振和腹痛等。

【禁忌证】　有长 QT 综合征患者禁用。

【药物相互作用】　本品与多西他赛联合应用时无药代动力学的相互作用。未发现本品与 CYP3A4 抑制剂伊曲康唑或 5-HT$_3$ 拮抗剂恩丹西酮相关的药代动力学相互作用。

【用法与用量】　单药用量为每日 300mg,与化疗药联合用量为每日 100mg,口服,每天 1次,直至疾病进展。

【生产厂家】　阿斯利康公司

【性状】　白色薄膜包衣片

【制剂规格】　片剂:25mg;50mg;100mg;200mg;300mg

【储存条件】　-20℃,避光防潮密闭干燥。

# Velaglucerase Alfa
## 重组葡萄糖苷酯酶 α

$$C_{2532}H_{3850}N_{672}O_{711}S_{16}$$

【商品名】　Vpriv

【别名】　Gly coform α

【CAS】　884604-91-5

【类别】　生物制品及酶类药

【研制单位】　美国 Shire 公司(美国)

【上市时间】　2010 年 2 月 26 日

【作用机制】　本品是一种含有 497 个氨基酸的糖蛋白,通过人成纤维细胞系的基因激活技术制造,相对分子质量约为 63000,具有与人类自身产生的葡糖脑苷脂酶相同的氨基酸序列。本品包含了 5 个潜在的 $N$-连接的糖基化位点,其中 4 个被聚糖链占据;包含了大部分高甘露糖型 $N$-连聚糖链,可以通过特异性识别巨噬细胞表面的甘露糖受体,并由此进入巨噬细胞,即患者葡糖脑苷脂蓄积的细胞,并在溶酶体内催化葡糖脑苷脂糖脂水解为葡萄糖和神经酰胺。

【药代动力学】　在一项开放研究中发现,12 名患者静脉注射本品1h,遵循一级消除动力学。注射结束时,血清药物浓度达峰值($c_{max}$)。$c_{max}$ 和 AUC 在 15～60 U/kg 的范围内与剂量均呈线性关系。消除半衰期不依赖于剂量。60 U/kg 时平均消除半衰期约为10min(4～15min),平均血清清除率为 13ml/(min·kg),平均稳态分布容积约为 10.1L(6.2～14.4L)。

　　一项在 7 例 1 型戈谢病儿童患者(年龄 4～17 岁)和 15 例 1 型戈谢病成年患者(年龄 19～62 岁)中进行的多中心研究中,隔周以 60 U/kg 的剂量静脉输注本品 60min,分别于第 1 和 37 周测定药代动力学参数。本品的血药浓度下降很快,平均半衰期为 11～12min,平均清除率为 6.72～7.56ml/(min·kg),平均稳态分布容积为 82～108ml/kg(体重为 8.2%～10.8%)。

　　每隔 1 周以 60 U/kg 的剂量多次给药,本品的药代动力学参数在第 1～37 周中无蓄积或改变。此研究中本品的药代动力学无显著性别差别。

【毒性】　未见本品致癌或致突变的报道。

　　在本品对大鼠生育力影响的研究中,最大静脉注射剂量每日 17mg/kg(102mg/m$^2$,根据体表面积计算约是人建议剂量 60 U/kg 的 1.8 倍)下,对雌雄大鼠的生殖参数无显著影响。以孕兔进行生殖研究,静脉注射的剂量达到每日 20mg/kg(240mg/m$^2$,根据体表面积计算约为人建议剂量 60 U/kg 的 413 倍),未发现本品对生育或者是胎儿的健康产生影响。

　　对小鼠发育的研究未见本品(17mg·kg/d)对小鼠出生前后的发育有影响。

【临床研究】　一项为期 9 个月的开放、单中心临床试验评价了本品的安全性和有效性。试验中纳入 12 例具有 1 型戈谢病症状的成人患者(脾脏完整),每次给药剂量为 60 U/kg,共用药 20 次。给药后第 9 个月,血红蛋白浓度升高 19.2%,血小板计数上升 67.6%,标准化肝脏体积减小 18.2%,标准化脾脏体积减小 49.5%。

在一项为期 12 个月的随机、双盲、平行剂量、多人种的研究中,招募了 25 例由戈谢病引起贫血和血小板减少症或器官巨大症的患者。患者年龄超过 4 岁(平均年龄 26 岁),其中 60% 为男性,至少 30 个月之内未接受过针对戈谢病的治疗,其中只有 1 例患者之前接受过治疗。受试者随机分成两组,隔周 13 例患者接受本品 45 U/kg、12 例患者接受本品 60 U/kg 的治疗。入组时,患者的平均血红蛋白为 106g/L,血小板计数为 $9.7 \times 10^{10}$/L,肝脏体积为体重的 3.6%,脾脏体积为体重的 2.9%。经过 12 个月治疗后,两组患者的各指标都有改善,60 U/kg 组的平均血红蛋白浓度增加了 23.3%,血小板计数增加了 65.9%,脾脏体积平均减小了 50%,肝脏体积减小 17%;45 U/kg 组的平均血红蛋白浓度增加了 23.8%,平均血小板计数增加了 66.4%,脾脏体积平均减少了 40%,肝脏体积减小了 6%。结果证明,本品在 60,45 U/kg 剂量下耐受性良好,其作为 1 型戈谢病的成人和儿童患者的一线治疗药物是有效的,12 个月治疗后所有监测的疗效指数的提高具有临床意义,其中 60 U/kg 组的响应更高。研究人员又对 7 例儿童患者接受本品(4 例 60 U/kg,3 例接受 45 U/kg)后的结果进行分析研究。结果显示,第 12 个月时,60 U/kg 组的平均血红蛋白浓度增加了 16.3%,平均血小板计数增加了 26.4%,平均脾脏体积降低了 64.6%;45 U/kg 组的平均血红蛋白浓度增加了 24.7%;平均血小板计数增加了 38.9%,平均脾脏体积降低了 47.16%。两个剂量组肝脏体积均降低(高低剂量组分别降低 18.3% 和 10.6%)。未发现机体对本品产生抗体,未出现严重的不良反

应,也无患者因为不良反应而中断治疗。

一项为期 9 个月的随机、双盲、阳性对照(伊米苷酶)、平行、多人种试验中,共纳入 34 例受试者,年龄超过 3 岁。患者有戈谢病引发的贫血和血小板减少症或器官巨大症,至少 12 个月内未接受过针对戈谢病的治疗。患者平均年龄为 30 岁,其中 53% 是女性。患者隔周 1 次随机接受本品(60 U/kg, $n=17$)或伊米苷酶(60 U/kg, $n=17$)治疗。入组时,患者平均血红蛋白为 110g/L,平均血小板计数为 $1.71 \times 10^{11}$ 个/L,平均肝脏体积是体重的 4.3%。未接受脾切除术的患者($n=7$)平均脾体积为体重的 3.4%。经过 9 个月的治疗后,使用本品的患者,血红蛋白浓度平均增长 16g/L。年龄和性别对于本品的疗效无明显影响。尚无法判定人种差异对治疗效果的影响。

在一项 12 个月公开标签、单一目的、不同人种的研究中,共纳入 40 例 9 岁以上的患者,之前接受过至少连续 30 个月的伊米苷酶(15~60 U/kg)治疗。患者在入组之前须隔周接受稳定剂量的伊米苷酶至少 6 个月。患者平均年龄 36 岁,其中 55% 为女性。对患者停用伊米苷酶,改为每隔 1 周给予本品治疗,给药量与之前患者接受的伊米苷酶的剂量相同。在需要的情况下,为了维持临床参数,可以根据研究标准对给药剂量进行调整。经过 12 个月的治疗,患者血红蛋白浓度和血小板计数保持稳定。血红蛋白浓度的中间值为 135g/L(入组时为 138g/L),血小板计数的中间值是 $1.74 \times 10^{11}$/L(入组时为 $1.62 \times 10^{11}$/L)。

10 例患者参加了长期研究。给药 12 个月后,所有患者的给药剂量从原来的 60U/kg 减少到 45U/kg,持续 13 周后,以 30U/kg 的剂量维持。8 例患者(4 男 4 女)连续接受本品 60 个月的治疗。到第 60 个月时,血红蛋白浓度平均比入组时增加了 23.8g/L,血小板计数增加了 $8.51 \times 10^{10}$/L。第 57 个月时,肝脏体

积与入组时相比平均减小了 38.8%,脾脏体积平均减小了 74.0%。未发现患者对本品产生抗体。

【适应证】 用于儿童和成人 1 型戈谢病患者长期酶替代治疗。

【不良反应】 常见不良反应(发生率超过 10%)有头痛、头晕、腹痛、恶心、背痛、关节疼痛、上呼吸道感染、激活促凝血酶原激酶的时间延长、输液反应、发热、体虚等。

跟所有治疗类蛋白质一样,本品有可能引起免疫反应。

【禁忌证】 对本品活性成分、辅料或在其他的酶替代疗法中出现过超敏症状的患者,应谨慎使用。

本品对孕妇及哺乳期妇女尚未进行充分的研究,因此孕妇及哺乳期妇女慎用。

【药物相互作用】 还未有药物相互作用的相关研究。

【用法与用量】 建议用量:每隔 1 周以 60 U/kg 的剂量进行静脉注射给药,注射时间为 60min。

本品配制后应立即使用。如果不能立即使用,应该在 2~8℃贮存,时间不得超过 24h。

【生产厂家】 美国 Shire 公司

【制剂规格】 冻干粉,每瓶 200 单位或 400 单位

【储存条件】 不得冷冻,应避光保存。

## 参 考 文 献

[1] 孙韬华,王唯红,曹国颖. 免疫调节药托西莫单抗[J]. 中国新药杂志,2011,20(4):297-298.

# Vemurafenib
# 维罗非尼

$C_{23}H_{18}ClF_2N_3O_3S$  489.92

【商品名】 Zelboraf

【别名】 PLX4032/RG7204

【化学名】 Propane-l-sulfonic acid｛3-[5-(4-chlo-rophenyl)-1H-pyrrolo[2,3-b]pyridine-3-carbonyl]-2,4dif-luorophenyl)-amide

【CAS】 918504-65-1

【类别】 抗肿瘤药

【研制单位】 瑞士罗氏公司和日本第一三共株式会社

【上市时间】 2011 年 8 月 17 日

【作用机制】 本品为首个对黑素瘤有效的 BRAF 抑制剂,可高选择性地靶向抑制 600 位谷氨酸被缬氨酸替代的 BRAF 突变体(即致癌性 BRAF V600 突变体),引起黑素瘤细胞凋亡。BRAF 为一种鸟苷酸结合蛋白 RAS 活化丝氨酸/苏氨酸蛋白激酶,在调节有丝分裂原活化蛋白激酶(MAPK)信号通路中发挥重要作用,而 MAPK 信号通路可正常调节细胞生长、分裂和分化,也可因 RAF 家族成员致癌性突变体的形成而引发肿瘤,其中 BRAF V600 突变体的产生显著增强了 BRAF 的活性,从而导致肿瘤细胞分裂失控。约有 60% 的转移性黑素瘤携有 BRAF V600 突变体,因此,靶向抑制该致癌性突变体的信号传导可能是有效的黑素瘤治疗方法。

【药理作用】 药理学研究显示,本品为 ATP 竞争性及可逆性 BRAF 抑制剂,其在 31nmol/L 浓度下即可有效抑制 BRAF V600 突变体,对携有 BRAF V600 突变体的黑素瘤细胞株的 $IC_{50}$ 为 60~450nmol/L。本品作用机制不同于传统化疗药物,传统化疗药物通过直接干预 DNA 复制或微管的形成和解聚,即靶向阻断细胞分裂机制,从而抑制肿瘤细胞增殖,而本品则是通过抑制 BRAF,阻断 MAPK 信号通路,抑制致癌基因活性,从而遏制失控的肿瘤细胞分裂,提示本品并不影响正常细胞的增殖,其不良反应可能较小。此外,还有研究显示,本品仅作用于携有 BRAF V600 突变体的

黑素瘤,而对无 BRAF V600 突变体的黑素瘤不产生抑制作用,且反而可能通过激活正常 BRAF,促进肿瘤生长。

**【药代动力学】** 对 BRAF 突变的转移黑色素瘤患者给药 960mg(bid),给药间隔约 12h,给药 15d 后测定本品的药代动力学参数。群体药代动力学分析来源于 458 例患者的数据。本品在体内的吸收和消除符合一房室模型。在稳态时,240mg 至 960mg 剂量范围内,本品表现为线性药代动力学。

**吸收** 本品的生物利用度未曾确定。转移黑色素瘤患者口服本品 960mg(bid)共 15d 后中位 $t_{max}$ 约 3h。给药 15d 后,$c_{max}$ 和 $AUC_{0-12}$ 分别为(62 ± 17)μg/ml 和(601 ± 170)μg·h/ml。从群体药代动力学分析估算出的 bid 方案中位积蓄比为 7.36,在 960mg(bid)给药后约 15 ~ 22d 达到稳态。在稳态时,血浆平均本品暴露是稳定的,早晨给药前和给药 2 ~ 4h 后药物浓度比为 1.13。尚未研究食物对本品吸收是否存在潜在的影响。在临床试验中本品不与食物同时服用。

**分布** 本品与人白蛋白和 α-1 酸性糖蛋白血浆蛋白高度结合(＞99%)。转移黑色素瘤患者中估算的群体表观分布容积为 106L(患者间有 66% 的浮动)。

**代谢** 口服给予 $^{14}$C 标记的本品 960mg 后,48h 内监测血浆样品中本品及其代谢物。平均数据显示原型药物及其代谢物在血浆中各占 95% 和 5% 组分。

**消除** 口服给予 $^{14}$C 标记的本品 960mg 后,粪便中回收约 94%,尿液中回收约 1%。转移黑色素瘤患者群体表观清除率估算为 31L/d(患者间有 32% 的浮动)。本品的中位个体消除半衰期估算值为 57h(5% ~ 95%,30 ~ 120h)。

**【毒性】**

**致癌性** 未进行正规的研究用以评估本品的致癌性。临床试验中本品可增加患者中皮肤鳞状细胞癌的发生。

**致突变性** 在体外试验[细菌突变(AMES 试验)、人淋巴细胞染色体畸变试验]或体内大鼠骨髓微核试验中,本品不引起遗传损伤。

**生育力受损** 在动物中未专门研究本品对生育力的影响。不过,在大鼠重复给药毒理学研究中,剂量直至 450mg/kg(根据 AUC 计算,雄性和雌性的暴露量分别为人暴露量的约 0.6 和 1.6 倍),和犬在剂量至 450mg/kg(根据 AUC 计算,雄性和雌性的暴露量分别约人临床暴露量的 0.3 倍)时,生殖器官中未见组织病理学改变。

**动物毒理学和(或)药理学** 荷人皮肤鳞状细胞癌(cuSCC)细胞的小鼠用本品处理后,肿瘤呈剂量依赖性增长,这与使用本品治疗患者过程中皮肤鳞状细胞癌发生率增高是一致的。

**【临床研究】** 一项临床 I 期试验显示,32 例 BRAF V600 突变的转移性黑素瘤患者接受本品最大耐受剂量(960mg,bid)治疗后,在第 1 ~ 2 周便产生疗效,其骨、肝、小肠等部位的转移灶均缩小,且 1 个月后,2 例完全缓解,24 例部分缓解(即肿瘤缩小至少 30%),有效率达 81%;但有 31% 受试者出现皮肤损伤等不良反应。

在一项名为 BRIM2 的多中心、开放性临床 II 期试验中,先前至少接受过 1 种化疗药物(40% 接受过 2 种以上化疗药物)的 132 例 BRAF V600 突变体阳性的转移性黑素瘤患者接受本品(960mg,bid,po)治疗,直至病情恶化或不能耐受不良反应及死亡,主要终点为最佳总有效率,预期为 30%(95% CI 至少为 20%)。结果,受试者的无恶化生存期中位值为 6.7 个月,6 个月和 1 年的总存活率分别为 77% 和 58%,疗效持续时间中位值为 6.7 个月(但有不少受试者的疗效持续了 1 年之久);在随访期(中位值 10 个月),总有效率为

53%,达到了主要疗效指标,其中病情稳定的受试者比例达29%;年龄、性别、体能状况、肿瘤分级、先前用药种类数或使用高剂量 IL-2 对疗效无影响,但具有高水平乳酸脱氢酶(高于正常值上限 1.5 倍多)的受试者的疗效不如乳酸脱氢酶正常者;本品耐受性良好,常见不良反应包括关节痛(68%)、皮疹(62%)和光敏反应(62%),且有 25% 的受试者出现皮肤鳞状细胞癌,45% 的受试者因不良反应而调整剂量,仅有 4 人因不良反应而停止治疗。

【适应证】　转移性黑素瘤。

【不良反应】　常见不良反应为皮疹、光敏性增加、关节痛、脱发、疲劳,其可能的严重不良反应包括肝脏问题、心跳过快或心跳异常以及过敏反应。

【禁忌证】　有野生型 BRAF 黑色素瘤患者慎用。

【药物相互作用】

CYP 底物　建议不要与被 CYP3A4,CYP1A2 或 CYP2D6 代谢的治疗窗狭窄药物同时使用,如不能避免同时给药,应谨慎对待并考虑减少同用的 CYP1A2 或 CYP2D6 底物药物的剂量。

本品与华法林同服可能增加华法林的暴露量,应考虑另外 INR 监视。

【用法与用量】　每日给药 2 次。

推荐剂量:960mg,口服,bid;大约 12h 间隔给予(饭前、饭后均可);应用整片吞服,不应咀嚼或压碎药片;出现不良反应时,可能需要减低剂量,中断或终止治疗。剂量不建议低于 480mg。

【生产厂家】　瑞士罗氏公司

【性状】　膜衣片。

【制剂规格】　片剂:240mg

【储存条件】　室温 20~25℃;外出时允许 15~30℃之间。贮存在原始包装,盖密封。

### 参 考 文 献

[1] 王晓菲 编译. Vemurafenib[J]. 中国药物化学杂志,2012,22(1):82.

[2] 范鸣 编译. 口服黑素瘤治疗药 Vemurafenib[J]. 药学进展,2011,35(9):426-428.

# Vilazodone Hydrochloride
## 盐酸维拉佐酮

$C_{26}H_{27}N_5O_2 \cdot HCl$　　477.99

【商品名】　Viibryd

【别名】　SB-659746A;EMD-68843

【化学名】　5-[4-[4-(5-Cyanoindol-3-yl)butyl]piperazin-1-yl]benzofuran-2-carboxamide

【CAS】　163521-12-8

【类别】　抗抑郁药

【研制单位】　德国默克 KGaA 公司

【上市时间】　2011 年 1 月 21 日

【作用机制】　本品抗抑郁作用的机制尚未完全了解,但认为与其在 CNS 中通过选择性抑制 5-羟色胺(5-HT)再摄取的 5-羟色胺能活性增加有关。本品也是 5-HT$_{1A}$ 受体的部分激动剂。

【药理作用】　本品对 5-HT 再摄取位点具有高度亲和性($K_i$ = 0.1 nmol/L),能选择性抑制 5-HT 再摄取($IC_{50}$ = 1.6nmol/L),明显强于氟西泮($IC_{50}$ = 6 nmol/L),但对于去甲肾上腺素$K_i$ = 56 nmol/L)或者多巴胺($K_i$ = 37nmol/L)再摄取位点没有高亲和性。小鼠微透析分析显示:口服本品(10mg/kg)能使小鼠额皮质 5-HT 水平升高 2 倍,但不改变多巴胺和去甲肾上腺素水平。本品还可占据小鼠海马和皮质的 5-HT 转运蛋白。此外,本品对 5-HT$_{1A}$ 受体也具有高亲和性($IC_{50}$ = 2.1nmol/L),明显高于丁螺酮($IC_{50}$ = 30 nmol/L)。在体外,本品对小鼠海马的 5-HT$_{1A}$ 受体有高效的部分激动作用。

【药代动力学】　本品在 5～80mg 范围内的药代动力学特征与剂量成正比例。从单剂量药动学数据预测得到的本品蓄积量不随剂量变化,约 3d 达到稳态。

**吸收**　在稳态时,进食条件下每天给予本品 40mg,平均 $c_{max}$ 为 156 ng/ml,平均 $AUC_{0-24h}$ 为 1645 ng·h/ml。$t_{max}$ 达峰中位值为 4～5h,末端半衰期接近 25h。

**分布**　本品分布广泛,与蛋白结合率为 96%～99%。

**代谢和消除**　本品通过 CYP 和非-CYP 途径(可能被羧酸酯酶)代谢,分别只有 1% 和 2% 的药物在尿液和粪便中以原型排泄。

【毒性】　在体外细菌回复突变试验(Ames 试验)中本品无致突变性。在体外哺乳类细胞(V79/HGRPT)基因突变试验中本品呈阴性。

给予本品 125mg/kg,即推荐人用最大剂量(MRHD)40mg 的 30 倍,可引起雄性生育力损伤,但对雌性生育力无影响。未观察到剂量为 MRHD 6 倍时对雄性生育力的影响。

【临床研究】　在针对符合美国精神疾病诊断与统计手册标准的 MDD 患者的两项 8 周、多中心、随机、双盲、安慰剂对照研究中,研究了本品对重度抑郁症成年患者(18～70 岁)的疗效。在这些研究中,2 周内逐步增加本品剂量至随食物剂量 40mg(n=436)或安慰剂(n=433),每天 1 次。用 Montgomery-Asberg 抑郁定量计分(MADRS),测量患者服药至第 8 周抑郁症状的平均变化,本品在改善抑郁症症状方面优于安慰剂。基于年龄(有少数患者超过 65 岁)、性别、种族各子组人群的检查结果未见明显差异。

【适应证】　重度抑郁症(MDD)。

【不良反应】　发生率超过 5% 并至少为安慰剂组两倍的不良反应有腹泻、恶心、呕吐和失眠。

【禁忌证】　不能与单胺氧化酶抑制剂(MAOI)同时使用,服用前后至少 14d 应停用 MAOI。

【药物相互作用】

**中枢神经系统(CNS)活性药物**　尚未系统评价本品与其他 CNS 活性药物联用的风险。因此应慎用本品与其他 CNS 活性药物联用处方。

**单胺氧化酶抑制剂(MAOI)**　本品勿与 MAOI 同时使用,在本品使用的前后分别至少 14d 内应停用 MAOI。

**5-羟色胺活性药物**　根据本品的作用机制和 5-羟色胺的潜在毒性,建议使用本品时慎用其他可能影响 5-羟色胺活性神经递质系统的药物。

**影响本品潜能的药物**

CYP3A4 抑制剂　本品的主要消除途径是通过 CYP3A4 代谢,当与 CYP3A4 强抑制剂共同给药时,本品剂量应减低至 20mg。

CYP3A4 诱导剂　本品与 CYP3A4 诱导剂同时使用时可能减低其疗效。

【用法与用量】　本品推荐剂量是 40mg,每天 1 次。使用本品时,应逐步增加剂量,初始剂量为 10mg,每天 1 次,持续 7d;之后 20mg,每天 1 次,持续 7d;然后增至 40mg 每天 1 次。当终止治疗时,也应逐渐减低剂量。本品应与食物一起服用。

【生产厂家】　Trovis 制药有限责任公司

【性状】　10mg 为粉红色椭圆形片;20mg 为橙色椭圆形片;40mg 为蓝色椭圆形片。

【制剂规格】　片剂:10mg;20mg;40mg

【储存条件】　应贮藏在 25℃ 条件下,外出时允许在 15～30℃ 范围内。

**参 考 文 献**

[1] 王永福,王成港,王春龙.成人重度抑郁症治疗药物维拉佐酮(Vilazodone)片[J].药物评价研究,2011,**34**(4):311-314.

# Vismodegib
## 维莫德吉

$C_{19}H_{14}Cl_2N_2O_3S$    421.3

【商品名】 Erivedge

【别名】 GDC-0449

【CAS】 879085-55-9

【化学名】 2-Chloro-N-[4-chloro-3-(pyridin-2-yl)phenyl]-4-(methylsulfonyl)benzamide

【类别】 口服的、具有高选择性的 Hedgehog 信号通路小分子抑制剂(抗肿瘤药)

【研制单位】 瑞士罗氏制药公司驻美国制药厂

【上市时间】 2012 年 1 月 30 日

【药理作用】 体内外研究均表明:本品可通过拮抗 SMO 受体而作为潜在的 HH-神经胶质瘤相关癌基因(GLI)信号通路的抑制剂。给移植了依赖于 HH 信号转导的人肺癌 Calu-6 细胞的裸鼠连续 3d 经口使用本品(75mg/kg,bid),结果发现其细胞间质中 GLI 的表达降低为给药前的 10%。给移植髓母细胞瘤的 P tc$^{+/-}$小鼠经口使用本品(12.5mg/kg,bid)还可使依赖于 HH 通路的肿瘤完全消退。在用 P tc$^{+/-}$ p53$^{-/-}$小鼠模型进行的试验中,本品(20 或 100mg/kg,bid,持续服用4d)可以剂量依赖的方式降低小鼠 GLI mRNA 的表达。此外,在这些小鼠中,还观察到细胞增殖降低,而巨噬细胞浸润增加、神经胶质增生和细胞凋亡增多,表明细胞生长受到抑制。同时,本品(20 或 100mg/kg,持续服用 14d)可使 P tc$^{+/-}$ p53$^{-/-}$小鼠肿瘤体积剂量依赖性地减小,高剂量下可见肿瘤消融。

除了靶向 SMO 受体,本品还可靶向作用于在许多肿瘤细胞中过表达、与多药耐药性相关的蛋白——ATP-结合盒(ABC)蛋白。有研究表明,本品能反转人非小细胞肺癌细胞系 NC1-H 460 对毒性 ABC 转运子底物的耐药性。

【药代动力学】 分别给予小鼠、大鼠、家兔、犬、短尾猴和人以本品 1、10 和 100μmol/L,采用平衡透析法测定的该药血浆蛋白结合率均在 94% 以上,且为非浓度依赖性。本品在小鼠、大鼠和犬中的血浆清除率较低,分别为 23.0、4.65 和 0.338ml/(min·kg);在猴体内的血浆清除率中等,为 19.3ml/(min·kg);若采用或排除其在猴体内的血浆清除率,推算出本品在人体中的血浆清除率为 0.649 或 0.096ml/(min·kg)。本品在动物体内的终末半衰期($t_{1/2}$)介于 0.976h(小鼠)~41.8h(犬)之间,推测其在人体的终末半衰期为 13.6 或 92.1h;其在小鼠、大鼠、犬、猴和人体的稳态分布容积($V_{ss}$)处于较低至中等水平,分别为 1.68、(0.490 ± 0.0653)、(103 ± 0.0119)、(0.984 ± 0.342)和 0.776(推测值)L/kg;当大鼠、小鼠的给药剂量分别为 2 和 5mg/kg 时,本品口服生物利用度为 13% ~ 53%;本品在各物种中的肾清除率均可忽略不计。

将用药小鼠、大鼠和犬等动物的肝细胞于体外孵化3h 后测定本品原型药物的量。结果显示,除猴肝细胞中原型药量略低(约 44%)外,本品在小鼠、大鼠和犬中均表现出很高的代谢稳定性,原型药量达 88% 以上。在大鼠、犬和人体的肝细胞中,共检测到 6 种代谢产物,包括 3 种氧化产物(M1~3)和 3 种葡萄糖醛酸苷化物(M4~6),这也表明本品的稳定性良好。

【临床研究】 基因泰克公司、美国国家癌症中心(NCI)和悉尼金梅尔癌症中心正在进行一项干预性的公开标签、多中心临床 I 期研究,评价本品用于进展性或转移性实体瘤的安全性、耐受性、药代动力学/药效学(PK/PD)以及最佳剂量。主要考察指标为剂量限制性毒性(DLT)、严重不良反应(AE)和单(多)剂量药代动力学特性;次要考察指标包括毛囊和皮肤样品的 GLI mRNA 水平、肿瘤应答率和无进展生存期(PFS)。33 例年龄介于38~84 岁的局部或转移性基底细胞癌患者[根据美国东部肿瘤协作组(ECOG)制定的评分标准,其评分低于2]被分为 3 个剂量组,日口服剂量分别为 150mg($n = 17$)、270mg($n = 15$)和 540mg($n = 1$)。第 1 天给予初始剂量,从第 8 天起每天给药,持续给药时间中位数为 98 个月。根据实体肿瘤治疗评价标准(RECIST)和体检结果评估肿瘤应答率。结果表明:所有治疗组中均未见 DLT,2 例患者出现完全应答,16 例部分应答(50% 以上的患者肿瘤体积减小),11 例无明显变化,2 例恶化。局部和已转移实体瘤患者的总应答率分别为 60% 和 50%。与治疗相关的 AE 为 3 级,包括乏力(4 例)、低钠血症(2 例)、肌肉痉挛(1 例)和房颤(1 例);此外还出现了 1 例与治疗无关的 4 级不良反应,并有 1 例患者因不良反应而退出研究。

该研究的第 2 阶段共募集 12 例非基底细胞癌患者,以评价本品的 PK/PD 特性及推荐日剂量。该阶段的扩展试验则有 20 例接受推荐剂量或更高剂量(250mg/d)的基底细胞癌患者和 16 例实体肿瘤患者(其中 10 例为基底细胞癌)参加,且第 2 组患者继续参与评价本品新处方(150mg/d)的 PK/PD 特性。结果表明:本品剂量达 150mg/d 以上时血药浓度并不增加,最大血药浓度($c_{max}$)中位数为 23nmol/L,稳态血药浓度($c_{ss}$)为 17nmol/L,达 $c_{ss}$ 的时间中位数为 14d。大多数患者在接受本品治疗前,肿瘤组织中 GLI mRNA 浓度升高,而在治疗后,13 例患者中有 10 例的非癌变皮肤样品中的 GLI mRNA 均下调。本品剂量为 150mg 时,PK/PD 性质良好,且能有效减小肿瘤体积或阻止疾病恶化,可作为其后进行的临床Ⅱ期研究的最大有效剂量。上述研究中出现一个独特的病例(男

性,26 岁),该患者因 SMO 点突变而引发难治性髓母细胞瘤,在给药(540mg)后的前 2 个月内,患者的症状得到显著改善,不再疼痛,无可触及小瘤,体重增加 7kg,且体力恢复正常。但治疗 3 个月时,出现大量新肿块并在原肿瘤位点再生,原因在于该患者对本品产生了多药耐药性。随后的分子生物学分析表明患者体内的 SMO 点突变阻止了本品与 SMO 的结合,这在一定程度上解释了该药疗效短暂的原因。

目前,本品正在进行 3 项临床Ⅱ期试验,包括考察其与化疗药物或贝伐单抗联合应用于转移性结直肠癌的干预性的随机、双盲、安慰剂对照研究,考察其对处于 2 次或 3 次缓解期的卵巢癌患者进行维持治疗疗效的多中心、随机、双盲、安慰剂对照研究,以及评价其治疗进展期基底细胞癌的安全性和有效性的多中心研究。

【适应证】 适用于不能手术或放疗的局部晚期皮肤基底细胞癌患者和肿瘤已转移的患者。

【不良反应】 常见不良反应(≥10%)有:肌痉挛、脱发、味觉障碍、体重减轻、疲乏、恶心、腹泻、食欲降低、便秘、关节痛、呕吐。临床试验中观察到的不良反应有低血钠(4%),低血钾(1%)及氮质血症(2%)。另外,10 名绝经前妇女中有 3 名出现闭经。致畸作用包括:严重中线缺陷(midline defects),缺指/趾及其他不可逆畸形。应警惕胚胎-胎儿死亡和严重的生育缺陷。

【药物相互作用】 体外研究显示,本品是 P-gp 的底物,与抑制 P-gp 的药物(如克拉霉素、红霉素、阿奇霉素)合用,血液中药物浓度和不良反应增加。本品是 CYP2C8、CYP2C9、CYP2C19 抑制药,对人类 CYP1A2、CYP2P6 或 CYP3A4/5 无诱导作用。改变上消化道 pH 的药物(如质子泵抑制药、$H_2$ 受体拮抗药及抗酸药)影响本品的溶解性,最终可能导致疗效降低。罗格列酮及口服避孕药不影响本品的全

身暴露量。

【用法与用量】　推荐剂量:150mg,口服,qd,直到出现疾病进展和不可耐受的毒性。本品暴露量较小程度的减少也会导致抗肿瘤活性发生较大改变。

【生产厂家】　Genentech 公司

【性状】　本品是一种结晶游离碱有 p$K_a$(吡啶阳离子)为 3.8,表现为白色至黄褐色粉。

【制剂规格】　胶囊剂:150mg

【储存条件】　贮存在室温 20～25℃;外出允许 15～30℃。

参 考 文 献

[1] 耿一丁,孙铁民. Vismodegib[J]. 中国药物化学杂志,2012,**22**(3):255–256.

[2] 韩梅,李岩峰,王茜,等. 抗肿瘤新药 Vismodegib 研究概述[J]. 药物流行病学杂志,2013,**22**(3):147–150.

[3] 抗肿瘤药 Vismodegib[J]. 药学进展,2010,**34**(11):524–526.

# Vortioxetine Hydrobromide
# 沃替西汀

$C_{18}H_{22}N_2S \cdot HBr$　378.08

【商品名】　Brintellix

【别名】　LU AA21004

【化学名】　1-[2-(2,4-Dimethylphenylsulfanyl)phenyl]piperazine hydrobromide

【CAS】　60203-27-4

【类别】　5-HT$_3$ 和 5-HT$_7$ 受体拮抗剂、5-HT$_{1B}$ 受体部分激动剂、5-HT$_{1A}$ 受体激动剂、5-HT 转运蛋白(SERT)抑制剂。

【研制单位】　由灵北(Lundbeck)和武田(Takeda)联合研发

【上市时间】　2013 年 9 月 30 日

【作用机制】　本品是小分子哌嗪类硫化物,世界卫生组织将其归为抗抑郁药(N06A),欧洲制药市场研究协会(EPhMRA)药物分类系统将其归为催眠/镇静药物(N5B)、抗抑郁药和情感稳定剂(N6A)。目前认为抑郁症的发生主要与 5-HT 功能活动降低有关,同时去甲肾上腺素(NE)和多巴胺(DA)的功能活动降低也被认为与抑郁发作有关。本品为强效 5-HT 再摄取抑制剂,在人体内与 5-HT 转运体(serotonin trans-porter,SERT)有很高的亲和力($K_i$=1.6nmol/L),而对去甲肾上腺素转运体($K_i$=113nmol/L)和多巴胺转运体($K_i$=1000nmol/L)几乎没有亲和力。同时本品也是 5-HT$_{1A}$ 受体激动剂,5-HT$_{1B}$ 受体部分激动剂,5-HT$_{1D}$、5-HT$_3$ 和 5-HT$_7$ 受体拮抗剂以及 5-HT 摄取抑制剂。动物研究显示,在大鼠体内本品通过对以上受体的共同作用,增加与抑郁发作有关大脑区域——海马腹侧前额叶皮质细胞外的五羟色胺、多巴胺、去甲肾上腺素、乙酰胆碱和组胺的水平,同时调节 γ-GABA(γ-aminobutyric acid)和谷氨酸能神经元的功能,从而发挥抗抑郁作用。

进一步动物研究显示,本品可能对提高抑郁大鼠的认知功能(如记忆)有所帮助。另外,在一项以健康志愿者作为受试对象的安慰剂对照的临床研究中,单次或多次给予本品(10mg/d)后,受试者的认知功能精神运动或驾驶能力没有损害,而这些功能可能会被其他抗抑郁药物如米氮平(单次给药 30mg/d)损伤。

【药代动力学】　本品相对分子质量较小,血浆蛋白结合率为 98%,并与血浆药物浓度无关。其在细胞外广泛分布,表观分布容积约 2600L。每日口服 2.5～60mg,表现为与给药剂量成比例的线性药物代谢动力学特征。本品生物利用度为 75%,一般在服药 2 周内达稳态血药浓度,服药后 7～11h 达到最大血药浓度。本品主要通过氧化和葡萄糖醛酸反应进行代谢。单次口服放射性同位素标记的本品后,约59%本品通过尿液排泄,约26%本品通过粪便排泄。给药48h后尿液中几乎没有原型药物。其在体内完全代谢需要约66h,其中氧化反应主要通过细胞色素P450酶(CYP)完成,涉及的CYP包括CYP3A4/5、CYP2C19、CYP2C9、CYP2A6、CYP2C8、CYP2B6和CYP2D6,其中CYP2D6是催化本品产生其主要羧基酸代谢物的关键酶,CYP2D6慢代谢者血浆中本品的药物浓度是CYP2D6快代谢者血浆中的2倍。

【毒性】 根据动物资料,本品可能致胎儿危害。本品与其他抗抑郁药类似,均有黑框警告,指出这些抗抑郁药在初始治疗期间会增加儿童、青少年及18~24岁青壮年自杀想法和行为的风险。

【临床研究】

**抑郁障碍**(MDD) 一项随机、双盲、对照研究中,共纳入608例MDD患者,随机分为4组,分别接受本品15,20mg/d、安慰剂以及度洛西汀60mg/d治疗,治疗8周后,以蒙哥马利抑郁评定量表(Montgomery-asberg depressionrating scale,MADRS)的减分率评定患者的疗效。结果显示本品15,20mg/d组与安慰剂组相比,在改善抑郁症状上的效果有显著统计学差异,但总体疗效不如度洛西汀组。

一篇由Citrome撰写的综述中,系统回顾了本品治疗抑郁症的多项临床研究并对研究结果进行统计分析。该文总结了11项(不包括老年人)持续6~8周的临床试验,以评价本品的疗效。研究中本品的剂量包括1,2.5,5,10,15和20mg/d,患者平均年龄为42~48岁,病程为5~9个月,68%~90%的患者接受过抗抑郁剂治疗;女性占55%~78%,白种人占65%~99%;其中有5项研究设立了药物对照组,对照药物为文拉法辛(225mg/d)或度洛西汀(60mg/d)。研究结果显示:设立安慰剂对照组的研究有5项结果表明本品(剂量

分别为1,5,10,15和20mg)治疗抑郁症的效果显著优于安慰剂组。2项研究结果显示仅大剂量(20mg/d)的本品治疗抑郁障碍有肯定效果。一项研究未取得肯定效果(与安慰剂组无差异)。另一项以度洛西汀为对照组的试验结果表明,本品与度洛西汀均有较好的抗抑郁效果,两者疗效无显著差异。这些研究还发现,本品通常在服用2周后才开始起效,4周或者更长时间才能达到稳定的疗效。

在评价本品对抑郁症急性期和维持期的疗效时,排除了未使用FDA批准剂量(如1,2.5mg/d)的临床试验,仅统计了使用FDA批准的治疗剂量(5~20mg/d)的临床研究。该统计结果显示,所有研究中,急性期治疗有效所需人数(number needed to treat,NNT,意为:与安慰剂相比,需要治疗多少人,会有1人改善,越小表示治疗效果与对照组比越好)为7(95% CI:6~9),维持期有效的NNT为11(95% CI:8~17)。其中急性期疗效最好的治疗剂量为15mg/d,维持期为5mg/d。但以度洛西汀60mg/d或文拉法辛225mg/d为对照组的急性期或维持期的临床研究结果显示,度洛西汀/文拉法辛的治疗和维持效果均优于本品。

研究人员进行了一项以17个国家的639例MDD患者作为受试对象的双盲、对照研究,以评价本品在治疗和预防抑郁复发方面的效果。入选患者病程大于4周,入组后首先应用本品5或10mg/d治疗12周,达到缓解标准后(MADRS总分不大于10分),随机分到本品组或安慰剂组,继续治疗12周。结果显示75.7%的患者应用本品治疗有效(MADRS的减分率超过50%),68.7%的患者维持在缓解期。

上述研究表明,本品治疗MDD有效,在较大剂量时(15,20mg)作用效果更为肯定。

**广泛性焦虑障碍**(GAD) 目前对本品治疗广泛性焦虑障碍的临床研究还处于探索阶

段,研究结果也不一致。研究人员等对301例平均年龄45.2岁的患者进行的为期8周安慰剂对照研究结果表明:本品(5mg/d)组比安慰剂组更为显著地改善患者的焦虑症状(HAM-A总分减少),且具有较好的耐受性。但Rothschild等进行类似研究(304例受试者随机分成2组,每组152例,平均年龄为41.2岁,同样接受为期8周的本品5mg/d与安慰剂治疗),结果却表明本品对焦虑症状的改善(HAM-A总分减少)与安慰剂组相比无统计学差异。多项研究均与此研究结果相似,Mahableshwarkar等以不同剂量的本品(2.5,5,10mg/d)作为治疗组,以相同剂量的安慰剂和(或)度洛西汀60mg/d作为对照组,研究结果显示,度洛西汀改善患者的焦虑症状效果显著,但各个剂量的本品和安慰剂均不能明显改善患者的焦虑症状。本品更大剂量是否能显著改善患者的焦虑症状还有待更进一步的临床研究。

【适应证】　用于成人抑郁症(MDD)的治疗

【不良反应】　依据Citrome对多项临床研究的汇总,在短期临床研究(6~8周)中,本品的主要不良反应为恶心、便秘和呕吐。恶心为最常见的不良反应,女性多于男性,且该不良反应的发生与药物剂量有关,但持续时间一般不超过2周且反应强度较弱。这些研究还发现,与度洛西汀的不良反应(恶心、便秘、口干、多汗、嗜睡)相比,应用本品治疗时,仅恶心这一种不良反应的发生率在统计学上较安慰剂组高。同时,本品的短期治疗不影响患者的生命体征(如收缩压、舒张压和心率)。另外,一项为期52周的随访表明,本品在长期维持治疗时也具有良好的安全性、耐受性和有效性,治疗中出现的不良反应主要为恶心(15.2%)、头痛(12.4%)和鼻咽炎(9.8%),且几乎不影响个体的生命体征、心电图参数、体重和临床实验室检查指标。

本品极少引起药物相关的性功能障碍,

其发生率与安慰剂组相似,且与药物剂量呈正相关。另外,与安慰剂组相比,本品不引起临床上具有统计学意义的体重增加。多项研究显示,本品很少发生疲劳、困倦及药物镇静作用,其发生率仅比安慰剂组多2%,明显低于文拉法辛(225mg/d)或度洛西汀(60mg/d)。

有少量研究报道了应用本品可能引起患者自杀想法或行为,在治疗早期或剂量调整时,应密切注意。

【禁忌证】　(1)对本品及其制剂任何组分超敏的患者禁用。

(2)单胺氧化酶抑制剂(MAOIs)　勿与MAOIs联用,本品停用21d内勿使用MAOIs;在MAOI停用14d内勿使用本品。此外,正在用利奈唑胺(Linezolid)或静脉亚甲蓝(Methylene blue)治疗患者禁用本品。

(3)有报道称,5-HT能抗抑郁药(SSRIs,SNRIs等),包括本品,单独使用,尤其与其他5-HT能药物[包括曲坦类药物(Triptans)、三环类抗抑郁药(Tricyclic antidepressants)、芬太尼(Fentanyl)、锂(Lithium)、曲马多(Tramadol)、色氨酸、丁螺环酮(Buspirone)和圣约翰草(St. John's Wort)]共同给药时会引起5-HT综合征。如果出现这种症状,应终止本品使用并开始支持治疗。如果临床上需要本品与其他5-HT药物同时使用,患者应被告知可能增加5-HT综合征的潜在风险,尤其在治疗开始和剂量增加期间。

(4)用5-HT能抗抑郁药治疗(SSRIs,SNRIs等)可能增加异常出血的风险。当本品与非甾体抗炎药(NSAIDs),阿司匹林(Aspirin),或影响凝血其他药物共同给药时患者应谨慎注意关于出血风险增加。

(5)抗抑郁治疗可能出现躁狂/轻躁狂的症状。

(6)本品易导致抗利尿激素异常分泌综合征(SIADH),引起低钠血症。

【药物相互作用】 在以健康志愿者作为受试对象的不同试验研究中,本品分别与 CYP2D6 抑制剂安非他酮(Bupropion)、CYP2C9/CYP2C19/CYP3A 抑制剂氟康唑(Fluconazole)或 CYP3A/渗透性糖蛋白(p-gp)抑制剂酮康唑(Ketoconazole)共同给药,本品生物利用度会增加,因此当本品与强 CYP2D6 抑制剂(如安非他酮、氟西汀、帕罗西汀、奎尼丁)合用时,其剂量应减半。本品与强 CYP 诱导剂(利福平)合用,其生物利用度会减少,因此当本品与利福平或其他强 CYP 诱导剂(如卡马西平,苯妥英钠)合用时,应该增加其给药剂量,但最大给药剂量不应高于正常剂量的 3 倍。

另外,使用 5-HT 能药物本身就是引起异常出血的风险因素,因此当本品与阿司匹林、非甾体抗炎药或其他影响凝血的药物合用时,也应密切关注患者的异常出血情况。

基于本品的作用机制和潜在的 5-HT 毒性作用,故当它与影响 5-HT 能神经递质系统的其他药物(如 SSRIs、SNRIs、曲坦类药物、丁螺环酮、曲马多和色氨酸产物等)共同使用时,可能会发生 5-HT 综合征。因此,当本品与该类药物合用时需密切注意是否有发生 5-HT 综合征的风险。一旦发生 5-HT 综合征应立即停止使用所有该类药物。与以上原因相似,单胺氧化酶抑制剂(MAOIs)禁止与本品同时使用,在本品停药 21d 内不能使用 MAOIs 或者在 MAOIs 停药后 14d 内不能使用本品。因为两者合用会增加患者发生 5-HT 综合征的风险。

【用法与用量】 FDA 批准本品治疗 MDD 的剂量为 5～20mg/d,推荐开始剂量 10mg 口服,qd,不受食物影响。当患者对药物耐受性高时,剂量应增加至 20mg/d。在临床试验中尚未评价 20mg/d 以上剂量的疗效和安全性。对不能耐受较高剂量患者可考虑剂量下降至 5mg/d。

本品可突然停药,但在安慰剂对照试验中本品 15 或 20mg/d 突然终止后患者会出现短暂的不良反应,例如头痛和肌肉紧张。为避免这些不良反应,建议在完全停药前 1 周尽可能将剂量(15 或 20mg/d)减至 10mg/d。在已知 CYP2D6 慢代谢患者中最大推荐剂量为 10mg/d。

年龄、性别、民族、不同程度的肾损伤(轻、中、重及末期肾损害)以及轻、中度肝损伤的患者,在临床上应用本品均不需调整药物剂量。目前尚无本品在重度肝损伤人群中的研究,故不推荐在重度肝损伤患者中使用本品。

【生产厂家】 灵北(Lundbeck)和武田(Takeda)公司。

【性状】 白色至米色粉末,微溶于水。

【制剂规格】 片剂:5mg;10mg;15mg;20mg

【储存条件】 －20℃低温储藏。

### 参 考 文 献

[1] 邓新山,胡春. Vortioxetine hydrobromide[J]. 中国药物化学杂志,2014,24(1):84.

[2] 范宁,杨甫德. 抗抑郁新药沃替西汀[J]. 中国新药杂志,2014,23(16):1847－1850.

# 2009～2013 年世界上市新药专利情况

| 药品通用名 | 专利 |
| --- | --- |
| Abiraterone Acetate(醋酸阿比特龙) | WO 9320097, US 5604213(1993, 1997 both to British Technol. Group) |
| Aclidinium Bromide(阿地溴铵) | WO 0104118, US 6750226(2001, 2004 both to Almirall Prodesfarma), WO 08009397(2008 to Almirall) |
| Acotiamide Hydrochloride(阿考替胺) | WO 9636619, US 5981557(1996, 1999 both to Zeria) |
| Afatinib(阿法替尼) | WO 0250043, US 7019012(2002, 2006 both to Boehringer Ingelheim), US 05085495(2005 to Boehringer Ingelheim) |
| Agomelatine(阿戈美拉汀) | EP 447285, US 5225442(1991, 1993 both to Adir) |
| Alcaftadine(阿卡他定) | ★ |
| Asenapine Maleate(马来酸阿塞那平) | BE 854915(1977 to Akzo), US 4145434(1979 to Akzona) |
| Axitinib(阿西替尼) | WO 0102369, US 6534524(2001, 2003 both to Agouron) |
| Azilsartan Medoxomil(阿齐沙坦酯) | EP 0520423, US 5243054(1992, 1993 both to Takeda), US 7157584(2007 to Takeda) |
| Bedaquiline(贝达喹啉) | WO 04011436, US 7498343(2004, 2009 both to Janssen) |
| Belatacept(贝拉西普) | WO 0192337, US 05214313(2001, 2005 both to Bristol – Myers Squibb) |
| Belimumab(贝利单抗) | WO 0202641(2002 to Human Genome Sciences, Cambridge Antibody Technology), US 7138501(2006 to Human Genome Sciences ) |
| Besifloxacin(贝西沙星) | WO 9201676, US 5447926(1992, 1995 both to SS Pharma) |
| Boceprevir(伯赛匹韦) | WO 0208244(2002 to Schering; Corvas), US 7012066(2006 to Schering; Dendreon) |
| Bosutinib(博舒替尼) | WO 9843960, US 6002008(1998, 1999 both to American Cyanamid) |
| Brentuximab Vedotin | WO 04010957, US 7851437(2004, 2010 both to Seattle Genetics) |
| Cabazitaxel(卡巴他泽) | WO 9630355, US 5847170(1996, 1998 both to Rhone Poulenc Rorer) |
| Cabozantinibs-Malate(卡博替尼) | ★ |
| Canakinumab(卡那单抗) | WO 0216436, US 7446175(2002, 2008 both to Novartis) |

（续表）

| 药品通用名 | 专利 |
|---|---|
| Carfilzomib(卡非佐米) | WO 05105827, US 7417042 (2005,2008 both to Proteolix) |
| Catumaxomab(卡妥索单抗) | DE 4419399, US 5945311 (1995,1999 both to GSF), US 030223999 (2003) |
| Ceftaroline Fosamil acetate(头孢洛林酯) | JP 9100283 (1997 to Takeda), WO 9932497, US 6417175 (1999,2002 both to Takeda) |
| Collagenase Clostridium Histolyticum (胶原酶肉毒杆菌) | FR 2008611 (1970 to Worthington Biochemical) |
| Crizotinib(克里唑替尼) | WO 06021884 (2006 to Pfizer), US 7858643 (2010 to Agouron) |
| Dabrafenib Mesilate(甲磺酸达拉非尼) | ★ |
| Dalfampridine(达伐吡啶) | ▲ |
| Dapagliflozin(达格列净) | US 6515117 (2003 to Bristol - Myers Squibb) |
| Dapoxetine(达泊西汀) | EP 288188, US 5135947 (1988,1992 both to Lilly) |
| Degarelix Acetate(醋酸地加瑞克) | WO 9846634, US 5925730 (1998,1999 both to Ferring) |
| Denosumab (地舒单抗) | WO 03002713 (2003 to Abgenix; Amgen), US 7364736 (2008 to Amgen) |
| Dimethyl Fumarate (富马酸二甲酯) | ★ |
| Dolutegravir(德罗格韦) | WO 06116764 (2006 to Shionogi), US 090318421 (2009) |
| Dronedarone Hydrochloride(盐酸屈奈达隆) | EP 471609, US 5223510 (1992,1993 both to Sanofi) |
| Eribulin Mesylate(甲磺酸依立布尔) | WO 9965894 (1999), US 6214865 (2001 to Eisai) |
| Eslicarbazepine Acetate(醋酸艾司利卡西平) | WO 9702250, US 5753646 (1997,1998 both to Portela) |
| Ezogabine(依佐加滨) | DE 4200259, US 5384330 (1993,1995 both to Asta Medica) |
| Febuxostat(非布司他) | EP 513379, US 5614520 (1992,1997 both to Teijin) |
| Fidaxomicin(非达霉素) | DE 2455230, US 3978211 (1975,1976 both to Lepetit), US 7378508 (2008 to Optimer) |
| Fingolimod(芬戈莫德) | WO 9408943, US 5604229 (1994,1997 both to Yoshitomi) |
| Florbetapir $F_{18}$ | WO 07126733, US 7687052 (2007,2010 both to Trustees Univ. Penn.) |
| Gabapentin Enacarbil(加巴喷丁恩那卡比) | WO 02100347, US 6818787 (2002,2004 both to Xenoport) |
| Glycerol Phenylbutyrate(苯丁酸甘油酯) | ★ |
| Golimumab(戈利木单抗) | WO 02012502, US 7250165 (2002,2007 both to Centocor) |
| Ibrutinib(依鲁替尼) | ★ |

（续表）

| 药品通用名 | 专利 |
| --- | --- |
| Iguratimod（艾拉莫德） | ★ |
| Ingenol Mebutate（巨大戟醇甲基丁烯酸酯） | ★ |
| Ipilimumab（易普利姆玛） | WO 0114424，US 6984720（2001，2006 both to Medarex） |
| Istradefylline（伊曲茶碱） | EP 590919，US 5484920（1994，1996 both to Kyowa） |
| Ivacaftor（依伐卡托） | WO 06002421，US 7495103（2006，2009 both to Vertex） |
| Linagliptin（利拉利汀） | DE 10238243，US 7407955（2004，2008 both to Boehringer Ing.） |
| Liraglutide（利拉鲁肽） | WO 9808871，US 6268343（1998，2001 both to Novo Nordisk） |
| Lomitapide Mesylate（洛美他派甲磺酸盐） | ★ |
| Lorcaserin Hydrochloride（盐酸氯卡色林） | WO 03086306，US 6953787（2003，2005 both to Arena） |
| Lurasidone Hydrochlorid（盐酸鲁拉西酮） | EP 464846，US 5532372（1992，1996 both to Sumitomo） |
| Macitentan（马西替坦） | WO 02053557，US 7094781（2002，2006 both to Actelion） |
| Minodronic Acid（米诺膦酸） | EP 354806. US 4990503（1990，1991 both to Yamaouchi） |
| Ofatumumab（奥伐单抗） | WO 04035607（2004 to Genmab，Medarex），US 04167319（2004） |
| Omacetaxine Mepesuccinate（高三尖杉酯碱） | ★ |
| Ospemifene（奥培米芬） | EP 95875（1986 to Farmos），WO 9607402（1996 to Orion） |
| Pazopanib Hydrochloride（盐酸帕唑帕尼） | WO 02059110（2002 to Glaxo），US 7105530（2006 to SKB） |
| Pegloticase（聚乙二醇重组尿酸酶） | WO 06110761，US 7811800（2006，2010 both to Savient） |
| Perampanel（吡仑帕奈） | ★ |
| Pomalidomide（泊马度胺） | WO 9803502，US 6335349（1998，2002 both to Celgene） |
| Ponatinib（普纳替尼） | ★ |
| Pralatrexate（普拉曲沙） | US 5354751（1994 to SRI），US 6028071（2000 to Sloan – Kettering Inst. Cancer Res.） |
| Prasugrel（普拉格雷） | CA 2077695，US 5288726（1993，1994 to Sankyo） |
| Regorafenib（瑞戈非尼） | ★ |
| Rilpivirine（利匹韦林） | WO 03016306，US 7125879（2003，2006 both to Janssen） |
| Riociguat（利奥西呱） | ★ |
| Roflumilast（罗氟司特） | WO 9501338，US 5712298（1995，1998 both to Byk – Gulden） |
| Saxagliptin（沙格列汀） | WO 0168603，US 6395767（2001，2002 both to Bristol – Myers Squibb） |
| Sofosbuvir（索非布韦） | ★ |

(续表)

| 药品通用名 | 专利 |
| --- | --- |
| Spinosad(多杀菌素) | ★ |
| Tapentadol IR(他喷他多) | EP 693475，US 6248737，US RE39593（1996，2001，2007 all to Grünenthal） |
| Tebipenem Pivoxil(泰比培南酯) | ★ |
| Telaprevir(替拉瑞韦) | WO 0218369，US 050197299（2002，2005 both to Lilly） |
| Telavancin(替拉万星) | WO 0198328，US 6635618（2001，2003 both to Advanced Medicine），WO 03029270（2001 to Theravance） |
| Teriflunomide(特立氟胺) | WO 9117748，US 5494911（1991，1996 both to Hoechst） |
| Tesamorelin(替莫瑞林) | WO 9637514，US 5861379（1996，1999 both to Theratechnologies） |
| Ticagrelor(替卡格雷) | WO 0034283，US 6525060（2000，2003 both to AstraZeneca） |
| Tofacitinib Citrate(枸橼酸托法替尼) | WO 0142246，US 7265221（2001，2007 both to Pfizer），US 7301023（2007 to Pfizer） |
| Trametinib Dimethyl Sulfoxide(二甲基亚砜曲美替尼) | ★ |
| Ulipristal Acetate(醋酸乌利司他) | WO 8912448，US 4954490（1989，1990 both to Research Triangle Inst.） |
| Vandetanib(凡德他尼) | WO 01032651，US 7173038（2001，2007 both to AstraZeneca） |
| Velaglucerase Alfa(重组葡萄糖苷酯酶 α) | WO 0215927（2002 to Transkaryotic Ther.），US 7138262（2006 to Shire Human Genetic Ther.） |
| Vemurafenib(维罗菲尼) | WO 07002325，US 7863288（2007，2011 both to Plexxikon） |
| Vilazodone Hydrochloride(盐酸维拉佐酮) | DE 4333254，US 5532241（1995，1996 both to Merck Patent GmbH） |
| Vismodegib(维莫德吉) | WO 06028958（2006 to Genentech；Curis），US 060063779（2006） |
| Vortioxetine Hydrobromide(沃替西汀) | ★ |

注：★Merck Index 未收录该化合物；

　　▲Merck Index 收录该化合物,但未收录专利信息。

　　上市新药的专利为该化合物的首次申请的制备合成专利,括号内为专利批准的年份。各药药品的专利保护期不同,读者可参考各国专利保护期限,推算出专利期满的年份。

# 2009～2013 年世界上市新药进口及国产情况数据分析

| 世界新药 | 批准进口情况 | 国产情况 |
|---|:---:|:---:|
| Abiraterone Acetate（醋酸阿比特龙） | | |
| Aclidinium Bromide（阿地溴铵） | | |
| Acotiamide Hydrochloride（阿考替胺） | | |
| Afatinib（阿法替尼） | | |
| Agomelatine（阿戈美拉汀） | √ | √ |
| Alcaftadine（阿卡他定） | | |
| Asenapine Maleate（马来酸阿塞那平） | | |
| Axitinib（阿西替尼） | | |
| Azilsartan Medoxomil（阿齐沙坦酯） | | |
| Bedaquiline（贝达喹啉） | | |
| Belatacept（贝拉西普） | | |
| Belimumab（贝利单抗） | | |
| Besifloxacin（贝西沙星） | | |
| Boceprevir（伯赛匹韦） | | |
| Bosutinib（博舒替尼） | | |
| Brentuximab Vedotin | | |
| cabazitaxel（卡巴他泽） | | |
| Cabozantinib s-malate（卡博替尼） | | |
| Canakinumab（卡那单抗） | | |
| Carfilzomib（卡非佐米） | | |
| Catumaxomab（卡妥索单抗） | | |
| Ceftaroline Fosamil acetate（头孢洛林酯） | | |
| Collagenase Clostridium Histolyticum（胶原酶肉毒杆菌） | | |
| Crizotinib（克里唑替尼） | | |
| Dabrafenib Mesilate（甲磺酸达拉非尼） | | |
| Dalfampridine（达伐吡啶） | | |
| Dapagliflozin（达格列净） | | |

（续表）

| 世界新药 | 批准进口情况 | 国产情况 |
|---|---|---|
| Dapoxetine(达泊西汀) | √ | |
| Degarelix Acetate(醋酸地加瑞克) | | |
| Denosumab(地舒单抗) | | |
| Dimethyl Fumarate(富马酸二甲酯) | | |
| Dolutegravir(德罗格韦) | | |
| Dronedarone Hydrochloride(盐酸屈奈达隆) | | |
| Eribulin Mesylate(甲磺酸依立布尔) | | |
| Eslicarbazepine Acetate(醋酸艾斯利卡西平) | | |
| Febuxostat(非布司他) | √ | |
| Fidaxomicin(非达霉素) | | |
| Fingolimod(芬戈莫德) | | |
| Florbetapir F$_{18}$ | | |
| Gabapentin Enacarbil(加巴喷丁恩那卡比) | | |
| Glycerol Phenylbutyrate(苯丁酸甘油酯) | | |
| Golimumab(戈利木单抗) | | |
| Ibrutinib(依鲁替尼) | | |
| Iguratimod(艾拉莫德) | √ | |
| Ingenol Mebutate(巨大戟醇甲基丁烯酸酯) | | |
| Ipilimumab(易普利姆玛) | | |
| Istradefylline(伊曲茶碱) | | |
| Ivacaftor(依伐卡托) | | |
| Linagliptin(利拉利汀) | | |
| Liraglutide(利拉鲁肽) | √ | |
| Lomitapide Mesylate(洛美他派甲磺酸盐) | | |
| Lorcaserin Hydrochloride(盐酸氯卡色林) | | |
| Lurasidone Hydrochlorid(盐酸鲁拉西酮) | | |
| Macitentan(马西替坦) | | |
| Minodronic Acid(米诺膦酸) | | |
| Ofatumumab(奥伐单抗) | | |
| Omacetaxine Mepesuccinate(高三尖杉酯碱) | √ | |
| Ospemifene(奥培米芬) | | |
| Pazopanib Hydrochloride(盐酸帕唑帕尼) | | |

（续表）

| 世界新药 | 批准进口情况 | 国产情况 |
|---|---|---|
| Pegloticase（聚乙二醇重组尿酸酶） | | |
| Perampanel（吡仑帕奈） | | |
| Pomalidomide（泊马度胺） | | |
| Ponatinib（普纳替尼） | | |
| Pralatrexate（普拉曲沙） | | |
| Prasugrel（普拉格雷） | | |
| Regorafenib（瑞戈非尼） | | |
| Ezogabine（依佐加滨） | | |
| Rilpivirine（利匹韦林） | √ | |
| Riociguat（利奥西呱） | | |
| Roflumilast（罗氟司特） | | |
| Saxagliptin（沙格列汀） | √ | |
| Sofosbuvir（索非布韦） | | |
| Spinosad（多杀菌素） | | |
| Tapentadol IR（他喷他多） | | |
| Tebipenem Pivoxil（泰比培南酯） | | |
| Telaprevir（替拉瑞韦） | | |
| Telavancin（替拉万星） | | |
| Teriflunomide（特立氟胺） | | |
| Tesamorelin（替莫瑞林） | | |
| Ticagrelor Brilique（替卡格雷） | | |
| Tofacitinib Citrate（枸橼酸托法替尼） | | |
| Trametinib Dimethyl Sulfoxide（二甲基亚砜曲美替尼） | | |
| Ulipristal Acetate（醋酸乌利司他） | | |
| Vandetanib（凡德他尼） | | |
| Velaglucerase Alfa（重组葡萄糖苷酯酶 α） | | |
| Vemurafenib（维罗菲尼） | | |
| Vilazodone Hydrochloride（盐酸维拉佐酮） | | |
| Vismodegib（维莫德吉） | | |
| Vortioxetine Hydrobromide（沃替西汀） | | |

【进口情况】系指我国批准进口药品的情况,资料来源:国家食品药品监督管理局
【国产情况】系指上市新药是否已经国产化,供读者参考。
资料来源:国家食品药品监督管理局。

# 附　录

# 2014 年美国 FDA 批准上市新药回顾及重点药物分析

**摘　要**

　　从技术创新和审评方式角度,介绍了 2014 年 FDA 批准上市新药的总体情况;从药物研发市场的热点治疗领域(肿瘤、代谢疾病、感染性疾病等)及其罕见病领域的重点药物,从作用机制角度逐一进行介绍和评述,并就新药研发的现状与趋势进行分析。

　　2014 年美国 FDA 批准上市的新药(不包括新剂型)有 42 个,包括新化合物实体(NMEs)和生物制品(BLAs),二者统称为新活性物质(NAS)。其中 NME 31 个,BLA 11 个。纵观 2010 ～ 2014 年 FDA 批准上市新药情况(表1),年均批准上市新药为 31.8 个,2014 年批准总量超过近10 年的峰值(2012 年,39 个)。其中,孤儿药和特色药数量明显增多,生物制品无论是绝对数量还是占有比重均显著增加,体现出医药产业界研发重心和模式的转变。2014 年 BLA 的数量呈"井喷"态势,从市场表现力上,2013 年全球销售额 TOP10 药品中有 7 个属于生物制品,由此可见,生物制品的开发无疑将是制药企业的未来。

**表 1　近 5 年 FDA 批准新药情况**

| 年份 | 批准上市药物总数/个 | 抗肿瘤药物/个 | 抗肿瘤药物占比/% | 孤儿药/个 | 生物制品/个 | 生物制品占比/% |
|---|---|---|---|---|---|---|
| 2010 | 21 | 4 | 19 | 7 | 6 | 28.60 |
| 2011 | 30 | 10 | 23 | 11 | 6 | 20 |
| 2012 | 39 | 13 | 31 | 13 | 6 | 15.40 |
| 2013 | 27 | 7 | 37 | 9 | 3 | 11.10 |
| 2014 | 42 | 10 | 24.40 | 15 | 11 | 26.20 |

## 1　技术创新

### 1.1　首创特色药物

　　2014 年美国 FDA 批准上市的新药不仅在数量上创近 5 年的新高,更为重要的是,首创一类新药(first-in-class)大幅增加,达到 15 个,众多疾病治疗药物的研发热潮使 2014 年的药物研发市场呈现出一派欣欣向荣的景象。肿瘤免疫治疗取得重大突破,其中 Pembrolizumab(商品名 Keytruda)成为 FDA 批准的首个 PD-1/PD-L1 抑制剂,同年 12 月 FDA 再度批准了百时美施贵宝公司的 PD-1 抑制剂 Nivolumab;这类免疫治疗药物的出现为肿瘤治疗带来重大突破,有可能成为 2014 年度获批的两个最重要新药。同时吉利德公司用于基因 1 型丙型肝炎的治疗药物——复方 Sofosbuvir/Ledipasvir(商品名:Harvoni)被誉为 2014 年的最热新药。此外,还有首个上市的口服、选择性的磷酸肌醇 3-激酶 delta(PI3K-delta)抑制剂 Idelalisib;首个 CD19 药物 Blinatumomab;首个 PDE4 抑制剂

Apremilast 以及数个罕见病领域的首个批准新药:治疗神经源性体位性低血压(NOH)的 Droxidopa;治疗特发性肺纤维化(IPF)的 Pirfenidone 和 Nintedanib;ⅣA 型黏多糖贮积症(Morquio A 综合征)治疗药物 Elosulfase alfa 以及治疗失眠症的褪黑激素受体激动剂 Tasimelteon 等。这些药物的上市不仅为多年来未满足的疾病治疗领域提供了新的选择,也为后续相关药物的研发开辟了新的道路。

## 1.2 孤儿药

2014 年 FDA 批准上市的 42 个新药中有 15 个孤儿药(orphan drugs),占审批总数的 35.7%,突破 2012 年的峰值(13 种),超出 2009~2013 年的年平均值(9.8 种)近 50%。表明受"冰桶挑战"热潮和政策、财力的有力支持等影响,渐冻症治疗药物等众多罕见病药物的研发成了 2014 年药物研发热点方向。各大型公司纷纷涉猎罕见病领域,以期以较少的投入、较短的时间开发出有效的孤儿药,并通过高价获取较高的利润。

## 2 审评方式

FDA 注重加快审批治疗人类严重疾病的新药,尤其是未满足治疗领域或疗效优于现有治疗的药物。在标准审评程序之外,为加快这类药物的审批,FDA 迄今已经建立了 4 种不同的方法:快速通道(fast track)、优先审评(priority review)、加速批准(accelerated approval)以及突破性治疗认定(breakthrough therapy designation,BTD)。其中 BTD 是 2012 年 7 月 FDA 首创的新药审评方式,作为加强版的"快速通道",BTD 药物的开发能得到 FDA 更加密切的指导,保障在最短时间内为患者提供新的治疗选择,2013 年首次使用该审评方式批准药物。

统计数据显示,2014 年获得 FDA 批准上市的 BTD 药物有 8 个,占年度批准新药总数近 1/5,包括:诺华公司的 Zykadia(Ceritinib),吉利德公司的 Zydelig(Idelalisib)和 Harvoni(复方 Sofosbuvir 和 Ledipasvir),默克公司的 Keytruda(Pembrolizumab),勃林格殷格翰公司的 Ofev(Nintedanib),罗氏公司的 Esbriet(Pirfenidone),Amgen 公司的 Blincyto(Blinatumomab)和百时美施贵宝公司的 Opdivo(Nivolumab)。其中,抗肿瘤药物占比最大(5/8),非肿瘤治疗领域主要集中在呼吸系统疾病(囊性纤维化,2/8)和感染性疾病(丙型肝炎病毒,1/8)。有了 BTD 身份标识,这些产品均有成为"重磅炸弹"的潜力。

## 3 研发热点领域

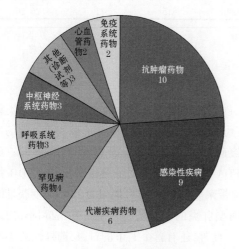

图 1　2014 年美国 FDA 批准新药的适应证分布情况

统计数据显示,2014 年获 FDA 批准的新药较集中的前 3 领域为抗肿瘤药物(10 个)、抗感染性疾病药物(9 个)以及代谢疾病药物(6 个),其中抗肿瘤药物以 23.8% 比例位居热点研发领域首位(图 1)。

### 3.1 抗肿瘤药物

2014 年美国 FDA 审批通过 10 个抗肿瘤药物(表 2),其中 5 个孤儿药,4 个单抗药物。研究最热门的种类为黑色素瘤、非小细胞肺癌、B 细胞血癌以及前列腺癌。以免疫疗法为代表的颠覆性技术是 2014 年抗肿瘤治疗药物的最大亮点,随着 PD-1,CAR-T(嵌合抗原受体 T),BiTE (bispecific T cell engager,以 T 细胞作为效应细胞的双特异性单链抗体),T-Vec(talimogene laherparepvec,实验性溶瘤免疫疗法)等新兴靶点和疗法的出现,肿瘤的治疗正经历深刻变革。日本更是史无前例地修改了药品法,其焦点之一为肿瘤免疫细胞治疗完成 1 期临床即可上市销售,这一政策无疑极大地推动了肿瘤免疫细胞治疗在临床的应用进度。可以预见,肿瘤免疫治疗药物具有相当广阔的市场前景。尤其 PD-1 和 PD-L1 是当前最受瞩目的新一类抗肿瘤免疫疗法药物,旨在利用人体自身的免疫系统抵御肿瘤,通过阻断 PD-1/PD-L1 信号通路,使肿瘤细胞遭受淋巴细胞的免疫袭击而使亡,具有治疗多种类型肿瘤(包括临床需要未被满足的疾病领域,例如膀胱癌、头颈癌)的潜力。

### 3.1.1 肿瘤免疫治疗药物

PD-1 抑制剂 Pembrolizumab 和 Nivolumab   2014 年 9 月 4 日,美国 FDA 审批默沙东公司的黑色素瘤生物药 Pembrolizumab(商品名 Keytruda,曾用名:MK-3475)上市,成为新一类免疫检查点(checkpoint receptor)调节剂中的首个获美国 FDA 批准的抗 PD-1 抗体。Pembrolizumab 是人源化单克隆抗体药物,它能激发人体 T 细胞抵抗肿瘤,促使肿瘤细胞自我毁灭。此次批准用于治疗接受过 Iipilimumab(依匹单抗,商品名:Yervoy)治疗但仍有进展,或对 Ipilimumab 和 BRAF 抑制剂双重耐药的 BRAF V600 基因变异的晚期黑色素瘤。2012 年,Pembrolizumab 在美国被授予孤儿药资格,2013 年又被授予突破性治疗药物资格。2014 年,Pembrolizumab 在日本也被授予孤儿药资格,并用于治疗恶性黑色素瘤。

一项大型 I b 期研究(KEYNOTE-001)数据显示:经 Pembrolizumab 治疗后,69% 患者存活时间超过 1 年,先前未经 Ipilimumab 治疗者更有 74% 在 1 年后依然存活。有 65% 以 Ipilimumab 治疗后病情恶化的患者,接受 Pembrolizumab 治疗 1 年后也继续存活。临床试验结果证明,Pembrolizumab 在治疗黑色素瘤和非小细胞肺癌方面表现优异,单药有效率达到 40%,大部分患者的无进展生存期超过 2 年[1]。

在此之前的 7 月,百时美施贵宝公司的 PD-1 抑制剂 Nivolumab(商品名:Opdivo)率先在日本获批,用于治疗无法手术切除的黑色素瘤,成为全球首个批准上市的抗 PD-1 药物。2014 年 12 月 22 日,Nivolumab 获 FDA 批准,成为第 2 个在美国上市的 PD-1 抑制剂。Nivolumab 是一种实验性全人源化 IgG4、抗 PD-1 单克隆抗体,能够抑制 PD-1 与程序性死亡配体 1(PD-L1/B7-H1)和程序性死亡配体 2(PD-L2/B7-DC)的结合,使 T 细胞恢复抗肿瘤免疫应答。在美国,Nivolumab 被 FDA 授予了快速审评资格,适应证为非小细胞肺癌、黑色素瘤、肾细胞癌,还被授予了针对霍奇金淋巴瘤的"突破性疗法"。

毫无疑问,Nivolumab 和 Pembrolizumab 是当下领跑的两个肿瘤免疫治疗药物,分析师预计这类药物市场价值高达每年 350 亿美元,两者在 2018 年和 2020 年预计销售额(亿美元)分别为 27/46 和 22/34。由于 PD-1 治疗药在肿瘤系列临床试验中显示出卓越的活性,目前该领域的竞争异常激烈,"领跑者"默沙东、百时美施贵宝、罗氏(MPDL320A)、阿斯利康(MEDI 4736)均在加紧推进各自的临床项目,同时单药疗法以及和 T-vec、抗 CCR4 单抗的鸡尾酒组合疗法用于多种肿瘤的治疗的项目也正在展开,以发掘该类药物的最大临床潜力。

双特异性 T 细胞单链(BiTE)抗体药物 Blinatumomab   肿瘤免疫治疗领域另一个引人关注的药物是安进公司的 Blinatumomab(商品名:Blincyto)。2014 年 12 月 3 日,FDA 批准其用于治疗费城染色体阴性的复发性白血病(Ph-ALL)。Blinatumomab 于今年 7 月获得 BTD 资格,此次批准比预计的审核日期提早了整整 5 个月。Blinatumomab 是一种基于安进公司双特异性 T 细胞衔接系统(bispecific T cell engager,BiTE)开发而来的免疫疗法,和其他抗肿瘤单抗不同,Blinatumomab 同时特异性地结合 T 细胞表面抗原 CD3 从而激活 T 细胞,活化的 T 细胞是杀伤肿瘤细胞的主要效应细胞。因为主要由两条单链抗体连接而成,BiTE 的相对分子质量较小(55000～60000),容易渗透肿瘤组织。同时 BiTE 缺乏 Fc 段因而免疫源性较低[2]。由此 Blinatumomab 成为世界上第 1 个获得 FDA 批准的 CD19 药物,目前安进公司仍在推进利用 Blinatumomab 治疗慢性白血病等疾病的研究。

Blinatumomab 伴有警告,使用早期可能存在低血压和呼吸困难(细胞因子释放综合征)、短期的思考困难以及其他神经系统副作用。最常见不良事件包括发热、头痛、组织肿胀(外周水肿)、恶心、低钾、疲劳、便秘、腹泻和震颤等。

磷酸肌醇 3-激酶 delta(PI3K-delta)抑制剂 Idelalisib　2014 年 7 月 23 日,美国 FDA 批准了吉利德公司的 Idelalisib(商品名:Zydelig)用于 3 种 B 细胞血癌的治疗:和利妥昔单抗(Rituxan)联合治疗复发的慢性淋巴细胞白血病(CLL)、作为单药治疗复发性滤泡 B 细胞非霍奇金淋巴瘤(FL)和复发性小淋巴细胞淋巴瘤(SLL)。Idelalisib 是首个上市的口服、选择性的磷酸肌醇 3-激酶 delta(PI3K-delta)抑制剂。P110-delta 参与改变 B 淋巴细胞的免疫环境,对这类肿瘤细胞的活化、增殖、生存和迁移起着关键作用,是继 Ibrutinib 之后 CLL 的一个新的治疗选择。

FDA 批准 Idelalisib 和利妥昔单抗复方治疗 CLL 是基于一个多中心、国际性、随机性和安慰剂对照的 3 期临床实验的结果。该临床实验招募了 220 位复发性的,但适用利妥昔单抗治疗的 CLL 患者。其中一半患者每天口服两次,每次 150mg 的 Idelalisib 加利妥昔单抗,另一半采用利妥昔单抗和安慰剂治疗。在平均给药 5 个月后,安慰剂/利妥昔单抗对照组无进展生存期的中位数为 5.5 个月,而 Idelalisib/利妥昔单抗治疗组因疗效明显而没有达到无进展生存期的中位数。因此,该临床实验被提前终止,对照组的患者被转换到治疗组。Idelalisib 和利妥昔单抗联用药组和对照组相比的总生存率和无进展生存期分别延长了 72% 和 82%[3]。Idelalisib 单药的加速批准是基于一个单臂、多中心、开放标签的 2 期临床的积极结果。该临床实验招募了 123 位复发性的"惰性"非霍奇金淋巴瘤(iNHL)和 SLL 患者。患者每天接受两次,每次 Idelalisib 150mg 治疗,一级实验终点是总应答率(ORR),二级实验终点是应答时间和无进展生存期。其中 FL 和 SLL 患者的总应答率分别为 54% 和 58%,后者应答时间的中位数为 11.9 个月。这个结果和标准疗法的通常疗效相比相当或更好。

### 3.1.2　传统抗肿瘤药物

间变型淋巴瘤激酶(ALK)抑制剂 Ceritinib　4 月 29 日,诺华公司的 Ceritinib(色瑞替尼,商品名:Zykadia)获 FDA 批准,用于对间变型淋巴瘤激酶(ALK)阳性 ALK 阳性转移性非小细胞肺癌(NSCLC)。Ceritinib 是口服有效的小分子 ALK 抑制剂,对表达 EML4-ALK、NPM-ALK 融合蛋白的细胞有抑制作用,并能够克服 Crizotinib(克唑替尼)耐药性,用于 Crizotinib 耐药或不耐受的患者。Ceritinib 是 FDA 批准的第 2 个 ALK 抑制剂,第 3 个 BTD 资格药物,也是继 Ibrutinib 后第 2 个经四重特批通道上市的药物。

一项多中心、单组、开放标签的 1 期临床试验证实了 Ceritinib 的安全性和有效性。在 163 例 Crizotinib 耐药或不耐受的转移性 ALK 阳性非小细胞肺癌患者参与的实验中,所有患者均接受 Ceritinib 的口服给药,最大耐受剂量每日一次 750mg,总体应答率为 54.6%。该药常见的不良反应包括胃肠道症状,如腹泻、恶心、呕吐、腹痛;另外也观察到肝酶胰腺和血糖水平增高的现象[4]。

抗 VEGFR2 单抗药物 Ramucirumab　4 月 21 日,礼来公司的 Ramucirumab(雷莫芦单抗,商品名:Cyramza)获得 FDA 批准,用于化疗失败的胃癌、胃食管连接处腺癌患者。Ramucirumab 是一种全人源 anti-VEGFR2 单抗,阻止 VEGF 与 VEGFR2 结合,产生抗血管生成作用。Ramucirumab 是 FDA 批准的首个用于胃癌化疗失败后药物,由于大部分胃癌患者在中国,且该药延长的生存期仅 1.4 个月,EvaluatePharma 预测 2018 年销售额为 6.84 亿美元,并有望成为这个 10 年内营收最多的新药。

多聚 ADP 核糖聚合酶(PARP)抑制剂 Olaparib　阿斯利康公司的 Olaparib(奥拉帕尼,商品名:Lynparza)于 2014 年 12 月 19 日批准上市,是一种创新的、潜在首创口服多聚 ADP 核糖聚合酶(PARP)抑制剂,在临床前模型中已被证明,能够利用 DNA 修复途径的缺陷,优先杀死肿瘤细胞。这种作用模式,赋予 Olaparib 治疗具有 DNA 修复缺陷的广泛肿瘤类型的潜力。PARP 与广泛的肿瘤类型相关,尤其是乳腺癌和卵巢癌。尽管 Olaparib 的上市之路相当曲折,但阿斯利康还是对 Olaparib 寄予厚望,认为该药的年销售额将突破 20 亿美元。目前阿斯利康正在开展多个 3 期临床研究,评价该药用于卵巢癌之外的胃癌、乳腺癌的治疗。

表 2　2014 年美国 FDA 批准的抗肿瘤药物(以批准日期为序)

| 商品名 | 英文通用名 | 中文通用名研发代号 | 适应证 | 作用机制 | 审查类型 | 研制公司 | 类别 | 批准日期 |
|---|---|---|---|---|---|---|---|---|
| Imbruvica | brutinib | 依鲁替尼 | 慢性淋巴细胞白血病 | 布鲁顿酪氨酸激酶(BTK)抑制剂 | P,O | Pharmacyclics Inc | NME | 02/12/2014 |
| Cyramza | Ramucirumab | 雷莫芦单抗 | 化疗失败的胃癌或胃食管连接处腺癌 | 抗 VEGFR2 单抗 | P,O | Eli Lilly and Company | BLA | 04/21/2014 |
| Zykadia | Ceritinib | 色瑞替尼 | 间变性淋巴瘤激酶(ALK)阳性转移性非小细胞肺癌(NSCLC) | 间变性淋巴瘤激酶 ALK 抑制剂 | P,O,B | Novartis Pharms Corp | NME | 04/29/2014 |
| Beleodaq | Belinostat | 贝利司他 | 外周 T 细胞淋巴瘤(PTCL) | 组蛋白去乙酰化酶(HDAC)抑制剂 | P | Spectrum Pharms | NME | 07/03/2014 |
| Zydelig | delalisib | | 3 种 B 细胞血癌(CLL,FL,SLL) | 磷酸肌醇 3-激酶 delta(PI3K-delta)抑制剂 | S,B,O | Gilead Sciences Inc | NME | 07/23/2014 |
| Keytruda | Pembrolizumab | MK-3475 | 黑色素瘤 | 程序性死亡受体(PD-1)抑制剂 | O,B | Merck Sharp&Dohme | BLA | 09/04/2014 |
| Blincyto | Blinatumomab | | 包括费城染色体阴性 B 细胞急性白血病在内的急性白血病 | BiTE(双特异性 T 细胞衔接器,bispecific T-cell engager)抗体 | P,B | Amgen | BLA | 12/03/2014 |
| Lynparza | Olaparib | 奥拉帕尼 | BRCA 突变卵巢癌 | 多聚 ADP 核糖聚合酶(PARP)抑制剂 | P | AstraZeneca LP | NME | 12/19/2014 |
| Opdivo | Nivolumab | | 不再响应其他疗法的晚期或不能手术切除的黑色素瘤 | PD-1 抑制剂 | F,B | Bristol Myers Squibb | BLA | 12/22/2014 |
| Akynzeo | Netupitant + Palonosetron Hydrochloride | 奈妥吡坦和盐酸帕洛诺司 | 肿瘤化疗引起的恶心和呕吐 | 物质 P/神经激肽 1(NK1)受体拮抗剂 + 5-羟色胺-3(5-HT3)受体拮抗剂 | S | Helsinn Healthcare | NME | 10/10/2014 |

注:按照批准日期先后排序

NME:new molecular entity(新分子实体);BLA:biological application(生物制品许可申请);P:priority review(优先审批);S:standard review(标准审批);O:orphan drug(孤儿药);BTD:breakthrough therapy designation(突破性治疗认定)

### 3.2 治疗代谢疾病药物

**3.2.1 抗糖尿病药物**　糖尿病是由胰岛素功能障碍或胰岛素分泌缺陷引起,长期高血糖和代谢紊乱可损及患者全身组织器官,且其患者基数之大,发病率之高,已经成为严重公共卫生问题,占取更多的糖尿病治疗药物市场份额一直是众多制药公司的梦想。

2014 年可谓是糖尿病研发的春天,呈现百花齐放的格局。3 个钠-葡萄糖协同转运蛋 2 (SGLT-2)抑制剂:全球首个 SGLT-2 类药物 Dapagliflozin(达格列净,商品名:Farxiga)、Empagliflozin(恩格列嗪,商品名:Jardiance)、Canagliflozin/二甲双胍固定剂量复方制剂(商品名 Vokanamet),以及 2 个胰高血糖素样肽-1(GLP-1)受体激动剂:Albiglutide(商品名:Tanzeum)和 Dulaglutide(商品名:Trulicity)获得上市(表 3)。另外,阿斯利康公司的 Saxagliptin/Dapagliflozin,辉瑞公司的 Ertugliflozin 也都进入 3 期临床实验阶段。

**3.2.2 治疗脂肪代谢障碍药物**

Metreleptin(美曲普汀,商品名:Myalept)　2014 年 2 月 24 日,FDA 批准 Amylin 制药(2012 年被百时美施贵宝收购)的 Metreleptin 用于治疗瘦素缺乏症并发症的先天性或获得性全身脂肪代谢障碍患者,是首个获准用于治疗该症的药物。先天性全身脂肪代谢障碍患者出生时脂肪组织少或没有,脂肪组织随时间推移消失。瘦素是由脂肪组织分泌的激素,全身脂肪代谢障碍患者有瘦素缺乏症同时伴有胰岛素抵抗、糖尿病和高甘油三酯血症且可引起胰腺炎。Metreleptin 是一种重组人瘦素类似物,由 147 个氨基酸构成,使用 Metreleptin 替代治疗结合饮食可缓解该病的症状。临床显示,Metreleptin 治疗可降低患者的 HbAlc、空腹血糖和甘油三酯水平。

**表 3　2014 年美国 FDA 批准的代谢疾病药物**

| 商品名 | 英文通用名 | 中文通用名研发代号 | 适应证 | 作用机制 | 审查类型 | 研制公司 | 类别 | 批准日期 |
|---|---|---|---|---|---|---|---|---|
| Farxiga | Dapagliflozin | 达格列净 | 2 型糖尿病 | 钠-葡萄糖协同转运蛋白 2(SGLT-2)抑制剂 | S | Astrazeneca Ab | NME | 01/08/2014 |
| Myalept | Metreleptin | 美曲普汀 | 脂肪代谢障碍(LD)相关的代谢紊乱 | 人类激素瘦素的类似物 | O | Amylin | BLA | 02/24/2014 |
| Tanzeum | Albiglutide | 阿必鲁肽 | 2 型糖尿病 | 胰高血糖素样肽-1(GLP-1)受体激动剂 | S | GlaxoSmith-Kline LLC | BLA | 04/15/2014 |
| Jardiance | Empagliflozin | 恩格列嗪 | 2 型糖尿病 | SGLT-2 抑制剂 | S | Boehringer Ingelheim | NME | 08/01/2014 |
| Invokamet | Canagliflozin + Metformin Hydrochloride | 坎格列净/二甲双胍固定剂量复方药物 | 2 型糖尿病 | SGLT-2 抑制剂 | S | Janssen Pharms | NME | 08/08/2014 |
| Trulicity | Dulaglutide | 杜拉鲁肽 | 2 型糖尿病 | GLP-1 受体激动剂 | S | Eli Lilly and Co. | BLA | 09/18/2014 |

### 3.3 抗感染性疾病药物

**3.3.1 抗丙型肝炎药物**　吉利德公司的复方药物 Harvoni 于 10 月获得批准,是第 1 个被 FDA 批准用于基因 1 型丙型肝炎联合治疗的药物。Harvoni 合并了其丙型肝炎治疗药物 Sofosbuvir (商品名:Sovaldi)和一种名为 Iedipasvir 的新的抗病毒药物。3 个不同的 3 期临床试验结果显示,在总共 1500 例患者中,有 94% ～99% 的患者血液中没有再检出丙型肝炎病毒。

2013 年 12 月,Sofosbuvir 获 FDA 批准上市,成为首个获批可用于丙型肝炎全口服治疗的药物,在用于特定基因型(2 型,3 型)慢性丙型肝炎治疗时,可消除对传统注射药物干扰素的需求。其自诞生起便成为行业关注的焦点,上市后的首个全年度销售额近百亿美元,成为最快达到年销售百亿美元的超级"重磅炸弹"。许多符合条件的患者改用 Harvoni 后,Sovaldi 和 Harvoni 明年的综合销售额预计约 123 亿美元,并且到 2019 年能维持在 120 亿美元。因此 Harvoni 也理所当然地被誉为 2014 年的"最热"新药。

**3.3.2 抗细菌感染药物** FDA 在 2014 年 5 月和 6 月先后批准了两个用于治疗急性细菌性皮肤和皮肤结构感染(acute bacterial skin and skin structure infections,ABSSSIs)的新型抗菌素——Dalbavancin(商品名:Dalvance)和 Tedizolid phosphate(商品名:Sivextro)(表 4)。细菌耐药给全球临床抗生素用药带来巨大挑战,2012 年 7 月美国《FDA 安全与创新法案》实施了旨在鼓励抗生素研发的合格传染病产品(Qualified Infectious Disease Product,QIDP)的资格认定,一般都颁给那些治疗能威胁生命的感染的抗生素,以"研发时的快速通道、审批时的优先审评以及上市后的 5 年市场独占期"的政策来鼓励新型抗生素的研发。Dalbavancin 和 Tedizolid phosphate 是实施 QIDP 资格认定以来获批的两个新型抗生素,前者由于旨在治疗严重或危及生命感染的抗菌剂或抗真菌人用药物而成为首个用于治疗 ABSSSI 的 QIDP,其光环无异于于 FDA 实施"突破性治疗认定"资格以来批准的首个药物 Obinutuzumab(商品名:Gazyva)。

**表 4  2014 年美国 FDA 批准的抗感染性疾病药物**

| 商品名 | 英文通用名 | 中文通用名<br>(研发代号) | 适应证 | 作用机制 | 审查类型 | 研制公司 | 类别 | 批准日期 |
|---|---|---|---|---|---|---|---|---|
| Dalvance | Dalbavancin Hydrochloride | 达巴万星盐酸盐 | 急性细菌性皮肤和皮肤结构感染(ABSSSI) | 抑制 G + 菌细胞壁的生物合成 | P | Durata Theraps Intl | NME | 05/23/2014 |
| Jublia | Efinaconazole | | 趾甲真菌感染(灰指甲) | 三唑类抗真菌药 | S | Dow Pharm | NME | 06/06/2014 |
| Sivextro | Tedizolid Phosphate | 磷酸泰地唑胺(TR-701) | 急性细菌性皮肤和皮肤结构感染(ABSSSI) | 恶唑烷酮类抗细菌药 | P | Cubist Pharms Inc | NME | 06/20/2014 |
| Kerydin | Tavaborole | | 趾甲真菌感染(灰指甲) | 亮酰胺转移 RNA 合成酶抑制剂 | S | Anacor Pharms Inc | NME | 07/07/2014 |
| Orbactiv | Oritavancin Diphosphate | 奥利万星二磷酸盐 | 急性细菌性皮肤和皮肤结构感染(ABSSSI) | 脂糖肽类抗菌药 | S | Medicines Co | NME | 08/06/2014 |
| Harvoni | Ledipasvir + Sofosbuvir | LDV + SOF | 基因型 1 慢性丙型肝炎(HCV) | NS5A 阻断剂 + 核苷类似物聚合酶抑制剂 | P | Gilead Sciences Inc | NME | 10/10/2014 |
| Xtoro | Finafloxacin | 非那沙星 | 急性外耳道炎 | 氟喹诺酮类抗生素 | P | Alcon Res Ltd | NME | 12/17/2014 |
| Rapivab | Peramivir | 帕拉米韦 | 急性无并发症流感 | 神经氨酸酶抑制剂 | S | Biocryst Pharmaceituals Inc | NME | 12/19/2014 |
| Soolantra | vermectin | 伊维菌素 | 酒渣鼻 | 局部用抗寄生虫药物 | S | Galderma Laboratories LP | NME | 12/19/2014 |

## 3.4 中枢神经系统药物

Tasimelteon(他司美琼,商品名:Hetlioz) 1 月 31 日,Vanda Pharmaceuticals 公司的 Tasimelteon 获得 FDA 批准,用于治疗完全失明患者非 24 小时睡眠觉醒障碍。Tasimelteon 是褪黑激素受体激动剂,褪黑激素受体被认为与昼夜节律的控制有关,但该药的作用机制尚不明确。盲人由于缺乏光线刺激,某些患者的生物钟不能与昼夜节律同步,即非-24 小时睡眠觉醒障碍。FDA 批准治疗该疾病的第一种药物,已获得 FDA 孤儿药资格。

一项在有非-24 患者($n = 39$)的 2 期临床研究,评价了安慰剂-对照研究 Tasimelteon 两组对患者睡眠质量和转变昼夜节律能力的改变,发现只有在给药 Tasimelteon(100mg)组有明显的昼夜节律改善。一项 3 期临床研究表明,在 412 名非-24 患者中,Tasimelteon 组睡眠后持续性睡眠唤醒比安慰剂组明显延后[5]。在安慰剂-对照研究中,暴露于 Tasimelteon 患者 6% 由于一种不良事件终止治疗,与之比较接受安慰剂患者为 4%。此药的不良反应为头疼、血液中肝酶(丙氨酸氨基转移酶)水平升高、噩梦夜间睡眠不安、上呼吸道或尿路感染及嗜睡。

同年 8 月,默克公司的 Suvorexant(商品名:Belsomra,MK-4305)获得 FDA 批准用于相同适应证(表5)。与目前大部分治疗失眠的药物机制(促睡眠)不同,suvorexant 是一种 orexin 拮抗剂,作用的目标 orexin 是一种促进清醒的神经递质。

表5　2014 年美国 FDA 批准的中枢神经系统药物

| 商品名 | 英文通用名 | 中文通用名研发代号 | 适应证 | 作用机制 | 审查类型 | 研制公司 | 类别 | 批准日期 |
|---|---|---|---|---|---|---|---|---|
| Hetlioz | Tasimelteon | 他司美琼 | 失眠症 | 褪黑激素受体激动剂 | P,O | Vanda Pharms Inc | NME | 01/31/2014 |
| Belsomra | Suvorexant | MK-4305 | 失眠症 | Orexin(食欲素)受体拮抗剂 | S | Merck Sharp Dohme | NME | 08/13/2014 |
| Plegridy | Peginterferon Beta-1A | 聚乙二醇干扰素 β-1a | 复发-缓解型多发性硬化症(RRMS) | 实验性皮下注射剂型聚乙二醇化干扰素 β-1a | | Biogen Idec | BLA | 08/15/2014 |

### 3.5 心血管药物

2014 年,仅 2 个心血管药物获得 FDA 批准上市,分别为 Chelsea 公司的 Droxidopa(屈昔多巴,商品名:Northera)以及默克公司的抗凝血剂 Vorapaxar(沃拉帕沙,商品名:Zontivity)。

Droxidopa 系用于治疗神经源性体位性低血压(NOH),是 FDA 优先审评资格的罕见病用药,是近 20 年来首个也是唯一一个获 FDA 批准用于 NOH 治疗的药物,也是近 20 年 NOH 对症治疗的首个新治疗选择。NOH 是由去甲肾上腺素不能对姿势变化做出正常的反应来维持站立收缩压而引起的,Droxidopa 是一合成儿茶酚胺,可以通过血-脑脊液屏障,在体内通过脱羧直接转化为去甲肾上腺素,使中枢和外周神经系统去甲肾上腺素水平升高。

3 期临床研究将 NOH 患者随机分成了给药组和安慰组,并进行了 2 周的双盲滴注和 8 周的药物治疗(100 ~ 600mg,一日 3 次)。直立性低血压症状评定结果显示,给药组比安慰组的血压有所改善。并且,Droxidopa 组的 s-SBP 值增加了 6.4mmHg,而安慰组只增加了 0.7mmHg。在治疗期间,Droxidopa 组的血压相对较稳定。治疗引起的最常见的副作用有头痛(给药组 vs 安慰组,13.5% vs 7.3%)、头晕(10.1% vs 4.9%)[6]。Droxidopa 的Ⅵ期临床研究正在计划实施,研究调节给药剂量后药物的持续性作用。

5 月 8 日,FDA 批准了 Vorapaxar 用于遭受心脏病发作的患者或腿部动脉有堵塞的患者,以降低进一步的心脏病发作、卒中、心血管死亡和需要手术的风险。Vorapaxar 是一种首创的蛋白酶激活受体 1(PAR-1)拮抗剂,能够抑制血小板上 PAR-1 受体,从而抑制凝血酶诱导的血小板聚集。通过减少血液凝块的形成,降低心脏发作和卒中的风险[7]。

与其他抗凝血剂相似,vorapaxar 会增加出血风险,包括危及生命的出血和致命性出血。该药的处方信息标签有一个黑框警告,提醒医疗专业人员了解这种风险。vorapaxar 禁止用于曾发生卒中、短暂性脑缺血发作(TIA)或头部出血的患者,因为这类患者头部出血风险太大。

## 3.6 其他(表6)

**3.6.1 罕见病药物** 制药企业曾专注于研制那些发病人群广、市场前景巨大的新药,从而造就了不少年销售额超过百亿美元的"重磅炸弹"药物,如阿托伐他汀、氯吡格雷等。但随着相关疾病治疗的日渐成熟以及市场饱和、新药审批门槛不断提高以及既有"重磅炸弹"药物的专利陆续到期,原有的研发策略遭受强烈冲击。近年来,业界逐渐将研究重心转向盈利空间大的孤儿药和特色药的研发,近年来 FDA 批准上市孤儿药和特色药比重的日益增加也反映了这一趋势。

特发性肺纤维化:Pirfenidone 和 Nintedanib 特发性肺纤维化(IPF)是一种病因不明,以肺部进行性纤维化损害为特征的慢性进展性疾病,此前尚无任何一种药物获得 FDA 批准用于治疗 IPF。由于进展快、预后差,该疾病的致残率和致死率极高。患者平均预期寿命为诊断后的 3~5 年,或自症状出现后的 4~6 年,是一种严重威胁生命的肺部疾病。

FDA 今年在同一天批准了两个药物——Pirfenidone(吡非尼酮,商品名:Esbriet)和 Nintedanib(尼达尼布,商品名:Ofev),结束了 IPF 无药可用的历史,因此 IPF 是 2014 年度罕见病领域的最大突破。前者有望在未来 10 年成为"重磅炸弹"药物,专家预测 2019 年销售额达 1836 亿美元;后者公司目前还在针对其作为肿瘤治疗选择开展临床研发工作,包括非小细胞肺癌、卵巢癌、结直肠癌和肝细胞肝癌。

多中心型巨大淋巴结增生症:Siltuximab 2014 年 4 月 23 日,强生(JNJ)旗下杨森(Janssen)公司的单抗药物 Siltuximab(商品名:Sylvant)获 FDA 批准,用于 HIV 阴性和人类疱疹病毒-8(HHV-8)阴性的多中心型巨大淋巴结增生症(multicentric Castleman's disease,MCD)的治疗。MCD 是由于某种类型的白细胞过度产生导致淋巴结肿大,是一种类似淋巴癌的罕见病。该病可能导致各种症状,并削弱免疫系统,使之难以对抗感染,严重者甚至可能致命。目前,在美国和欧洲,还没有药物获批用于治疗这种罕见血液疾病。因此 FDA 和 EMA 均已授予 Siltuximab 治疗 MCD 的孤儿药地位。

Siltuximab 是一种实验性、抗白介素-6(IL-6)嵌合单克隆抗体,靶向并结合人 IL-6。IL-6 似乎是 MCD 的关键驱动因子,该药是 FDA 批准的首个 MCD 治疗药物。Siltuximab 的疗效和安全性,已在一项关键性 3 期研究(MCD2001)中得到证实。该研究是首个在 MCD 患者中开展的随机 3 期研究,评价了 Siltuximab + 最佳支持治疗(BSC)相对于安慰剂 + BSC 治疗 MCD 患者的疗效和安全性。研究数据表明,Siltuximab + BSC 治疗组有显著更多的患者取得了持续的肿瘤和对症响应(肿瘤体积减少和疾病症状减轻)(34% *vs* 0%)[8]。

ⅣA 型黏多糖贮积症:Elosulfase alfa 2014 年 2 月 14 日,FDA 批准 BioMarin 制药的 Elosulfase alfa(商品名:Vimizim,研发代号:BMN-110)用于治疗ⅣA 型黏多糖贮积症(Morquio A 综合征),是 FDA 批准的首个治疗该症的药物。Morquio A 综合征是一种罕见的,常染色体隐性遗传性溶酶体贮存疾病,由 *N*-乙酰半乳糖胺-6-硫酸酯酶(GALNS)缺乏引起。Elosulfase alfa 用于替代重要代谢途径缺失的 *N*-乙酰半乳糖胺-6-硫酸酯酶(GALNS),缺乏此酶导致骨发育障碍、膝外翻、巨头畸形以及躯干短小等问题。在美国约有 800 例有 Morquio A 综合征患者。该药已获得 FDA 孤儿药资格,预测年销售额可达 4~5 亿美元。

一项 3 期临床研究针对 176 个 Morquio A 患者(54% 女性,平均年龄 11.9 岁),开展了为期 24 周的药物免疫原型检测,探讨抗药物抗体与药效和安全性的关系。结果显示,注射 Elosulfase alfa 后,患者体内普遍出现抗药物抗体增多,但并没有观察到药效降低,也没有观察到过敏性症状的出现,表明药物的免疫原性对药效和安全性没有影响[9]。

利什曼原虫病:Miltefosine  3 月 19 日,FDA 批准加拿大 Paladin 公司的 Miltefosine(米替福新,商品名:Impavido)治疗一种被称为利什曼原虫病(leishmaniasis)的热带病。利什曼病是一种寄生虫感染,通过沙蝇叮咬传播,以皮肤或内脏器官的严重损害、坏死为特征。Miltefosine 被 FDA 授予快速通道、优先审评和孤儿药资格,是 FDA 批准的首个治疗内脏、皮肤或黏膜利什曼原虫病药物。

临床研究评估了患者接受 Miltefosine、对照药或安慰剂的疗效和安全性。结果显示,Miltefosine 治疗内脏、皮肤和黏膜利什曼病时安全有效。该药最常见的不良反应包括恶心、呕吐、腹泻、头痛、食欲减退、眩晕、腹痛、瘙痒、昏睡和氨基转移酶水平升高[10]。

### 3.6.2 自身免疫系统药物

银屑病关节炎:Apremilast  3 月 21 日,新基医药公司的可口服的小分子靶向 PDE-4 抑制剂 Apremilast(阿普司特,商品名:Otezla)获得 FDA 批准,用于治疗成人活动性银屑病关节炎(psoriatic arthritis,PsA)。PsA 患者通常先出现银屑病,而后被诊断出 PsA。关节疼痛、僵硬和肿胀是 PsA 的主要体征和症状。目前被批准用于治疗 PsA 的药物有糖皮质激素、肿瘤坏死因子(TNF)阻断剂及白介素-12/白介素-23 抑制剂,Apremilast 是 FDA 批准的首个 PDE4 抑制剂。PDE-4 能调节 cAMP 的含量以及下游的炎症信号传导的级联反应,对于促炎细胞因子的产生起关键调节作用。在患有重度斑块型银屑病患者中,Apremilast 能减少髓样树突细胞对真皮和表皮的浸润,同时也能降低诱导型巨噬细胞一氧化氮合酶的 mRNA 的表达。在临床试验中,Apremilast 最常见的不良反应有腹泻、恶心和头痛。

表 6  2014 年美国 FDA 批准的其他药物

| 商品名 | 英文通用名 | 中文通用名研发代号 | 适应证 | 作用机制 | 审查类型 | 研制公司 | 类别 | 批准日期 |
|---|---|---|---|---|---|---|---|---|
| **罕见病药物** | | | | | | | | |
| Vimizim | Elosulfase Alfa | BMN-110 | 儿童罕见黏多糖病 Ⅳ 型(Morquio 氏病) | 半乳糖-6-硫酸酯酶(GALNS)替代物 | P,O | BioMarin | BLA | 02/14/2014 |
| Impavido | Miltefosine | 米替福新 | 皮肤或黏膜利什曼原虫病 | | P,O | Knight Theraps | NME | 03/19/2014 |
| Sylvant | Siltuximab | 司妥昔单抗 | 多中心型巨大淋巴结增生症(multicentric Castleman's disease,MCD) | 白介素 6(IL-6)拮抗剂 | O | Janssen Biotech | BLA | 04/22/2014 |
| Cerdelga | Eliglustat Tartrate | Genz-112638 | 型戈谢病(Gaucher disease) | 葡糖神经酰胺酶抑制剂 | P | Genzyme Corp | NME | 08/19/2014 |
| **呼吸系统药物** | | | | | | | | |
| Striverdi Respimat | Olodaterol Hydrochloride | 噻托溴铵定量吸入器给药 | 慢性阻塞性肺疾病(COPD) | 长效 β2-肾上腺能激动剂 | S | Boehringer Ingelheim | NME | 07/31/2014 |
| Ofev | Nintedanib | 尼达尼布 | 特发性肺纤维化(idiopathic pulmonary fibrosis,IPF) | 多蛋白激酶抑制剂 | P,B | Boehringer Ingelheim | NME | 10/15/201 |

（续表）

| 商品名 | 英文通用名 | 中文通用名<br>研发代号 | 适应证 | 作用机制 | 审查<br>类型 | 研制公司 | 类别 | 批准<br>日期 |
|---|---|---|---|---|---|---|---|---|
| Esbriet | Pirfenidone | 吡非尼酮 | 特发性肺纤维化（idiopathic pulmonary fibrosis，IPF） | 纤维化抑制剂 | P | ntermune Inc | NME | 10/15/2014 |
| **自身免疫系统药物** | | | | | | | | |
| Entyvio | Vedolizumab | 维多珠单抗 | 中重度溃疡性结肠炎和中重度克罗恩氏病 | 整合素 α4β7 受体拮抗剂 | P | Takeda Pharms USA | BLA | 05/20/2014 |
| Otezla | Apremilast | 阿普司特 | 银屑病关节炎 | 磷酸二酯酶4(PDE4)抑制剂 | S | Celgene Corp | NME | 09/23/2014 |
| **其他** | | | | | | | | |
| Neuraceq | Florbetaben F-18 | 氟比他班 F-18 | β-淀粉样蛋白PET 扫描造影剂 | | S | Piramal Imaging | NME | 03/19/2014 |
| Movantik | Naloxegol Oxalate | | 阿片类药物引起的便秘（OIC） | 外周作用-阿片受体拮抗剂（PAM-ORA） | P | Astrazeneca Pharms | NME | 09/16/2014 |
| Lumason | Sulfur Hexafluoride Lipid-Type A Microspheres | 六氟化硫脂质微球 | 心脏超声对比造影剂 | | S | Bracco | NME | 10/10/2014 |

## 4  研制公司

2014 年度的最大赢家无疑是吉列德公司,批准上市的两个新药都有成为重磅炸弹的潜力:Harvoni 年销售峰值预计超过 120 亿美元,有望超过 Abbvie 公司的阿达木单抗(商品名:Humira),成为全球年销售额最大的产品;首个获批的抗肿瘤药物 Idelalisib,预计到 2017 年销售额将突破 15 亿美元。大型制药企业中,除了 GSK(1 个)和强生(2 个)仍保持 2013 年的良好势头外,2013 年颗粒无收的诺华、礼来、阿斯利康和默克公司也在今年各有斩获(图 2)。尤其阿斯利康、默克以及 Boehringer Ingelheim 公司在 2014 各有 3 个药物获得 FDA 批准,是 2014 年获批新药最多的 3 家公司。在 2013 年取得了 6 个 NME 批准葛兰素史克公司在 2014 年仅有 1 个获批药物。从 42 种新药的研制单位看,约 50% 的新药出自超大型公司,显示大型制药公司依然占据新药创制最主导的地位,这与大型制药公司研发投入正相关。

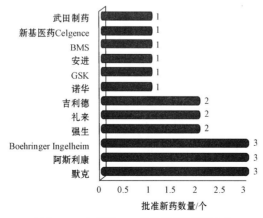

图 2  2014 年美国 FDA 批准新药的研制企业

除了数量上的突破,2014 年 FDA 批准新药还实现了诸多首度创新,当然,所有这些创新都具有高昂的成本。尽管制药企业的生产效率得到提升,但同时也面临着研发费用不断攀升的局面。不过,制药企业的定价能力同样惊的,药物成本被抬高到 10 年前无法想象的高水平。总而言之,2014 年是制药工业丰收的一年、是革命性疗法进入市场的一年,也是医药投资开始回报的一年,相信 2015 年医药工业会更加美好!

## 参 考 文 献

[1] Bagcchi S. Pembrolizumab for treatment of refractory melanoma[J]. *Lancet Oncol*,2014,15(10):e419.

[2] Nagorsen D,Kufer P,Baeuerle PA,*et al*. Blinatumomab:a historical perspective[J]. *Pharmacol Ther*,2012,136(3):334-342.

[3] Markham A. Idelalisib:First global approval[J]. *Drugs*,2014,74(14):1701-1707.

[4] Ceritinib:A New Tyrosine Kinase Inhibitor for NSCLC[J]. *Ann Pharmacother*,2014 Sep 25. pii:1060028014553619.

[5] Johnsa JD,Neville MW. Tasimelteon:A Melatonin Receptor Agonist for Non-24-Hour Sleep-Wake Disorder[J]. Ann Pharmacother,2014,48(12):1636-1641. doi:10.1177/1060028014550476.

[6] Hauser RA,Isaacson S,Lisk JP,*et al*. Droxidopa for the Short-Term Treatment of Symptomatic Neurogenic Orthostatic Hypotension in Parkinson's Disease (nOH306B)[J]. Mov Disord,2014,doi:10.1002/mds.26086.

[7] U. S. FDA approves Merck blood clot preventer[EB/OL]. (2014-05-09)[2015-01-06]. http://cn. reuters. com/article/companyNewsEng/idCNL2N0NU2II20140508.

[8] SYLVANT?(siltuximab) Receives FDA Approval to Treat Multicentric Castleman's Disease (MCD)[EB/OL]. (2014-04-23)[2015-01-06]. http://www. prnewswire. com/news-releases/sylvant-siltuximab-receives-fda-approval-to-treat-multicentric-castlemans-disease-mcd-256428511. html

[9] Schweighardt B,Tompkins T,Lau K,*et al*. Immunogenicity of Elosulfase Alfa,an Enzyme Replacement Therapy in Patients WithMorquio A Syndrome:Results From MOR-004,a Phase III Trial[J]. *Clin Ther*,2014,pii:S0149-2918(14)00741-3. doi:10.1016/j. clinthera. 2014. 11. 005.

[10] Garcia Bustos MF,Barrio A,Parodi C,*et al*. Miltefosine versus meglumineantimoniate in the treatment of mucosal leishmaniasis[J]. *Medicina* (*B Aires*),2014,74(5):371-377.

[作者:陈玲,赵天笑,邹栩,黄文龙. 全文发表于《中国新药杂志》,2015,24(4):361 – 370. ]

# 2013 年全球重点治疗领域新药研究的最新进展

**摘 要**

2013 年美国 FDA 批准的新药数量少于去年,但质量上却高于 2012 年,其中多个新药具有"重磅炸弹"潜力,每一个疾病治疗领域都有极具潜力的新药吸引着制药行业的目光。本文按照肿瘤、心血管疾病、感染性疾病、代谢疾病、中枢神经系统疾病、自体免疫系统疾病等几大重点治疗领域,对 2013 年全球在研的重点治疗领域药物,包括 2013 年 FDA 批准上市的部分新药,获得"突破性治疗认定"(breakthrough therapy designation,BTD)资格并有望成为"重磅炸弹"的药物,以及罕见病药物进行了重点介绍,并列举了处于各个重点治疗领域中后期研发阶段的试验性新药。

尽管制药企业的新药开发模式正在发生改变,但众多制药企业仍然坚守着打造"重磅炸弹"级产品的信念。随着对基因靶标的深入了解以及基于患者分层的个体化用药的市场需求,衍生出了新一代突破性治疗药物[1]。突破性治疗认定(breakthrough therapy designation,BTD)是 2012 年 7 月 FDA 安全和创新法案中制定的部分内容,目的是帮助加快用于严重致命疾病的潜在新药的开发进度,这些药物的临床前研究就显现比现有的治疗药物在一项或多项临床指标上具有显著改进,从而促进严重或危及生命疾病治疗药物的研发以及审批上市进程。2013 年 FDA 至少收到 141 份 BTD 申请,截至 2013 年 11 月中旬,制药公司公开宣布的 BTD 资格药物有 26 个,同一个药物可能针对不同的适应证会给予多重 BTD 资格,例如 Ibrutinib 有 3 个适应证获得 BTD,因此实质公开的 BTD 授权的新药个数是 24 个[2]。其中抗肿瘤药物在 BTD 药物中占比最大,其他适应证有慢性丙型肝炎及一些罕见病。目前已有 4 个新药(Ivacaftor、Obinutuzumab、Ibrutinib、Sofosbuvir)经该通道上市。其中 Ivacaftor(商品名:Kalydeco,Vertex 公司)于 2012 年 1 月被美国 FDA 批准用于 6 岁及以上、囊性纤维化跨膜调节基因(CFTR 基因)G551D 发生特定突变的患者治疗罕见的囊性纤维化(cystic fibrosis,CF),是 FDA 批准的首个 BTD 资格药物。2013 年,两个用于 B 细胞淋巴瘤的药物——Pharmacyclics/强生公司用于套细胞淋巴瘤的 Ibrutinib 以及罗氏公司的慢性粒细胞白血病(CLL)治疗药物 Obinutuzumab,以及一个用于丙型肝炎的全口服药物 Sofosbuvir 获批上市。

## 1 抗肿瘤药物

抗肿瘤药物始终是各大制药公司竞相角逐的热点领域,无论是 FDA 批准上市、BTD 认证还是在研管线的产品数量[1,3](表1),抗肿瘤药物始终位居前列。据统计,2013 年抗肿瘤药物的增长速度相对比值接近 10(抗肿瘤药物增速为 2.47%,而行业平均增速仅为 0.26%),远高于行业的平均增长速度。肿瘤免疫疗法由于可大大提高患者的免疫反应,并最终可能影响到肿瘤治疗的预后,成为研究人员关注的重点,对未来新药开发将产生重要影响。

### 1.1 B 细胞淋巴瘤

B 细胞淋巴瘤是 B 细胞发生的实体肿瘤,包括霍奇金淋巴瘤(Hodgkin's lymphoma)和非霍奇金淋巴瘤(non-Hodgkin's lymphoma,NHL)。弥漫性大 B 细胞淋巴瘤、滤泡性淋巴瘤、黏膜相关淋巴组织淋巴瘤(MALT)、小淋巴细胞淋巴瘤/慢性淋巴细胞白血病、套细胞淋巴瘤(mantle cell lymphoma,MCL)5 种 B 细胞非霍奇金淋巴瘤最为常见。2013 年是慢性淋巴细胞白血病变革性的一年,两个 BTD 资格药物获得批准上市:单抗药物 Obinutuzumab 以及 Bruton 酪氨酸激酶抑制剂 Ibrutinib。

**1.1.1  Obinutuzumab(商品名:Gazyva) BTD**  2013 年 11 月 1 日,美国 FDA 批准罗氏公司的单克隆抗体药物 Obinutuzumab(研发代号:GA101)用于和苯丁酸氮芥联合治疗之前未治疗的慢性淋巴细胞性白血病(CLL),成为 2013 年 FDA 批准上市的首个 BTD 资格药物。Obinutuzumab 是第 2 代抗 CD20 的单抗药物,通过糖基化技术增加了抗体与 FcγRIIIa 的亲和力,进而增强抗体依赖细胞介导的细胞毒作用,削弱补体依赖性细胞毒作用。

一项由 356 名受试者参与的随机、非盲、多中心临床研究[4]表明,与单用苯丁酸氮芥相比,Obinutuzumab 联合苯丁酸氮芥治疗的患者疾病无进展生存期(PFS)有明显增加,平均增加 23 个月,而单用苯丁酸氮芥组患者的 PFS 仅增加 11.1 个月。Obinutuzumab 联合苯丁酸氮芥用药患者最常见副作用有输注相关反应、白细胞降低、贫血、肌肉和骨骼疼痛以及发热。

为获得中国食品药品监督管理局审批,Obinutuzumab 拟在中国开展 Ⅰ ~ Ⅲ 期临床研究,主要用于治疗复发、难治的弥漫大 B 细胞淋巴瘤、滤泡性淋巴瘤和 CLL。

**1.1.2  Ibrutinib(商品名:Imbruvica) BTD**  2013 年 11 月 13 日,Pharmacyclics 生物制药公司和强生公司合作开发的 Ibrutinib(研发代号:PCI-32765)获美国 FDA 批准,作为 MCL 的单个治疗药物,适用于之前用其他手段治疗过的 MCL 患者,成为迄今治疗 MCL 最重要的突破。Ibrutinib 是一种新型的口服 Bruton 酪氨酸激酶(Bruton's tyrosine kinase,BTK)强效共价抑制剂,具有良好的耐受性,该药在 B 细胞组织学层面上具有显著的药理作用。BTK 是一种 B 细胞受体信号通路的重要介质,介导肿瘤微环境的相互作用,并促进 CLL 细胞的存活和增殖。Ibrutinib 能与 BTK 形成强有力的共价键,从而抑制恶性 B 细胞中过度活跃的细胞生存信号的传输。

2013 年 2 月 Ibrutinib 获 BTD 地位,治疗两种 B 细胞恶性肿瘤:复发或难治性 MCL 及 Waldenstrom 巨球蛋白血症(Waldenstrom macroglobulinemia,WM)。此次 Ibrutinib 用于治疗 MCL 的批准是基于对 111 名接受过 3 种既往治疗的患者进行全面试验的基础上做出的,是获得 FDA 批准的第 2 个 BTD 资格药物。药效实验结果显示,Ibrutinib 在上述 111 名受试者中的总体应答率高达 65.8%,完全应答率达到 17%,另有 49% 患者为部分应答,持续应答时间的中值为 17.5 个月。实验报告表明,Ibrutinib 继续显示了前所未有的持久疗效以及较少的不良反应[5]。

与其他 Bcr 通路抑制剂一样,Ibrutinib 可快速导致节结减少以及淋巴细胞增加至基线值。对难治性、多发性 CLL 的总体缓解率 ORR 为 67%,在第 15 个月的 PFS 为 88%。在未接受治疗的超过 65 岁的患者中,PFS 有望达到 96%。目前注册的临床试验正在展开,关键在于发现该药物在 CLL 治疗中哪个过程才能发挥最好的疗效,真正惠及患者[6]。

与化疗药物相比,Ibrutinib 具有提高生存率和降低药物毒性的双重作用。汤森路透预测,到 2017 年可以达到 10 亿美元的销售额,到 2020 年销售额有望达 35 亿美元。目前 Ibrutinib 正在等待 FDA 批准用于 CLL,其用于 SLL/DLBCL 正处于Ⅲ期临床研究阶段,用于 WM 滤泡性淋巴瘤(follicular lymphoma,FL)以及多发性骨髓瘤(multiple myeloma,MM)处于Ⅱ期临床研究阶段。靶向 B 细胞恶性肿瘤、正处早期临床阶段的 BTK 抑制剂还有 CC-292(AVL-292,Avila 公司)以及

ONO-4059（Ono 制药公司）。

另外,吉利德科学公司的磷酸肌醇 3 激酶(PI3K)抑制剂 Idelalisib 和 Rigel 制药公司的脾酪氨酸激酶(SYK)抑制剂 Fostamatinib 同样值得关注。与 Ibrutinib 一样,这两款产品均作用于 B 细胞途径。吉利德公司在美国提交了 Idelalisib 用于 NHL 适应证的新药申请,汤森路透预测其上市后年销量有望达 38 亿美元;而 Fostamatinib 早期是作为类风湿性关节炎药物开发,2013 年 6 月由于后期实验结果不理想,临床试验被中止。研究发现 SYK 在肿瘤中有异常表达,且与许多可介导肿瘤发生、发展及转移的信号通路有一定联系,因此目前作为淋巴瘤和白血病等与免疫系统相关肿瘤的治疗靶点。

### 1.2 黑色素瘤

截至目前,转移性黑色素瘤并没有十分安全有效的系统疗法。随着对肿瘤生理以及免疫调节的深入了解,各种新的标准疗法:如靶向 MAPK 通道的药物(BRAF 抑制剂、MEK 抑制剂)以及 T 细胞调节剂(CTLA4 抗体)等不断涌现,2013 年 5 月 FDA 批准上市的葛兰素史克公司的 Dabrafenib(商品名:Tafinlar)就是一类 BRAF 抑制剂,但都存在有限的响应率以及显著的毒性等局限。新一代黑色素瘤治疗药物,如检测点调节器(checkpoint modulator)以及 BRAF 和 MEK 抑制剂的组合联用,由于较高的响应率以及低毒优势正成为研发新趋势。

**1.2.1 BMS-936558** BMS-936558(Nivolumab,曾用名:MDX-1106)又称 anti-PD-1 药物,是百时美施贵宝公司正在研发的实验性抗体药物,是一类被称为检测点调节器中的第 2 个药物,Ipilimumab(伊匹单抗,商品名:Yervoy)是这类调节器中的首个药物,2011 年获批用于治疗晚期黑色素瘤。这类药物能够中和程序性死亡因子-1(programmed death 1,PD-1)蛋白,而 PD-1 蛋白是一种肿瘤应答元件,能够使肿瘤逃避免疫系统的攻击。

Topalia 等[7]研究发现,BMS-936558 缩小了晚期黑色素瘤、肾癌、非小细胞肺癌患者中的肿瘤体积。该项研究对 296 例对标准疗法无应答的各类晚期癌症患者进行了测试,受试者接受 BMS-936588 静脉输注治疗,每两周一次,8 周一个疗程。实验剂量分别为 0.1,0.3,1.0,3.0,10mg/kg。结果显示,BMS-936558 相对安全且有效,在所测试的 5 种肿瘤类型中,有 3 种类型的肿瘤体积得到了缩小:在 18% 非小细胞肺癌患者(76 例)、28% 黑色素瘤患者(94 例)及 27% 肾癌患者(33 例)中观察到了显著的肿瘤缩小。研究中有 31 位患者肿瘤消退了至少 12 个月,其中,有 2/3 患者对治疗的响应持续了 12 个月以上。

作为研究的一部分,研究小组在进行 PD-1 治疗前还筛选出 42 位患者,观察他们的肿瘤是否表达 PD-L1 伴侣分子。结果显示,所有 PD-L1 阴性的患者,其肿瘤均未缩小。这预示 PD-L1 表达可能成为治疗应答的一种标志物,用以预测哪些患者将真正受益。

一种新药能用于如此之多的不同肿瘤的临床试验是史无前例的,同时研究结果表明 BMS-936558 对多种肿瘤的持续反应率达到 20% ~ 30%,突破了持续肿瘤反应率在 10% ~ 15% 的限制,而这种限制在过去 30 年里一直阻碍着肿瘤免疫治疗的发展。因此 BMS-936558 的研制被认为是 2013 年肿瘤治疗领域里一件重量级事件。BMS-936558 有望最终成为一线药物,或与其他免疫疗法或靶向治疗共同作为进展期疾病的一线疗法。目前一项评价 Ipilimumab 与 BMS-936558 联合治疗的试验正在进行中,还计划在非小细胞肺癌、黑色素瘤和肾细胞癌患者中开展 Ⅲ期试验。

**1.2.2 lambrolizumab BTD** 2013 年 4 月 24 日,默克公司的晚期黑色素瘤治疗药物 Lambrolizumab(研发代号:MK-3475)获得 FDA 的 BTD 资格。Lambrolizumab 与上文提及的 BMS-936558 一样靶向于 PD-1,用于晚期黑色素瘤和其他类型肿瘤。默克公司目前正在开展 4 项临床试验来评价 Lambrolizumab 对多种肿瘤的治疗效果,共有 600 多名患者参与试验:一项全球随机的 Ⅱ 期临床试验来比较 Lambrolizumab 与标准化疗对首次治疗后无效或复发的晚期黑色素瘤患者的治疗效果;启动了 Ⅰ 期临床试验来评价 Lambrolizumab 治疗激素受体阴性乳腺癌、神经上皮肿瘤、头颈癌及结直肠癌的治疗效果;进一步的研究包括一项 Ⅲ 期临床试验来评价其对未接受过 Ipili-mumab 治疗的晚期黑色素瘤患者的疗效以及对非小细胞肺癌的 Ⅱ/Ⅲ 期临床试验。另外,针对多个血液肿瘤的评价、Lambrolizumab 联合其他药物疗效的评价试验预计 2014 开始[8]。

针对抗 PD-1 药物和抗 PDL1 药物研发的竞争正在悄然进行:罗氏的 MPDL3280A 正处于 Ⅱ 期临床试验阶段;而阿斯利康公司的 MEDI4736 和 AMP-514,均处于早期试验中。另外葛兰素史克、CureTech 公司、MedImmune 公司也已经出台了相关研究计划。分析人士估计,BMS-936558 将会先于 Lambrolizumab 上市,前者销售峰值约为 10 亿美元。

肿瘤免疫治疗具有许多优势,原因在于肿瘤突变能够被特异性的识别并被免疫系统靶向杀灭。目前除了 Sipuleucel-T(商品名:Provenge,Dendreon 公司)用于治疗前列腺癌以及 Ipilimumab 用于治疗黑色素瘤之外,很少有抗体药物用于治疗肿瘤,因此上述两种药物若成功上市必将极大提振肿瘤免疫治疗领域的研发信心。

## 1.3 乳腺癌

**1.3.1 Ado-曲妥珠单抗 Emtansine(Ado-trastuzumab emtansine,商品名:Kadcyla)** 2013 年 2 月 22 日,美国 FDA 批准 Ado-trastuzumab emtansine(曾用名:T-DM1)作为 HER-2 阳性、对曲妥珠单抗和紫杉醇有耐药性的晚期或转移性乳腺癌患者的一种治疗新选择,其也成为继 Brentuximab vedotin(商品名:Adcetris)之后第 2 个被美国 FDA 批准上市的抗体偶联药物(antibody-drug conju-gate,ADC)。T-DM1 由曲妥珠单抗、DM1 和连接子 3 部分组成:曲妥珠单抗靶向 HER2 的胞外部分,DM1 是美坦辛(Maytansine)衍生物,能与微管长春花位点结合,抑制微管蛋白聚集。

T-DM1 的成功研发打破了 ADC 药物只能治疗血液癌症的传统观念,在实体肿瘤领域,ADC 也正在寻求更广泛的作用靶点和适应证,而且越来越多地与搭配诊断试剂的联合使用。目前,共有 27 个 ADC 药物处于临床在研阶段,其中不少项目已经进入研发后期阶段,有望近期陆续问世:例如,辉瑞公司用于治疗成人 ALL 的 Inotuzumab ozogamicin(CMC-544);美国 Celldex Thera-peutics 公司的 Glembatumumab vedotin(CDX-011,由定位于 GPNMB 蛋白的抗体和用于杀伤肿瘤的化疗药物组成);ImmunoGen 公司的小细胞肺癌候选药物 Lorvotuzumab mertansine(IMGN901)以及 ImmunoGen 与赛诺菲合作研发的用于 DLBCL 和 ALL 的 SAR3419(靶点为 B 细胞系标志物 CD19)[9]。

**1.3.2 Palbociclib BTD** 2013 年 4 月,美国 FDA 授予辉瑞公司最重要的 Ⅲ 期研究药物 Palboci-clib(PD-0332991)突破性治疗认定资格。Palbociclib 是一种实验性口服、选择性细胞周期蛋白依赖性激酶(CDK)4/6 抑制剂,药物疗效证明其在绝经后妇女雌激素受体(ER)阳性,HER-2 阴性肿瘤中显示强大效用,能够提供比现有可用药物更加持久的疗效。

Palbociclib 与内分泌物质联用被认为是极有潜力的疗法,Ⅲ 期临床试验正在进行中以确认其疗效,另外与靶向致分裂信号途径的药物(如 HER-2 抑制剂和 PI3K 抑制剂)联合使用,也暗藏巨大潜力[10]。业内分析称,这种口服抗肿瘤药将给辉瑞公司带来 50 亿美元甚至更多的市场份额。

**1.3.3 Entinostat(恩替诺特)BTD** 2013 年 9 月 11 日,Syndax 制药公司的抗肿瘤主要候选产品 Entinostat(研发代号:MS-275)获得 FDA 的 BTD 资格。Entinostat 是一种新颖的口服 I 类组蛋白去乙酰化酶(HDAC)抑制剂,已经在 800 名肿瘤患者身上研究观察实体瘤与恶性血液病的客观肿瘤反应。Entinostat 可选择性地针对与肿瘤生物学最相关的 HDAC 亚型,能使肿瘤细胞中失控基因的表达正常化,从而恢复对其他靶向治疗药物的灵敏度。因其明显的安全性和有效性,不论作为单一药剂或是与现有靶向治疗药物的组合,都使其有别于其他 HDAC 抑制剂。Entinostat 因其在乳腺癌和肺癌获得的显著的临床结果,关键的 Ⅲ 期临床试验即将展开。Entinostat 是首个在乳腺癌 Ⅱ 期临床随机对照研究中得到阳性结果的 HDAC 抑制剂,也是唯一一个处于乳腺癌晚期临床开发的 HDAC 抑制剂[11]。

## 1.4 多发性骨髓瘤

多发性骨髓瘤(multiple myeloma,MM)是以浆细胞恶性增殖为特征的难治性疾病,20 多年来各种不同作用机制的药物,免疫调节药物(沙利度胺 Thalidomide、Lenalidomide、Pomalidomide)和蛋白酶体抑制剂(硼替佐米 Bortezomib、Carfilzomib、Marizomib、Ixazomib citrate)等层出不穷,但多数难以治愈,患者多发生反复或者需要抢救性化疗。随着对 MM 进展的生物学特征和信号传导途径的深入研究,越来越多的新作用机制药物及治疗手段在 MM 临床试验中显示出抗肿瘤效应:包括组蛋白去乙酰酶抑制(Vorinostat、Panobinostat)、单克隆抗体(Daratumumab、Elotuzumab、Siltuximab、BT-062),与肿瘤微环境相互作用的药物(抗 VLA4 单克隆抗体、CXCR4 抑制剂 AMD-3100、选择素抑制剂 GMI-1070)以及信号转导调制器(Perifosine)[12]。尽管初步试验结果令人期待,但还需要更有说服力的临床试验证实疗效。

**1.4.1 daratumumab BTD** 2013 年 5 月 1 日,杨森公司的 Daratumumab 成为 FDA 治疗复发难治性 MM 的首个具有 BTD 资格的单克隆抗体。Daratumumab 在结构上是一个人 IgG1k 单克隆抗体,靶向作用于多发性骨髓瘤细胞表面表达的 CD38 分子。该药物具有多种抗肿瘤作用机制:补体依赖性细胞毒性(CDC)、抗体依赖性细胞介导的细胞毒性(ADCC)、抗体依赖性细胞的吞噬作用(ADCP)以及细胞凋亡和 CD38 的酶活性的调节。Daratumumab 适用于下述多发性骨髓瘤患者:之前接受过 3 种包含蛋白酶抑制剂(PI)和免疫调节剂(IMiD)的疗法或对于 PI 和 IMiD 均耐药的人群。

基于 Ⅰ/Ⅱ 期临床试验数据,Daratumumab 被发现能直接作用于 MM 细胞,同时提高其他 MM 治疗药物的有效性。由于单克隆抗体和化疗之间具有协同作用,体外研究表明,如果联合使用 Daratumumab 和来那度胺,对骨髓瘤细胞的杀伤作用十分巨大[13]。另一个处于早期研究阶段的单克隆抗体 Elotuzumab(埃罗妥珠单抗,施贵宝公司)靶向作用于 CD319,虽然其单药治疗的作用有限,但其联合来那度胺及地塞米松的治疗结果令人惊奇,且显示良好的安全性。Daratumumab 联合治疗方案对于治疗 MM 可能效用更强大。

## 1.5 非小细胞肺癌

虽然近阶段肺癌的治疗手段有了重大进展,但是患有渐变性淋巴瘤激酶(ALK)阳性的非小细胞肺癌(NSCLC)的患者有的对现有的治疗手段出现耐药,有的发生疾病复发。另外由于大多数抗肿瘤药都无法穿过血脑脊液屏障,许多患者发生肿瘤脑转移。

尽管目前处于研发后期的 NSCLC 管线药物数量不少,但最值得一提的是两个针对 ALK 阳性的 NSCLC 的 ALK 受体选择性抑制剂类药物——LDK378 和 Alectinib——二者均被授予 BTD 资格。2013 年 3 月,FDA 授予诺华公司的 LDK378 突破性治疗认定资格,用于 ALK 阳性、Crizotinib(商品名:Xalkori)治疗无效的转移性 NSCLC 患者的治疗。在针对一系列 ALK 阳性的癌症的 I 期临床试验中,使用 Crizotinib 治疗后仍有进展的患者中有 80% 的患者对 LDK378 产生响应。目前 II 期临床试验已经启动,诺华公司希望能够在 2014 年提交 LDK378 的上市申请。Alectinib 是罗氏公司的第 2 代 ALK 抑制剂,与 LDK378 一样,用于治疗 ALK 基因重排的 NSCLC 患者,其对 Crizotinib 耐药的患者仍然有效。研究还首次发现,对疾病进展的 NSCLC 患者,Alectinib 能显著减少肿瘤脑转移,此前尚未发现其他药物有此疗效。

表 1    2013 年 FDA 批准上市、注册前及中后期研发阶段的抗肿瘤药物

| 通用名<br>(中文通用名) | 商品名/<br>研发代号 | 作用机制 | 研发单位 | 适应证 | 研发状态 |
|---|---|---|---|---|---|
| Ado-trastuzumab emtansine | Kadcyla/T-DM1 | 靶向 HER2 抗体和微管抑制剂结合物 | 罗氏公司 | 晚期 HER2 阳性乳腺癌 | 上市,2 月 26 日 |
| Dabrafenib<br>(达拉菲尼) | Tafinlar | BRAF 抑制剂 | 葛兰素史克公司 | 恶性黑色素瘤 | 上市,5 月 29 日,BTD |
| Ibrutinib<br>(依鲁替尼) | Imbruvica | 布鲁顿酪氨酸激酶(BTK)抑制剂 | 强生公司 | 套细胞淋巴瘤(mantle cell lymphoma,MCL) | 上市,11 月 13 日,BTD |
| Obinutuzumab | Gazyva/GA101,RG 7159 | 抗 CD20 的单抗药物 | 罗氏公司 | 慢性淋巴细胞白血病(CLL) | 上市,11 月 6 日,BTD |
| Pomalidomide<br>(泊马度胺) | Pomalyst | 沙利度胺类似物,直接抑制血管新生细胞和骨髓瘤细胞 | Celgene 公司 | 多发性骨髓瘤(multiple myeloma,MM) | 上市,2 月 8 日 |
| Denileukin diftitox<br>(地尼白介素-2) | Ontak | 白介素融合毒素 | 卫材公司 | 骨转移癌 | 注册前 |
| Ibrutinib | PCI-32765 | 布鲁顿酪氨酸激酶(BTK)抑制剂 | 强生公司 | 染色体 17p 缺失的慢性淋巴细胞性白血病(CLL) | 注册前,BTD |
| Idelalisib | GS-1101 | PI3Kdelta 抑制剂 | Gilead 公司 | 非霍奇金淋巴瘤(NHL) | 注册前 |
| Ofatumumab<br>(奥法木单抗) | Arzerra | 针对 B-细胞细胞膜上 CD20 分子的人源单克隆抗体 | 葛兰素史克/Genmab 公司 | 与苯丁酸氮芥联用,用于 CLL 的一线治疗 | 注册前 |
| Ramucirumab | IMC-1121B | 全人源化 IgG1 单克隆抗体 | 礼来公司 | 乳腺癌 | 注册前 |
| Siltuximab | | 抗白介素 6 单克隆抗体 | 强生公司 | 卡斯尔曼病(casteman's disease,CD),即血管滤泡性淋巴结增生症或巨淋巴结增生症 | 注册前 |
| Ibrutinib | | 布鲁顿酪氨酸激酶(BTK)抑制剂 | 强生公司 | Waldenstrom 巨球蛋白血症(WM) | III 期临床,BTD |
| Elotuzumab<br>(埃罗妥珠单抗) | HuLuc63 | CD319 | 百时美施贵宝公司 | 多发性骨髓瘤(multiple myeloma,MM) | III 期临床 |
| | LBH589 | 组蛋白去乙酰化酶抑制剂 | 诺华公司 | 多发性骨髓瘤(multiple myeloma,MM) | III 期临床 |
| | MLN9708 | 蛋白酶体抑制剂 | Takeda 公司 | 多发性骨髓瘤(multiple myeloma,MM) | III 期临床 |
| Moxetumomab pasudotox | | | 阿斯利康公司 | 多毛细胞白血病(hairy-cell leukemia) | III 期临床 |
| Astuprotimut-R | GSK-249553 | 黑色素瘤相关抗原-3 | 葛兰素史克公司 | 黑色素瘤 | III 期临床 |

（续表）

| 通用名<br>（中文通用名） | 商品名/<br>研发代号 | 作用机制 | 研发单位 | 适应证 | 研发状态 |
|---|---|---|---|---|---|
| Cobimetinib combo | | | 罗氏公司 | 黑色素瘤 | Ⅲ期临床 |
| Dabrafenib-trametinib<br>（达拉菲尼＋曲美替<br>尼） | Tafinlar ＋<br>Mekinist | BRAF 抑制剂 | 葛兰素史克公司 | 黑色素瘤 | Ⅲ期临床 |
| Lambrolizumab | MK-3475 | PD-1 抗体药物 | 默克公司 | 黑色素瘤 | Ⅲ期临床，<br>BTD |
| Panobinostat<br>（帕比司他） | LBH-589；<br>NVP-LBH-589 | 组蛋白去乙酰酶<br>（HDAC）抑制剂 | 诺华公司 | 黑色素瘤 | Ⅲ期临床 |
| Talimogene<br>laherparepvec | OncoVex | 免疫治疗疫苗 | 安进公司 | 黑色素瘤 | Ⅲ期临床 |
| Talimogene<br>laherparepvec | T-VEC | | 安进公司 | 黑色素瘤 | Ⅲ期临床 |
| | MAGE-3 | | 葛兰素史克公司 | 黑色素瘤；非小细胞肺癌<br>（NSCLC） | Ⅲ期临床 |
| Amrubicin<br>（氨柔比星） | Calsed | 拓扑异构酶 Ⅱ 抑<br>制剂 | Celgene 公司 | 非小细胞肺癌（NSCLC） | Ⅲ期临床 |
| Dacomitinib | PF-00299804 | pan-HER 小分子抑<br>制剂 | 辉瑞公司 | 非小细胞肺癌（NSCLC） | Ⅲ期临床 |
| Necitumumab | IMC-11F8 | 表皮生长因子受体<br>（EGFR） | 葛兰素史克公司 | 非小细胞肺癌（NSCLC） | Ⅲ期临床 |
| Nintedanib | BIBF1120 | 酪氨酸激酶抑制剂 | 勃林格殷格翰<br>公司 | 非小细胞肺癌（NSCLC） | Ⅲ期临床 |
| Nivolumab | | 抑制程序性死亡受体<br>1（PD-1）的单克隆<br>抗体 | 百时美施贵宝<br>公司 | 非小细胞肺癌（NSCLC）；<br>恶性黑色素瘤；肾细胞癌<br>（RCC） | Ⅲ期临床 |
| Onartuzumab | | 散射因子受体激酶 | 罗氏公司 | 非小细胞肺癌（NSCLC）；<br>胃癌 | Ⅲ期临床 |
| | LDK378 | ALK 受体的选择性<br>抑制剂 | 诺华公司 | ALK 阳性、克里唑蒂尼<br>（Xalkori）治疗无效的转移<br>性非小细胞肺癌（NSCLC） | Ⅲ期临床，<br>BTD |
| Afatinib（阿法替尼） | Giotrif | 表皮生长因子受体<br>（EGFR） | 勃林格殷格翰<br>公司 | 乳腺癌 | Ⅲ期临床 |
| Buparlisib | BKM 120 | 泛 1 类磷脂酰肌醇-<br>3-激酶（Pan-PI3K）抑<br>制剂 | 诺华公司 | 乳腺癌 | Ⅲ期临床 |
| Iniparib | | PARP 抑制剂 | 赛诺菲公司 | 乳腺癌 | Ⅲ期临床 |
| Palbociclib | PD-0332991 | 细胞周期素依赖性激<br>酶 4、6 的抑制物 | 辉瑞公司 | 乳腺癌 | Ⅲ期临床，<br>BTD |
| Trametinib（曲美替<br>尼） | Mekinist | BRAF 抑制剂 | 葛兰素史克<br>公司 | 乳腺癌 | Ⅲ期临床 |
| Trabectedin（曲贝替<br>定） | Yondelis | 产生超氧化物 | 强生公司 | 乳腺癌/卵巢癌 | Ⅲ期临床 |
| Azacitidine（阿扎胞<br>苷） | | DNA 甲基转移酶 | Celgene 公司 | 急性髓细胞性白血病<br>（AML） | Ⅲ期临床 |
| Azacitidine（阿扎胞<br>苷） | | DNA 甲基转移酶 | 辉瑞公司 | 急性髓细胞性白血病<br>（AML） | Ⅲ期临床 |
| Midostaurin（米哚妥<br>林） | | FLT3 抑制剂 | 诺华公司 | 急性髓细胞性白血病（AML） | Ⅲ期临床 |

（续表）

| 通用名<br>（中文通用名） | 商品名/<br>研发代号 | 作用机制 | 研发单位 | 适应证 | 研发状态 |
|---|---|---|---|---|---|
| Volasertib | | Polo 样激酶（polo-like kinase，Plk）抑制剂 | 勃林格殷格翰公司 | 年龄超过 65 岁的急性髓细胞性白血病（AML）患者 | Ⅲ期临床，BTD |
| Inotuzumab ozogamicin | CMC-544 | | 辉瑞公司 | 急性淋巴细胞白血病（ALL） | Ⅲ期临床 |
| Alemtuzumab（阿仑单抗） | Campath 1H | CD52 | 拜耳公司 | 慢性淋巴细胞性白血病（CLL） | Ⅲ期临床 |
| Dinaciclib | MK 7965 | 细胞周期素依赖性激酶（CDK）抑制剂 | 默克公司 | 顽固性慢性淋巴细胞性白血病（CLL） | Ⅲ期临床 |
| Zibotentan | AZD4054 | 内皮素受体拮抗剂 | 阿斯利康公司 | 前列腺癌 | Ⅲ期临床 |
| | ARN-509 | 抗雄激素类药物 | 强生公司 | 前列腺癌 | Ⅲ期临床 |
| | TAK-700 | 非甾体类雄性激素合成抑制剂 | 武田制药公司 | 前列腺癌 | Ⅲ期临床 |
| Brivanib（布立尼布） | BMS-582664 | 纤维细胞生长因子（FGF）和血管内皮生长因子（VEGF）信号传导的选择性双重抑制剂 | 葛兰素史克公司 | 肝癌 | Ⅲ期临床 |
| Linifanib | ABT-869 | 选择性作用于血管内皮生长因子（VEGF）和血小板衍生生长因子（PDGF） | 雅培公司 | 肝癌 | Ⅲ期临床 |
| Farletuzumab | | 靶向作用于叶酸受体 α | 卫材公司 | 卵巢癌 | Ⅲ期临床 |
| Vintafolide | MK 8109 | 由叶酸与去乙酰基长春碱单酰肼（DAVL-BH)组成的结合物 | 默克公司 | 卵巢癌 | Ⅲ期临床 |
| Mifamurtide（米伐木肽） | Mepact | 刺激某些白细胞（如巨噬细胞） | 诺华公司 | 骨肉瘤（osteosarcoma） | Ⅲ期临床 |
| Alisertib | MLN8237 | 选择性的 Aurora A 抑制剂 | Takeda 公司 | 淋巴瘤 | Ⅲ期临床 |
| Dovitinib（多韦替尼） | TKI258 | RTK 抑制剂 | 诺华公司 | 肾癌 | Ⅲ期临床 |
| Erismodegib | LDE225 | Smoothened（Smo）拮抗剂 | 诺华公司 | 基底细胞癌（BCC） | Ⅲ期临床 |
| Lenvatinib | E7080 | VEGFR-2 和 VEGFR-3 激酶 | 卫材公司 | 甲状腺癌 | Ⅲ期临床 |
| Ombrabulin（奥拉布林） | AVE8062 | 促血管破裂因子 | 赛诺菲公司 | 软组织肉瘤 | Ⅲ期临床 |
| Pasireotide（帕瑞肽） | Signifor | 生长激素抑制剂类似物 | 诺华公司 | 类癌（carcinoid tumors） | Ⅲ期临床 |
| Trebananib | AMG 386 | 抗血管生成素 | 安进公司 | 输卵管癌 | Ⅲ期临床 |
| | S-1 | | 大冢制药公司 | 胃癌 | Ⅲ期临床 |
| | StemEx | 体外扩增的脐带血干细胞 | Teva 公司 | 肿瘤 | Ⅲ期临床 |
| Alectinib | | ALK 受体的选择性抑制剂 | 罗氏公司 | ALK 阳性的非小细胞肺癌 | Ⅱ期临床，BTD |
| Entinostat（恩替诺特） | MS-275 | 组蛋白去乙酰化酶抑制剂 | Syndax 公司 | 乳腺癌 | Ⅱ期临床，BTD |

（续表）

| 通用名<br>（中文通用名） | 商品名/<br>研发代号 | 作用机制 | 研发单位 | 适应证 | 研发状态 |
|---|---|---|---|---|---|
| | AP 26113 | ALK/EGFR 抑制剂 | Ariad 公司 | 非小细胞肺癌（NSCLC） | Ⅱ期临床 |
| | LY-2835219 | CDK4/6 双重抑制剂 | 礼来公司 | 晚期癌症 | Ⅱ期临床 |
| Daratumumab | | 人源化 CD38 单抗 | Genmab/强 生<br>公司 | 难治性多发性骨髓瘤 | Ⅰ/Ⅱ 期临床,BTD |

注:按照研发状态排序,相同研发阶段药物基本按照相同适应证归类,同一适应证按照字母排序

## 2　心血管药物

2013 年,4 个心血管治疗药物获得 FDA 批准上市(表 2),治疗高胆固醇血症和肺动脉高压药物各占 2 个。还有两个 BTD 资格药物:一个是注册前阶段的 Serelaxin 以及Ⅱ期临床研究的 Andexanet alfa。

### 2.1　急性心力衰竭

心力衰竭的发病率在过去二十多年不断攀升,然而这一领域的药物研发却毫无起色。在过去 15 年中,约有 20 个候选化合物进行了测试,至今没有一个新药成功上市。诺华公司的肽类激素 Serelaxin 有望扭转这一现状,2013 年 6 月 FDA 授予其 BTD 资格,目前处于注册前(NDA/BLA)阶段。有数据显示,该药物可改善气短症状(轻度),安全性良好。预测到 2019 年 Serelaxin 的销售额约为 12 亿美元。

**2.1.1　Serelaxin BTD**　Serelaxin(研发代号:RLX030)是由诺华公司开发的治疗急性心力衰竭(AHF)药物,它是一种首创新药,是重组形式的人松弛素-2(relaxin-2),通过作用于松弛素受体 LGR7 和 LGR8,放松血管发挥作用,从而减少男性和女性心脏、肾脏的压力。

一项旨在调查 Serelaxin 治疗 AHF 的疗效和安全性的随机、双盲、安慰剂对照的Ⅲ期临床试验(RELAX-AHF),涉及了 11 个国家 1161 例 AHF 患者。在研究中,Serelaxin 通过静脉输液给药并结合袢利尿剂(loop diuretics)和其他药物的治疗,与标准的 AHF 护理治疗进行对比[14]。在这项为期 6 个月的研究中,Serelaxin 减少了 AHF 患者的死亡人数。该项研究有两个主要终点,利用了不同的评分方法来衡量呼吸困难的缓解,只有 1 个终点达到了统计学显著差异,研究中 Serelaxin 的耐受性良好。

### 2.2　抗凝血

**andexanet alfa**　2013 年 11 月 26 日 Portola 制药公司宣布,FDA 已授予其实验性抗凝血剂解毒剂 Andexanet alfa(研发代号:PRT4445)突破性治疗认定。Andexanet alfa 旨在逆转任何Ⅹa 因子抑制剂的抗凝血活性,是唯一一种被证实能够实现Ⅹa 因子抑制剂抗凝血活性临床逆转的解毒剂,目前还没有任何药物获批用于逆转Ⅹa 因子抑制剂的活性。

口服Ⅹa 因子抑制剂能够解决需抗凝治疗的患者中严重未获满足的医疗需求,重大出血事件在服用Ⅹa 因子抑制剂的患者中很少发生,同时也有一些标准的措施来管理这些事件。可逆转Ⅹa 因子抑制剂活性的解毒剂,有望在极少数情况下,为那些遭遇不受控制的重大出血事件或需要紧急手术的患者提供帮助。

目前,Portola 制药公司已与所有生产直接Ⅹa 因子抑制剂的制药公司达成临床合作协议,包括百时美施贵宝和辉瑞公司的 Apixaban（商品名:Eliquis）、拜耳和强生公司 Rivaroxaban（商品

名:Xarelto)、第一三共制药公司 Edoxaban(商品名:Lixiana)。

## 2.3 血脂调节

前蛋白转化酶枯草溶菌素 9(PCSK9)抑制剂是一类可自我注射的人造抗体,靶标为一种被称为 PCSK9 的蛋白,这种蛋白会增加低密度脂蛋白的生成率,而低密度脂蛋白胆固醇(LDL-C)可以阻塞血管,是导致心脏病的"元凶"。PCSK9 抑制剂类药物的作用机制不同于广泛应用的他汀类药物,研究发现,当与他汀类药物合并使用时,该类药物使 LDL-C 的水平下降了近 70%,远超过他汀类药物单独使用产生的效果。因此,PCSK9 抑制剂提供了一种全新的治疗模式,被视为自他汀类药物之后在对抗心脏疾病中所取得的最大进步。

**alirocumab** 单克隆抗体药物 Alirocumab(SAR236553)是赛诺菲和 Regeneron 公司合作开发的 PCSK9 抑制剂,Ⅰ期临床研究显示,无论是单一疗法还是与他汀类药物联用,Alirocumab 均能降低健康志愿者和高胆固醇患者的 LDL-C 水平。Ⅱ期临床研究证实,Alirocumab 对难控性 LDL-C 患者的作用效果与阿托伐他汀相似。目前正在进行其针对高胆固醇血症的Ⅲ期临床试验,并有望于 2015 年推向市场,成为年销售峰值超过 30 亿美元的重磅型药物。但该药的最终成功,依赖于涉及数千名患者的长期研究,其中一些研究的数据将历时近 5 年才可获得。

安进公司的 Evolocumab(AMG 145)是第 2 个 PCSK9 抑制剂,目前也进入了Ⅲ期临床试验的开发。汤森路透预测,两个药物在鼎盛时期将达到 40 亿美元的销售额。目前,掀起来了新一轮 PCSK9 抑制剂的研发热潮:除了处于领先地位的安进、赛诺菲及 Regeneron 制药,辉瑞、礼来、诺华、罗氏公司则处于相对较早的临床开发阶段。

表 2    2013 年 FDA 批准上市、注册前及中后期研发阶段的心血管药物

| 通用名<br>(中文通用名) | 商品名/<br>研发代号 | 作用机制 | 研发单位 | 适应证 | 研发状态 |
| --- | --- | --- | --- | --- | --- |
| Atorvastatin/ezetimibe<br>(阿托伐他汀/依泽替米贝) | Liptruzet/<br>MK-0653c | HMG-CoA 还原酶抑制剂/胆固醇吸收抑制剂 | 默克公司 | 高胆固醇血症 | 上市,5 月3 日 |
| Macitentan(马西替坦) | Opsumit | Endothelin 受体拮抗剂 | Actelion 公司 | 肺动脉高压 | 上市,10 月18 日 |
| Mipomersen(米泊美生钠) | Kynamro | 降低体内载脂蛋白 B-100 的含量 | 健赞公司(Genzyme) | 纯合子家族性高胆固醇血症(HoFH) | 上市,1 月29 日 |
| Riociguat(利奥西呱) | Adempas | 鸟苷酸环化酶激活剂 | 拜耳公司 | 慢性血栓栓塞性肺动脉高压和肺动脉高压 | 上市,10 月8 日 |
| Bucindolol(布新洛尔) | BMY 13105 | β 受体阻滞剂 | 百时美施贵宝公司 | 心力衰竭 | 注册前 |
| Serelaxin | RLX030 | 重组形式的人松弛素-2 | 诺华公司 | 急性心力衰竭(AHF) | 注册前,BTD |
| Droxidopa(屈昔多巴) | Northera | 合成儿茶酚胺 | Chelsea 公司 | 直立性低血压(orthostatic hypotension) | 注册前 |
| Vapreotide(伐普肽) | Sanva/<br>BMY 41606 | 抑生长素类似物 | Salix 公司 | 食管静脉曲张 | 注册前 |
| Vorapaxar | MK-5348 | 蛋白酶激活受体 1(PAR-1)拮抗剂 | 默克公司 | 血栓症 | 注册前 |
|  | Epanova | 二十碳五烯酸(EPA)和二十二碳六烯酸(DHA)形式的游离脂肪酸的混合物 | 阿斯利康公司 | 高甘油三酯血症(hypertriglyceridemia,HTG) | 注册前 |

（续表）

| 通用名<br>（中文通用名） | 商品名/<br>研发代号 | 作用机制 | 研发单位 | 适应证 | 研发状态 |
|---|---|---|---|---|---|
| Alirocumab | SAR236553 | 单克隆抗体 | 赛诺菲/Regeneron 公司 | 高胆固醇血症；原发性高脂蛋白血症 | Ⅲ期临床 |
| | AMG 145 | 阻断 PCSK9 蛋白的作用 | 安进公司 | 高胆固醇血症 | Ⅲ期临床 |
| | LCQ 908 | | 诺华公司 | Ⅰ型高脂蛋白血症 | Ⅲ期临床 |
| Darapladib（达普拉缔） | | 脂蛋白酶 A2 抑制剂 | 葛兰素史克公司 | 动脉粥样硬化 | Ⅲ期临床 |
| Evacetrapib | LY 2484595 | 胆固醇酯转移蛋白（CETP）抑制剂 | 礼来公司 | 动脉粥样硬化 | Ⅲ期临床 |
| Perindopril（培哚普利） | | | XOMA 公司 | 高血压 | Ⅲ期临床 |
| Cangrelor（坎格雷洛） | | 作用于 P2Y12 血小板受体 | 阿斯利康公司 | 冠状动脉疾病 | Ⅲ期临床 |
| Ezetimibe（依替米贝）/Simvastatin（辛伐他汀） | MK-0653A | | 默克公司 | 急性冠状动脉综合症（ACS） | Ⅲ期临床 |
| Nebivolol/valsartan（奈必洛尔/缬沙坦） | Bystolic/Diovan | β-阻段剂/血管紧张素Ⅱ受体拮抗剂 | 森林实验室（Forest Laboratories） | 急性心力衰竭 | Ⅲ期临床 |
| Ularitide（乌拉立肽） | | 促尿钠排泄 | EXR Therapeutics 公司 | 急性心力衰竭 | Ⅲ期临床 |
| | LCZ696 | 血管紧张素Ⅱ受体和脑啡肽酶双重抑制剂 | 诺华公司 | 心力衰竭 | Ⅲ期临床 |
| | LY3015014 | | 礼来公司 | 降胆固醇 | Ⅲ期临床 |
| Edoxaban（依度沙班） | Lixiana | Xa 因子抑制剂 | 第一三共制药 | 静脉血栓栓塞症（VTE） | Ⅲ期临床 |
| Defibrotide（去纤苷酸） | DB04932 | 单链多脱氧核糖核苷 | Medison/Sigma-Tau 公司 | 静脉阻塞性疾病 | Ⅲ期临床 |
| Betrixaban（贝曲西班） | | Xa 因子抑制剂 | Portola 制药公司 | 血栓栓塞 | Ⅲ期临床 |
| Terutroban（特鲁曲班） | | 血栓素-前列腺素受体拮抗剂 | Servier 公司 | 血栓栓塞 | Ⅲ期临床 |
| Tafamidis meglumine | Vyndaqel | 运甲状腺素蛋白新型选择性稳定剂 | 辉瑞公司 | 心肌病（cardiomyopathies，CM） | Ⅲ期临床 |
| Azimilide（阿齐利特） | Stedicor/NE 10064 | 延长左、右心房的动作电位时程和有效不应期 | 森林实验室（Forest Laboratories） | 心室性心律失常 | Ⅲ期临床 |
| Aspirin/omeprazole 325/40（阿司匹林/奥美拉唑） | 325/40 | 抑制血小板中血栓素（TXA2）的合成/抑制胃质子泵 H + -K + -ATP 酶以阻抑胃酸的分泌 | Pozen 公司 | 心血管疾病 | Ⅲ期临床 |
| Avatrombopag | E5501/AKR-501/YM477 | 特异性作用于血小板生成素（TPO）受体 | 卫材公司 | 血小板减少症伴有肝病（TLD）和特发性血小板减少性紫癜（ITP） | Ⅲ期临床 |
| Desmoteplase（去氨普酶） | | 组织型的纤溶酶原激活剂 | 拜耳公司 | 卒中 | Ⅲ期临床 |
| Andexanet alfa | PRT4445 | Xa 因子抑制剂 | Portola 制药公司 | 抗凝血剂 | Ⅱ期临床，BTD |
| Otamixaban（奥米沙班） | | Xa 因子抑制剂 | 赛诺菲制药公司 | 急性冠脉综合征（ACS） | Ⅱ期临床 |
| | SAR236553/REGN727 | 靶向前蛋白转化酶枯草溶菌素 9（PCSK9）的全人源化单克隆抗体 | 赛诺菲-新泽西再生元制药公司 | 高胆固醇血症 | Ⅱ期临床 |

## 3 抗感染病药物(表3)

### 3.1 丙型肝炎

丙型肝炎是一种病毒感染性疾病,如感染不能得到控制将面临肝脏持续性损害的风险,其至致命。现有的治疗方案通常为利巴韦林、干扰素和蛋白酶抑制剂联合用药,这些药物需持续48 周,包括复杂的药丸和注射,某些患者可能出现贫血、抑郁、食欲不振等副作用。2011 年,两个蛋白酶抑制剂 Telaprevir 以及 Boceprevir(能使注射干扰素的响应率由原来的 40% 提升到80%)接连上市,使丙型肝炎的标准治疗方案有了重大改进。2013 年美国 FDA 批准了两个用于特定类型的慢性丙型肝炎药物:吉利德公司的核苷酸 NS5B 聚合酶抑制剂 Sofosbuvir 以及强生公司的蛋白酶抑制剂 Simeprevir。

**3.1.1 sofosbuvir(商品名:Sovaldi)** 2013 年 12 月 6 日,吉利德公司的全口服药物 Sofosbuvir获美国 FDA 批准用于治疗两种特定类型的慢性丙型肝炎:联合聚乙二醇干扰素和利巴韦林用于成人 HCV 基因 1 型和 4 型感染初治患者以及联合利巴韦林用于成人 HCV 基因 2 型和 3 型感染患者,后者是首次获批的不含干扰素的慢性丙肝治疗方案。该批准是基于共计纳入 1947 例初治和已接受治疗患者的 6 项临床试验数据,其中包括部分 HIV 阳性患者,研究结果备受瞩目。Sofosbuvir 可以治疗 HCV 所有基因型,治疗持续周期短,与其他药物联用的效果非常好[15]。Sofosbuvir 将成为用于丙型肝炎治疗的首个全口服组合治疗方案中的重要组成部分,并有望消除传统注射药物干扰素的需求。

Sofosbuvir 主要是通过阻断丙肝病毒自我复制所必需的一种特异性蛋白而发挥作用,被认为是目前为止最先进的无干扰素的标准丙型肝炎治疗药物。最有前途且备受期待的丙型肝炎治疗方案是吉列德公司的无干扰素组合疗法——Sofosbuvir + Ledipasvir(GS-5885),2013 年 7 月该组合疗法被授予 BTD 资格。研究表明,该组合疗法可提高 12 周持续病毒反应率(SVR),能为那些对现有药物没有很好应答的患者提供短期的、全程口服的治疗方案。吉利德公司最近启动了首个Ⅲ期试验,在 800 例初治 1 型 HCV 患者中评价固定剂量 Sofosbuvir + Ledipasvir(400mg/90mg)治疗 12 周及 24 周的疗效。结果显示:该组合疗法有望在短短 8 周的时间内治愈 1 型HCV 患者,同时无需注射干扰素或联合利巴韦林。根据 2014 年最新消息,吉利德公司已向 FDA提交了 Sofosbuvir + Ledipasvir 组合片剂的新药申请。

Sofosbuvir 是 FDA 在 2013 年年末批准的第 2 个慢性 HCV 感染治疗药物,此前另一个新药Simeprevir(商品名:Olysio)于 11 月 22 日获准与聚乙二醇干扰素和利巴韦林合用,治疗患有代偿性肝病包括肝硬化的基因 1 型慢性丙型肝炎成年患者,每日给药一次,胶囊粒150mg。Simeprevir是传统的蛋白酶抑制剂,需联用干扰素(注射),因此不论是适用范围、有效性、安全性,Simeprevir均逊于 Sofosbuvir。另外,作为 Telaprevir 和 Boceprevir 的后续同类产品,Simeprevir 的市场不会超过 10 亿美元,而 inThought 预测 Sofosbuvir 的年销量可达到 30 亿~40 亿美元。

**3.1.2 ABT-333 + ABT-450 + ABT-267 BTD** 2013 年 5 月 6 日,美国 FDA 授予雅培生命公司抗丙肝病毒复方药物 ABT-333 + ABT-450 + ABT-267 突破性治疗药物资格,这将有助于加快该复方药物的审评进度。这款复方药物由针对不同靶点的 ABT-333(非核苷聚合酶抑制剂)、ABT-450(HCV 蛋白分解酵素抑制剂)以及 ABT-267(NS5A 抑制剂)组成,此外还可加或不加利巴韦林。这种疗法类似 HIV 的"鸡尾酒"疗法,三个靶点各有千秋。目前,这一复方药物处于Ⅲ期临床研究阶段,它将是无干扰素丙肝治疗药物市场的一个强有力的潜在竞争产品。但与 Sofosbuvir(仅与两种药物组合使用)区别在于,ABT-450 组合方案需要 3 种或 4 种药物。

## 3.2 艾滋病

**dolutegravir(商品名:Tivicay)** 2013 年 8 月 12 日,美国 FDA 批准葛兰素史克公司的 dolutegravir(商品名:Tivicay)作为辅助药物,协同其他抗反转录病毒药物治疗 HIV-1 感染。dolutegravir 为 HIV 整合酶抑制剂,干扰与艾滋病毒繁殖所需的有关酶,每日仅需服用一次。该药的适用人群包括未服用过 HIV 抗反转录病毒治疗药物的成人艾滋病毒感染者,以及以前曾接受过其他的 HIV 整合酶抑制剂治疗的成人艾滋病毒感染者。在临床试验中观察到常见的不良反应是失眠和头痛,较为严重的不良事件为过敏性反应及肝功能异常。

在一项随机、双盲、非劣效性的Ⅲ期临床研究中[16],96 周预先指定的次要终点包括 HIV-1 RNA(每毫升少于 50 拷贝)患者的比例、CD4 细胞计数从基线的变化、安全性、耐受性和基因型或表型耐药性。结果发现,在初次接受系统方案的艾滋病患者治疗上,同样作为核苷反转录酶抑制剂的口服联合用药,Dolutegravir(每日一次,50mg)与 Raltegravir(商品名:Isentress,每日两次,400mg)效果基本持平:81% Dolutegravir 组(332/411),76% Raltegravir 组(314/411)患者的 HIV-1 RNA 每毫升少于 50 拷贝,证实非劣效性,然而病毒学无应答较少发生在 Dolutegravir 组 (5% *vs* 10% Raltegravir 组)。每日给药一次,无需药代动力学助推器以及较高的耐药基因屏障均使得基于 Dolutegravir 的治疗方案成为 HIV-1 初治患者一个有吸引力的选择。

**表3 2013 年 FDA 批准上市、注册前及中后期研发阶段的抗感染药物**

| 通用名<br>(中文通用名) | 商品名/<br>研发代号 | 作用机制 | 研发单位 | 适应证 | 研发状态 |
|---|---|---|---|---|---|
| Dolutegravir | Tivicay | HIV 整合酶抑制剂 | 葛兰素史克/<br>Shionogi Pharma<br>公司 | 抗艾滋病 | 上市,8 月<br>12 日 |
| Simeprevir | Olysio/TMC435 | NS3/4A 蛋白酶抑制剂 | 杨森公司 | 联合聚乙二醇干扰素和利巴韦林(ribavirin),用于基因型 1 慢性丙型肝炎成人患者代偿性肝脏疾病(包括肝硬化)的治疗 | 上市,11 月<br>22 日,BTD |
| Sofosbuvir<br>(索菲布韦) | Sovaldi/GS-<br>7977;PSI-7977 | | Gilead 公司 | HCV 感染及 HCV/HIV-1 共同感染 | 上市,12 月<br>6 日,BTD |
| Certolizumab | | | 阿斯利康公司 | 脊椎炎 | 注册前 |
| Flu Q-QIV | GSK 2282512A | | 葛兰素史克公司 | 流行性感冒病毒疫苗 | 注册前 |
| | GSK 2321138A | | 葛兰素史克公司 | 流行性感冒病毒疫苗 | 注册前 |
| | Tivicay + Epzi-<br>com | | 葛兰素史克公司 | 抗艾滋病 | 注册前 |
| ABT267 + ABT333<br>+ ABT450 | | | AbbVie 公司 | 丙型肝炎 | Ⅲ期临床,<br>BTD |
| Asunaprevir +<br>daclatasvir | ASV + DCV | NS3 抑制剂 + NS5A 抑制剂 | 百时美施贵宝公司 | 丙型肝炎 | Ⅲ期临床 |
| Sofosbuvir +<br>ledipasvir | | NS5A + 前药 | Gilead 公司 | 丙型肝炎 | Ⅲ期临床,<br>BTD |
| Daclatasvir | | | | 丙型肝炎 | Ⅲ期临床 |
| Deleobuvir | BI 207127 | 非核苷酸聚合酶抑制剂 | 勃林格殷格翰公司 | 丙型肝炎 | |
| Faldaprevir | BI201335 +<br>BI207127 | 蛋白酶抑制剂 | 勃林格殷格翰公司 | 丙型肝炎 | Ⅲ期临床 |

（续表）

| 通用名<br>（中文通用名） | 商品名/<br>研发代号 | 作用机制 | 研发单位 | 适应证 | 研发状态 |
|---|---|---|---|---|---|
| Thymalfasin<br>（胸腺法新） | Zadaxin | T-细胞 | 默克公司 | 乙型肝炎 | Ⅲ期临床 |
| Peginterferon<br>lambda-1a | Lambda | | 百时美施贵宝公司 | 乙型肝炎 | Ⅲ期临床 |
| | BMS 914143 | | 百时美施贵宝公司 | 乙型/丙型肝炎 | Ⅲ期临床 |
| Actoxumab/<br>bezlotoxumab | MK-3415A | 与细菌毒素 A/B 的单克隆抗体 | 默克公司 | 艰难梭状芽孢杆菌<br>（Clostridium difficile） | Ⅲ期临床 |
| Avibactam/ceftazidime | | β-内酰胺酶抑制剂 | 森林实验室（Forest Laboratories） | 革兰阴性菌感染 | Ⅲ期临床 |
| Cobicistat/<br>Darunavir | | | Gilead 公司 | HIV/AIDS | Ⅲ期临床 |
| Delamanid | OPC 67683 | 抑制分枝菌酸合成 | 大冢制药 | 结核病 | Ⅲ期临床 |
| DTaP vaccine adult | | | 赛诺菲制药公司 | 白喉棒状杆菌感染 | Ⅲ期临床 |
| DTaP-poliovirus vaccine | | | 赛诺菲-巴斯德公司 | 脊髓灰质炎病毒疫苗 | Ⅲ期临床 |
| Eravacycline | TP-434 | Ⅳ 类广谱抗生素 | Tetraphase Pharmaceuticals 公司 | 复杂性腹腔内感染（CIAI）和复杂性尿路感染（cUTI） | Ⅲ期临床 |
| Meningococcal vaccine<br>（脑膜炎球菌菌苗） | Menactra；<br>Menomune；Menveo | 抑制结核分枝杆菌 ATP 合成酶 | 葛兰素史克公司 | ACYW-135 群脑膜炎球菌结合 | Ⅲ期临床 |
| MMR vaccine（麻腮风三联疫苗） | | | 葛兰素史克公司 | 麻疹、腮腺炎和风疹三联疫苗 | Ⅲ期临床 |
| Motavizumab（莫维珠单抗） | Numax | 呼吸道合胞病毒 | 雅培实验室 | 呼吸道合胞病毒（RSV） | Ⅲ期临床 |
| Oritavancin<br>（奥利万星） | LY 333328 | 抑制 G + 菌细胞壁的生物合成 | 礼来公司 | 革兰阳性菌感染 | Ⅲ期临床 |
| Peramivir<br>（帕拉米韦） | | 神经氨酸酶抑制剂 | BioCryst 公司 | 甲型流感病毒 H1N1 | Ⅲ期临床 |
| Rifaximin<br>（利福昔明） | Xifaxan；Xifaxanta；Normix | 与细菌 DNA-依赖 RNA 聚合酶的 b-亚单位不可逆结合,抑制细菌 RNA 的合成 | 葛兰素史克公司 | 梭菌感染 | Ⅲ期临床 |
| Tafenoquine<br>（他非诺喹） | | 9-氨基喹啉衍生物 | 葛兰素史克公司与非营利组织"抗疟药品事业会" | 间日疟（Plasmodium vivax malaria）的治疗和预防复发 | Ⅲ 期临床,BTD |
| Varicella zoster vaccine<br>（水痘带状疱疹疫苗） | | | 葛兰素史克公司 | 水痘带状疱疹病毒 | Ⅲ期临床 |
| | 艰难梭菌（C. diff）疫苗 | | 赛诺菲公司 | 预防 | Ⅲ期临床 |
| 带状疱疹病毒（VZV） | V 212 | | 默克公司 | 带状疱疹 | Ⅲ期临床 |
| | V 419 | | 默克公司/赛诺菲-巴斯德公司 | Hib-DTaP-hepatitis-B-poliovirus 疫苗 | Ⅲ期临床 |

(续表)

| 通用名<br>(中文通用名) | 商品名/<br>研发代号 | 作用机制 | 研发单位 | 适应证 | 研发状态 |
| --- | --- | --- | --- | --- | --- |
| | NB 001 | | 葛兰素史克公司 | 唇疱疹 | Ⅲ期临床 |
| | V 503 | 疫苗 | 默克公司 | 人乳头状瘤病毒(HPV)<br>感染 | Ⅲ期临床 |
| ChimeriVax | | | 赛诺菲制药公司 | 登革热疫苗 | Ⅱ期临床 |
| Daclatasvir +<br>asunaprevir +<br>BMS-791325 | | | 百时美施贵宝公司 | 丙型肝炎 | Ⅱ期临床,<br>BTD |
| | MK-5172 +<br>MK-8742 | HCV NS3/4A 蛋白酶<br>抑制剂 + HCV NS5A<br>复制复合物抑制剂 | 默克公司 | 慢性丙型肝炎 | Ⅱ期临床,<br>BTD |

## 4 代谢疾病药物(表4)

### 4.1 SGLT-2 抑制剂

继 DPP-4 抑制剂后,钠-葡萄糖协同转运体-2(SGLT-2)抑制剂成为口服降糖新靶点。2013年3月29日,美国 FDA 批准强生旗下杨森制药公司的 Canagliflozin(坎格列净,商品名:Invokana),用于改善2型糖尿病成人患者的血糖控制。Canagliflozin 通过抑制肾脏对葡萄糖的重吸收,增加葡萄糖排泄,进而降低糖尿病患者已升高的血糖水平,是首个获得 FDA 批准的 SGLT-2 抑制剂类药物。Canagliflozin 不宜用于1型糖尿病患者、糖尿病酮症酸中毒患者、严重肾损伤、末期肾脏病患者或透析患者。Canagliflozin 常见的副作用有阴道真菌感染及尿路感染。另外该药可造成血容量降低,进而引起直立性或体位性低血压,导致头晕或昏厥等症状。

目前,Canagliflozin 单药治疗以及与其他降糖药(包括二甲双胍、磺酰脲类、吡格列酮及胰岛素)联合用药的相关研究已经完成。阿斯利康和百时美施贵宝公司联合研发的同类药物 Dapagliflozin 正在努力提交其在美国的上市申请,2012年6月美国 FDA 由于其或可增加患者罹患乳腺癌和膀胱癌的风险否决了其上市批准,目前其仍处于 NDA 阶段。

### 4.2 胰高血糖素样肽-1(GLP-1)类似物

Dulaglutide 是礼来公司的一周注射一次的2型糖尿病药物,是一种实验性、长效 GLP-1 类似物,这类药物的作用机制是增加餐后胰岛素的释放及减缓食物在胃肠道的吸收。研究发现,Dulaglutide 注射剂能使血糖持久下降,其在控制血糖方面较通常使用的3种药物(二甲双胍、Exenatide 和 Sitagliptin)更加有效,同时没有出现严重的低血症不良反应。如果能够获得批准,Dulaglutide 将成为 Exenatide(艾塞那肽,商品名:Byetta)和 Liraglutide(利拉鲁肽,商品名:Victoza)的直接竞争对手。礼来公司也希望凭借这种药物填补该领域研发药物的空白。

### 4.3 甘精胰岛素

长效胰岛素已成为治疗糖尿病的关键药物,未来几年甘精胰岛素将成为新的畅销药物。2013年7月15日,礼来公司和勃林格殷格翰公司合作研发的糖尿病新药 LY2963016 获欧盟批准,作为治疗1型和2型糖尿病的长效胰岛素。LY2963016 是赛诺菲公司的重磅药物甘精胰岛素(Insulin glargine,商品名:Lantus)的生物仿制药物,后者将于2015年失去专利保护,因此业内预测,到2019年 LY2963016 的销售额有望超过12亿美元。

**表 4　2013 年 FDA 批准上市、注册前及中后期研发阶段的代谢疾病药物**

| 通用名<br>（中文通用名） | 商品名/<br>研发代号 | 作用机制 | 研发单位 | 适应证 | 研发状态 |
|---|---|---|---|---|---|
| Alogliptin（阿格列汀） | Nesina | 二肽基肽酶 IV（DPP4）抑制剂 | 武田制药公司 | 2 型糖尿病 | 上市，1 月 25 日 |
| Canagliflozin（坎格列净） | Invokana | 钠葡萄糖协同转运蛋白-2（SGLT-2）抑制剂 | 强生公司 | 2 型糖尿病 | 上市，3 月 29 日 |
| Insulin degludec（德谷胰岛素） | Tresiba | | 诺和诺德公司 | 1/2 型糖尿病 | 注册前 |
| Lixisenatide（利西拉来） | Lyxumia | 胰高血糖素样肽-1（GLP-1）受体激动剂 | 赛诺菲公司 | 2 型糖尿病 | 注册前 |
| Mitiglinide（米格列奈） | Glufast | 胰岛 B 细胞的 ATP 敏感型钾离子通道 | 武田制药 | 2 型糖尿病 | 注册前 |
| Dulaglutide | LY2189265 | 胰高血糖素样肽-1（GLP-1）类似物 | 礼来公司 | 2 型糖尿病 | 注册前 |
| Dapagliflozin（达格列净） | | SGLT-2 抑制剂 | 阿斯利康和百时美施贵宝公司 | 2 型糖尿病 | 注册前 |
| Degludec/liraglutide（长效胰岛素+利拉鲁肽） | IDegLira；Victoza + Tresiba | 糖尿病复方药 | 诺和诺德公司 | 2 型糖尿病 | 注册前 |
| Ruboxistaurin mesylate（鲁伯斯塔） | Arxxant/LY333531 | 蛋白激酶 C-β 抑制剂 | 礼来公司/爱尔康公司 | 糖尿病黄斑水肿 | 注册前 |
| Metreleptin（美曲普汀） | | 人类激素瘦素的类似物 | 百时美施贵宝/阿斯利康公司 | 脂营养不良 | 注册前 |
| Insulin glargine（甘精胰岛素） | Lantus；LY2963016 | 胰岛 B 细胞 | 勃林格殷格翰/礼来公司 | 1/2 型糖尿病 | Ⅲ 期临床 |
| Insulin peglispro | LY2605541 | | 勃林格殷格翰/礼来公司 | 1/2 型糖尿病 | Ⅲ 期临床 |
| 人胰岛素 | Afrezza | 吸入式胰岛素输送技术，模拟人体用餐时胰岛素的分泌 | MannKind 公司 | 1/2 型糖尿病 | Ⅲ 期临床 |
| Albiglutide（阿必鲁泰） | Syncria | GLP-1 受体激动剂 | 葛兰素史克公司 | 2 型糖尿病 | Ⅲ 期临床 |
| Aleglitazar（阿格列扎） | | PPAR-α/γ 激动剂 | 罗氏公司 | 2 型糖尿病 | Ⅲ 期临床 |
| Empagliflozin | BI 10773 | SGLT-2 抑制剂 | 勃林格殷格翰/礼来公司 | 2 型糖尿病 | Ⅲ 期临床 |
| Linagliptin + pioglitazone（利拉利汀+吡格列酮） | Tradjenta；Trajenta + Actos | DPP-4 抑制剂 + 肝脏 CYP2C8 | 勃林格殷格翰/礼来公司 | 2 型糖尿病 | Ⅲ 期临床 |
| Lixisenatide | Lyxumia | GLP-1 受体激动剂 | 赛诺菲公司 | 2 型糖尿病 | Ⅲ 期临床 |
| Omarigliptin | | | 默克公司 | | Ⅲ 期临床 |
| Semaglutide | | GLP-1 受体激动剂 | 诺和诺德公司 | 2 型糖尿病 | Ⅲ 期临床 |
| Sitagliptin phosphate + pioglitazone（磷酸西他列汀 + 比格列酮） | Janacti/MK-0431C | DPP-4 抑制剂 + 过氧化物酶体增殖物激活受体 γ（PPAR-γ）的激动剂 | 默克公司 | 2 型糖尿病 | Ⅲ 期临床 |
| Vildagliptin（维达列汀） | Galvus | DPP-4 抑制剂 | 诺华公司 | 2 型糖尿病 | Ⅲ 期临床 |
| | MK-3102 | DPP-4 抑制剂 | 默克公司 | 2 型糖尿病 | Ⅲ 期临床 |
| | TaK-875 | 刺激胰岛 B 细胞分泌胰岛素 | 武田制药公司 | 2 型糖尿病 | Ⅲ 期临床 |
| Naltrexone（纳曲酮） | Contrave | 阿片受体拮抗剂 | 武田制药/Orexigen 公司 | 肥胖 | Ⅲ 期临床 |
| Bardoxolone methyl | RTA 402 | Nrf2 途径的引导物 | 雅培公司 | 糖尿病肾病 | Ⅲ 期临床 |
| Lesinurad | RDEA-594 | URAT1 抑制剂 | 阿斯利康公司 | 痛风 | Ⅲ 期临床 |
| Metreleptin（美曲普汀） | leptin | 改善胰岛素抗性、糖代谢及脂代谢 | Amylin 制药公司 | 脂肪代谢障碍 | Ⅲ 期临床 |
| Beloranib | | METAP2 酶抑制剂 | Zafgen 公司 | 肥胖 | Ⅱa 期临床 |
| Trelagliptin（曲格列汀） | SYR-472 | DPP-4 抑制剂 | 武田制药公司 | 2 型糖尿病 | Ⅱ 期临床 |
| | MABp1 | 慢性炎症阻断剂 | Xbiotech 公司 | 2 型糖尿病 | Ⅱ 期临床 |

## 5　中枢神经系统疾病药物(表5)

### 5.1　多发性硬发症

多发性硬发症( multiple sclerosis, MS)是一种慢性中枢神经系统炎症性疾病,破坏大脑和机体其他部分间通信的自身免疫性疾病。MS 会对运动、感觉和思考能力造成损伤,严重影响患者的生活质量,截至目前还没有一个药物能够治愈 MS。自 1993 年首次批准至今,干扰素-β 仍然代表了复发-缓解型 MS 的一线治疗手段之一。直到 20 年之前,MS 在探索治疗方法上进展不大,仍亟需更有效、耐受性良好的治疗策略。

在 MS 药物开发领域,百健艾迪( Biogen Idec)公司一直处于领先地位,其强大的药物组合及在研的其他药物,能够从早期迹象的出现到病情晚期,帮助管理 MS 疾病。2013 年 3 月 27 日,美国 FDA 批准了该公司的 Dimethyl fumarate(富马酸二甲酯,商品名:Tecfidera,曾用名:BG-12)胶囊治疗成人复发型 MS。Tecfidera 是 FDA 自 2004 年首次批准 Natalizumab(那他珠单抗,商品名:Tysabri)后,百健艾迪公司再次获批的第 2 个 MS 治疗药物,业内一直认为该药将成为 MS 药物市场的"重磅炸弹"级药物,年销售额有望超出 30 亿美元。

**聚乙二醇化干扰素 β-1a( peginterferon beta-1a)**　2013 年 7 月,FDA 及欧洲药品管理局( EMA)同时接受审查百健艾迪公司的聚乙二醇化干扰素 β-1a( Peginterferon beta-1a)的上市申请[17]。聚乙二醇化干扰素 β-1a 是一种皮下注射型药物,用于复发型多发性硬化症( RMS)的治疗。该药是百健艾迪公司数种常用于 MS 的一线治疗的干扰素类药物中的一员,利用聚乙二醇化技术来延长干扰素 β-1a 的半衰期,延长其在体内的循环时间,从而减少用药次数。该药生物制剂申请( BLA)的提交是基于一项全球性、为期两年的 Ⅲ 期 ADVANCE 临床研究在第一年的试验结果。数据表明,聚乙二醇干扰素 β-1a 与安慰剂相比,能明显降低疾病活性,包括复发、残疾进展及大脑损伤,并且呈现良好的安全性和耐受性特征,达到了所有主要和次要临床疗效指标。

### 5.2　重度抑郁症

**5.2.1　Levomilnacipran(左旋米那普仑,商品名:Fetzima)**　Levomilnacipran 是森林实验室和法国 Pierre Fabre 医药公司合作开发的新型五羟色胺去甲肾上腺素再摄取抑制剂( SNRI),2013 年 7 月 25 日美国 FDA 批准其用于成人重度抑郁症( major depressive disorder,MDD),这也是经 FDA 批准在美国上市的第 4 种 SNRI。Levomilnacipran 是 Milnacipran(米那普仑,商品名:Savella)的活性对映体,后者由法国 Pierre Fabre 医药公司首先研制开发,并于 1997 年上市,用于治疗抑郁症;之后该公司将此产品转让给 Cypress 公司,并于 2009 年 1 月 14 日被美国 FDA 批准用于纤维肌痛综合征( fibromyalgia syndrome,FMS)。

一项随机、双盲、安慰剂对照、剂量可变的 Ⅲ 期临床试验,共招募了 442 名 18～80 岁的 MDD 患者,检测了 Levomilnacipran 治疗 MDD 的疗效性、安全性和耐受性。受试患者将随机接受每日一次 40mg 至 120mg levomilnacipran 或安慰剂的治疗方案,连续服药 8 周。根据忧郁症状评量表( MADRS-CR)显示,与安慰剂相比,使用 Levomilnacipran 的 MDD 患者的症状明显减少,具有较高的耐受性。常见的不良反应有恶心、便秘、心率增加及多汗等[18]。

**5.2.2　Vortioxetine(商品名:Brintellix)**　武田制药和 Lundbeck 公司联合研发的 Vortioxetine( 代号 Lu AA21004)是 2013 年 FDA 批准的另一个 MDD 治疗药物。Vortioxetine 被认为是具有多模式作用属性的新一代抗抑郁药,通过两种作用机制的联合发挥作用:受体活性调节和再摄取抑制(reuptake inhibition)。根据迄今取得的数据,鉴于其对认知的积极影响及可耐受的副作用等属性,Vortioxetine 预计将成为单相抑郁症市场中最成功的新药。Vortioxetine 有望被定位为老年抑郁症患者的一线治疗选择,并作为对常用选择性 SSRI 治疗无效的患者的二线治疗选择。

表5　2013 年 FDA 注册前及中后期研发阶段的中枢神经系统药物

| 通用名<br>(中文通用名) | 商品名/<br>研发代号 | 作用机制 | 研发单位 | 适应证 | 研发状态 |
|---|---|---|---|---|---|
| Dimethyl fumarate<br>(富马酸二甲酯) | Tecfidera/<br>BG-12 | | 美国百健艾迪公司 | 多发性硬化症(MS) | 上市,3<br>月27日 |
| Levomilnacipran<br>(左旋体米那普仑) | Fetzima/F2695 | 五羟色胺去甲肾上腺素<br>再摄取抑制剂(SNRI) | 森林实验室(Forest<br>Laboratories) | 重度抑郁症(MDD) | 上市,7<br>月25日 |
| Vortioxetine | Brintellix | | Lundbeck 公司 | 重度抑郁症(MDD) | 上市,9<br>月30日 |
| Alemtuzumab | Lemtrada | | 赛诺菲公司 | 多发性硬化症(MS) | 注册前 |
| PEG-interferon beta-1a<br>(聚乙二醇干扰素 β-1a) | Plegridy/BI-<br>IB017 | 干扰素 | 美国百健艾迪公司 | 多发性硬化症(MS) | 注册前 |
| Cariprazine(卡利拉嗪) | RGH-188 | D2 和 D3 受体部分激<br>动剂 | 森林实验室(Forest<br>Laboratories) | 精神分裂症及双<br>相 I 型障碍 | 注册前 |
| Remoxy | | | 辉瑞公司 | 疼痛 | 注册前 |
| Suvorexant | MK-4305 | 双食欲素受体拮抗剂 | 默克公司 | 失眠症 | 注册前 |
| Tafamidis meglumine | Vyndaqel | 作用于转甲状腺素相<br>关的遗传性淀粉样变 | 辉瑞公司 | 类淀粉变性多神<br>经病 | 注册前 |
| Patrome | IPX066 | | 葛兰素史克公司 | 帕金森病 | 注册前 |
| Daclizumab | | IL-2 受体的单克隆抗体 | AbbVie 公司 | 多发性硬化症(MS) | III期临床 |
| Laquinimod(拉喹莫德) | | 免疫调节剂 | Teva 公司 | 多发性硬化症(MS) | III期临床 |
| Ocrelizumab | RG1594 | 人源化抗-CD20 单克<br>隆抗体,靶向作用于<br>成熟的 B 淋巴细胞 | 罗氏公司/Biogen<br>公司 | 多发性硬化症<br>(MS) | III期临床 |
| Levodopa/carbidopa<br>(左旋多巴/卡比多巴) | | | AbbVie 公司 | 帕金森病 | III期临床 |
| Preladenant | MK-3814;<br>SCH 420814 | 腺苷 A2A 受体拮抗剂 | 默克公司 | 帕金森病 | III期临床 |
| Safinamide(沙芬酰胺) | EMD 1195686 | 单胺氧化酶 B 抑制剂 | 辉瑞公司 | 帕金森病 | III期临床 |
| Bitopertin | RG1678 | 甘氨酸转运体 1 型抑制<br>剂 | 罗氏公司 | 精神分裂症 | III期临床 |
| Naloxegol | | 口服外周作用的罂粟-<br>阿片受体拮抗剂 | 阿斯利康公司 | 阿片类药物引发的<br>便秘(opioid-induced<br>constipation,OIC) | III期临床 |
| Eslicarbazepine acetate<br>(艾司利卡西平醋酸盐) | Zebinix;Exalief;<br>Stedesa | 阻断脑细胞的电压依<br>赖性钠通道,阻止病<br>灶放电的散布 | 卫材公司 | 部分性癫痫病 | III期临床 |
| Tanezumab | | 人源化抗 NGF 单克隆<br>抗体 | 辉瑞公司 | 骨性关节炎(oste-<br>oarthritis,OA) | III期临床 |
| Dexpramipexole | KNS-760704 | 增强线粒体的功能,<br>增加神经细胞在压力<br>状态下的自我保护<br>能力 | 美国百健艾迪公司 | 肌萎缩侧索硬化<br>症(ALS) | III期临床 |
| Propofol | Diprivan | | 阿斯利康公司 | 麻醉 | III期临床 |
| Perampanel(吡仑帕奈) | Fycompa | 选择性的非竞争性<br>AMPA 受体拮抗剂 | 卫材公司 | 强直性阵挛性<br>癫痫 | III期临床 |

（续表）

| 通用名<br>(中文通用名) | 商品名/<br>研发代号 | 作用机制 | 研发单位 | 适应证 | 研发状态 |
|---|---|---|---|---|---|
| Tasimelteon(他司美琼) | BMS-214,778 | 大脑视交叉上核褪黑激素受体 MT1 和 MT2 的选择性激动剂 | 百时美施贵宝公司 | 失眠症 | Ⅲ期临床 |
| | ALO-02 | | 辉瑞公司 | 中度至重度慢性腰背痛(chronic low back pain) | Ⅲ期临床 |
| | OPC-34712 | | 大冢制药公司 | MDD/ADHD/精神分裂症 | Ⅲ期临床 |

# 6 其 他(表6)

## 6.1 罕见病用药

**6.1.1 Eloctate(recombinant factor VIII Fc)** 血友病(hemophilia)分为 A、B 两型,血友病 A 是凝血因子Ⅷ缺乏所导致的出血性疾病,约占先天性出血性疾病的 85%。2013 年 3 月,百健艾迪公司治疗 A 型血友病的长效重组凝血因子Ⅷ Fc 融合蛋白药物 Eloctate(recombinant factor Ⅷ Fc, rFⅧFc)向 FDA 提交了一份生物制品注册申请(BLA)。这项注册申请是基于迄今最大的针对 A 型血友病的注册性Ⅲ期临床试验 A-LONG 的结果而提交的,该Ⅲ期临床试验对象为 165 名年龄大于 12 岁男性急性血友病患者。研究分为 3 组,分别为个性化预防治疗组(25 ~ 65 IU/kg,每 3 ~ 5 天一次)、每周预防治疗组(65 IU/kg)和阶段性治疗组(10 ~ 50 IU/kg)。第一组的结果显示,30% 受试者经过 3 个月的治疗后,可维持每 5 天给药一次,每周给药剂量为 77.9 IU/kg。药物代谢结果显示,Eloctate 的半衰期(19.0h) 为 recombinant factor Ⅷ(12.4h) 的 1.5 倍,并且出血率降低。另外,Eloctate 大大降低了患者的用药频率(每年减少 50 ~ 100 次注射),同时减轻了治疗负担[19]。

Eloctate 是新一类治疗 A 型血友病的长效凝血因子治疗剂中的第 1 个候选药物,开发此药的目标是减少该疾病的治疗负担。通常,A 型血友病的预防需要每周 3 次或隔天一次注射,以维持凝血因子足够的循环水平,从而提供保护免于出血。没有预防性治疗,A 型血友病患者会处于出血风险中,这些出血会引起不可逆转的关节损伤和威胁生命的失血。Eloctate 不仅对严重的 A 型血友病患者安全有效,而且可个性化的预防性治疗(每三到五天,个别患者需要根据药代动力学进行剂量调整),以及每周一次的预防性治疗。如果被批准,Eloctate 将成为 20 多年来 A 型血友病治疗的首个主要进展。

**6.1.2 Sebelipase alfa** Synageva 生物制药公司的 Sebelipase alfa 用于治疗罕见疾病沃尔曼氏病(Wolman disease),现已进入Ⅲ期临床试验阶段。沃尔曼氏病又称溶酶体酸脂肪酶缺乏症(LAL deficiency),是一种罕见的、常染色体隐性遗传的进展性疾病,给婴儿、儿童和成人患者带来毁灭性的后果:患沃尔曼氏病的婴儿大部分无法存活 1 年以上,成人患者有腹部肿胀、肝脏肿大和严重的甚至危及生命的消化问题。FDA 已经授予其罕见疾病药物、快速审批和"突破性疗法"认定资格,如获批准,Sebelipase alfa 将成为第 1 个用于治疗沃尔曼氏病的药物。

**6.1.3 Bimagrumab** Bimagrumab(研发代号:BYM338)是诺华公司与德国著名的抗体公司 MorphoSys 共同研制的治疗病理性肌肉萎缩和无力的全新、全人源单克隆抗体,其与Ⅱ型激活素受体有高度亲和力,通过阻断抑制分子信号通路来刺激肌肉生长。2013 年 8 月 20 号,基于 Ⅱ 期概念验证试验,证明其与安慰剂相比可使散发性包涵体肌炎(sporadic inclusion body myositis, sIBM)患者大幅受益而被 FDA 授予了 BTD 资格。sIBM 是一种罕见、可能危及生命的骨骼肌萎缩性疾病,患者通常逐渐丧失行走能力,易摔倒和损伤,并失去上肢功能,出现吞咽障碍,目前尚无有效的治疗 sIBM 的方法。

## 6.2 自体免疫系统用药

**类风湿性关节炎(infliximab biosimilar)** 2013 年 9 月 10 日,全球第二大单抗药物生产企业——韩国生物制品制造商 Celltrion,和全球领先注射药物和输液技术供应商 Hospira 联合宣布,Infliximab biosimilar(研发代号:CT-P13,商品名:Inflectra)获得了欧盟委员会的批准,用于 Infliximab(英夫利昔单抗,商品名:Remicade)的 6 种适应证(克罗恩病、溃疡性结肠炎、类风湿性关节炎与甲氨蝶呤联用、强直性脊柱炎、银屑病关节炎、斑块性银屑病)。Inflectra 是一种嵌合人鼠单克隆抗体,高亲和结合可溶性和跨膜形式肿瘤坏死因子 α(TNF-α),阻止其与 TNF 受体的结合,从而抑制 TNF-α 的生物活性。Inflectra 在欧盟的获批是基于一项随机、双盲、平行的 Ⅲ 期临床实验中的安全性、有效性和耐受性数据,研究中 Inflectra 到达了与 Remicade 治疗等效性的主要终点。同时耐受性良好,安全性也类似[20]。这一结果有望使 Celltrion 公司成为世界上开发出第一个真正能在规范管理市场上市的单抗仿制药公司。此前印度第二大制药企业 Dr Reddy's 公司的 Infliximab 生物仿制药 Reditux(美罗华仿制药)2007 年就已在印度销售。但是印度对仿制药的法规与国际市场的审批标准不一致,因此至今还未在欧美获批上市,所以并不被认为是真正的仿制药。未来单抗类仿制药或以其可观的利润空间和巨大的潜在市场而成为众多制药公司争相角逐的新领域。

表 6 2013 年 FDA 批准上市、注册前及中后期研发阶段的罕见病用药以及其他类别
(自体免疫系统、呼吸系统及妇科)药物

| 通用名<br>(中文通用名) | 商品名/<br>研发代号 | 作用机制 | 研发单位 | 适应证 | 研发状态 |
|---|---|---|---|---|---|
| **罕见病用药** | | | | | |
| Turoctocog alfa | NovoEight | 重组凝血因子 VIII | 诺和诺德公司 | A 型血友病 | 上市,10 月 16 日 |
| Cerdelga | | | 赛诺菲公司 | 1 型戈谢病 | 注册前 |
| Eloctate | recombinant factor VIII Fc | 长效重组因子 VIII-Fc 融合蛋白 | 百健艾迪与 Swedish Orphan Biovitrum (Sobi)公司 | A 型血友病 | 注册前 |
| Miglustat(米氮平片) | Zavesca | 葡萄糖神经酰胺合酶抑制剂 | 联合治疗公司 | 尼曼-匹克病(Niemann-Pick disease) | 注册前 |
| Tafamidis meglumine(氯苯唑酸葡甲胺) | Vyndaqel | 作用于转甲状腺素相关的遗传性淀粉样变 | 辉瑞公司 | 类淀粉变性多神经病 | 注册前 |
| Arbaclofen | | 作用于大脑中的 GABA-B 并降低谷氨酸的活性 | Seaside 治疗公司 | X 染色体易损综合征 | Ⅲ 期临床 |
| Amifampridine phosphate | | 钾离子通道阻滞剂 | Catalyst 制药公司 | 伊顿肌无力综合征(LEMS) | Ⅲ 期临床,BTD |
| Drisapersen | GSK2402968/ PRO051 | 营养不良蛋白基因 | 葛兰素史克公司 | 杜氏肌营养不良症(DMD) | Ⅲ 期临床,BTD |
| Eliglustat | | 神经酰胺合成酶抑制剂 | 赛诺菲公司/健赞公司 | 高歇氏病(Gaucher's disease) | Ⅲ 期临床 |

（续表）

| 通用名<br>（中文通用名） | 商品名/<br>研发代号 | 作用机制 | 研发单位 | 适应证 | 研发状态 |
|---|---|---|---|---|---|
| Human N-acetylgalac-tosamine-6-sulfatase<br>（N-乙酰半乳糖胺-6-硫酸酯酶） | GALNS/<br>BMN-110 | | BioMarin 公司 | 黏多糖病 Ⅵ（Maro-teaux-Lamy 综合征） | Ⅲ期临床 |
| Idebenone（艾地苯醌） | Catena；Sovri-ma | 有效吞噬导致肌肤机体衰老的自由基 | 武田制药公司 | 弗里德希氏共济失调（Friedreich's ataxia） | Ⅲ期临床 |
| Lumacaftor | | 囊性纤维化跨膜转运调节因子(CFTR)抑制剂 | Vertex 公司 | 囊性纤维化 | Ⅲ期临床 |
| Migalastat | | 作为内源性半乳糖苷酶的伴侣分子,使后者转运到溶酶体的量增多 | 葛兰素史克公司 | 法布瑞氏症（Fabry's disease） | Ⅲ期临床 |
| Pasireotide（帕瑞肽） | Signifor | 作用于生长抑素受体5 | 诺华公司 | 肢端肥大症 | Ⅲ期临床 |
| Sebelipase alfa | | 重组 LAL 酶 | Synageva 生物制药公司 | 溶酶体酸脂肪酶缺乏症(LAL deficiency) | Ⅲ期临床,BTD |
| | N9-GP/NN7999 | 糖基化重组凝血因子 IX | 诺和诺德公司 | B 型血友病 | Ⅲ期临床 |
| | N8-GP/NN7088 | VIII 因子重组体 | 诺和诺德公司 | A 型血友病 | Ⅲ期临床 |
| | AFQ056 | | 诺华公司 | 脆性 X 综合征（fragile X syndrom） | Ⅲ期临床 |
| Asfotase alfa | | 酶替代疗法 | Alexion 公司 | 低磷酸酯酶症（hy-pophosphatasia,HPP） | Ⅱ/Ⅲ期临床,BTD |
| Bimagrumab | BYM338 | 全人源化单克隆抗体 | 诺华公司 | 散发性包涵体肌炎（sporadic inclusion body myositis, sIBM） | Ⅱ/Ⅲ期临床,BTD |
| Empagliflozin | | 钠-葡萄糖共转运-2 的抑制剂 | 赛诺菲公司/健赞公司 | 高歇氏病（Gaucher's disease） | Ⅱ期临床 |
| | ALXN1101 | | Alexion 公司 | A 型钼辅酶缺乏症（molybdenum cofactor deficiency,MoCD） | Ⅰ期临床,BTD |
| **自体免疫系统用药** | | | | | |
| Apremilast | | 磷酸二酯酶(PDE4)抑制剂 | Celgene 公司 | 银屑病关节炎(PsA) | 注册前 |
| Hydrocodone/paracetamol controlled release<br>（氢可酮/扑热息痛） | Lortab；Norco；Vicodin | 中枢 | 雅培公司 | 骨关节炎 | 注册前 |
| Naproxcinod<br>（萘普西诺） | | 环氧合酶抑制剂 | NicOx 公司 | 骨关节炎 | 注册前 |
| Prednisone（泼尼松） | Lodotra | 肾上腺皮质激素 | Horizon/SkyePhar-ma 公司 | 类风湿性关节炎 | 注册前 |
| Vedolizumab | | 全人源化单克隆抗体 | 武田制药公司 | 溃疡性结肠炎（ulcer-ative colitis,UC） | 注册前 |
| Apremilast | | PDE4 抑制剂 | Celgene 公司 | 银屑病/牛银屑病关节炎 | Ⅳ期临床/Ⅲ期临床 |
| Baricitinib | | JAK 抑制剂 | 礼来公司 | 类风湿性关节炎 | Ⅲ期临床 |
| Baricitinib | LY3009104 | JAK 抑制剂 | 礼来公司/因赛特公司 | 类风湿性关节炎 | Ⅲ期临床 |
| Brodalumab | AMG 827 | 人抗白介素 17 单克隆抗体 | 阿斯利康公司 | 银屑病 | Ⅲ期临床 |

（续表）

| 通用名<br>（中文通用名） | 商品名/<br>研发代号 | 作用机制 | 研发单位 | 适应证 | 研发状态 |
|---|---|---|---|---|---|
| Calcitonin oral（口服降钙素） | SMC 021 | 通过抑制成熟活跃破骨细胞的吸收，增加肾脏对钙的排泄来减少骨对钙的吸收 | 诺华公司 | 骨关节炎 | Ⅲ期临床 |
| Etoricoxib（依托考昔） | Arcoxia/<br>MK 663 | COX-2 选择性抑制剂 | 默克公司 | 类风湿性关节炎/强直性脊柱炎 | Ⅲ 期临床/<br>Ⅲ期临床 |
| Ixekizumab | | 人抗白介素 17 单克隆抗体 | 礼来公司 | 银屑病 | Ⅲ期临床 |
| Ixekizumab | LY 2439821 | 人抗白细胞介素-17 单克隆抗体 | 礼来公司 | 类风湿性关节炎/银屑病 | Ⅲ 期临床/<br>Ⅱ期临床 |
| Lesinurad | RDEA594 | URAT1 抑制剂 | 阿斯利康公司 | 痛风 | Ⅲ期临床 |
| Romosozumab | AMG-785 | 人化单克隆抗体 | 安进公司 | 绝经后骨质疏松 | Ⅲ期临床 |
| Romosozumab | AMG 785；<br>CDP7851 | 硬骨素蛋白 | 安进公司 | 骨质疏松症 | Ⅲ期临床 |
| Sarilumab | REGN-88 | 白细胞介素-6 受体抑制剂 | 新泽西再生元公司 | 类风湿性关节炎/强直性脊柱炎 | Ⅲ 期临床/<br>Ⅲ期临床 |
| Secukinumab | AIN-457 | 人抗白介素-17 单克隆抗体 | 诺华公司 | 银屑病/银屑病关节炎/类风湿性关节炎 | Ⅲ 期临床/<br>Ⅲ 期临床/<br>Ⅲ期临床 |
| Sirukumab | CNTO 136 | | 葛兰素史克/强生公司 | 类风湿性关节炎 | Ⅲ期临床 |
| Tabalumab | | | 礼来公司 | 狼疮 | Ⅲ期临床 |
| Tabalumab | LY 2127399 | B 细胞活化因子 | 礼来公司 | 类风湿性关节炎/狼疮 | Ⅲ 期临床/<br>Ⅲ期临床 |
| Tildrakizumab | MK-3222/<br>SCH-900222 | 人抗白介素-23 单克隆抗体 | 默克公司 | 银屑病 | Ⅲ期临床 |
| Traficet-EN | 1605786 | CCR9 趋化因子受体拮抗剂 | 葛兰素史克公司 | 克罗恩病 | Ⅲ期临床 |
| Tocilizumab（托珠单抗） | Actemra | 白介素-6（IL-6）受体抑制剂 | 罗氏公司 | 类风湿性关节炎，皮下形式 | Ⅲ期临床 |
| Vedolizumab | MLN0002 | 阻断消化道淋巴细胞运输 | 武田制药公司 | 溃疡性结肠炎/克罗恩病 | Ⅲ 期临床/<br>Ⅲ期临床 |
| | AIN457 | | 诺华公司 | 银屑病 | Ⅲ期临床 |
| | VX-509 | JAK3 激酶抑制剂 | Vertex 公司 | 类风湿性关节炎 | Ⅱ期临床 |
| | SD-101 | | Scioderm 公司 | 大疱性表皮松解症 | 研究性新药<br>IND |
| **呼吸系统用药** | | | | | |
| Relvar/Breo | Breo Ellipta | 糖皮质激素（ICS）糠酸氟替卡松（FF）和长效β2 受体激动剂（LABA）维兰特罗（VI）的复方药物 | 葛兰素史克公司 | 慢性阻塞性肺病（COPD） | 上市，5 月10 日 |
| Umeclidinium +<br>Vilanterol（芜地溴铵和维兰特罗） | Anoro Ellipta/<br>GSK-642444 | 胆碱受体拮抗剂（LA-MA）+ 长效 β2 受体激动剂（LABA） | 葛兰素史克公司 | 慢性阻塞性肺病（COPD） | 上市，12 月18 日 |
| Ragweed | MK-3641 | | 默克公司 | 过敏性反应 | 注册前 |
| Timothy（提摩西草） | MK-7243 | | 默克公司 | 抗花粉过敏 | 注册前 |
| | A 64077 | 5-脂氧化酶抑制剂 | 雅培公司 | 慢性阻塞性肺病（COPD） | Ⅲ期临床 |

（续表）

| 通用名<br>（中文通用名） | 商品名/<br>研发代号 | 作用机制 | 研发单位 | 适应证 | 研发状态 |
|---|---|---|---|---|---|
| Olodaterol/<br>tiotropium bromide | Striverdi | 长效 β-肾上腺素受体激动剂 | BI 公司 | 慢性阻塞性肺病（COPD） | Ⅲ期临床 |
| Seebri Breez haler | | 毒蕈碱受体拮抗剂 | 诺华公司 | 慢性阻塞性肺病（COPD） | Ⅲ期临床 |
| Fluticasone furoate<br>（糠酸氟替卡松） | | | 葛兰素史克公司 | 哮喘 | Ⅲ期临床 |
| Lebrikizumab | | 阻止 IL-13 因子的释放，从而减少导致哮喘相关疾病的因子的产生 | 罗氏公司 | 哮喘 | Ⅲ期临床 |
| Mepolizumab<br>（美泊利单抗） | Bosatria | 人单克隆抗体，专一性识别 IL-5 | 葛兰素史克公司 | 哮喘 | Ⅲ期临床 |
| Lebrikizumab | RG3637 | | 罗氏公司 | 严重哮喘 | Ⅲ期临床 |
| Octreotide（奥曲肽） | RG3806 | 生长抑素 | 罗氏公司 | 肢端肥大症 | Ⅲ期临床 |
| | 300 IR | | Abbott/Stallergenes 公司 | 季节性变态反应性鼻炎 | Ⅲ期临床 |
| | FX125L | 趋化因子抑制剂 | 勃林格殷格翰 | 炎症性疾病（哮喘、COPD） | Ⅱ期临床 |
| **女性健康用药** | | | | | |
| Ospemifene | Osphena | 选择性雌激素受体调节剂 | 盐野义制药公司 | 更年期女性性交疼痛 | 上市，2 月 26 日 |
| Serada/Gabapentin<br>（加巴喷丁） | Neurontin | GABA 类似物 | Depomed 公司 | 热潮红 | 注册前 |
| Bazedoxifene | Viviant | | 辉瑞公司 | 绝经后骨质疏松症 | 注册前 |
| Elagolix（恶拉戈利） | | 促性腺激素释放激素拮抗剂 | AbbVie 公司 | 子宫内膜异位 | Ⅲ期临床 |
| Vintafolide | | 通过在抗有丝分裂药物长春新碱上接上叶酸配体，通过叶酸配体使得长春新碱靶向叶酸受体高表达的癌细胞 | 默克公司 | 卵巢癌 | Ⅲ期临床 |
| Corifollitropin alfa | Elonva | 新型的雌性卵泡刺激素 | 默克公司 | 女性不孕症 | Ⅲ期临床 |
| Trabectedin<br>（曲贝替定） | Yondelis | 通过超氧化作用使 DNA 骨架破裂以及细胞的凋亡 | 强生公司 | 乳腺癌/卵巢癌 | Ⅲ期临床 |
| Trebananib | AMG-386 | 一种重组肽-Fc 融合蛋白，作为血管生成素 1 和 2 抑制剂 | 安进公司 | 输卵管癌 | Ⅲ期临床 |
| Conjugated estrogens/<br>bazedoxifene Ligand | Premarin | 雌激素受体 | 辉瑞公司 | 血管舒缩性症状 | Ⅲ期临床 |
| | MK-8962 | | 默克公司 | 不育症 | Ⅲ期临床 |

## 参 考 文 献

［1］ Marc Iskowitz. Class seekers［EB/OL］. (2012-12-01)［2013-11-28］. http://www.mmm-online.com/the-pipeline-report-2014-class-seekers/article/321704/.

［2］ Mullard A. Learning from the 2012-2013 class of breakthrough therapies［J］. Nat Rev Drug Discov,2013,12(12):891-

893. doi:10. 1038/nrd4196.

[3] Marc Iskowitz. Late-stage standouts[EB/OL]. (2012-11-30)[2013-11-28]. http://www. mmm-online. com/the-pipeline-report-2013-late-stage-standouts/article/269367/.

[4] FDA approves Gazyva for chronic lymphocytic leukemia[EB/OL]. 2013-11-01[2014-01-27]. http://www. fda. gov/News-Events/Newsroom/PressAnnouncements/ucm373209. htm.

[5] Wang ML,Rule S,Martin P,et al. Targeting BTK with ibrutinib in relapsed or refractory mantle-cell lymphoma[J]. N Engl J Med,2013,369(6):507-516. doi:10. 1056/NEJMoa1306220.

[6] Brown JR. Ibrutinib (PCI-32765),the first BTK (Bruton's tyrosine kinase) inhibitor in clinical trials[J]. Curr Hematol Malig Rep,2013,8(1):1-6. doi:10. 1007/s11899-012-0147-9.

[7] Topalian SL,Hodi FS,Brahmer JR,et al. Safety,activity,and immune correlates of anti-PD-1 antibody in cancer[J]. N Engl J Med,2012,366(26):2443-2454. doi:10. 1056/NEJMoa1200690.

[8] Merck's melanoma drug shows survival benefit[EB/OL]. 2013-11-09[2014-03-02]http://www. pmlive. com/pharma_news/mercks_melanoma_drug_shows_survival_benefit_519430.

[9] Sassoon I,Blanc V. Antibody-drug conjugate (ADC) clinical pipeline:a review[J]. Methods Mol Biol,2013,1045:1-27.

[10] Rocca A,Farolfi A,Bravaccini S,et al. Palbociclib (PD 0332991):targeting the cell cycle machinery in breast cancer[J]. Expert Opin Pharmacother,2014,15(3):407-420. doi:10. 1517/14656566. 2014. 870555.

[11] Syndax's Entinostat Receives Breakthrough Therapy Designation from FDA for Treatment of Advanced Breast Cancer[EB/OL]. (2013-09-11)[2014-02-08]. http://www. prnewswire. com/news-releases/syndaxs-entinostat-receives-breakthrough-therapy-designation-from-fda-for-treatment-of-advanced-breast-cancer-223276481. html.

[12] de la Puente P,Azab AK. Contemporary drug therapies for multiple myeloma[J]. Drugs Today (Barc),2013,49(9):563-573.

[13] Kuroda J,Nagoshi H,Shimura Y,et al. Elotuzumab and daratumumab:emerging new monoclonal antibodies for multiple myeloma[J]. Expert Rev Anticancer Ther,2013,13(9):1081-1088. doi:10. 1586/14737140. 2013. 829641.

[14] Teerlink JR,Cotter G,Davison BA,et al. Serelaxin,recombinant human relaxin-2,for treatment of acute heart failure (RELAX-AHF):a randomised,placebo-controlled trial[J]. Lancet,2013,381(9860):29-39.

[15] U. S. Food and Drug Administration Approves Gilead's Sovaldi? (Sofosbuvir) for the Treatment of Chronic Hepatitis C[EB/OL]. 2013-12-06[2014-01-27]. http://www. gilead. com/news/press-releases/2013/12/us-food-and-drug-administration-approves-gileads-sovaldi-sofosbuvir-for-the-treatment-of-chronic-hepatitis-c.

[16] Raffi F,Jaeger H,Quiros-Roldan E,et al. Once-daily dolutegravir versus twice-daily raltegravir in antiretroviral-naive adults with HIV-1 infection (SPRING-2 study):96 week results from a randomised,double-blind,non-inferiority trial[J]. Lancet Infect Dis,2013,13(11):927-935.

[17] US and EU Regulatory Authorities Accept PLEGRIDY(TM) (peginterferon beta-1a) Marketing Applications for Review. 2013-07-19[2014-02-27]. http://online. wsj. com/article/PR-CO-20130719-905838. html.

[18] Saraceni MM1,Venci JV,Gandhi MA. Levomilnacipran (Fetzima):A New Serotonin-Norepinephrine Reuptake Inhibitor for the Treatment of Major Depressive Disorder[J]. J Pharm Pract,2013 Dec 31. [Epub ahead of print].

[19] Powell JS,Josephson NC,Quon D,et al. Safety and prolonged activity of recombinant factor VIII Fc fusion protein in hemophilia A patients[J]. Blood,2012,119 (13):3031-3037.

[20] Yoo DH1,Hrycaj P,Miranda P,et al. A randomised,double-blind,parallel-group study to demonstrate equivalence in efficacy and safety of CT-P13 compared with innovator infliximab when coadministered with methotrexate in patients with active rheumatoid arthritis:the PLANETRA study[J]. Ann Rheum Dis. 2013 Oct;72(10):1613-20. doi:10. 1136/annrheumdis-2012-203090.

[(作者:陈玲,邹栩,黄文龙. 全文发表于《中国新药杂志》,2014,23(7):733 - 752)]

# 2012 年 FDA 批准上市药物评述

2012 年美国 FDA 药物审评中心（CDER）批准了 39 个新药上市，其中 33 个新分子实体（NMEs）和 6 个生物制品（表 1），创 1997 年以来的新高[1]。药物审批正朝着健康、良性的方向发展；首轮审评通过率将近 80%，超过往年任何时候。首轮通过率高的可能原因包括：①药物研发过程中监管者和研发企业之间的沟通更为密切；②新药的适应证填补了未满足的疾病需求；③追踪性（me-too）候选药物减少 [20 个属于首创（first-in-class）药物]；④更明确的效益-风险平衡。除了数量上的新高，2012 年批准药物中还有一个值得关注的趋势是治疗罕见疾病的孤儿药的比例上升（共批准 13 个孤儿药，占 33%），同时，抗肿瘤药物占有相当高的比例（6/13；2011 年，7/11），反映癌症患者人群的分层更加清晰。

**表 1　2012 年 FDA 批准新药**

| 通用名（中文名） | 商品名 | 适应证 | 作用机制 | 研制单位 | 评审类别 |
|---|---|---|---|---|---|
| **抗肿瘤药物（13 个）** | | | | | |
| Ingenol mebutate（巨大戟醇甲基丁烯酸酯） | Picato | 光化性角化病（actinic keratosis，AK） | 作用机制尚不明确 | 丹麦利奥制药（LEO Pharma） | S |
| Axitinib（阿西替尼） | Inlyta | 对其他药物没有应答的晚期肾癌（肾细胞癌） | 小分子酪氨酸激酶抑制剂（作用靶点：VEGFR1，-2 和-3） | 辉瑞（Pfizer）公司 | S |
| Vismodegib（维莫德吉） | Erivedge | 不宜进行手术的晚期基底细胞癌（皮肤癌） | Hedgehog 信号通路小分子抑制剂 | 美国基因技术（Genentech）公司 | P |
| Pertuzumab（帕妥珠单抗）* | Perjeta | HER2-阳性的晚期（转移性）乳腺癌 | 靶向 HER2 单抗 | 美国基因泰克（Genentech）公司 | P |
| Carfilzomib（卡非佐米） | Kyprolis | 难治性多发性骨髓瘤 | 20S 蛋白酶抑制剂 | 美国 Onyx 制药公司 | S,O |
| Ziv-aflibercept（阿柏西普）* | Zaltrap | 转移性结直肠癌 | 重组人融合蛋白 | 赛诺菲（Sanofi）公司 | P |
| Tbo-Filgrastim（重组粒细胞集落刺激因子（G-CSF）* | Neutroval | 化疗相关中性粒细胞减少症 | 重组粒细胞集落刺激因子（G-CSF） | Sicor 生物技术公司 | S |
| Enzalutamide | Xtandi | 经多西他赛治疗无效的转移性去势抵抗性前列腺癌 | 非甾类雄性激素受体拮抗剂 | 阿斯特拉（Astellas）公司 | P |
| Bosutinib monohydrate（博舒替尼） | Bosulif | 慢性髓性白血病（CML） | Src-Abl 和 Bcr-Abl 激酶活性抑制剂 | 辉瑞（Pfizer）公司 | S,O |
| Regorafenib（瑞格非尼） | Stivarga | 转移性结直肠癌 | 多靶点（RET，VEGFR1，-2，-3 and KIT）的酪氨酸激酶抑制剂 | 拜耳（Bayer）公司 | P |
| Omacetaxine mepesuccinate（高三尖杉酯碱） | Synribo | 慢性粒细胞白血病（CML） | 作用机制尚不明确 | 美国 Ivax 公司 | S,O |
| Cabozantinib | Cometriq | 甲状腺髓样瘤 | 酪氨酸激酶抑制剂（作用靶点：RET，MET，VEGFR1，-2，-3，KIT 和 FLT3） | 美国 Exelixis 生物制药公司 | P,O |
| Ponatinib | Iclusig | 其他疗法治疗无效的慢性粒细胞白血病（CML） | 三代酪氨酸激酶抑制剂（作用靶点：BCR-ABL，KIT，RET 和 FLT3） | 美国 Ariad 制药公司 | P,O |

（续表）

| 通用名（中文名） | 商品名 | 适应证 | 作用机制 | 研制单位 | 评审类别 |
|---|---|---|---|---|---|
| **肠胃病药物（4 个）** | | | | | |
| Citric acid；magnesium oxide；sodium picosulfate（柠檬酸/匹可硫酸钠/氧化镁） | Prepopik | 结肠镜检查前的肠道准备 | 渗透性泻药 | 瑞士辉凌制药（Ferring Pharmaceuticals） | S |
| Linaclotide（利那洛肽） | Linzess | 便秘型肠易激综合征 | 鸟苷酸环化酶 C（GC-C）受体激动剂 | 美国森林实验室（Forest Laboratories）公司 | S |
| Teduglutide（替度鲁肽） | Gattex | 短肠综合征（SBS） | 新型重组人胰高血糖素样肽 2 | NPS 制药公司 | S,O |
| Crofelemer | Fulyzaq | HIV 引起的腹泻 | CFTR 和氯通道（CaCC）双重抑制剂 | 美国 Salix 制药公司 | P |
| **呼吸系统药物（3 个）** | | | | | |
| Ivacaftor（Vx-770） | Kalydeco | G551D 突变的囊性纤维化（cystic fibrosis，CF） | CFTR 增强剂 | 美国 Vertex 公司 | P,O |
| Lucinactant（芦西纳坦） | Surfaxin | 早产儿呼吸窘迫综合征（RDS） | 无菌，无热原肺表面活性剂 | 美国 Discovery Laboratories 公司 | S |
| Aclidinium bromide（阿地溴铵） | Tudorza Pressair | 慢性阻塞性肺病（COPD）引起的支气管痉挛（肺气道变窄） | 长效抗胆碱药物 | 美国森林实验室（Forest Laboratories）公司 | S |
| **抗感染药物（3 个）** | | | | | |
| Elvitegravir（埃替格韦）；Tenofovir disoproxil fumarate（富马酸替诺福韦酯）；Emtricitabine（恩曲他滨）；Cobicistat | Stribild | 初治 HIV-1 成年患者 | 埃替拉韦（HIV 整合酶链转移抑制剂）；富马酸替诺福韦酯（无环核苷（酸）类似物）；恩曲他滨（核苷类逆转录酶抑制剂）；Cobicistat（药代动力学增强剂） | 美国吉利德科学公司（Gilead Sciences） | S |
| Raxibacumab（瑞希巴库）* | | 吸入性炭疽病 | 重组人单克隆抗体 | 美国 Human Genome Sciences 公司 | P,O |
| Bedaquiline（贝达喹啉） | Sirturo | 多药耐药性结核病 | 双芳基喹啉类抗分枝杆菌 | 强生（Janssen）公司 | P,O |
| **心血管药物（2 个）** | | | | | |
| Lomitapide（洛美他派） | Juxtapid | 与低脂饮食和其他降脂药物一起用于治疗纯合性家族性高胆固醇血症（HoFH） | 微粒体甘油三酯转移蛋白抑制剂 | Aegerion 制药公司 | S,O |
| Apixaban（阿哌沙班） | Eliquis | 预防非瓣膜性房颤患者的卒中和血栓 | Xa 因子抑制剂 | 百时美施贵宝（BMS）公司/辉瑞 | P |
| **神经系统用药（2 个）** | | | | | |
| Teriflunomide（特立氟胺） | Aubagio | 复发性多发性硬化症 | 二氢乳清酸脱氢酶（DHODH）抑制剂 | 赛诺菲（Sanofi）公司 | S |
| Perampanel（吡仑帕奈） | Fycompa | 难治性癫痫的部分发作 | 高度选择性和非竞争性的 AMPA 型谷氨酸盐受体拮抗剂 | 日本卫才（Eisai）制药公司 | S |
| **显像剂（2 个）** | | | | | |
| Florbetapir F-18 | Amyvid | β-淀粉样蛋白显像剂，帮助检测阿尔茨海默氏症 | 放射性诊断试剂 | 美国 Avid Radiopharmaceutical 公司 | S |
| Choline C-11（11C-标记胆碱） | | 显像剂，复发性前列腺癌检测 | 放射性标记的胆碱类似物 | MCPRF | P |
| **眼科用药（2 个）** | | | | | |
| Tafluprost（他氟前列素） | Zioptan | 开角型青光眼或高眼压 | 选择性 FP 前列腺素受体激动剂 | 默沙东公司（Merck Sharp Dohme） | S |

（续表）

| 通用名(中文名) | 商品名 | 适应证 | 作用机制 | 研制单位 | 评审类别 |
|---|---|---|---|---|---|
| Ocriplasmin（玻璃体腔注射液）* | Jetrea | 有症状的玻璃体黄斑粘连（vitreomacular adhesions, VMAs） | 重组人纤维蛋白溶酶 | 比利时生物技术公司（ThromboGenics） | P |
| **其他(8 个)** | | | | | |
| Glucarpidase（谷卡匹酶或羧肽酶）* | Voraxaze | 因肾衰而导致的甲氨蝶呤中毒(血液中甲氨蝶呤水平过高) | 重组细菌酶 | 美国 BTG International 公司 | P,O |
| Peginesatide acetate（聚乙二醇肽） | Omontys | 慢性肾病（CKD）引起的贫血 | 合成聚乙二醇肽,可结合和激活促红细胞生成素受体 | 美国安斐曼科斯(Affymax)公司 | S |
| Avanafil(阿伐那非) | Stendra | 勃起功能障碍(ED) | 磷酸二酯酶-5（PDE5）抑制剂 | 美国 Vivus 制药公司 | S |
| Taliglucerase alfa | Elelyso | 戈谢病（Gaucher's disease） | 表达于植物细胞的一种重组人源性葡萄糖脑苷脂酶 | 辉瑞(Pfizer)公司 | S,O |
| Lorcaserin(盐酸氯卡色林) | Belviq | 肥胖症 | 5-HT2C 受体激动剂 | 日本卫材(Eisai)制药公司 | S |
| Mirabegron(米拉贝隆) | Myrbetriq | 成人膀胱过度活动症 | β3 肾上腺素能受体激动剂 | 阿斯特拉(Astellas)公司 | S |
| Tofacitinib（枸橼酸托法替尼） | Xeljanz | 类风湿性关节炎（RA） | JAK 抑制剂 | 辉瑞(Pfizer)公司 | S |
| Pasireotide diaspartate（帕瑞肽） | Signifor | 不宜手术的库欣病（Cushing's disease） | 生长抑素类似物 | 诺华(Novartis)公司 | P,O |

\* 生物制品(Biologics,亮黄标注),其余均为新分子实体(NMEs)。S:Standard(标准);P:Priority(优先);O:Orphan(孤儿药)。其他包括泌尿类药物、性健康类药物、血液病药物、风湿疾病药物、内分泌和皮肤病药物。MCPRT:Mayo Clinic PET 放射化学设施(Mayo Clinic PET Radiochemistry Facility)

## 1 治疗领域:抗肿瘤药物独领风骚

近年来,抗肿瘤药物在美国药品评价和研究中心(CDER)的批准名单上所占比例较大(图1),2012 年共批准了 13 个抗肿瘤药物(占比 33%),2011 年 8 个(占比 22%)。尽管其他治疗领域(如胃肠病学、呼吸系统用药以及抗微生物药物)新药也不断涌现,但这些治疗类别的药物与抗肿瘤药物相比,数量上仍显得单薄。医药企业对抗肿瘤药物的研发重视多年已然,以目前在研的临床药物的数目来看,抗肿瘤药物仍然势头强劲,预计 2013 年获批的抗肿瘤药物仍占相当大比重。

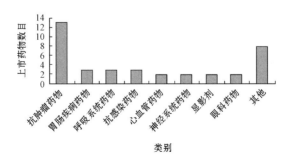

**图1** 2012 年 FDA 上市新药(按疾病治疗领域分类)

2012 年,针对单一肿瘤靶标的抗肿瘤药物平均为 2.6 个,而过去平均为 1.7 个。几乎所有抗肿瘤药物均获得快速通道或优先审评资格,而这些资格通常是给予那些特殊治疗领域、疗效有显著改善的治疗手段/药物。新的抗肿瘤药物仍在填补未能满足的疾病需要,目前抗肿瘤药物尚未达到饱和,因此业内人士对抗肿瘤药物泡沫的担忧为时尚早。

在肿瘤治疗药物领域,惠及的患者人群的数量和效益正日益扩大。例如,Ariad 制药公司的 BCR-ABL 抑制剂 Ponatinib——2012 年获批的 3 个治疗慢性白血病之一的药物——患者响应率达 54%,T315I 突变患者响应率达 70%,如此显著的疗效给"老"一代药物造成明显压力。不断增加的响应率,使得效益-风险评估更为容易,也反映了新的治疗药物的靶向性的更加显著,以及研发企业选择那些易于响应的患者的能力。

## 2 潜在的 5 个"重磅炸弹"级药物

有专家估计,2012 年有 5 个上市新药在未来 5 年内年销售额达到数十亿美元。它们分别是:2 个抗肿瘤药物(Enzalutamide 和 Pertuzumab)、一日一次的抗 HIV 复方药物 Stribild、治疗类风湿性关节炎药物 Tofacitinib 以及预防由房颤引发的卒中风险药物 Apixaban。

### 2.1 Enzalutamide(商品名:Xtandi)

Astellas/Medivation 公司的 Enzalutamide(研发代号:MDV3100)是雄性激素受体拮抗剂,批准用于治疗去势耐受前列腺癌(castration-ressitant prostate cancer)。Enzalutamide 靶向于雄性激素受体信号通路的多个因子,这些因子被认为是前列腺癌增殖的主要驱动因子。来自美国 Sloan-Kettering 癌症中心的研究人员 Scher 等[2]对 Enzalutamide 能否延长去势抵抗性前列腺癌患者化疗后生存期进行了评估,研究结果发现 Enzalutamide 可显著性延长转移性去势抵抗性前列腺癌化疗后生存期。

Enzalutamide 是近 3 年来批准上市的第 4 个转移性前列腺癌药物,并被认为是有史以来疗效最好的一个,预计 2017 年年销售额有望达到 35 亿美元。

### 2.2 Pertuzumab(帕妥珠单抗,商品名:Perjeta)

罗氏旗下基因泰克生物制药公司(Genentech)的 Pertuzumab 是一种单克隆抗体,用于对于激素疗法几乎无效的 HER-2 阳性的晚期转移性乳腺癌。它是第一个被称作"HER 二聚化抑制剂"的单克隆抗体,可以阻止 HER-2 受体与其他配体激活性 ERBB 受体形成二聚体,从而减缓肿瘤的生长。

最新研究报道,Pertuzumab 联合曲妥珠单抗和化疗,可以明显延长 HER2 阳性的转移性乳腺癌患者的无进展生存期(18.5 个月 vs 安慰剂,12.4 个月),专家表示 Pertuzumab 是 HER2 阳性的晚期乳腺癌治疗的里程碑式突破,有望成为 HER2 阳性乳腺癌的标准治疗药物。

### 2.3 Stribild

Stribild 是由埃替拉韦(150mg)、Cobicistat(150mg)、恩曲他滨(200mg)、富马酸替诺福韦酯(300mg)组成的复方制剂,每日 1 次,获准用于从未接受过治疗的成年人免疫缺陷病毒-1(HIV-1)感染患者。该制剂包含以前批准的 2 种 HIV 治疗药物(恩曲他滨和延胡索酸泰诺福韦酯的复合制剂,商品名:Truvada,吉利德科学公司)和 2 种新药——埃替拉韦和 Cobicistat。埃替拉韦是一种 HIV 整合酶链转移抑制剂,Cobicistat 是一种药代动力学增强剂(本身不具有抗病毒活性),可抑制代谢某些 HIV 药物的酶,从而延长埃替拉韦的疗效。对 Stribild 的安全性和有效性进行评价的实验结果显示,在服用 Stribild 48 周后 88%～90% 患者血液中艾滋病病毒水平低到几乎无法检测。而服用 Truvada 和另一抗艾滋病药物的患者中则只有 84%～87%。Stribild 对妇女和儿童的安全性,以及其是否会和其他药物产生交互作用尚需进一步研究[3]。

## 2.4 Tofacitinib(托法替尼,商品名:Xeljanz)

Tofacitinib(研发代号:CP-690550)是辉瑞公司研发的用于治疗类风湿性关节炎(rheumatoid arthritis,RA)的首创药物,是首个开发用于 RA 的 JAK 激酶抑制剂。其获批道路颇为曲折,历经了将近 10 年才得以批准上市。与当前多数其他 RA 治疗药物主要作用于细胞外靶点不同,Tofacitinib 以细胞内信号转导通路为靶点,作用于细胞因子网络的核心部分,同时 Tofacitinib 对 JAK3 的抑制强度是对 JAK1 及 JAK2 的 5 ~ 100 倍[4]。

与雅培公司的阿达木单抗注射液(Humira)相比,Tofacitinib 具有口服给药的优势。一项随机 3 期临床试验显示,Tofacitinib 与甲氨蝶呤合用,并未证明比抗肿瘤坏死因子药物更加有效[5],而且其长期安全性仍尚待考证。对临床医生而言,在已有疗效确切的药物可用、同时也没有证据表明 Tofacitinib 比这些药物疗效好的情况下,他们可能更倾向于鼓励患者接受他们所了解的药物,比如阿达木单抗(Humira)或 Enbrel。因此被寄予"重磅"药物(分析家预测,该药的年销售额将达到 20 ~ 30 亿美元)的厚望的 Tofacitinib 的市场前景还有待时间验证。

## 2.5 Apixaban(阿哌沙班,商品名:Eliquis)

Apixaban 是辉瑞和施贵宝公司合作研发的针对房颤引发卒中患者的抗凝药物,作为已经使用了数十年的华法林的替代品,主要用于预防血液斑块的形成以及在关节置换手术后的深静脉血栓。此前,它已经在 27 个欧盟国家通过髋关节或膝关节置换手术后的预防深静脉血栓适应证。Apixaban 被认为是这两家美国制药企业最重要的创新产品之一,未来极有可能获得每年数十亿美元的销售业绩。

但对于由房颤引发的卒中风险的预防,是 Apixaban 最主要的适应证。同类型的竞争药物还有:拜耳公司和强生公司的利伐沙班、勃林格殷格翰公司的达比加群。

## 3 其他亮点

2012 年批准上市的新药除了数量上出现突破,具有科学和临床意义的新药也不断涌现。

### 3.1 Ivacaftor(商品名:Kalydeco)

2012 年最引人瞩目的新药应该是 Vertex 公司的 ivacaftor(研发代号:Vx-770),它是首个疾病修饰型药物,用于罕见型囊性纤维化患者。在其获得批准后,囊性纤维化跨膜通道调节因子(CFTR)稳定剂获得了首个"突破性药物"资格,用于囊性纤维化患者的进一步研究。突破性药物计划(breakthrough drug program)源于 FDA 2012 年 7 月推出的 FDA 安全与创新法案(FDA-SIA)——涉及处方药、医疗器械、仿制药、生物仿制药生产企业的用户费用,该计划将加速那些有望在现有治疗手段上增加显著效益的候选药物的研发和评审进度。

### 3.2 Taliglucerase alfa(商品名:Elelyso)

辉瑞公司的长期酶替代疗法 Taliglucerase alfa 批准用于 1 型(非神经型)戈谢病(Gaucher disease)成人患者的长期治疗。对于确诊为戈谢病的患者,该药可以替代其所缺少的酶。Elelyso 是一种利用基因重组技术在胡萝卜根部细胞中培养得到的 $\beta$-葡糖脑苷脂酶类似物[6],同时也是通过其 ProCellEx 平台生产、获 FDA 批准的首个植物细胞表达型药物。ProCellEx 平台采用基因工程改造的胡萝卜细胞产生药物,为制药者寻找更加安全、有效的药物途径提振信心。

### 3.3 Raxibacumab(瑞希巴库)

葛兰素史克的子公司人类基因组科学公司(HGS)的 Raxibacumab 是首个获批的抗菌性单克隆抗体,用于治疗吸入性炭疽病。至此 Raxibacumab 成为首个由 FDA 根据其"动物疗效规则"批准的单克隆抗体。吸入性炭疽病是炭疽病的一种形态,是由于吸入炭疽杆菌芽孢导致的传染性疾病。Raxibacumab 还被批准用于预防其他可选择的治疗手段不可用或不适合的吸入性炭疽。当临床试验在人身上不可行或者不符合伦理要求时,"动物疗效规则"允许实施充分的良好控制的动物试验,用其得到的疗效结果数据来支持 FDA 批准药物上市。吸入性炭疽是个罕见的致死性疾病,所以不可能在人身上去实行足够数量的疗效试验[7]。

### 3.4 Vismodegib(维莫德吉,商品名:Erivedge)

用于治疗转移性和局部性的晚期基地细胞癌的 Vismodegib 属于新作用机制药物,是首个口服、具有高选择性的 Hedgehog 信号通络小分子抑制剂。Hedgehog 信号通路对细胞早期生长和发展起关键的调节作用,在包括基底细胞癌等多种类型的恶性肿瘤中都发现 Hedgehog 信号通路发生突变。由于在该类患者中目前还没有标准治疗药物,所以 FDA 为 Vismodegib 开通快速审评通道。

### 3.5 Bedaquiline(贝达喹啉,商品名:Sirturo)

2012 年 Bedaquiline 被批准用于治疗多重耐药肺结核 (MDR-TB),其通过抑制结核分枝杆菌繁殖和传播所必需的一种酶而发挥作用。肺结核是由结核分枝杆菌(Mycobacterium tuberculosis)感染引起的一种致命性传染疾病。多药耐药肺结核系指对抗结核常用药异烟肼和利福平治疗不应答的肺结核,其原因是结核分枝杆菌对上述 2 种药物产生了耐药性,该疾病在全世界造成了严重的健康威胁,此次 Bedaquiline 的获准上市,无疑给没有其他治疗选择的患者带来了希望[8]。

Bedaquiline 是近 40 年来被 FDA 批准的第一种肺结核新药。Bedaquiline 获批的速度非常快,意味着 FDA 对这种被忽略的疾病的重视程度有了很大提高。

### 3.6 减肥药物

2012 年 2 个减肥药物获准上市,缓解了数十年来没有减肥药物获批的现状。然而仅 Eisai 和 Arena 公司的 Lorcaserin(盐酸氯卡色林)在列新分子实体名单中,Vivus 公司的复方减肥药物 Qysmia[芬特明(phentermine)/托吡酯(topiramate)],由于成分中的两种药物作为其他适应证已经上市多年,此次被归类成新复方药物而不包括在 39 个新批准药物名单中。

### 3.7 Teriflunomide(特立氟胺,商品名:Aubagio)

Teriflunomide 是一种具有消炎性质、改善病情的免疫调节口服药,用于治疗成人复发性多发性硬化症(multiple sclerosis,MS),每日一片。在研的 MS 药物有:BiogenIdec 公司富马酸二甲酯胶囊制剂 BG-12(有望在 2013 年获准上市)以及赛诺菲的 Alemtuzumab(已经递交申请)。

## 4 结 语

2012 年最大的赢家无疑是辉瑞公司,5 个新药获准上市,其中 4 个是完全自主研发,1 个是合作研发。同时新兴制药公司的异军突起,也部分贡献了制药业当前的"繁荣"。2012 年新兴制药公司有 16 个药物获得批准(占比 41%,2011 年,37%),这可能源于小型生物技术公司对研发资金更为有效的使用及其对孤儿药研发的关注。

尽管新药研发的生产力明显下降,但近几年全球的制药公司和生物技术公司在新药研发方面还是取得了累累硕果。在 CDER 没有改变药物评选的标准的前提下,较高的首轮审评通过率或许可以说明 FDA 的新药审评更加有效和顺畅。目前有许多新的极具潜力的药物处于研究的晚期阶段,有的新药正在等待监管机构的批准,这必将给 2013 年及以后一段时间的医药市场增加许多看点。

## 参 考 文 献

[1]　Asher Mullard. 2012 FDA drug approvals[J]. *Nature Review Drug Discovery*, 2013, 12:87-90.

[2]　Scher HI, Fizazi K, Saad F, *et al*. Increased survival with enzalutamide in prostate cancer after chemotherapy[J]. *Engl J Med*, 2012, 367(13):1187-1197.

[3]　美批准治 HIV 新药 Stribild[EB/OL]. (2012-08-28)[2013-03-27]. http://realtime. zaobao. com/2012/08/jg120828_013. shtml.

[4]　JAK 抑制剂[2013-03-27]. http://baike. baidu. com/view/9212190. htm.

[5]　Burmester GR, Blanco R, Charles-Schoeman C, *et al*. Tofacitinib (CP-690,550) in combination with methotrexate in patients with active rheumatoid arthritis with an inadequate response to tumour necrosis factor inhibitors:a randomised phase 3 trial[J]. *Lancet*, 2013, 381(9865):451-460. doi:10. 1016/S0140-6736(12)61424-X.

[6]　张爱玲,史爱欣,谢婧,等. 抗 I 型戈谢病新药他利苷酶-α 的药理作用及临床评价[J]. 中国新药杂志,2013,22(3):253-255.

[7]　FDA 批准瑞西巴库注射液治疗吸入性炭疽[EB/OL]. (2013-02-04)[2013-03-27]. http://cp. toocle. com/detail/6956511. html.

[8]　杨臻峥 编译. 抗结核药 Bedaquiline[J]. 药学进展,2013,37(1):2.

[作者:陈玲,邹栩,黄文龙. 全文发表于《药学与临床研究》,2013,21(3):205 - 209]

# 2012 年美国 FDA 批准上市的抗肿瘤药物最新进展

**摘　要**

　　因疾病的难治性和临床未满足需求的迫切性,抗肿瘤药物一直是创新药物研发的热点领域。随着现代医学科学的发展和肿瘤分子机制研究的逐步深入,近几年全球抗肿瘤药研发硕果累累。除了数量上的突破,具有全新作用机制的分子靶向抗肿瘤药物正成为研发主流。本文就 2012 年美国 FDA 批准上市的抗肿瘤药物及其最新进展做一综述,并对 2013 年上半年批准的抗肿瘤药物做一总览介绍。

　　2012 年美国 FDA 药品评价和研究中心( CDER )批准了 39 个新药——33 个新分子实体( NMEs )和 6 个生物制品[1]。其中,抗肿瘤药物占有相当高的比例( 13/39;2011 年,7/11 ),多靶点、全新作用机制的抗肿瘤药物层出不穷,新的抗肿瘤药物仍在填补未能满足的疾病需求,几乎所有抗肿瘤药物均获得快速通道或优先审评资格(7/13) ,5 个被授予孤儿药地位。尽管其他治疗领域(如胃肠病学、呼吸系统用药以及抗微生物药物)新药也不断涌现,但数量上远远少于抗肿瘤药物,抗肿瘤药物成为过去 10 年中创新药研究最为活跃的领域。

## 1　治疗白血病药物

　　2012 年,美国 FDA 批准上市了 3 个治疗慢性粒细胞白血病( chronic myeloid leukemia,CML)新药,三者均为孤儿药:两个酪氨酸激酶抑制剂( tyrosine kinase inhibitor,TKI)——Bosutinib 和 Ponatinib;一个蛋白合成抑制剂——Omacetaxine mepesuccinate。CML 的病理特征是,由于异常基因表达而产生 Bcr-Abl 融合蛋白( CML 进程中的关键性酶) ,导致骨髓过度和无节制地产生大量白细胞并积聚于血液中,随后快速发展进入侵袭期。

### 1.1　**Bosutinib**( **博舒替尼,商品名:Bosulif** )

　　Bosutinib( 研发代号:SKI-606)是一种强效的蛋白激酶 Src-Abl 和 Bcr-Abl 双重抑制剂,2012 年 9 月被美国 FDA 批准用于治疗慢性加速或急变期费城染色体阳性( Ph + )且对既往治疗耐药或不能耐受的成人 CML,口服片剂,一日一次。

　　Bosutinib 属于第 2 代 TKI,是第 4 个被批准的 TKI 药物。TKI 主要通过抑制 Bcr-Abl 融合蛋白,从而发挥抗白血病作用。目前临床上最常用的针对 Bcr-Abl 的 TKI 包括第一代药物 Imatinib( 伊马替尼,商品名:Gleevec® )、第二代药物 Dasatinib( 达沙替尼,商品名:Sprycel) 和 Nilotinib( 尼罗替尼,商品名:Tasigna) 。作为首个上市的 Bcr-Abl 蛋白激酶抑制剂,伊马替尼的出现革新了CML 的治疗:大多数患者呈现出持续性的响应以及显著改善的生存期。但由于 Bcr-Abl 基因位点的突变/Bcr-Abl 蛋白的过度表达等导致其出现耐药。第二代 TKI 就分子水平的响应率、症状缓和时间以及进展至加速期/急性发作的发生频率等方面均优于伊马替尼,可用于伊马替尼耐药或不能耐受的 CML 的治疗。例如 Bosutinib,就可有效抑制野生型 Bcr-Abl 以及 Bcr-Abl 突变引起的伊马替尼耐药( V299L 和 T315I 突变除外) 。另外,与前 3 个药物显著不同的是,Bosutinib 对 c-KIT 以及血小板衍生生长因子( PDGF)受体仅显现极小的抑制作用,因此它的血液毒性较小,疗效、耐受性以及毒性均优于前三者。Bosutinib 最显著的副作用是在用药后的前几周会发生轻度的自限性腹泻，其他治疗相关的副作用包括轻到中度的恶心，呕吐，腹痛，血小板减少，皮疹，贫血，发热等[2]。

## 1.2 Omacetaxine mepesuccinate（高三尖杉酯碱，商品名：Synribo）

2012 年 10 月 26 日美国 FDA 批准 Teva 制药公司的 Omacetaxine mepesuccinate 用于至少 2 种 TKIs 治疗后仍然发生进展的 CML 患者。Omacetaxine mepesuccinate 是源自粗榧属植物三尖杉中提取并分离出的单体粗榧碱 Cephalotaxine 类别的全新创新（first-in-class）药物，对 CML 显示一定疗效，尤其是对 2 种以上 TKIs 耐药或不可耐受的慢性期 CML。其作用机制尚未完全明晰，可能是作为蛋白合成抑制剂，通过阻断某些促进肿瘤细胞发展蛋白而发挥作用。

Omacetaxine mepesuccinate 应用方法为：皮下注射（$1.25mg/m^2$），每天 2 次，连续 14 天，28 天为一周期，直至白细胞计数正常（血液学反应）。之后，只要患者继续临床获益，改为每天 2 次，连续使用 7 天，28 天一个周期，作为维持治疗。主要遗传学缓解（major cytogenetic response, MCyR）作为其首要终点指标。根据 FDA 数据[3]，Omacetaxine mepesuccinate 对慢性期 CML 的作用时通过降低细胞费城染色体的基因突变，而这项突变在大多数慢性粒细胞白血病患者中并发现。76 例中的 14 例患者（18.4%）在平均 3.5 个月内产生了突变的减少，持续减少的中位时间为 12.5 个月。对于加速期 CML 的有效性，在于发生重大的血液学缓解（白细胞计数正常或没有证据表明白血病）患者的数量。35 例患者中有 5 例（14.3%）在平均 2.3 个月里取得了重大的血液学缓解，平均持续时间 4.7 个月。

临床研究中最常见的不良反应为血小板减少、贫血、中性粒细胞减低、发热性中性粒细胞减低、腹泻、恶心、全身无力、注射部位反应淋巴细胞减少等。Omacetaxine mepesuccinate 对伊马替尼耐药或不耐受其他 TKI 的慢性期或加速期的 CML 患者提供了一个新的治疗选择。

## 1.3 Ponatinib（普纳替尼，商品名：Iclusig）

Ponatinib（曾用名：AP24534），是一种多重靶向（Bcr-Abl, KIT, RET 和 FLT3）的口服小分子 TKI，2012 年 12 月被批准用于治疗成人 CML 和 Ph 染色体阳性（Ph+）的急性淋巴细胞白血病（ALL）。这两种白血病均为罕见疾病，因此美国 FDA 授予其孤儿药地位，其基于 FDA 加速批准程序而批准，批准比官方截止日期提前了 3 个月。

Ponatinib 属于第 3 代 TKI，为各种 Bcr-Abl 相关的突变提供了治疗选择，特别是那些携带 T315I 突变患者几乎没有选择治疗的余地（同年批准的 Bosutinib 也对 T315I 突变引起的伊马替尼耐药无效）。而 Ponatinib 对携有发生 T315I 突变的 Bcr-Abl（Bcr-Abl$^{T315I}$）的白血病具有显著疗效[4]，同时 Ponatinib 可用于各种其他类型的伊马替尼耐药 CML，而且不论何种耐药机制（Lyn, Fyn, Axl 的过度表达和激活；ERK1/2 组成性激活等）均有疗效[5]。Ponatinib 常见的副作用是皮疹、皮肤干燥、腹痛、头痛和便秘，但大多数情况下症状较轻微。

最新研究发现[6]，Ponatinib 对甲状腺髓样癌（medullary thyroid cancer, MTC）和非小细胞肺癌（non-small cell lung cancer, NSCLC）中发现的转染重排（rearranged during transfection, RET）基因的激活变体具有强效抑制作用，活性与其抑制 Bcr-Abl 细胞的活性相当，且效力大大超过其他 RET 靶向的 TKI（Vandetanib, Cabozantinib, Sorafenib 等）。

# 2 治疗皮肤癌药物

## 2.1 Ingenol mebutate（巨大戟醇甲基丁烯酸酯，商品名：Picato）

2012 年 1 月 23 日 LEO Pharma AS 公司的外用凝胶 Ingenol mebutate（曾用名：PEP005）获美

国 FDA 批准用于治疗日光性角化病(actinic keratosis, AK)。AK 是由于日光累积暴晒导致的癌前病变,可能进展为鳞状细胞癌(皮肤癌的第二种最常见类型)。有研究表明,约 65% 鳞状细胞癌始于未治疗的 AK。Ingenol mebutate 是从澳大利亚植物 Euphorbia peplus 的汁液中提取的活性成分,母核巨大戟醇是一种具有独特作用机制的小分子:①导致 AK 皮肤细胞的快速坏死;②特定的嗜中性粒细胞介导、抗体依赖的细胞毒性:双重作用机制使之可使用如此少至两或三天,也是目前第一个和唯一局部 AK 治疗可使用短时间的药物[7]。

Ingenol mebutate 主要用于短期局部治疗,有两种规格:0.015% 凝胶用于脸部和头皮日光性角化症,每天 1 次,连续 3 天;0.05% 凝胶是用于躯干和四肢日光性角化症,每天 1 次,连续 2 天。一项随机、双盲、赋形剂对照的多中心临床试验表明,与赋形剂对照组相比,在第 57 天,Ingenol mebutate 凝胶给药组显示出显著的、较高的完全清除率(首要终点)和部分清除率,且从长远来看,这种 AK 清除效果还可持续[8]。

## 2.2 Vismodegib(维莫德吉,商品名:Erivedge)

美国基因泰克公司开发的 Vismodegib 于 2012 年 1 月 30 被 FDA 批准用于那些对标准治疗难以治疗以及不适合进行手术或放射的晚期/转移性的基底细胞癌(basal cell carcinoma, BCC)患者的治疗,胶囊剂(150mg),一日一次。

该新药申请得到了 Erivance BCC——一项多通道、两队列、单臂、II 期研究结果的支持,该研究主要在局部晚期(n = 63)和转移性(n = 33)BCC 患者中开展。结果表明:对于局部晚期 BCC 患者,Vismodegib 能够减少 43%(整体回应率)的肿瘤或可见性病变,而对转移性 BCC 患者有效率则是 30%。两种类型患者中,平均响应持续时间为 7.6 个月,中位无进展生存时间(Progress Free Survival, PFS)为 9.5 个月[9]。

Vismodegib 是口服的、具有高选择性的 Hedgehog(Hh)信号通路小分子抑制剂。Hh 信号通道在胚胎发育及成体组织器官的功能维持中起着十分重要的作用,在正常人身上,Hh 信号通道通常处于被抑制的状态,当 Hh 配体与转运膜受体 Patched(PTCH1)相结合后被激活,从而使转运膜蛋白 smoothened(SMO)通过各种蛋白转运信号。Hh 信号通路的功能紊乱常常导致各类疾病(包括各种肿瘤)的产生,因此成为当前抗肿瘤药物的研究热点。目前处于 1 和 2 临床试验的 Hh 信号通路抑制剂有 LDE 225,Saridegib(IPI-926),XL139(BMS-833923),LEQ 506,PF-04449913 和 TAK-441[10]。

由于该疾病目前还没有标准治疗药物,作为首创全新(first-in-class)药物,Vismodegib 被赋予了优先审批的资格。其诸多的优点:全新的作用机制、方便给药的口服剂型、与化学治疗的细胞毒性相比之下的患者耐受性等,使之成为当前 BCC 治疗的最佳选择。需要注意的是,提高胃肠道 pH 值的成分可导致其溶解度降低,从而影响其生物利用度。最常见的不良反应是轻到中度的头发减少,肌肉痉挛,味觉失调以及体重减轻。目前 Vismodegib 对其他恶性肿瘤的试验也正在进行中,例如髓母细胞瘤、胰腺癌、多发性骨髓瘤、软骨肉瘤、前列腺癌等。

# 3 治疗转移性结直肠癌药物

## 3.1 Ziv-aflibercept(阿柏西普,商品名:Zaltrap)

由赛诺菲-安万特(Sanofi-Aventis)公司开发的 Ziv-aflibercept 于 2012 年 8 月 3 日获批,与 FOLFIRI 化疗方案(folinic acid/fluorouracil/irinotecan,亚叶酸 + 氟尿嘧啶 + 伊立替康)联合用于

治疗成人转移性结直肠癌(metastatic colorectal carcinoma, mCRC)。Ziv-aflibercept 是通过重组 DNA 技术,在中国仓鼠卵巢(CHO)K-1 哺乳动物表达系统生产的一种重组融合蛋白。作为一种血管生成抑制剂,Ziv-aflibercept 可使肿瘤因缺少足够的血流供应而无法生长。其获准上市,为那些肿瘤发生转移的患者以及对含奥沙利铂(Oxaliplatin)化疗方案耐药或接受该疗法后肿瘤发生恶化的患者带来了希望。

一项共有 1 226 名曾接受以奥沙利铂为基础的联合化疗后肿瘤生长,或术后接受以奥沙利铂为基础的联合化疗后 6 个月内出现肿瘤复发的 mCRC 患者参加的 VELOUR 3 期临床研究[11],对 Ziv-aflibercept 的安全性和有效性进行了评价。研究中受试者被分为两组,分别接受 Ziv-aflibercept + FOLFIRI 和安慰剂 + FOLFIRI 治疗,直至其肿瘤进展或出现难以接受的不良反应。结果显示:Ziv-aflibercept + FOLFIRI 组和安慰剂 + FOLFIRI 组受试者的中位生存时间分别为 13.5 和 12 个月,两组中肿瘤体积缩小的患者比例分别为 20% 和 11%。此外,上述两组受试者的 PFS 分别为 6.9 和 4.7 个月。Ziv-aflibercept + FOLFIRI 组受试者中,最常见不良反应包括白细胞计数降低、腹泻、口腔溃疡、疲劳、高血压、尿蛋白增加、体质量下降、食欲减退、腹痛及头痛。

Ziv-aflibercept 用于晚期非小细胞肺癌(NCT00532155)以及转移性胰腺癌(NCT00574275)均进展到了 3 期临床试验阶段:但结果显示二者的总生存期均未有显著改善[12]。

### 3.2 Regorafenib(瑞格非尼,商品名 Stivarga)

2012 年 9 月 FDA 批准了拜耳公司的口服药物 Regorafenib 治疗 mCRC。Regorafenib 是一种新型的多靶点 TKI,作用靶点包括血管内皮生长因子受体(VEGFR)1,2,3;血小板衍生生长因子(PDGFR)-β、c-KIT 等,可阻断促进肿瘤生长的多种酶。

在一项名为 CORRECT 的关键性 3 期随机临床试验中[13],Regorafenib 组的中位总生存期为 6.4 个月,而安慰剂组为 5.0 个月,生存期增加了 29%。接受过所有标准治疗(FU 类、奥沙利铂、伊立替康、贝伐珠单抗、西妥昔单抗)后进展的 760 例 mCRC 患者,按 2:1 随机分层后接受 Regorafenib 或安慰剂联合最佳支持治疗(505 名患者口服 Regorafenib 160mg,255 名患者进入安慰剂组)。患者持续治疗直至疾病发生进展、死亡或是出现不可耐受的毒性。除了总生存期改善外,中位 PFS 也得到改善(2.0 vs 1.7 个月)。最常见的不良反应是手足皮肤反应、疲劳、腹泻、高胆红素血症和高血压[14]。

Regorafenib 是紧随 Ziv-aflibercept 之后的又一个治疗 mCRC 药物,也是第 1 个被证明对 mCRC 有效,且可以延长患者生命的小分子激酶抑制剂。mCRC 靶向治疗领域近年来多为失败的临床试验,CORRECT 的阳性结果无疑为该领域增添一大亮点,Regorafenib 有望成为 mCRC 靶向治疗新药,市场潜力十分巨大。另外,2013 年 2 月 Regorafenib 经 FDA 优先审评程序扩大适应证[15],用于治疗晚期不能手术切除或转移性胃肠道间质瘤(Gastrointestinal Stromal Tumors, GIST,表 1),使之成为针对该适应证的第 3 个激酶抑制剂(另两个为伊马替尼和舒尼替尼)。

## 4 治疗肾细胞癌药物

Axitinib(阿西替尼,商品名:Inlyta) 2012 年 1 月 27 日 FDA 批准了辉瑞(Pfizer)公司的 Axitinib(AG-013736)用于其他系统治疗无效的晚期肾癌(renal cell carcinoma, RCC)。Axitinib 是强效的、口服多靶点 TKI,作用靶点为 VEGFR-1,-2,-3;PDGFR 以及 c-KIT。其批准获得一项名为 AXIS 的 3 期临床试验的支持,该试验比较了 Axitinib 和 Sorafenib(商品名:Nexavar,Bayer 公司)

的作为转移性 RCC 二线治疗药物的疗效,结果显示 Axitinib 显著改善了患者的 PFS[16]。

Axitinib 临床推荐的初始剂量是 5mg,bid,单独服用或与食物共服。根据个人耐受情况,剂量可增加(最多为 10mg,bid)或减少。有效半衰期相对比较短,仅 2.5 ~ 6.1h。吸收比较快,口服后约 4h 即达到血浓峰值。平均绝对吸收度为 58% 。Axitinib 主要通过肝细胞色素 P450(CYP)代谢,顺序从大到小依次为 CYP 3A4/5、CYP1A2、CYP2C19、尿苷二磷酸葡萄糖醛酸基转移酶(UGT)1A1。Axitinib 主要通过肝胆排泄途径消除,极少从尿液排泄(小于 1%),两种主要的血浆代谢物 M12(亚砜)和 M7(葡萄糖苷酸)均无药理活性。临床剂量下不会抑制 CYP3A4/5,CYP1A2,CYP2C8,CYP2A6,CYP2C9,CYP2C19,CYP2D6,CYP2E1,及 UGT1A1,因此不会与这些酶代谢的药物发生相互作用。Axitinib 是 P-gp 外排抑制剂,但在治疗剂量的血浆浓度下明显无抑制。Axitinib 的临床药动学呈剂量(1 ~ 20mg,bid)相关性,呈双室人体药动学模型[17]。

自 2005 年以来,Axitinib 是 FDA 批准的第 7 个治疗转移性或晚期 RCC 新药,但 RCC 的治疗仍然是一项严峻挑战。RCC 的标准治疗手段是靶向的序贯疗法,多数患者最初都是使用 VEGFR-TKI 作为一线治疗手段,但最终均产生耐药继而疾病发生进展。患者可选择另一种 VEGFR-TKI 或者转而使用另一种不同作用机制的药物,例如哺乳动物西罗莫司靶蛋白(mammalian target of rapamycin,mTOR)抑制剂,代表药物是 Everolimus(商品名为 Afinitor,诺华公司)[18]。VEGF 通路和 mTOR 通路是转移性 RCC 中研究得比较多的两个靶向治疗靶点,两者具有显著不同的临床疗效和安全性,但目前为止尚未对两者进行"头对头"的研究。

## 5 治疗乳腺癌药物

Pertuzumab(帕妥珠单抗,商品名:Perjeta) 2012 年 6 月 8 日,基因泰克公司的 Pertuzumab 注射剂获得批准,联合 Trastuzumab(注射用曲妥珠单抗,商品名:Herceptin)和多西他赛(Docetaxel)化疗,用于既往未接受过抗人类表皮生长因子受体 2(human epidermalgrowth factor receptor-2,HER2)疗法或化疗治疗的 HER2 阳性转移性乳腺癌(mBC)患者。Pertuzumab 是靶向作用于 HER2 受体的个性化治疗药物,通过与 HER2 区域的二聚合位点结合,阻止配体驱动的 HER2 与 HRE 受体的结合,从而阻止肿瘤细胞的生长和存活。由于其与 Trastuzumab 作用于 HER2 蛋白质的不同位点,因此这种组合疗法具有协同作用,进一步阻断了促使肿瘤生长的细胞信号。

在名为 CLEOPATRA (CLinical Evaluation Of Pertuzumab And TRAstuzumab)、随机、双盲、安慰剂对照的关键性 3 期临床试验研究中,招募了来自全球 250 个中心 800 名 BC 患者,接受 Pertuzumab + Trastuzumab + Docetaxel 组合的患者中位 PFS 显著长于那些以 Trastuzumab + Docetaxel + 安慰剂组的患者(12.4 vs 18.7 个月),其间他们的肿瘤没有发生恶化,到达实验的首要终点目标[19]。

## 6 治疗骨髓瘤药物

Carfilzomib(卡非佐米,商品名:Kyprolis) 2012 年 7 月 20 日,Onyx 制药公司的 Carfilzomib 注射剂获得批准,用于接受至少两种已有疗法(其中之一必须为硼替佐米,另一个或为免疫调节抑制剂)无效、在 60d 内疾病仍有进展的复发性/难治性骨髓瘤患者(relapsed/refractory multiple myeloma,RRMM)。多发性骨髓瘤是恶性浆细胞在骨髓中克隆增生性疾病,是一种较为罕见的致命性疾病。

Carfilzomib 是第二代蛋白酶体抑制剂,可与 20S 蛋白酶体的含苏氨酸 N-末端活性位点可逆性结合,其活性与已经应用于临床的蛋白酶体抑制剂硼替佐米(Bortezomib)相当,而不良反应比 Bortezomib 要小。该药的推荐剂量是在 4 周用药期间,每周连续 2 天按 $20mg/m^2$ 给药(3 周为一周期);然后在下一周期中剂量增加到 $27mg/m^2$。另外,通常建议患者在第 1、2 周期时接受地塞米松的预治疗以减少输液反应的风险[20]。

在一项 266 名多发性骨髓瘤患者参加的临床试验中,对 Carfilzomib 的安全性和有效性进行了评估,总缓解率为 22.9%,应答持续时间约为 7.8 个月[21]。临床试验中发生的主要不良反应为疲劳、贫血、恶心、呼吸困难和腹泻等。作为一种罕见病用药,Carfilzomib 是在 CDER 加速审批程序下获得批准的。其临床数据较为有限,尚需要更多的试验数据来证明其临床疗效。但对于那些尚无较好治疗方法的多发性骨髓瘤患者,Carfilzomib 的上市无疑是一个令人鼓舞的消息。

## 7　治疗前列腺癌药物

*Enzalutamide*(恩杂鲁胺,商品名:Xtandi)　由 Medivation 公司与 Astellas 公司共同开发的新型雄激素受体(androgen receptor,AR)拮抗剂类 Enzalutamide(曾用名:MDV-3100)于 2012 年 8 月 31 日获美国 FDA 批准上市,适应证为经多西他赛治疗无效的去势抵抗性前列腺癌(castration-resistant prostate cancer,CRPC)。

药理学研究表明,Enzalutamide 与 AR 的结合亲和力较目前市场上常用的同类产品比卡鲁胺(Bicalutamide)高约 5 倍,其作用机制也不相同:Enzalutamide 并不促使 AR 易位至胞核,而是阻止 AR 与 DNA 及辅助活化蛋白结合,且阻抑睾酮与前列腺癌细胞结合,从而抑制肿瘤细胞的生长。Enzalutamide 的疗效和安全性在一项随机、安慰剂对照的多中心 3 期临床试验(AFFIRM)中得到评估:这项试验招募了 1199 例曾接受多西他赛治疗的转移性 CRPC 患者,旨在评价接受 Enzalutamide 治疗患者与安慰剂组患者的总生存率。结果显示,Enzalutamide 组患者的中位生存期为 18.4 个月,而安慰剂组患者仅为 13.6 个月。次级考察指标也显示出 Enzalutamide 的优越性:接受 Enzalutamide 治疗患者的生活质量较安慰剂组有了显著改善(43% *vs* 18%,$P < 0.001$)。Enzalutamide 无严重不良反应,常见副作用为衰弱、疲劳和背痛,仅有 0.9% 的 Enzalutamide 受试者出现癫痫样发作,而安慰剂组未见这一现象。出现癫痫样发作的患者永久停止治疗,癫痫样发作均消除。鉴于此,患者应被告知 Enzalutamide 具有诱发突发性意识丧失的风险[22]。目前一项名为 PREVAIL 的 3 期临床试验正在进行中,旨在评估 Enzalutamide 对之前未经多西他赛化疗的 CRPC 患者中的有效性[23]。

## 8　治疗甲状腺髓样癌药物

*Cabozantinib*(卡博替尼,商品名:Cometriq)　2012 年 11 月 29 日,美国 FDA 批准了 Cabozantinib(曾用名:XL184)用于不可手术切除的恶性局部晚期或转移性甲状腺髓样癌(medullary thyroid carcinoma,MTC)的治疗。MTC 是一种罕见的、难治性、缓慢进展性疾病,来源于分泌降钙素的甲状腺滤泡旁细胞(又称 C 细胞),降钙素是一种激素,有助于维持血液中钙的健康水平。

Sennino 等[24]研究表明,单一靶向 VEGF 的治疗可能会引起一些副作用,包括促进肿瘤细胞的侵袭转移。而当 VEGF 和 c-Met 同时被抑制时,不但肿瘤体积减少了,其侵袭转移也会被抑制。作为 VEGF 和 c-Met 双重抑制剂,Cabozantinib 通过同时靶向抑制这两种信号通路而发挥抗肿瘤作用,减少转移并抑制血管生成。Cabozantinib 是美国 FDA 目前为止批准的第 2 个 MTC 治疗药物,首个批准药物为阿斯利康公司的 Vandetanib(凡德他尼,商品名:Caprelsa,2011 年上市)。在此之前,这种罕见疾病患者的治疗方法十分有限。在纳入了 330 例患者的研究结果显示,Cabozantinib 组患者的 PFS 为 11.2 月,而安慰剂组为 4 个月。结果还显示,Cabozantinib 组有 27% 的患者肿瘤体积在 15 个月的时间里有所缩小,而安慰剂组肿瘤未出现体积缩小现象[25]。尽管 Cabozantinib 在临床试验中并未延长患者的总生存期,但其在临床试验中显著的 PFS 益处和轻微毒性反应的结果还是令人振奋。Cabozantinib 最常见的不良反应有腹泻、黏膜炎、手足综合征、厌食、恶心、乏力等。目前,Cabozantinib 也用于晚期前列腺癌和卵巢癌等适应证的临床研究。

## 9 治疗化疗相关中性粒细胞减少症药物

Tbo-Filgrastim(Tbo-粒细胞集落刺激因子,商品名:Tevagrastim) 2012 年 8 月 30 日,Teva 制药公司的生物仿制药 Tbo-filgrastim(曾用名:XM02 filgrastim)批准用于治疗非骨髓恶性肿瘤癌症患者化疗所引起的中性粒细胞减少症。Tbo-filgrastim 是一种短效重组粒细胞集落刺激因子(granulocyte-colony stimulating factor, G-CSF),在化疗 24h 后开始应用。Tbo-filgrastim 为皮下注射剂,其上市规格为 300μg:0.5ml 和 480μg:0.8ml 的单剂、不含防腐剂的预填充注射剂。Tbo-filgrastim 的处方与首个人重组 G-CSF 生物制品 Filgrastim(Neupogen?)类似,仅是聚山梨酯 80 浓度和 pH 值略有不同[26]。

一项纳入 348 例正在接受阿霉素和多西他赛治疗的晚期乳腺癌患者的临床研究对 Tbo-filgrastim 的有效性进行了评价。患者被随机分组,接受 Tbo-filgrastim、Filgrastim 或安慰剂治疗,Tbo-filgrastim 治疗组严重中性粒细胞减少症恢复时间为 1.1 天,而安慰剂组为 3.8 天。共纳入 680 例接受大剂量骨髓抑制性化疗的乳腺癌、肺癌或非霍奇金淋巴瘤患者的 3 项临床研究评价了 Tbo-filgrastim 的安全性[27]。接受 Tbo-filgrastim 治疗者的最常见不良反应为骨痛,可能出现的严重不良事件包括脾破裂、急性呼吸窘迫综合征、过敏反应以及镰状红细胞病患者镰状红细胞危象。

## 10 小结与展望

以目前在研临床药物的数目来看,未来抗肿瘤药物的研发仍然势头强劲。2013 年的统计数据显示,与往年数据类似,抗肿瘤药物的增长速度仍然远高于行业的平均增长速度(2.47% vs 0.26%)。抗肿瘤药物的市场占比首次冲破了 30% 大关[28]。预计 2013 年获批的抗肿瘤药物仍占相当大比重,表 1 为 2013 年上半年 FDA 批准的抗肿瘤药物总览。

随着临床治疗模式的转变和一些新的抗肿瘤药物靶点的发现,抗肿瘤药物领域的研发发生了巨大变化:就药物的作用机制而言,从传统的非特异性的细胞毒类药物转向了非细胞毒类的靶向药物开发。2012 年批准的抗肿瘤药物中,小分子酪氨酸激酶抑制剂(TKI)成为研发最热门的一类抗肿瘤药物,尤其是作用于多个靶点的 TKI(约占 3/4),截至 2013 年 6 月美国 FDA 批准的 TKI 已达 18 种。此外,其他热点作用机制药物包括免疫刺激剂、血管生成抑制剂、细胞周期抑制剂、免疫抑制剂和刺激剂、蛋白激酶抑制剂等。同时还有一个值得关注趋势是,那些已上市但仍处于在研状态的药品数量呈现出显著增加的态势,即越来越多的制药公司正试图通过扩充产品的新适应证来延长其品牌产品的价值。另外,值得关注的是,各国专家越来越重视从天然药物中寻找抗肿瘤药物,例如,2012 年批准上市的 Omacetaxine mepesuccinate 和 Ingenol mebutate 均来自天然植物。因此从天然药物中发现结构新颖、作用独特的化合物,然后将其作为先导化合物来创制新的抗肿瘤药物正成为一种新的肿瘤治疗的发现途径。

**表 1  2013 年 1～6 月美国 FDA 批准的抗肿瘤药物[29]**

| 通用名(中文名) | 商品名 | 适应证 | 作用机制 | 研制单位 | 批准日期 |
| --- | --- | --- | --- | --- | --- |
| Pomalidomide (泊马度胺) | Pomalyst | 其他药物(如来那度胺、硼替佐米)无效的晚期多发性骨髓瘤 | 沙利度胺类似物 | 美国 Celgene 公司 | 2013-2-8 |
| Regorafenib (瑞格非尼) | Stivarga | 不能手术切除且对格列卫(伊马替尼)和索坦(舒尼替尼)治疗无应答的晚期胃肠道间质瘤(GIST) | 多靶点酪氨酸激酶抑制剂(TKI) | 拜耳公司 | 2013-2-15 |
| Ado-trastuzumab emtansine (ado-曲妥珠单抗 emtansine) | Kadcyla | 晚期 HER2 阳性乳腺癌 | 靶向 HER2 抗体和微管抑制剂结合物;抗体偶联药物(ADC) | 美国 Genentech 公司 | 2013-2-22 |
| Technetium Tc 99m (99 锝标记的) til-manocept | Lympho-seek | 淋巴结定位,预测癌症扩散的初级肿瘤 | 放射性诊断显影剂;靶向受体的放射性药物产品 | 生物制药公司 Navidea | 2013-3-13 |
| Radium Ra 223 di-chloride (二氯化镭-233) | Xofigo | 去势耐药性前列腺癌,伴有骨转移症状和未知原因内脏转移性疾病 | 发射 α 粒子的放疗药物 | 拜耳公司 | 2013-5-15 |
| Dabrafenib(达拉非尼) | Tafinlar | 携带 BRAF V600E 突变的手术不可切除性黑色素瘤或转移性黑色素瘤 | BRAF 抑制剂 | 葛兰素史克公司 | 2013-5-29 |
| Trametinib(曲美替尼) | Mekinist | 携带 BRAF V600E 或 V600K 突变的手术不可切除性黑色素瘤或转移性黑色素瘤 | 分裂原活化(MEK)抑制剂 | 葛兰素史克公司 | 2013-5-29 |

### 参 考 文 献

[1]  陈玲,邹栩,黄文龙.2012 年美国 FDA 批准上市药物评述[J].药学与临床研究,2013,21(3):205-209.

[2]  Amsberg GK,Koschmieder S. Profile of bosutinib and its clinical potential in the treatment of chronic myeloid leukemia[J]. Onco Targets Ther,2013,6:99-106. doi:10. 2147/OTT. S19901.

[3]  FDA approves Synribo for chronic myelogenous leukemia[EB/OL]. (2012-10-26)[2013-07-23]. http://www. fda. gov/NewsEvents/Newsroom/PressAnnouncements/ucm325895. htm.

[4]  Narayanan V,Pollyea DA,Gutman JA,et al. Ponatinib for the treatment of chronic myeloid leukemia and Philadelphia chromosome-positive acute lymphoblastic leukemia[J]. Drugs Today (Barc),2013,49(4):261-269. doi:10. 1358/dot. 2013. 49. 4. 1950147.

[5]  Dufies M,Cassuto O,Jacquel A,et al. Ponatinib circumvents all types of imatinib resistance in chronic myelogenous leukemia cell lines[J]. Cell Cycle,2013,12(11):1645-1646. doi:10. 4161/cc. 24982.

[6]  Mologni L,Redaelli S,Morandi A,et al. Ponatinib is a potent inhibitor of wild-type and drug-resistant gatekeeper mutant RET kinase[J]. Mol Cell Endocrinol,2013,377(1/2):1-6. doi:10. 1016/j. mce. 2013. 06. 025.

[7]  Rosen RH,Gupta AK,Tyring SK. Dual mechanism of action of ingenol mebutate gel for topical treatment of actinic keratoses:rapid lesion necrosis followed by lesion-specific immune response[J]. J Am Acad Dermatol,2012,66(3):486-493.

[8]  Keating GM. Ingenol mebutate gel 0.015% and 0.05%:in actinic keratosis[J]. Drugs,2012,72(18):2397-2405. doi:10. 2165/11470090-000000000-00000.

［9］ Keating GM. Vismodegib:in locally advanced or metastatic basal cell carcinoma［J］. Drugs,2012,72(11):1535-1541. doi:
10. 2165/11209590-000000000-00000.

［10］ Sandhiya S,Melvin G,Kumar SS,et al. The dawn of hedgehog inhibitors:Vismodegib［J］. J Pharmacol Pharmacother,2013,
4(1):4-7. doi:10. 4103/0976-500X. 107628.

［11］ Van Cutsem E,Tabernero J,Lakomy R,et al. Addition of aflibercept to fluorouracil,leucovorin,and irinotecan improves sur-
vival in a phase III randomized trial in patients with metastatic colorectal cancer previously treated with an oxaliplatin-based
regimen［J］. J Clin Oncol,2012,30(28):3499-3506.

［12］ Gaya A,Tse V. A preclinical and clinical review of aflibercept for the management of cancer［J］. Cancer Treat Rev,2012,38
(5):484-493. doi:10. 1016/j. ctrv. 2011. 12. 008.

［13］ Grothey A,Van Cutsem E,Sobrero A,. et al. Regorafenib monotherapy for previously treated metastatic colorectal cancer
(CORRECT):an international,multicentre,randomised,placebo-controlled,phase 3 trial［J］. Lancet,2013,381(9863):
303-312. doi:10. 1016/S0140-6736(12)61900-X.

［14］ Davis SL,Eckhardt SG,Messersmith WA,et al. The development of regorafenib and its current and potential future role in
cancer therapy［J］. Drugs Today (Barc),2013,49(2):105-115. doi:10. 1358/dot. 2013. 49. 2. 1930525.

［15］［No authors listed］. FDA approves regorafenib (Stivarga) for GIST［J］. Oncology (Williston Park),2013 27(3):164.

［16］ Carmichael C,Lau C,Josephson DY,et al. Comprehensive overview of axitinib development in solid malignancies:focus on
metastatic renal cell carcinoma［J］. Clin Adv Hematol Oncol,2012,10(5):307-314.

［17］Chen Y,Tortorici MA,Garrett M,et al. Clinical Pharmacology of Axitinib［J］. Clin Pharmacokinet,2013 May 16. ［Epub a-
head of print］.

［18］What is the optimal therapy for patients with metastatic renal cell carcinoma who progress on an initial VEGFr-TKI［J］?
Cancer Treat Rev,2013,39(4):366-374. doi:10. 1016/j. ctrv. 2012. 06. 010.

［19］ Swain SM,Kim SB,Cortés J,et al. Pertuzumab, trastuzumab, and docetaxel for HER2-positive metastatic breast cancer
(CLEOPATRA study):overall survival results from a randomised,double-blind,placebo-controlled,phase 3 study［J］. Lan-
cet Oncol,2013,14(6):461-471. doi:10. 1016/S1470-2045(13)70130-X.

［20］ Pautasso C,Bringhen S,Cerrato C,et al. The mechanism of action,pharmacokinetics,and clinical efficacy of carfilzomib for
the treatment of multiple myeloma［J］. Expert Opin Drug Metab Toxicol,2013 Jul 9. ［Epub ahead of print］.

［21］Steele JM. Carfilzomib:A new proteasome inhibitor for relapsed or refractory multiple myeloma［J］. J Oncol Pharm Pract,
2013 Jan 4.

［22］ Scher HI,Fizazi K,Saad F,Taplin ME,Sternberg CN,Miller K,de Wit R,Mulders P,Chi KN,Shore ND,Armstrong AJ,
Flaig TW,Fléchon A,Mainwaring P,Fleming M,Hainsworth JD,Hirmand M,Selby B,Seely L,de Bono JS;AFFIRM Inves-
tigators. Increased survival with enzalutamide in prostate cancer after chemotherapy［J］. N Engl J Med,2012,367(13):
1187-1197.

［23］ Ha YS,Goodin S,DiPaola RS,Kim IY. Enzalutamide for the treatment of castration-resistant prostate cancer［J］. Drugs To-
day (Barc),2013,49(1):7-13. doi:10. 1358/dot. 2013. 49. 1. 1910724.

［24］ Sennino B,Ishiguro-Oonuma T,Wei Y,et al. Suppression of Tumor Invasion and Metastasis by Concurrent Inhibition of c-
Met and VEGF Signaling in Pancreatic Neuroendocrine Tumors［J］. Cancer Discov,2012,2(3):270-287. doi:10. 1158/
2159-8290. CD-11-0240.

［25］ Hart CD,De Boer RH. Profile of cabozantinib and its potential in the treatment of advanced medullary thyroid cancer［J］.
Onco Targets Ther,2013,6:1-7. doi:10. 2147/OTT. S27671.

［26］ Gascon P. Presently available biosimilars in hematology-oncology:G-CSF［J］. Target Oncol,2012,7 Suppl 1:S29-34. doi:
10. 1007/s11523-011-0190-9.

［27］ FDA Approves Tbo-filgrastim［EB/OL］. ( )［2013-07-23］http://www. drugs. com/newdrugs/fda-approves-tbo-filgrastim-
severe-neutropenia-certain-cancer-patients-3464. html

［28］ MedSci. 2013 年全球新药研发概况分析［EB/OL］. (2013-7-5)［2013-07-23］. http://www. medsci. cn/article/show_ article. do? id = 519420933b4.

[29] FDA Approved Drugs for Oncology:Drugs Approved in 2013[EB/OL]. [2013-07-23]. http://www. centerwatch. com/ drug-information/fda-approvals/drug-areas. aspx? AreaID = 12.

[作者:陈玲,邹栩,黄文龙. 全文发表于《中国新药杂志》,2013,22(17):1983 – 1993]

# 2011 年 FDA 批准上市新药及全球新药研究最新进展

**摘 要**

2011 年全球新药研发再掀高潮,美国 FDA 批准上市的新药数目有望创近十年新高,截至 2011 年 8 月份 FDA 批准上市的新化学实体药物(NCEs)已经达 21 个,其中一些基于新的药物靶点和创新作用机制的新药将给相关疾病的治疗和预后带来深远影响。本文按照肿瘤、心血管疾病、感染性疾病、代谢疾病、风湿疾病等几大重点治疗领域,对 2011 年 FDA 批准上市的新药及部分在研的重大潜力产品进行介绍。

近年来,由于新药研发费用日益攀升,国际上对新药审批监管不断加强,新药研发的难度不断加大,使得新药研发的能力有所下降。但是,纵览 21 世纪前十年全球新药研发市场,不难发现尽管新药研发的脚步放缓,但仍是方兴未艾,新的药物靶点和作用机制的创新药物不断涌现。2011 年诸多已经上市或在研的"重磅炸弹"级新药的研发成果都可能给相关疾病的治疗产生深远的影响。几大重点治疗领域(肿瘤、心血管疾病、感染性疾病、代谢疾病、风湿疾病等)创新频繁:肿瘤治疗药物的研发重振旗鼓,再掀研究热潮,数个抗肿瘤药物取得突破性进展。半个世纪以来首个狼疮新药 Belimumab(商品名:Benlysta)弥补了市场上该类药物的相对不足。抗感染药物方面,HIV、肝炎及流感药物市场巨大。抗病毒药物 Telaprevir 和 Boceprevir 使得丙型肝炎的标准治疗方案有了重大的改进,HIV 药物有望迎来新复合物和新种类时代。全球最大的艾滋病药物生产商吉利德科学公司在 HIV 药物研发方面表现突出:2011 年 8 月 Complera(3 种抗病毒药物组成的复方片剂)获 FDA 批准上市,同时其正处于Ⅲ期临床研究的 Elvitegravir 是新一代整合酶抑制剂,市场前景看好。

本文重点介绍了的 2011 年已经批准上市(截至 8 月份)的部分新活性物质以及有望成为"重磅炸弹"的药物,并列举了在研的处于中后期研发阶段的试验药物。

## 1 抗肿瘤药物(表1)

### 1.1 黑色素瘤治疗药

黑色素瘤治疗药物是 2011 年抗肿瘤药物的一大亮点。黑色素瘤是一种致死性的、最具侵袭性的皮肤癌,晚期可选择的治疗药物少且疗效较差。Ipilimumab 是 FDA 批准的第 1 个可延长转移性黑色素瘤患者总生存期的药物。

Ipilimumab(伊匹单抗,商品名:Yervoy) 2011 年 3 月美国 FDA 批准百时美-施贵宝(BMS)公司的 Ipilimumab 用于不能手术切除的或转移性的晚期黑色素瘤。在一项关键性的随机双盲Ⅲ期临床研究中,其总体存活率有明显改善。这是 FDA 批准的首个癌症免疫治疗方法,可以针对性地阻断细胞毒 T 淋巴细胞相关抗原 4(CTLA-4)的抑制信号,CTLA-4 是 T 细胞的一种分子,在调节人免疫功能方面起重要作用。

Vemurafenib(维罗非尼,商品名:Zelboraf) 2011 年 8 月美国 FDA 批准 Vemurafenib(曾用代号:PLX4032,RG7204,罗氏/Plexxikon 公司/基因泰克公司)用于治疗 BRAF V600E 基因突变阳性的转

移性黑色素瘤,同时其作为搭配诊断突变测试(cobas 4800 BRAF V600E)也获得批准。

Vemurafenib 是一种新型口服药物,其靶向在约半数黑色素瘤癌症和约 8% 所有实体瘤中存在的癌基因 BRAF 突变。Vemurafenib 的直接竞争对手是此前 3 月份刚刚获批的 Ipilimumab,目前 Ipilimumab 在这一领域具有明显的生存优势,但也存在不足:如根据现有数据尚不足以确定该药是否针对特定基因型的亚组患者;另外由于 Ipilimumab 起效较慢,不适合对病情快速进展或疾病负荷大的患者[1]。而随着 Vemurafenib 的获准上市,这些问题或将迎刃而解。由于 Vemurafenib 针对的是 BRAF V600E 基因突变的黑色素瘤患者,符合条件的患者数目大大减少。但罗氏公司开发的 cobas 4800 BRAF V600E 突变测试使 Vemurafenib 牢牢占领这一细分市场。此外,内部测试的发展,使罗氏公司可以探索产生 BRAF V600E 基因突变的其他适应证,即 Vemurafenib 的适应证范围有可能扩大。目前针对 BRAF V600E 基因突变阳性的研究有结直肠癌试验和乳头状甲状腺癌研究[2]。另外,Vemurafenib 的上市有望使对所有晚期黑色素瘤患者进行遗传学评估成为标准做法,这或将开启黑色素瘤基因分型时代。

## 1.2 淋巴瘤治疗药物

Brentuximab vedotin(商品名:Adcetris)  西雅图遗传(Seattle Genetics)公司研发的新型靶向抗体-药物偶联物 Brentuximab vedotin 于 2011 年 8 月 19 日被美国 FDA 批准用于霍奇金淋巴瘤和复发性间变性大细胞淋巴瘤(ALCL)两项适应证。处方的霍奇金淋巴瘤患者要求是经过自体干细胞移植(ASCT)或至少两项联合用药的化疗方案但没有显示疗效;ALCL 患者至少采用过一项联合用药的化疗但未见效果。

Brentuximab vedotin 是把抗淋巴瘤患者高度表达的 CD30 抗体通过化学方法和一种人工合成的抗肿瘤药 Monomethyl auristatin E(MMAE,商品名:Vedotin)连接到一起,其中 MMAE 是一种抗有丝分裂剂,能抑制细胞分裂阻断微管蛋白聚合,但由于毒性较高而不能被直接用作药物。抗体-药物偶联物在细胞外液是稳定的,一旦进入肿瘤细胞,激活抗有丝分裂的机制,能靶向性地治疗两类表达 CD30 抗原的淋巴瘤患者[3]。

## 1.3 肺癌治疗药

Crizotinib(克里唑替尼,商品名:Xalkori)  2011 年 8 月 26 号辉瑞公司的 Crizotinib 胶囊获得美国 FDA 批准,这是第 1 个对间变性淋巴瘤激酶(ALK)进行靶向治疗的药品,用于治疗通过 FDA 批准的检测确认为 ALK 阳性的晚期或转移性的非小细胞肺癌(NSCLC)。ALK 基因变异被认为是 NSCLC 等癌症发生的关键驱动因素。ALK 在非鳞状细胞癌、无吸烟史或轻度吸烟史患者中较为常见,但也在吸烟和鳞状细胞癌组织患者中也有发现。

Crizotinib 是 FDA 6 年多来批准的第 1 个治疗肺癌的新药,表明 NSCLC 治疗模式正在发生转变,有望为肺癌个体化治疗开创新局面。

## 1.4 髓样甲状腺癌治疗药

Vandetanib(凡德他尼,商品名:Zactima)  2011 年 4 月 6 日,阿斯利康公司的 Vandetanib 在美国获准用于治疗不能手术、局部晚期或转移的有症状或进展的髓样甲状腺癌(medullary thyroid carcinoma,MTC),成为髓样甲状腺癌批准的第一个药物。

Vandetanib 是口服的小分子多靶点酪酸激酶抑制剂(TKI),每日给药 1 次,其选择性地靶向参与肿瘤扩散和生长的关键细胞信号传导途径,包括血管内皮生长因子受体(VEGFR)和表皮生长因子受体(EGFR)信号。此外,它还抑制驱动某些肿瘤生长和存活并据信对 mtc 通路有重要意义的 RET 激酶[4]。

## 1.5 卵巢癌治疗药

Trabectedin(商品名:Yondelis,强生/PharmaMar 公司)　Trabectedin 是以海鞘为原料提取并合成的药物,2009 年前已获准在欧洲上市(但未在美国上市),临床上与聚乙二醇化盐酸多柔比星脂质体(PLDH)联合应用,用于以铂为主的治疗后 6 个月后复发的卵巢癌。

2009 年 10 月,欧洲药品管理局批准 Trabectedin 在欧盟上市,用于治疗复发性卵巢癌。此前的 7 月美国 FDA 就同一适应证驳回了 Trabectedin,并举出了对不良反应和证据不足的担忧。由于 Trabectedin 生产商未提交任何在复发性卵巢癌患者中直接比较 Trabectedin + PLDH 治疗方案与以铂为主的化疗方案的证据,而只是将 Trabectedin + PLDH 治疗方案与不含铂的用药方案进行了比较,因此英国国家健康与临床优化研究所(NICE)评审员对此药亦尚存有顾虑。2011 年 4 月 NICE 就复发性卵巢癌这一适应证对本品做出最终裁决,称不推荐使用本品。

## 1.6 转移性软组织或骨肉瘤治疗药

Ridaforolimus(代号:MK-8669)　2011 年 6 月默沙东和 Ariad 制药公司最新公布了 Ridaforolimus 对肉瘤疗效的多中心、Ⅲ期临床试验的结果。Ridaforolimus 是口服 mTOR 抑制剂,试验对象为之前对化疗反应良好的转移性软组织或骨肉瘤患者。研究结果表明,本品可改善上述患者的无进展生存率(PFS)。与安慰剂组相比,本品组患者的疾病进展或死亡风险降低了 28%,有显著性统计学意义。此试验是对口服 Ridaforolimus(每周 5 天,剂量 40mg/d)进行的随机、安慰剂对照、双盲研究。Ridaforolimus 由于该试验获 FDA 授予特殊评估协议(SPA)资格。基于这些结果,默沙东计划向 FDA 提交 Ridaforolimus 的新药申请。2011 年 8 月默克公司和 Ariad 制药公司宣布,欧洲药品管理局已完成 Ridaforolimus 监管申请的管理验证程序,用于治疗化疗反应良好的转移性软组织或骨肉瘤患者。

表 1　2011 年批准上市、注册前及中、后期研发阶段的抗肿瘤药物

| 通用名<br>(中文通用名) | 商品名/<br>研发代号 | 作用机制 | 研发单位 | 适应证 | 研发状态 |
|---|---|---|---|---|---|
| Ipilimumab(伊匹单抗) | Yervoy | | Bristol-Myers | 晚期恶性黑素瘤 | 上市 3/26 |
| Vandetanib(凡德他尼) | Zactima | VEGFR 和 EGFR 双靶点药物 | 阿斯利康公司 | 遗传性髓样甲状腺癌(MTC) | 上市 4/6 |
| Vemurafenib(维罗非尼) | Zelboraf;PLX 4032/RG 7204 | BRAF 基因突变型的小分子抑制剂 | 罗氏/Plexxikon 公司/基因泰克公司 | 转移性黑素瘤 | 上市 8/17 |
| Brentuximab vedotin | Adcetris;SGN-35 | 抗体共轭药物 | Seattle Genetics 公司 | 复发或难治性霍奇金淋巴瘤 | 上市 8/19 |
| Critozinib(克里唑替尼) | Xalkori | 间变性淋巴瘤激酶(ALK)抑制剂 | 辉瑞公司 | 局部晚期或转移性非小细胞肺癌(NSCLC) | 上市 8/26 |
| Trabectedin | Yondelis | 抑制 DNA 复制 | 强生/PharmaMar 公司 | 复发性卵巢癌 | 注册前 |
| Aflibercept | Zaltrap | 抗血管生成剂 | 赛诺菲-安万特/拜耳公司 | 结肠癌;非小细胞肺癌;前列腺癌 | 注册前 |
| Afatinib(阿法替尼) | Tomtovok | EGFR 和 HER2 特异性不可逆 TKI | 勃林格殷格格翰集团(Boehringer Ingelheim) | 非小细胞肺癌 | Ⅲ期临床 |
| Afutuzumab(阿福图珠) | RG 7159 | CD20 拮抗剂 | 罗氏/基因技术(Genentech)公司 | 非霍奇金淋巴瘤(NHL) | Ⅲ期临床 |
| Alvocidib | flavopiridol,HMR-1275 | CDK2/CDK4 双重抑制剂 | 赛诺菲-安万特公司 | 慢性淋巴细胞性白血病 | Ⅲ期临床 |

（续表）

| 通用名<br>（中文通用名） | 商品名/<br>研发代号 | 作用机制 | 研发单位 | 适应证 | 研发状态 |
|---|---|---|---|---|---|
| Axitinib（阿西替尼） | AG13736 | 血管内皮生长因子受体抑制剂 | 辉瑞公司 | 肾细胞癌 | Ⅲ期临床 |
| Bosutinib（博舒替尼） | SKI-606 | 蛋白激酶抑制剂 | 辉瑞公司 | 慢性粒细胞白血病 | Ⅲ期临床 |
| Brivanib alaninate | BMS-582664 | | 百时美施贵宝 | 肝癌 | Ⅲ期临床 |
| Custirsen（库司替森） | OGX-011；<br>TV-1011 | 以丛生蛋白为靶点的反义寡核苷酸类药 | Teva 制药公司 | 去势疗法抗性的前列腺癌（CRPC） | Ⅲ期临床 |
| Dimesna（地美司钠） | Tavocept；<br>BNP-7787 | | 美国 BioNumerik 制药公司 | 进展性非小细胞肺癌（NSCLC）患者的化疗保护药物 | Ⅲ期临床 |
| Eflornithine（依氟鸟氨酸） | | 鸟氨酸脱羧酶抑制剂 | 赛诺菲-安万特/美国健赞公司（Genzyme） | 家族性腺瘤性息肉病（Familial adenomatous polyposis，FAP） | Ⅲ期临床 |
| Enzastaurin（恩扎妥林） | LY317615 | 丝氨酸/羟丁氨酸激酶抑制剂 | 礼来公司 | 弥漫大 B 细胞淋巴瘤（D-LBCL）；成胶质细胞瘤 | Ⅲ期临床 |
| Iniparib | BSI 201 | PARP 抑制剂 | 赛诺菲-安万特公司 | 乳腺癌；非小细胞肺癌 | Ⅲ期临床 |
| Ipilimumab | | | Bristol-Myers | 前列腺癌 | Ⅲ期临床 |
| Neratinib（来那替尼） | HKI-272 | 不可逆 HER-2 和 EGFR 激酶抑制剂 | 辉瑞公司 | 乳腺癌 | Ⅲ期临床 |
| Ombrabulin（奥瑞布林） | AVE8062 | | 赛诺菲-安万特公司 | 晚期软组织肉瘤 | Ⅲ期临床 |
| Panobinostat（帕比司他） | LBH589 | 蛋白脱乙酰基酶抑制剂 | 诺华公司 | 多重骨髓瘤；霍奇金病（暂停） | Ⅲ期临床 |
| Pertuzumab（帕妥珠单抗） | Omnitarg | 人源化抗 HER2 单克隆抗体 | 罗氏/基因技术（Genentech）公司 | 乳腺癌 | Ⅲ期临床 |
| Ramucirumab | IMC-1121B | 单株抗体 | 英克隆制药公司（ImClone） | 转移性乳腺癌/胃癌 | Ⅲ期临床 |
| Reovirus | | 呼肠孤病毒；溶瘤病毒 | Oncolytics Biotech 公司 | 头颈癌 | Ⅲ期临床 |
| Ridaforolimus | MK-8669 | 口服 mTOR 抑制剂 | 默克公司 | 转移性组织或骨肉瘤患者 | Ⅲ期临床 |
| Sitimagene ceradenovec | Cerepro | 腺病毒载体定位码基因注射剂 | Ark Therapeutics | 作为罕用药物治疗可行手术的恶性神经胶质瘤 | Ⅲ期临床 |
| Talaporfin（他拉泊芬） | | 光敏剂 | Light Sciences Oncology（LSO）公司 | 结直肠癌 | Ⅲ期临床 |
| Talminogene laherparepvec | | | BioVex 公司 | 恶性黑素瘤 | Ⅲ期临床 |
| Trabectedin | Yondelis | | 强生/PharmaMar 公司 | 乳腺癌/软组织肉瘤 | Ⅲ期临床 |
| Tremelimumab | CP 675206 | 人源化抗 CTLA-4 单抗 | 辉瑞公司 | 恶性黑色素瘤 | Ⅲ期临床 |
| | DCVax | 以自体树技状细胞为基础的疫苗 | 美国西北生物治疗中心（Northwest Biotherapeutics） | 前列腺癌疫苗 | Ⅲ期临床 |
| | GSK 2118436 | BRAF 抑制剂 | 葛兰素史克公司 | 恶性黑素瘤；非小细胞肺癌 | Ⅲ期临床 |

注：表 1 是按照研发状态（上市、注册前、临床研究阶段）以及通用名按照英文字母顺序排列

## 2 心血管药物（表 2）

### 2.1 抗血小板药物

Ticagrelor（替卡格雷，商品名：Brilinta，阿斯利康公司） 2010 年 12 月 Ticagrelor 被欧盟批

准,与抗血栓素 A2 抑制剂(一般为阿司匹林)联合使用,用于预防成人急性冠脉综合征(ACS)的血管栓塞的发生,包括那些接受药物治疗或介入或外科手术干预的患者。2011 年 7 月被 FDA 批准用于 ACS 患者血栓的预防。

Ⅲ期临床(PLATO)试验显示,与 Clopidogrel(氯吡格雷,商品名:Plavix,BMS 公司)相比,Ticagrelor 心血管事件(包括心血管死亡、心肌梗死或卒中)由 11.7% 降低至 9.8%,且大出血的发生率没有显著增加。PLATO 是一项"头对头"预后研究,旨在研究 Ticagrelor 与阿司匹林联合使用在 ACS 患者中是否优于传统的 Clopidogrel 与阿司匹林的组合方案。与氯吡格雷不同,Ticagrelor 是一种可逆性抑制剂,在临床试验中,和高剂量 Clopidogrel 相比,其显示了更快速和更强的血小板抑制作用[6]。

Ticagrelor 为口服片剂,每日 2 次,作用机制与 Prasugrel(普拉格雷,商品名:Effient,礼来/日本第一三共制药公司)十分相似。但 Prasugrel 存在作用较慢、抗血小板作用偏弱以及由于将其转化为活性代谢物的酶存在多态性,因此不同的人对其反应性差异较大、药物之间相互作用难以预测等缺点。2010 年 7 月,FDA 小组对 Ticagrelor 的临床试验结果较为满意,但是对其心室暂停以及气短等副作用方面存在顾虑,延长了评审时间,时隔一年多终于批准上市。

Ticagrelor 是第一个在所有急性冠脉综合征人群中都能降低心血管死亡事件发生的抗血小板药物,但其对心脏病患者是否具有长期的心血管保护作用正在研究中,这或许是其占据市场的关键。随着氯吡格雷 2012 年 5 月专利到期,预测到 2015 年,Ticagrelor 全球范围的利润有望达 9 亿美元。

Apixaban(阿哌沙班)  辉瑞与 BMS 公司共同研制开发的抗栓药 Apixaban(曾用代号 BMS-562247,BMS-562247-01)是一种口服有效的、高选择性、可逆的凝血因子 Ⅹa 抑制剂。研究显示本品具有较好的抗血栓作用,且安全性和耐受性良好。在一项测试该药能否有效防止患有急性冠状动脉综合征的患者出现并发症试验中,本品对于近期突发心脏病或严重胸痛的患者有增加出血的风险,因此 2010 年 11 月该项试验被叫停,但这并不意味着会对其他适应证产生影响。辉瑞与 BMS 公司表示将继续为 Apixaban 用于防止心律不齐及易凝血的患者中风,递交上市申请。同时,根据 2011 年 3 月的一项研究结果表明,Apixaban 对不适宜或不愿意用华法林治疗的房颤患者,不失为一种理想的抗凝治疗手段[6]。因此 Apixaban 凭借其利基优势,仍有望在日益普遍的抗凝剂药物中占据一席之地,其高峰期的销售收入预计可达 20 亿~30 亿美元。

## 2.2  血脂调节药物

Anacetrapib  默克公司正在开发的降胆固醇新药 Anacetrapib(研发代号:MK-0859)可以抑制 CETP 酶的活性,从而提升患者体内的"好"胆固醇而降低"坏"胆固醇(即低密度脂蛋白胆固醇 LDL),Anacetrapib 适用于服用 Atorvastatin(阿伐他汀,商品名:Lipitor)等降胆固醇药物无效的患者,分析家预测其可能有望为默克创造数十亿美元的年销售额。

与 Anacetrapib 同属于 CETP 抑制剂的辉瑞公司的 Torcetrapib,因可能存在的心脏副作用于 2006 年停止开发。因此默克公司在开发同类药物时更加慎重。该药仍需得到进一步测试,以验证其药效是否有助于降低心脏病、卒中的发病率及死亡率。默克公司准备投资 1 亿 5 千美元,完成一个更大规模的临床试验,包括 3 万名志愿者。试验计划于 2015 年完成。

Tredaptive®(Nicotinic acid + Laropiprant,代号:MK-0524A)  默克公司的固定剂量复方制剂 Tredaptive 是 Nicotinic acid(缓释烟酸,1 000mg)和 Laropiprant(拉罗皮兰,20mg)的复方控释片,

用于动脉粥样硬化症,目前正处于Ⅲ期临床研究阶段。本品为双层片:上层为含拉罗皮兰速释层,下层为烟酸控释层[7]。Laropiprant 为一种新型的治疗皮肤潮红抑制药,设计用于减少使用烟酸常出现的脸部潮红。该药可降低低密度脂蛋白与甘油三酯水平,升高高密度脂蛋白水平。2008 年 7 月 Tredaptive 已在欧盟、冰岛和挪威获准上市,用于治疗脂肪代谢障碍血症,特别适用于混合型脂肪代谢血症(特征是高 LDL-C 和甘油三酯、低 HDL-C)患者和原发性高胆固醇血症(杂合遗传和非遗传)患者。默克公司另外一个相同适应证的 3 种药物的复方制剂 MK-0524B(ER niacin/laropiprant/simvastatin)也正处于Ⅲ期临床研究中。

## 2.3 抗高血压药物

阿齐沙坦酯(Azilsartan medoxomil,商品名:Edarbi) 2011 年 2 月日本武田(Takeda)制药公司的抗高血压药 Azilsartan medoxomil 在美国上市。本品是血管紧张素Ⅱ受体阻滞剂(ARB)的衍生物,通过阻断血管紧张素Ⅱ的作用来降低血压。本品有 80mg 和 40mg 两种规格,推荐剂量定为 80mg,每日 1 次,40mg 规格用于接受大剂量利尿药治疗以降低体内盐分的患者。临床研究结果显示,与其他两种获得 FDA 批准的降压药 Valsartan(缬沙坦,Diovan,诺华公司)和 Olmesartan(奥美沙坦,Benicar,日本第一三共制药公司)相比,本品 24 小时降压效果更佳。此外,武田公司的固定剂量的复方降压药 Azilsartan medoxomil + chlortalidone(氯噻酮)正处于Ⅲ期临床研究中。

**表 2 2011 年批准上市、注册前及中、后期研发阶段的心血管系统药物**

| 通用名<br>(中文通用名) | 商品名/<br>研发代号 | 作用机制 | 研发单位 | 适应证 | 研发状态 |
|---|---|---|---|---|---|
| Azilsartan medoxomil<br>(阿齐沙坦酯) | Edarbi | 选择性 AT1 亚型血管紧张素 II 受体拮抗剂 | 日本武田(Takeda)制药公司 | 成人高血压 | 上市 2/25 |
| Rivaroxaban(利伐沙班) | Xarelto | Xa 凝血因子抑制剂 | 强生公司 | 预防深静脉血栓(DVT)以及血栓栓塞 | 上市 7/1 |
| Ticagrelor(替卡格雷) | Brilinta | 血小板二磷酸腺苷(ADP)受体拮抗剂 | 阿斯利康公司 | 减少急性冠脉综合征(ACS)患者血栓形成性心血管事件的发生率 | 上市 7/20 |
| Bucindolol(布新洛尔) | Gencaro | β 受体阻滞药 | ARCA 公司 | 慢性心力衰竭 | 注册前 |
| Vernakalant(维那卡兰) | Kynapid | 心房选择性的钠/钾双通道阻滞剂 | Merk/Cardiome 公司 | 心房纤维性颤动 | 注册前 |
| Alferminogene tadenovec | GeneRX | 血管生成促进药 | Cardium Therapeutics | 心肌缺血 | Ⅲ期临床 |
| Anacetrapib | MK-0859 | 胆固醇酯转移蛋白抑制剂 | 默克公司 | 动脉粥样硬化 | Ⅲ期临床 |
| Apadenoson(阿帕地松) | Stedivaze | 选择性 A1 腺苷受体亚型促效剂 | Adenosine Therapeutics 公司 | 冠状动脉疾病 | Ⅲ期临床 |
| Apixaban(阿哌沙班) | BMS-562247;<br>BMS-562247-01 | 高选择性、可逆的 Xa 凝血因子抑制剂 | 百时美施贵宝公司/辉瑞公司 | 房颤、静脉血栓栓塞患者中中风的预防 | Ⅲ期临床 |
| Azilsartan medoxomil/<br>Chlortalidone | TAK-491 | | Takeda 公司 | 高血压 | Ⅲ期临床 |
| Azimilide(阿齐利特) | | 钾通道拮抗剂 | Warner Chilcott | 抗心律失常 | Ⅲ期临床 |
| Cinacalcet(西那卡塞) | Sensipar | 拟钙剂 | 安进公司 | 心血管疾病 | Ⅲ期临床 |
| Dalcetrapib(达塞曲匹) | RG1658 | CETP 抑制剂 | 罗氏公司 | 动脉粥样硬化 | Ⅲ期临床 |
| Darapladib | | 脂蛋白相关磷脂酶 A2 抑制剂 | 葛兰素史克公司 | 动脉粥样硬化 | Ⅲ期临床 |
| Defibrotide(去纤核苷酸) | | 单链 DNA 分子 | Sigma Tau 公司 | 预防静脉闭塞症 | Ⅲ期临床 |

（续表）

| 通用名<br>（中文通用名） | 商品名/<br>研发代号 | 作用机制 | 研发单位 | 适应证 | 研发状态 |
|---|---|---|---|---|---|
| Desmoteplase（DSPA） | | 纤维蛋白溶解原激活药 | Lundbeck/Paion | 卒中 | Ⅲ期临床 |
| Droxidopa（屈昔多巴） | | | Chelsea therapeutics | 直立性低血压 | Ⅲ期临床 |
| ER Nicotinic acid/Lar-<br>opiprant（缓释烟酸/拉<br>罗匹仑） | Tredaptive | 降胆固醇复方制剂 | 默克公司 | 动脉粥样硬化 | Ⅲ期临床 |
| Human prothombin complex | | 人凝血酶原复合物 | CSL Behring | 出血 | Ⅲ期临床 |
| Irbesartan（厄贝沙坦） | | 血管紧张素Ⅱ拮抗剂 | Shionogi 公司 | 高血压 | Ⅲ期临床 |
| Mipomersen | Kynamro | | 健赞（Genzyme）公司 | 家族性高胆固醇血症 | Ⅲ期临床 |
| Otamixaban（奥米沙班） | | 直接Xa凝血因子抑制剂 | 赛诺菲-安万特 | 急性冠状动脉综合征 | Ⅲ期临床 |
| Parogrelil（帕罗格列） | | | Indigo Pharmaceuticals | 间歇性跛行 | Ⅲ期临床 |
| Semuloparin | AVE5026 | 超低分子量肝素 | 赛诺菲-安万特公司 | 癌症患者静脉血栓<br>栓塞 | Ⅲ期临床 |
| Simvastatin/niacin/lar-<br>opiprant | MK-0524B | | 默克公司 | 动脉粥样硬化 | Ⅲ期临床 |
| Tafamidis meglumine<br>（他发米帝司甲葡胺） | | | 辉瑞公司 | 心肌疾病 | Ⅲ期临床 |
| Terutroban sodium | | $TXA_2$ 受体抑制剂 | Boston University | 血栓性栓塞症 | Ⅲ期临床 |
| Varespladib（维偌帕地） | A-002 | 分泌型磷酸酯酶2选择<br>性抑制剂 | 礼来公司 | 急性冠状动脉综合征 | Ⅲ期临床 |
| Vorapaxar | SCH 520348 | 凝血酶受体拮抗剂 | 默克公司 | 血栓症 | Ⅲ期临床 |
| | AVE5026 | | 赛诺菲-安万特公司 | 预防静脉血栓栓塞 | Ⅲ期临床 |
| | LCZ 696 | 血管紧张素2受体和脑<br>啡肽酶受体双重抑制剂 | 诺华公司 | 心力衰竭 | Ⅲ期临床 |
| | RLX030 | | 诺华公司 | 急性心力衰竭 | Ⅲ期临床 |

## 3 抗感染病药物（表3）

### 3.1 抗病毒药

**3.1.1 丙型肝炎治疗药** Vertex/强生/三菱公司开发的首个直接抗病毒药物 Telaprevir（商品名：Incivek）以及默沙东开发的 Boceprevir（商品名：Victrelis）在 2011 年 5 月接连上市，使得丙型肝炎的标准治疗方案有了重大的改进。

Telaprevir 与 Boceprevir 同属于直接抗病毒药物中蛋白酶抑制剂。由近 4 000 名患者参加的 5 项Ⅲ期临床研究结果证实，Telaprevir 的临床效果略微优于 Boceprevir。当把 Telaprevir 加入到已有的治疗方案（即 α-干扰素和利巴韦林联合方案）中后可以治愈 75% 的患者，而原来的方案只有 44% 的治愈率，而且新方案还可使治疗周期减半到 24 周。目前，分析家们预测由于 Telaprevir 的优势，Telaprevir 与 Boceprevir 的市场将呈现 7/3 的格局[8]。

**3.1.2 HIV 治疗药物**

Complera（恩曲他滨/替诺福韦酯/利匹韦林） 2011 年 8 月 10 日全球最大的艾滋病药物生产商吉利德科学公司的每天服用 1 次的三联片剂 Complera 在美国获准用于治疗感染人类免疫缺陷病毒 1 型（HIV-1）的初治成人患者。Complera 是鲁瓦达（含有核苷类反转录酶抑制剂恩曲他滨和替诺福韦）和非核苷类反转录酶抑制剂 Rilpivirine（利匹韦林，商品名：Edurant）的复合制剂[9]。鲁瓦达于 2004 年上市，被称为是"艾滋病鸡尾酒疗法"，Ripivirine 是 2011 年 5 月份获批准上市的，自 1998 年 Efavirenz（依法韦仑）上市以来首个获准上市的非核苷反转录酶抑制剂。

Elvitegravir(埃替拉韦,Gilead 公司) Elvitegravir(研发代号:GS-9137)是整合酶抑制剂,通过阻止 HIV 病毒将染色体整合到宿主细胞 DNA 中发挥作用。2011 年 7 月一项最新的Ⅲ期临床试验结果显示,每日服用一次 Elvitegravir 与每日服用两次 Raltegravir(雷替拉韦,商品名:Isentress,默克公司)治疗艾滋病的疗效相当。两种药物引发的副作用、不良事件和耐药性均相似[11]。

## 3.2 抗生素类药

Fidaxomicin(非达霉素,商品名:Dificid,Optimer 制药公司) 2011 年 5 月 27 日美国 FDA 批准 Fidaxomicin 片剂用于治疗艰难梭菌相关性腹泻(CDAD)。Fidaxomicin 是大环内酯类抗生素,一日两次,疗程 10 天。为维持 Fidaxomicin 的有效性,减少耐药细菌的产生,此药只用于治疗已证实或高度怀疑由艰难梭菌引起的感染。有患此细菌感染风险的人群包括:老年人,住院或住疗养院的患者,以及服用抗生素抗其他感染的人群。

## 3.3 其他

Belatacept(商品名:Nulojix,BMS 公司) 2011 年 7 月美国 FDA 宣布批准 Belatacept 与皮质激素、免疫抑制剂 Basiliximab 和霉酚酸酯联用,用于预防成年肾移植患者的急性排斥反应。Belatacept 是一种新型生物制剂,活性成分是由人类 IgG1 免疫球蛋白的 Fc 片段与 CTLA-4 的胞外域连接而成的融合蛋白。给药方式为 30min 内静脉输注,可选择性阻断 T 细胞共刺激以预防移植后器官排斥。

与其他免疫抑制剂相似,Belatacept 治疗可增加严重感染和罹患其他肿瘤的风险。同时 FDA 提醒临床医生警惕与该药相关的 2 种致死性并发症风险——PTLD 和进展性多灶性脑白质病(PML)。根据 FDA 的声明,临床医生应当在开始 Belatacept 治疗之前确定患者的 EB 病毒(Epstein-Barr virus,EBV)感染状态,确保仅对 EB 病毒检测阳性者使用该药。此外,鉴于在超过推荐剂量使用 Belatacept 的患者中发生了若干例 PML,FDA 要求严格依照剂量说明使用该药[11]。

**表3 2011 年批准上市、注册前及中、后期研发阶段的抗感染药物**

| 通用名<br>(中文通用名) | 商品名/<br>研发代号 | 作用机制 | 研发单位 | 适应证 | 研发状态 |
|---|---|---|---|---|---|
| | Fluzone Intradermal<br>(Fluzone ID) | 主动免疫制剂 | 赛诺菲巴斯德公司<br>(Sanofi Pasteur) | 预防 A 型和 B 型<br>流感病毒所引起<br>的流感 | 上市 5/10 |
| Boceprevir | Victrelis | | 默克公司 | 丙型肝炎 | 上市 5/13 |
| Rilpivirine(利匹韦林) | Edurant;TMC278 | 非核苷反转录酶抑<br>制剂(NNRTI) | 美国强生公司(Johnson & Johnson) | 与其他抗病毒药联<br>用治疗未接受过治<br>疗的成年 HIV-1 感染 | 上市 5/20 |
| Telaprevir | Incivek | | Vertex/强生公司 | 丙型肝炎 | 上市 5/23 |
| Fidaxomicin(非达霉素) | Dificid | 大环内酯类抗生素 | Optimer 制药公司 | 艰难梭菌相关性腹<br>泻(CDAD) | 上市 5/27 |
| Belatacept | Nulojix | 新型高选择、特异<br>性的免疫抑制剂 | 百时美施贵宝公司 | 预防成年肾移植患<br>者的急性排斥反应 | 上市 7/11 |
| Emtricitabine/Tenofovir<br>disoproxil fumarate/<br>Rilpivirine(恩曲他滨/<br>替诺福韦酯/利匹韦林) | Complera | | 美国吉利德科学公司<br>(Gilead Sciences) | HIV-1 感染的且<br>从未接受过治疗<br>的成年患者 | 上市 8/10 |
| Doripenem(多尼培南) | Doribax | | 美国强生公司(Johnson & Johnson) | 院内获得性肺炎 | 注册前 |

（续表）

| 通用名<br>（中文通用名） | 商品名/<br>研发代号 | 作用机制 | 研发单位 | 适应证 | 研发状态 |
|---|---|---|---|---|---|
| Flu pandemic & pre-pan-demic | | | 葛兰素史克制药公司 | H5N1 流感的预防 | 注册前 |
| Motavizumab | Numax | 人源化单克隆抗体 | 阿斯利康公司 | 呼吸道合胞病毒感染 | 注册前 |
| Prulifloxacin（普卢利沙星） | | 氟喹诺酮类广谱抗菌药 | Optimer Therapeutics | 旅行者腹泻 | 注册前 |
| Raxibacumab | ABthrax | 完全重组人单克隆抗体 | 人类基因组科学公司（Human Genome Sciences） | 吸入性炭疽 | 注册前 |
| FluBlok | | 流感疫苗 | Protein Sciences 公司 | 流感病毒感染 | 注册前 |
| | Optaflu | 由细胞培养生产的疫苗 | 诺华公司 | 流感病毒感染 | 注册前 |
| MenHibrix | | b 型流感嗜血杆菌脑膜炎奈瑟菌血清型 C/Y 结合疫苗 | 葛兰素史克制药公司 | 脑膜炎 | 注册前 |
| Daptomycin（达托霉素） | MK-3009 | | 默克公司 | 金黄色葡萄球菌感染 | Ⅲ期临床 |
| Diphtheria tetanus per-tussis-hepatitis B | | Tetanus，Diphtheria，Pertussis（Tdap） | 葛兰素史克制药公司 | 白喉破伤风百日咳乙型肝炎 | Ⅲ期临床 |
| Elvitegravir（埃替拉韦） | | 整合酶抑制剂 | 美国吉利德科学公司（Gilead Sciences） | HIV-1 感染 | Ⅲ期临床 |
| Elvitegravir/emtricit-abine/tenofovir disoproxil fumarate | GS 9350；new QUAD tablet | 抗艾复方制剂 | 美国吉利德科学公司（Gilead Sciences） | HIV-1 感染 | Ⅲ期临床 |
| Heplisav | | 乙肝疫苗 | 美国 Dynavax 技术公司 | 乙型肝炎 | Ⅲ期临床 |
| Herpes Simplex Vaccine | Simplirix | 疫苗 | 葛兰素史克制药公司 | 预防生殖器疱疹 | Ⅲ期临床 |
| MenACWY | Nimenrix | 疫苗 | 葛兰素史克制药公司 | 脑膜炎双球菌流感（儿童） | Ⅲ期临床 |
| Mosquirix | | 抗疟疾疫苗 | 葛兰素史克制药公司 | 预防疟疾 | Ⅲ期临床 |
| Moxidectin（莫西菌素） | | 大环内酯类抗生素 | 辉瑞公司 | 盘尾丝虫病（river blindness，河盲） | Ⅲ期临床 |
| New generation flu vac-cine | | 新一代流感疫苗 | 葛兰素史克制药公司 | 季节性流感 | Ⅲ期临床 |
| Omadacycline | PTK796 | | 诺华公司 | 复杂性皮肤和皮肤结构感染 | Ⅲ期临床 |
| Oritavancin diphosphate（磷酸奥古霉素） | Nuvocid | | 礼来/Targanta 制药公司 | 由格兰阳性菌，包括耐甲氧西林金黄色葡萄球菌引起的复杂皮肤感染（cSSSI） | Ⅲ期临床 |
| Peramivir（帕拉米韦） | Rapiacta | 点滴注射剂型流感抗病毒药剂 | 美国 BioCryst 公司 | 流感病毒感染 | Ⅲ期临床 |
| Preflucel | | Vero 细胞培养技术生产的流感疫苗 | 百特公司 | 流感病毒感染 | Ⅲ期临床 |
| Prevnar 13 | | 肺炎球菌 13 价组合疫苗 | 辉瑞公司 | 成人传染性肺炎球菌菌苗 | Ⅲ期临床 |
| Varicella zoster immune globulin | | 水痘带状疱疹免疫球蛋白 | 加拿大 Cangene 公司 | 水痘带状疱疹病毒感染 | Ⅲ期临床 |
| | Adacel | 疫苗 | 赛诺菲巴斯德公司（Sanofi Pasteur） | 白喉 | Ⅲ期临床 |

（续表）

| 通用名<br>（中文通用名） | 商品名/<br>研发代号 | 作用机制 | 研发单位 | 适应证 | 研发状态 |
|---|---|---|---|---|---|
| ChimeriVax-JE | | | 赛诺菲巴斯德公司<br>（Sanofi Pasteur） | 日本脑炎疫苗 | Ⅲ期临床 |
| | GSK 2186877A | | 葛兰素史克制药公司 | 流感病毒感染 | Ⅲ期临床 |
| | MEDI-3250 | 流感疫苗（4 价） | 阿斯利康公司 | 季节性流感 | Ⅲ期临床 |
| | V503 | | 默克公司 | 人类乳突病毒（HPV）<br>感染 | Ⅲ期临床 |

## 4 代谢疾病药物（表4）

### 4.1 抗糖尿病药物

**4.1.1 DPP-4 抑制剂** 2011 年 5 月 2 日美国 FDA 宣布批准二肽基肽酶-4（DPP-4）抑制剂 Linagliptin（利拉列汀，商品名：Ondero，勃林格殷格翰公司）用于治疗成人 2 型糖尿病。Linagliptin 结合体育锻炼和节制饮食，可控制成年糖尿病患者的糖化血红蛋白水平（HbA1c）。临床研究表明：无论体重指数（BMI）如何，2 型糖尿病患者接受 Linagliptin 治疗 24 周后，HbA1c 水平均显著降低。另外，与其他两个已上市的 DPP-4 抑制剂——Sitagliptin（西他列汀，商品名：Januvia，默克公司）和 Saxagliptin（沙格列汀，商品名：Onglyza，BMS/阿斯利康公司）相比：Linagliptin 不经过肾脏代谢，因此特别适合肾脏受损的 2 型糖尿病患者。

**4.1.2 SGLT-2 抑制剂** 2011 年 3 月美国 FDA 接受了 Dapagliflozin（达格列净）的新药申请，该药由 BMS 和阿斯利康公司联合研发，用于成人患者。与此同时，欧洲药监局也正审批这种产品的销售申请。

Dapagliflozin 是口服抗糖尿病药物，每日 1 次。本品作用机制独特，不通过增加胰岛素分泌或者是使细胞对胰岛素更为敏感而发挥作用，如果最后顺利获准，其将成为通过抑制钠-葡萄糖同向转运体-2（SGLT-2）而起作用的首个糖尿病新药。Dapagliflozin 的疗效与二甲双胍相当，同时具有一些独特的优势，如降低低血糖的发生率以及潜在的体重减轻作用等。尽管尚未发现 Dapagliflozin 与癌症（乳腺癌和膀胱癌）之间的生物学机制，但临床试验发现患者罹患癌症的风险提高了 4～5 倍。因此，对这种全新作用机制的药物，FDA 态度非常谨慎。

**4.1.3 吸入型胰岛素** Afrezza 是 MannKind 公司开发的一种新型的速效胰岛素吸入剂，用于控制 1 型以及 2 型糖尿病成年患者的血糖。Afrezza 不仅是一种新药，也是一种采用 Technosphere 专利技术的药械组合产品，即由吸入式胰岛素粉末和喷雾器组成。Afresa 的药物成分到达肺部表面后可立即溶解，释放胰岛素单体并迅速进入血液。用药后，患者体内的胰岛素水平在 12～14min 即达到最高值，与健康人用餐后胰岛素的释放情况极为相似。已公布的该药 Ⅱ 期临床数据显示，与皮下注射胰岛素相比，Afresa 可较好的预防低血糖和餐后血糖升高，没有肺部副作用[12]。

MannKind 公司已于 2009 年 3 月向 FDA 提出了上市申请。2010 年 3 月 MannKind 公司接到 FDA 的回复函，要求提供更进一步的资料信息。11 月美国 FDA 接受 MannKind 公司提出的第 2 次新药申请，并且将其划分为第 2 类再次提交申请。2011 年 6 月 MannKind 公司称，最新实验数据显示服用 Afrezza 的糖尿病患者没有心脏病发病率上升的风险，该药目前处于最后试验阶段。

**4.1.4 复方降糖药** 2 型糖尿病两个最基本的病理变化就是胰岛素抵抗和胰岛素分泌减少及

其分泌节律异常。各大制药巨头纷纷开始研制复方降糖药,将二肽基肽酶-4(dipeptidyl pepti-dase-IV,DPP-4)抑制剂(如 Saxagliptin,Aaloglipin,Sitaglipin)与其他类抗糖尿病药物,如二甲双胍、噻唑烷二酮类(吡格列酮)等联合使用,以期通过两药合用的方式从不同环节改善血糖控制,将血糖降至理想水平。例如,BMS 公司的 Kombiglyze XR 已于 2010 年 11 月美国上市,用于成人 2 型糖尿病。Kombiglyze XR 是同时含有 Saxagliptin(沙格列汀)和缓释型甲福明二甲双胍的复方制剂,每日用药 1 次,可以控制血糖水平——包括糖化血蛋白水平(HbA1c)、空腹血糖水平和饭后血糖水平。作为一种辅助药物,再结合饮食和运动帮助 2 型糖尿病患者控制血糖水平。目前在研的此类复方降糖药有 5 个,详见表 4。

## 4.2 减肥药

Contrave®(Naltrexone SR/Bupropion SR) 2010 年 12 月 Orexigen Therapeutics 公司的减肥药 Contrave 获得美国 FDA 专家小组的支持,使该药有望成为十多年来获批的首个处方减肥药。这是 2010 年第 3 个申请上市的减肥新药,FDA 在 10 月份曾经拒绝另外两种减肥药:Lor-caserin(Arena 制药公司)和 Qnexa(芬特明/托吡酯固定复方制剂,美国 Vivus 公司)的上市。

研究表明,服用 Contrave 的患者中至少有 35% 减重至少 5%,达到 FDA 规定的有效性要求。不过,研究数据也显示,服用该药的患者会出现轻微的血压上升与脉搏加速。2011 年 6 月 FDA 要求 Orexigen 公司进行一项更大规模的心血管临床试验,以观察该药可能引发心脏病的风险。由于目标患者为 40~50 岁之间的中老年女性,而这部分人群中心脏病风险较低,要达到试验终点,所需招募的患者须高达 6 万~10 万,这无论是费用以及时间角度而言均难以实现,因此,该药的进一步研发前途渺茫[13]。

Qnexa 曾被认为是近 10 年来最被看好的减肥药物,高剂量可使患者平均减重 11.4%(约 12kg),但由于潜在的副作用,如抑郁、记忆丧失、增加心脏病发病率和出生缺陷等抵消了其所带来的好处。2011 年 9 月 Vivus 公司重新向 FDA 提交关于 Qnexa 的新药申请,用于治疗肥胖症。可见对于这类减肥药物,FDA 设置了几乎难以逾越的障碍,这类药物的通过难度较大。

**表 4　2011 年批准上市、注册前及中、后期研发阶段的代谢系统药物**

| 通用名<br>(中文通用名) | 商品名/<br>研发代号 | 作用机制 | 研发单位 | 适应证 | 研发状态 |
|---|---|---|---|---|---|
| Linagliptin(利拉列汀) | Ondero | 二肽基肽酶-4(DPP-4)抑制剂 | 勃林格殷格翰公司(Boehring-er Ingelheim) | 2 型糖尿病 | 上市 5/2 |
| Bupropion/Naltrexone | Contrave | | Orexigen Therapeutics/Takeda 公司 | 肥胖 | 注册前 |
| Dapagliflozin(达格列净) | | 钠-葡萄糖同向转运体-2(SGLT-2)抑制剂 | 百时美施贵宝/阿斯利康公司 | 2 型糖尿病 | 注册前 |
| Exanatide LAR(艾塞那肽) | Bydureon | 粉剂(2mg)和注射用缓释悬剂 | Alkermes/Amylin/礼来公司 | 2 型糖尿病 | 注册前 |
| | Afrezza | rDNA 来源的人胰岛素,吸入剂 | MannKind 公司 | 1/2 型糖尿病 | 注册前 |
| | Aaloglipin | | 武田制药(Takeda) | 2 型糖尿病 | 注册前 |
| Albiglutide(阿必鲁泰) | Syncria | | Human Genome Sciences/GSK | 2 型糖尿病 | Ⅲ期临床 |
| Aleglitazar(阿格列扎) | RG1439 | | 罗氏公司 | 2 型糖尿病 | Ⅲ期临床 |
| Autoimmune diabetes vaccine | | 自身免疫糖尿病疫苗 | Ortho-McNeil-Janssen | 1 型糖尿病 | Ⅲ期临床 |
| Canagliflozin | | SGLT2 抑制剂 | 强生制药(Johnson & Johnson) | 2 型糖尿病 | Ⅲ期临床 |

（续表）

| 通用名<br>（中文通用名） | 商品名/<br>研发代号 | 作用机制 | 研发单位 | 适应证 | 研发状态 |
|---|---|---|---|---|---|
| Dutogliptin（度托列汀） | | DPP-4 抑制剂 | Phenomix 公司 | 2 型糖尿病 | Ⅲ期临床 |
| GAD65（人谷氨酸脱羧酶 65） | | | 强生制药（Johnson & Johnson） | 1 型糖尿病 | Ⅲ期临床 |
| Insulin degludec（德谷胰岛素） | | | 丹麦诺和诺德（Novo Nordisk） | 1/2 型糖尿病 | Ⅲ期临床 |
| Insulin glargine（甘精胰岛素） | Linjeta | | Biodel 公司 | 1/2 型糖尿病 | Ⅲ期临床 |
| Insulin oral（口服胰岛素） | | | Generex Biotechnology | 1 型糖尿病 | Ⅲ期临床 |
| Lixisenatide | Lyxumia | GLP-1 受体激动剂 | 赛诺菲-安万特公司 | 2 型糖尿病 | Ⅲ期临床 |
| Lixivaptan（利希普坦） | | | 辉瑞公司 | 低钠血症 | Ⅲ期临床 |
| Mitiglinide（米格列奈） | Glufast | | Elixir Pharma | 2 型糖尿病 | Ⅲ期临床 |
| Otelixizumab | | CD3 单克隆抗体 | 百时美施贵宝公司 | 1 型糖尿病 | Ⅲ期临床 |
| Ranirestat（雷尼司他） | AS-3201 | | 卫材（Eisai）公司 | 糖尿病-神经病 | Ⅲ期临床 |
| Tagatose（塔格糖） | | | Spherix 公司 | 2 型糖尿病 | Ⅲ期临床 |
| Vitreosolve | | | VitreoRetinal Technologies | 糖尿病视网膜病变 | Ⅲ期临床 |
| | LY 2189265 | 胰高血糖素样肽-1（GLP-1）类似物 | 礼来公司 | 2 型糖尿病 | Ⅲ期临床 |
| | DiaPep 277 | 人热休克蛋白 HSP60 的衍生物 | Andromeda Biotech/Teva Pharmaceuticals | 1 型糖尿病 | Ⅲ期临床 |
| **复方降糖药** | | | | | |
| Alogliptin/pioglitazone（阿洛列汀/匹格列酮） | | DPP-4 抑制剂 + 噻唑烷二酮类 | 武田制药（Takeda）公司 | 2 型糖尿病 | 注册前 |
| Alogliptin/metformin（阿洛列汀/二甲双胍） | | DPP-4 抑制剂 + 双胍类 | 武田制药（Takeda）公司 | 2 型糖尿病 | Ⅲ期临床 |
| Dapagliflozin/metformin（达格列净/二甲双胍） | | SGLT-2 抑制剂 + 双胍 | 百时美施贵宝公司 | 2 型糖尿病 | Ⅲ期临床 |
| Sitaglipin/pioglitazone（西他列汀/匹格列酮） | | DPP-4 抑制剂 + 噻唑烷二酮类 | 默克公司 | 2 型糖尿病 | Ⅲ期临床 |
| Sitaglipin/simvastatin（西他列汀/辛伐他汀） | | DPP-4 抑制剂 + HMG-CoA 还原酶抑制剂 | 默克公司 | 2 型糖尿病 | Ⅲ期临床 |

## 5 风湿病药物（表5）

### 5.1 系统性红斑狼疮治疗药物

Belimumab（贝利单抗,商品名:Benlysta）

2011 年 3 月 9 日,人类基因组科学/葛兰素史克公司的 Belimumab 被美国 FDA 批准用于治疗活动性、自身抗体阳性（系统性红斑狼疮）且正在接受标准治疗（包括类固醇皮质激素、抗疟药、免疫抑制剂和非甾体抗炎药）的狼疮患者。Belimumab 为一种人源单克隆抗体,静脉注射,它可识别并抑制 BLyS 蛋白的生物学活性,而 BLyS 蛋白在 B 细胞发育成熟为浆细胞过程中发挥着重要作用。

Belimumab 是 FDA 在 56 年来第 1 个批准的狼疮治疗新药,用于系统性红斑狼疮的Ⅲ期临床药物还有 Genentech 公司的人源化 IgG1 单抗 Rontalizumab。

### 5.2 类风湿性关节炎治疗药

Duexis（Famotidine/Ibuprofen）

2011 年 4 月美国 FDA 批准了 Horizon Pharma 公司的固定剂量复方片剂 Duexis［法莫替丁/布洛芬（26.6mg/800mg）］用于缓解类风湿性关节炎和骨关节炎、同时降低上消化道溃疡风险。布洛芬具抗炎和止痛双重特性，法莫替丁可减少能导致胃和十二指肠溃疡的胃酸分泌。将两者制成复方制剂，可以不改变布洛芬止痛和抗炎作用，并提高消化道安全性。

Tofacitinib（曾用名：Tasocitinib；代号 CP-690,550）　辉瑞在研的风湿性关节炎治疗药 Tofacitinib 是一种新型的口服 JAK 激酶抑制剂。目前常规的风湿性关节炎药通常将细胞外部位（如前炎性反应细胞因子 IL-6 等）作为靶点，而 Tofacitinib 的作用机制与过去的药物不同，通过靶向作用于细胞内的信号传导通路而起作用，因此其有望成为十多年来研发出的新型风湿性关节炎治疗药[14]。

Ⅱ期临床试验数据显示，Tofacitinib 抗肿瘤坏死因子的作用与雅培的 Adalimumab（阿达木单抗，商品名：Humira）注射液相当。一项后期临床实验结果显示其疗效良好，绝大部分患者用药之后症状都能够得到缓解，而且没有出现新的安全问题。

如果 Tofacitinib 与 Adalimumab 相比优势明显，类风湿性关节炎的用药趋势将很快转成口服。在研的口服激酶类 RA 治疗药物还有：Incyte 公司的 JAK1/2 抑制剂 INCB-28050（Ⅱ期临床研究）以及首个口服脾酪氨酸激酶（Syk）抑制剂 Fostamatinib sodium（R788，阿斯利康公司），目前正处于Ⅲ期临床研究中[15]。

### 5.3 治疗痛风药物

Rilonacept（利洛纳塞，Regeneron 公司）　Rilonacept 是一种用于治疗炎症状态的新药，通过阻断白介素-1 与细胞表面受体的结合来缓解疾病。2008 年 2 月美国 FDA 批准 Rilonacept 冻干粉针上市，长期皮下注射治疗成人和 12 岁及以上儿童青少年的 Cryopyrin 蛋白相关周期性自身炎症疾病（CAPS）。由于白介素-1 在痛风的发病机制中也扮演了一定的角色，因此推测 Rilonacept 应该对此症也有作用。目前本品用于痛风的Ⅲ期临床研究正在进行中。

### 5.4 治疗妇女骨质疏松症药物

Aprela（Bazedoxifene/Premarin）　辉瑞公司的 Aprela 是一种新型组织选择性雌激素复合物（TSEC），由选择性雌激素受体调节剂 Bazedoxifene（巴多昔芬，20mg）和结合型雌激素 Premarin（0.45mg）组成，主要用于绝经期导致的血管收缩和骨质疏松症，一日一次，口服给药。Ⅲ期临床试验研究发现其可改善绝经后妇女的骨密度，减轻血管舒缩综合征，而不发生子宫内膜增厚等不良反应，因此该复方药有望成为绝经后妇女的经典雌激素替代疗法之外的另一种选择[16]。但在临床研究中，患者使用 Aprela 的年限尚未超过 2 年，因此关于本品对心血管事件、卒中、乳腺癌、静脉栓塞以及认知功能方面是否存在风险尚无最终实验结果验证[17]。

**表 5　2011 年批准上市、注册前及中、后期研发阶段的治疗风湿疾病药物**

| 通用名<br>（中文通用名） | 商品名/<br>研发代号 | 作用机制 | 研发单位 | 适应证 | 研发状态 |
|---|---|---|---|---|---|
| Belimumab（贝利单抗） | Benlysta | | 人类基因组科学（HGS）<br>及葛兰素史克（GSK）公司 | 系统性红斑狼疮 | 上市 3/9 |
| Famotidine/Ibuprofen<br>（法莫替丁/布洛芬） | Duexis | | Horizon Pharma 公司 | 关节炎 | 上市 4/25 |

（续表）

| 通用名<br>（中文通用名） | 商品名/<br>研发代号 | 作用机制 | 研发单位 | 适应证 | 研发状态 |
|---|---|---|---|---|---|
| Naproxinod | | 非甾体抗炎药 | NiCox 公司 | 骨性关节炎 | 注册前 |
| Sodium oxybate（羟丁酸钠） | Xyrem | | Jazz 制药公司 | 纤维肌痛综合征 | 注册前 |
| Apremilast | CC-10004 | | Celgene 公司 | 银屑病关节炎 | Ⅲ期临床 |
| Bazedoxifene/Premarin<br>（巴多昔芬/结合型雌激素） | Aprela | 组织选择性雌激素<br>复合物（TSEC） | 辉瑞公司 | 绝经后骨质疏松 | Ⅲ期临床 |
| Canakinumab（康纳单抗） | Ilaris | 人抗 IL-1β 单克隆<br>抗体 | 诺华公司 | 青少年类风湿性关<br>节炎；特发性关节炎 | Ⅲ期临床 |
| Etoricoxib（依他昔布） | Arcoxia | COX-2 抑制剂 | 默克公司 | 风湿性疾病 | Ⅲ期临床 |
| Fostamatinib disodium | R788 | 口服 Syk 抑制剂 | Rigel 公司 | 类风湿关节炎 | Ⅲ期临床 |
| Laquinimod（拉喹莫德） | | 口服免疫调节剂 | Teva 公司 | 克罗恩病；复发好<br>转型多发性硬化症 | Ⅲ期临床 |
| Midostaurin（米多妥林） | PKC412 | 新型酪氨酸激酶抑<br>制剂 | 诺华公司 | 肥大细胞增多症 | Ⅲ期临床 |
| naproxen/esomeprazole<br>（萘普生/埃索美拉唑镁） | Vimovo | | 阿斯利康公司 | 骨关节炎；类风湿关<br>节炎；强直性脊柱炎 | Ⅲ期临床 |
| Odanacatib | MK-0822 | 高选择性组织蛋白<br>酶 K 抑制剂 | 默克公司 | 骨关节炎 | Ⅲ期临床 |
| Prednisone CR | Lodotra | | Horizon Pharma/SkyeP-<br>harma | 类风湿关节炎 | Ⅲ期临床 |
| Rilonacept（利洛纳塞） | | 白介素-1 受体阻断剂 | Regeneron 公司 | 痛风 | Ⅲ期临床 |
| Rontalizumab | | 抗 IFN-α 抗体 | Genentech 公司 | 系统性红斑狼疮 | Ⅲ期临床 |
| Sarilumab | REGN 88 | | Sanofi-Aventis/Regener-<br>on 公司 | 类风湿关节炎 | Ⅲ期临床 |
| SMC021 | | 口服降钙素 | 诺华公司 | 骨关节炎 | Ⅲ期临床 |
| Tofacitinib | Tasocitinib；<br>CP-690，<br>550 | 口服 JAK 激酶抑<br>制剂 | 辉瑞公司 | 类风湿关节炎 | Ⅲ期临床 |
| | AIN457 | | 诺华公司 | 眼葡萄膜炎 | Ⅲ期临床 |
| | INCB<br>18242 | | Incyte/诺华公司 | 骨髓纤维化；真性<br>红细胞增多症<br>（polycythaemia vera） | Ⅲ期临床 |
| | Prochymal | 来源于人骨髓的间<br>充质干细胞 | Genzyme 公司 | 克罗恩病 | Ⅲ期临床 |
| | INCB 28050 | | Incyte 公司 | 类风湿关节炎 | Ⅱ期临床 |

# 6 其他（表6）

## 6.1 中枢神经系统用药

### 6.1.1 抗癫痫药

Ezogabine（依佐加滨，商品名：Potiga） 2011 年 6 月 10 日，美国 FDA 批准 Ezogabine（INN：Retigabine，瑞替加滨）片剂用于成人部分性癫痫发作的辅助治疗，该药是首个治疗癫痫的神经元钾通道开放剂。

Ezogabine 的作用机制并未完全阐明，该药可能是通过稳定神经元钾通道使其保持"开放"状态、降低其兴奋性而产生抗惊厥作用。Ezogabine 可能引发神经-精神症状，包括意识错乱、幻觉和精神症状。但上述症状通常在停药 1 周内缓解。与其他抗癫痫药相似，Ezogabine 还可能升高自杀危险。

### 6.1.2 肌松药拮抗剂

Sugammadex(研发代号:Org 25969) 默克公司的 Sugammadex 作为一种神经肌肉阻滞药,目前正处于Ⅲ期临床研究。Sugammadex 是环糊精的衍生物,为晶状结构复合物。这种新型肌松药拮抗剂并不作用于胆碱酯酶,对毒蕈碱样受体和烟碱样受体无作用,能够直接和氨基甾类肌松药以 1:1 比例形成化学螯合,使肌松药分子离开乙酰胆碱受体,从而迅速逆转深度神经肌肉传导阻滞作用,不引起血流动力学的显著改变[18]。如获批,Sugammadex 有望成为第 1 个也是唯一的选择性肌松药螯合剂。

### 6.1.3 抗抑郁药

Agomelatine(阿戈美拉汀,商品名:Valdoxan) 诺华公司正在开发的 Agomelatine 是第一个靶向褪黑素激素的抗抑郁药,是褪黑激素受体 1 和 2 的激动剂,同时也是 5-羟色胺 2C 受体的拮抗剂。与常见的 5-羟色胺再摄取抑制剂相比,Agomelatine 的优势在于无性功能方面的副作用,且可促进睡眠。最近的研究显示,Agomelatine 疗效略优于 Fluoxetine HCl(盐酸氟西汀,商品名:Prozac,礼来公司)和 Venlafaxine(文拉法新,商品名:Effexor,惠氏公司),Datamonitor 预测其有望成为"重磅炸弹"级抗抑郁药物。

## 6.2 罕见病用药

Elacytarabine(商品名:Elacyt,Clavis 公司) Elacytarabine(CP-4055)是一种在阿糖胞苷基础上利用 Clavis 公司脂质载体技术(LVT)进行修饰的新型抗肿瘤新药,阿糖胞苷用于治疗急性髓性白血病(AML)以及其他类型的血癌。临床试验结果显示,Elacytarabine 能让晚期 AML 患者的生存期延长 3 倍(5.3 个月 vs 1.5 个月),与其他同类药物相比,Elacytarabine 的疗效更好。目前 Elacytarabine 进入治 AML 的后期临床实验阶段。2011 年 8 月 Clavis 公司公布了最新研究结果:一项中期的Ⅱ期临床实验数据显示,Elacytarabine 和去甲氧柔红霉素(Idarubicin)联合用药治疗 AML 的疗效明显。该研究中,所有患者对含阿糖胞苷的一线标准疗法没有应答。有接近 50% 的 Elacytarabine 和去甲氧柔红霉素联合用药组患者达到完全缓解,而且患者的反应和其 hENT1 表达水平没有直接关联。

Ceplene(EpiCept 公司) Ceplene(INN:Histamine dihydrochloride,组胺双盐酸盐)0.5mg/0.5ml 作为初治药物用于治疗急性髓性白血病(AML)。目前,Ceplene 已在欧盟获准销售,用于首次接受治疗的 AML 患者,是目前唯一获准治疗该症的免疫调节类药物,作为维持疗法药或防止病情复发。

Oblimersen sodium(奥利默森钠,商品名:Genasense,Genta 公司) Genta 公司的 Oblimersen sodium 是一个反义靶向抗癌药物,这种药物抑制 Bcl-2 的产生,Bcl-2 是由癌细胞产生的、被认为可阻止化疗导致凋亡的蛋白质。Oblimersen sodium 用于复发或难治性慢性淋巴细胞白血病(CLL)的适应证处于注册前阶段,用于 AML 以及恶性黑色素瘤的治疗正在Ⅲ期临床研究中。

表6 2011 年批准上市、注册前及中、后期研发阶段的其他类别(神经系统、呼吸系统及妇科)药物

| 通用名<br>(中文通用名) | 商品名/<br>研发代号 | 作用机制 | 研发单位 | 适应证 | 研发状态 |
|---|---|---|---|---|---|
| 神经系统用药 | | | | | |
| Gabapentin enacarbil<br>(加巴喷丁恩那卡比) | Horizant | 基于转运载体设计的<br>前药 | 葛兰素史克公司 | 不宁腿综合征 | 上市 4/6 |

（续表）

| 通用名<br>（中文通用名） | 商品名/<br>研发代号 | 作用机制 | 研发单位 | 适应证 | 研发状态 |
|---|---|---|---|---|---|
| Ezogabine（依佐加滨） | Potiga | 神经元钾通道开放剂 | 葛兰素史克公司 | 与成人癫痫相关的惊厥发作的辅助治疗 | 上市 6/10 |
| Sugammadex | Org 25969 | 肌松药拮抗剂 | 默克公司 | 神经肌肉阻滞 | 注册前 |
| Agomelatine（阿戈美拉汀） | Valdoxan | 5-羟色胺再摄取抑制剂 | 诺华公司 | 抑郁症 | Ⅲ期临床 |
| Bapineuzumab | | 人源化抗 β 淀粉样蛋白的单克隆抗体 | 强生公司 | 阿尔茨海默症 | Ⅲ期临床 |
| Diazepam（地西泮） | Vanquix | 自动注射器技术 | King 公司 | 癫痫 | Ⅲ期临床 |
| Dihydroergotamine mesilate（甲磺酸双氢麦角胺） | Levadex | 吸入剂 | MAP 制药公司 | 潜在的急性偏头痛发作 | Ⅲ期临床 |
| Edivoxetine | NERI IV | | 礼来公司 | 抑郁症 | Ⅲ期临床 |
| Eslicarbazepine acetate（醋酸艾司利卡西平） | Stedesa | | Sunovion 制药公司 | 癫痫 | Ⅲ期临床 |
| Latrepirdine | Dimebon | 抗组胺剂 | Medivation/辉瑞 | 早期阿尔茨海默症 | Ⅲ期临床 |
| Midazolam（咪达唑仑） | | 滴鼻剂 | Ikano Therapeutics | 癫痫 | Ⅲ期临床 |
| Perampanel | | AMPA 型谷氨酸受体激动剂 | 卫材（Eisai）公司 | 癫痫 | Ⅲ期临床 |
| Preladendant | SCH 420814 | | 默克公司 | 帕金森病 | Ⅲ期临床 |
| Solanezumab | LY 2062430 | β-淀粉样蛋白靶向作用单克隆抗体 | 礼来公司 | 阿尔茨海默症 | Ⅲ期临床 |
| Telcagepant | MK-0974 | 降钙素基因相关肽（CGRP）受体拮抗剂 | 默克公司 | 头痛和急性心力衰竭 | Ⅲ期临床 |
| | MK 4305 | 双食欲素受体拮抗剂 | 默克公司 | 失眠 | Ⅲ期临床 |
| 罕见病 | | | | | |
| Agalsidase alfa | Replagal | 酶素替代疗法 | 英国 Shire 制药公司 | 法布里病（Fabry's disease） | 注册前 |
| Beclometasone | orBec | 二丙酸倍氯米松制剂 | Soligenix 公司 | 胃肠道的移植物抗宿主病（GI-GVHD） | 注册前 |
| Histamine dihydrochloride（组胺双盐酸盐） | Ceplene | | EpiCept 公司 | 急性髓性白血病（AML） | 注册前 |
| Icatibant（艾替班特） | Firazyr | | 英国 Shire 制药公司 | 遗传性血管水肿 | 注册前 |
| Liprotamase | Trizytek | 非猪类提取胰腺酶替代疗法（PERT） | 礼来公司 | 胰腺疾病 | 注册前 |
| Oblimersen（奥利默森钠） | Genasense | | Genta 公司 | 慢性淋巴细胞白血病（注册前）；AML/恶性肿瘤（Ⅲ期临床） | |
| Amrubicin（氨柔比星） | Calsed | | Dainippon Sumitoma | 小细胞肺癌 SCLC | Ⅲ期临床 |
| Ataluren | PTC124 | | PTC Therapeutics | 囊性纤维化 | Ⅲ期临床 |
| BiovaxID | | | BioVest 公司 | 滤泡性淋巴瘤 | Ⅲ期临床 |
| Carfilzomib | PR-171 | 蛋白酶抑制剂 | Onyx Pharma 公司 | 多发性骨髓瘤 | Ⅲ期临床 |
| Elacytarabine（艾西拉滨） | Elacyt | | Clavis 公司 | 急性髓性白血病（AML） | Ⅲ期临床 |
| Eliglustat tartrate | Genz-112638 | | 美国健赞公司（Genzyme） | 1 型 Gaucher 症（脑苷脂沉积病） | Ⅲ期临床 |
| Leukocyte interleukin | Multikine | 白细胞介素注射剂 | CEL-SCI 公司 | 头颈癌 | Ⅲ期临床 |
| Migalastat | Amigal | α-半乳糖苷酶激动剂 | Amicus 公司 | 法布里病 | Ⅲ期临床 |
| Pasireotide | SOM230 | 生长抑素类似物 | 诺华公司 | 肢端肥大症；晚期罕见药物——库欣综合征（Cushing's） | Ⅲ期临床 |
| Prochymal | | 胚胎干细胞 | 美国健赞（Genzyme）公司 | 移植物与宿主病 | Ⅲ期临床 |

（续表）

| 通用名<br>（中文通用名） | 商品名/<br>研发代号 | 作用机制 | 研发单位 | 适应证 | 研发状态 |
|---|---|---|---|---|---|
| Sitaxentan（西他生坦钠） | Thelin | | 辉瑞公司 | 肺动脉高压 | Ⅲ期临床 |
| 呼吸系统 | | | | | |
| Indacaterol（茚达特罗） | | | 诺华公司 | 慢性阻塞性肺病 | 注册前 |
| Porfenidone | | | InterMune | 特发性肺纤维化 | 注册前 |
| Azelastine/fluticasone | Furamist AZ | 鼻内喷雾 | Cipla/Meda | 季节性过敏性鼻炎 | Ⅲ期临床 |
| Glycopyrrolate/inda-caterol（格隆溴铵/茚达特罗） | QVA149 | 吸入剂 | 诺华公司 | 慢性阻塞性肺病 | Ⅲ期临床 |
| Ragweed（豚草） | SCH | 花粉过敏疫苗；片剂 | 默克公司 | 季节性过敏性鼻炎 | Ⅲ期临床 |
| Ragweed（豚草） | 039641 | 舌下疫苗 | Greer Laboratories | 季节性过敏性鼻炎 | Ⅲ期临床 |
| Vilanterol/fluticasone furoate（维兰特罗/糠酸氟替卡松） | Relovair | 吸入型皮质类固醇（ICS）和长效 β2-受体激动剂（LABA） | 葛兰素史克公司 | 哮喘和慢性阻塞性肺病 | Ⅲ期临床 |
| | MPL | 注射疫苗 | Allergy Therapeutics | 预防季节过敏性鼻炎 | Ⅲ期临床 |
| | SCH 697243 | 变异原免疫治疗 | 默克公司 | 季节性过敏性鼻炎 | Ⅲ期临床 |
| Indacaterol/mometasone（茚达特罗/莫米松） | QMF-149 | | 诺华公司 | 哮喘 | Ⅱ期临床 |
| 妇科用药 | | | | | |
| Gabapentin（加巴喷丁） | Serada | | DepoMed 公司 | 带状疱疹后遗神经痛 | 注册前 |
| Corifollitropin alfa | Elonva | 滤泡刺激素 | 默克公司 | 女性不孕症 | Ⅲ期临床 |
| Gabapentin（加巴喷丁） | Serada | | DepoMed 公司 | 绝经期潮热 | Ⅲ期临床 |
| | SCH 900121 | | 默克公司 | 避孕 | Ⅲ期临床 |

## 参 考 文 献

［1］ Vemurafenib 或将开启黑色素瘤基因分型时代［EB/OL］. (2011-08-12)［2011-10-08］. http://www. medlive. cn/cms. php? ac = show&mdl = info&cat = research&contentid = 26700.

［2］ 樊小军. Vemurafenib 的崛起将冲击黑色素瘤市场格局［EB/OL］. (2011-06-09)［2011-09-26］. http://hyey. net/MemberServices/ArtcleCharge/ShowArticle. aspx? ArticleID = 193346.

［3］ 朱贵东. 美国食品药品监管局(FDA)批准了 brentuximab vedotin 的加速新药申报,用于治疗霍奇金淋巴瘤以及复发性间变性大细胞淋巴瘤(ALCL)［EB/OL］. (2011-08-19)［2011-09-28］. http://www. yy-w. org/drupal/? q = node/453.

［4］ 夏训明. 美国 FDA 批准首种治疗甲状腺髓样癌新药 Vandetanib［J］. 广东药学院学报,2011(2):173.

［5］ 高润霖. 替格瑞洛——ACS 患者的更好选择［J］. 医学研究杂志,2011,40(1):1-2.

［6］ Sim KH, Eikelboom J, Connolly SJ, et al. Apixaban in Patients with Atrial Fibrillation［J］. New Engl J Med, 364(9): 806-817.

［7］ 2008 年全球批准上市新药回顾与展望［EB/OL］. (2009-03-30)［2011-09-29］. http://www. haoyisheng. com/09/0330/310030549. html.

［8］ Telaprevir 与 Boceprevir 治疗丙肝新药［N］. 医药经济报,2011-03-08.

［9］ 每天 1 次艾滋病药物 Complera 获 FDA 批准［N］. 中国医药报,2011-08-19. http://www. yybnet. com/site1/zgyyb/html/2011-08/19/content_53028. htm.

［10］ Emma Hitt. Elvitegravir Noninferior to Raltegravir［EB/OL］. (2011-07-21)［2011-09-29］. http://www. medscape. com/viewarticle/746786.

［11］ Belatacept 可预防肾移植急性排斥但须警惕并发症［EB/OL］. (2011-08-29)［2011-09-29］. http://www. medlive. cn/

cms. php？ ac = show&mdl = info&cat = research&contentid = 27944.

[12] 2010 年研发中的药物潜力侦探[N]. 医药经济报,2011-03-22. http：//pharma. dxy. cn/news/66/22/23/15744. htm.

[13] Andrew pollack. FDA Declines to Approve Diet Drug[EB/OL]. (2011-02-01)[2011-09-29]. http：//www. nytimes. com/ 2011/02/02/business/02drug. html.

[14] 辉瑞风湿性关节炎新药 Tasocitinib 开发前景乐观[EB/OL]. (2010-11-10)[2011-09-29]. http：//www. bioon. com/in-dustry/drug/463309. shtml.

[15] Tofacitinib/CP-690550 aka Tasocitinib Succeeds in Pfizer's 2nd Phase 3 Trial[EB/OL]. [2011-09-29]. http：//rawarrior. com/tofacitinib-cp690550-aka-tasocitinib-succeeds-in-pfizers-2nd-phase-3-trial/.

[16] 新型雌激素复合物可改善绝经后妇女骨密度[EB/OL]. (2010-08-11)[2011-09-29]. http：//www. oneyao. net/arti-cle/2010/0811/21581. html.

[17] Aprela,a single tablet formulation of bazedoxifene and conjugated equine estrogens (Premarin) for the potential treatment of menopausal symptoms[J]. *Current Opinion in Investigational Drugs*,2000,11:464-471.

[18] 周桥灵,杨承祥. 新型肌松药拮抗剂 sugammadex(Org 25969)临床研究进展[J]. 国际麻醉学与复苏杂志,2009(2)： 185-188.

[作者:陈玲,邹栩,黄文龙. 全文发表于《中国新药杂志》,2011,20(23):2286 – 2299]

# 索 引

## Generic Name Index
## 药品通用名索引(英文)

# Generic Name Index
# 药品通用名索引(中文)

# Trade Name Index
# 药品商品名索引

# Pharmacological Section Index
# 药效分类索引